제 3 판

머리 및 목 해부학 아틀라스

McMinn's Color Atlas of Head and Neck Anatomy

Bari M. Logan 저

대한구강해부학회 역

김 규 천 (부산대학교 치과대학 교수)
김 민 석 (전남대학교 치의학전문대학원 교수)
김 선 헌 (전남대학교 치의학전문대학원 교수)
김 홍 중 (조선대학교 치과대학 교수)
김 희 진 (연세대학교 치과대학 교수)
문 제 일 (경북대학교 치의학전문대학원 교수)
박 병 건 (전북대학교 치의학전문대학원 교수)
박 봉 수 (부산대학교 치과대학 교수)
배 용 철 (경북대학교 치의학전문대학원 교수)
백 기 석 (서울대학교 치의학대학원 교수)
신 제 원 (경희대학교 치의학전문대학원 교수)
이 승 표 (서울대학교 치의학대학원 교수)
이 영 훈 (전북대학교 치의학전문대학원 교수)
이 은 주 (전남대학교 치의학전문대학원 교수)
이 희 수 (강릉대학교 치과대학 교수)
장 미 숙 (서울대학교 치의학대학원 교수)
조 의 식 (전북대학교 치의학전문대학원 교수)
주 성 숙 (경희대학교 치의학전문대학원 교수)
한 두 석 (원광대학교 치과대학 교수)
허 경 석 (연세대학교 치과대학 교수)
(가나다순)

dh 대한나래출판사

DaehanNarae Publishing, Inc.

Deokwon Bldg. #202
102-65 Yongdu-dong
Dongdaemun-gu
SEOUL 130-820, KOREA
TEL: +82-2-922-0840
FAX: +82-2-922-0841
E-mail: dhpub@chol.com
Website: www.dhpub.com

This edition of ***McMinn's Color Atlas of Head and Neck Anatomy, 3rd edition*** *by* ***Bari M. Logan, Ralph T. Hutchings & Patricia Reynolds*** is published by arrangement with Elsevier Limited, Oxford, United Kingdom

Translated Edition ISBN: 9812596194

Translated by DaehanNarae Publishing, Inc.

Printed in Korea

서문

이 책은 치과대학 교육에 알맞은 해부학 교재의 필요에 의해 R. M. H. (Bob) McMinn이 1981년에 처음 집필하였다. 이 책은 매우 유명해지게 되었고 지난 23년간 7개 언어(영어, 일본어, 포루투갈어, 스페인어, 독일어, 이탈리아어, 프랑스어)로 번역되어 발간되었다.

Bob McMinn이 퇴직을 함에 따라 구강악안면외과의 최고 권위자인 Dr. Patricia Reynolds가 새로운 저자로 팀에 합류하게 되었고 이로 인해 한 단계 더 전문적인 책으로 거듭나게 되었다.

독자들의 요구에 따라 새로운 해부 그림, 방사선 그림, 임상 그림들과 그에 대한 설명, 해부 그림이 어느 부위인지 이해하기 쉽도록 작은 그림과 치과 마취에 관한 설명과 함께 그림도 포함되었다. 이렇게 더해진 내용들이 도움이 되길 바라며 앞으로도 지속적인 사랑을 받을 수 있게 되기를 바란다.

뛰어난 해부학자이면서 동료이었던 McMinn에 대한 존경의 표시로 'McMinn' 이라는 책의 제목은 계속해서 유지하였다.

감사의 글

이 책의 저자들은 아래 분들에게 깊은 감사의 뜻을 보냅니다.

- 전문적인 해부학 지식을 나눈 Dr. Ian G Parkin, 임상 해부학, University of Cambridge.
- 귀 부위에 대한 조언을 나눈 Mr. Clive Brewis, ENT Registrar, Addenbrooke 병원, Cambridge.
- 해부 재료를 보존해준 Mr. Martin Watson, Mel Lazenby 및 Lucie Whitehead, 부학교실, University of Cambridge.
- 그림 전문지식과 조언을 아끼지 않은 Mr. Ian Bolton, Mr. Adrian Newman 및 Mr. John Bashford, Audio Visual Unit, 해부학 교실, University of Cambridge.
- 이끌어 주고 지지를 보내준 Dr. Peter Baxter, Dr. Brendan Burchell 및 Dr. Simon Poole, Cambridge.
- 책을 준비하고 있을 때 조언과 지지를 보내준 Inta Ozols, Duncan Fraser, Glenys Norquay 및 Elsevier의 모든 팀원.

그림에 대한 감사의 글

그림 25D, 76F, 126E, 145G, 145H, 151B, 175F, 211B, 225B, 235C, 235D, 235E, 238A, 240, 242A, 243B, 244A, 245B, 246A, 274B는 'Imaging Atlas of Human Anatomy 3rd edition' 의 J. Weir과 Peter H. Abrahams. Mosby, 2003의 허락 하에 사용하였다.

그림 121C, 151C는 King' s College의 Gordon Museum의 허락 하에 사용하였다.

표 195는 McMinn' s Functional and Clinical Anatomy R.M.H. McMinn, P. Gaddum-Rosse, R.T. Hutchings, B.M. Logan. Mosby, 1995의 허락 하에 사용하였다.

그림 250A, 253C, 253D, 255H, 257E, 259J는 Introduction to Dental Local Anaesthesia, H. Evers와 G. Haegerstam. Astra/Mediaglobe, 1990의 허락 하에 다시 그렸다.

헌정사

Robert Logan에게

-Bari M. Logan-

Patrick과 Rosie O' Driscoll에게

-Patricia A. Reynolds-

Peter Wolfe를 기리며

-Ralph T. Hutchings-

역자 서문

영문판 머리 및 목 해부학 아틀라스는 치과대학 교육에 알맞은 구강해부학 교재의 필요에 의해 R.M. McMinn이 1981년에 처음 집필하였고, 지난 26년간 7개 언어로 번역되어 발간되었습니다. 드디어 우리나라에서도 구강해부학회에서 우리말로 번역하여 치과대학(원)생들과 치과임상의들에게 보다 쉽고 흥미 있는 구강해부학 지식을 소개드리게 되어서 기쁘게 생각합니다.

구강해부학회는 1962년에 창립되어 올해로 45주년이 됩니다. 45년의 세월은 치의학사의 흐름에서 본다면 긴 기간이며, 그동안 구강해부학회의 변혁과 치과계의 발전과 맞물려 꾸준히 성장해왔습니다. 구강해부학회는 62년 10월 4일에 김영창, 김규택, 장완식, 황성명, 김명국, 박기철 교수 등 치의학계를 발전시킨 훌륭하신 선배 교수님들이 모여 구강해부학 학술단체를 세우시고 우리나라 치의학 학회의 태동기를 이끈 학회입니다. 비록 회원 수가 적지만 기초치의학 교육과 연구의 기틀을 만드는 데 초석을 놓았습니다. 그러나 최근 지나친 임상 위주의 교육에서 치과의사들이 기초 치의학과 임상 치의학을 연계시키지 못하고 있는 것이 사실입니다. 그러나 최근에는 기초 치의학 지식에 대한 기계적 암기법을 지양하고 사실에 입각한 지식을 습득하여 임상적인 문제점을 해결하는 데 구강해부학 지식의 활용 비중이 점점 높아지고 있습니다. 앞으로 구강해부학의 새로운 연구와 교육을 통하여 치과의사들이 임상치료를 위한 과학적인 기초를 마련하고 새로운 치료법과 기자재 발전에 적응하고 평생교육을 수행하는 데 공헌하는 기초학문으로서의 역할도 구강해부학이 담당할 수 있도록 노력하고 있습니다.

이러한 시기에 학회 내에 교재편찬위원회를 두고 전국치과대학(원) 구강해부학교실의 하나 된 마음으로 번역이 이루어졌습니다. 이 책에서는 새해부학용어를 사용하여 특별히 현재 혼동되어 사용하고 있는 구강해부학 용어를 통일하는 데 전력을 다하였습니다. 좋은 구강해부학 아틀라스의 첫 번째 조건은 최고의 수준을 자랑하는 해부구조에 대한 사진일 것입니다. 이 책은 이러한 면에서 최고의 구강해부학 아틀라스 교재로서 손색이 없습니다. 아울러 임상적 배경을 기능적으로 자세히 설명하고 있어 장차 치과의사가 된 뒤 해당 구조물과 기능에 관련되어 만나게 될 갖가지 임상상황에서 문제를 해결하는 데 기초적인 지식으로 활용될 수 있도록 하였습니다.

저희들의 노력이 처음 치의학 공부에 입문하는 치과대학(원)생들과 임상 치과의사들에게 큰 도움을 줄 수 있기를 바라는 마음으로 머리말에 대신하려고 합니다.

끝으로 이 책이 번역되어 나오기까지 애써주신 전국치과대학(원) 해부학 담당 교수님들과 교실원 및 학생들, 그리고 대한나래출판사의 최용원 사장님을 비롯한 임직원 여러분께 깊은 감사를 드립니다.

2007년 3월

역자 대표 **신 제 원**

목차

얼굴, 눈확 및 눈 3

코, 입영역, 귀 및 후두 4

머리안과 뇌 5

방사선영상 6

부록

방향

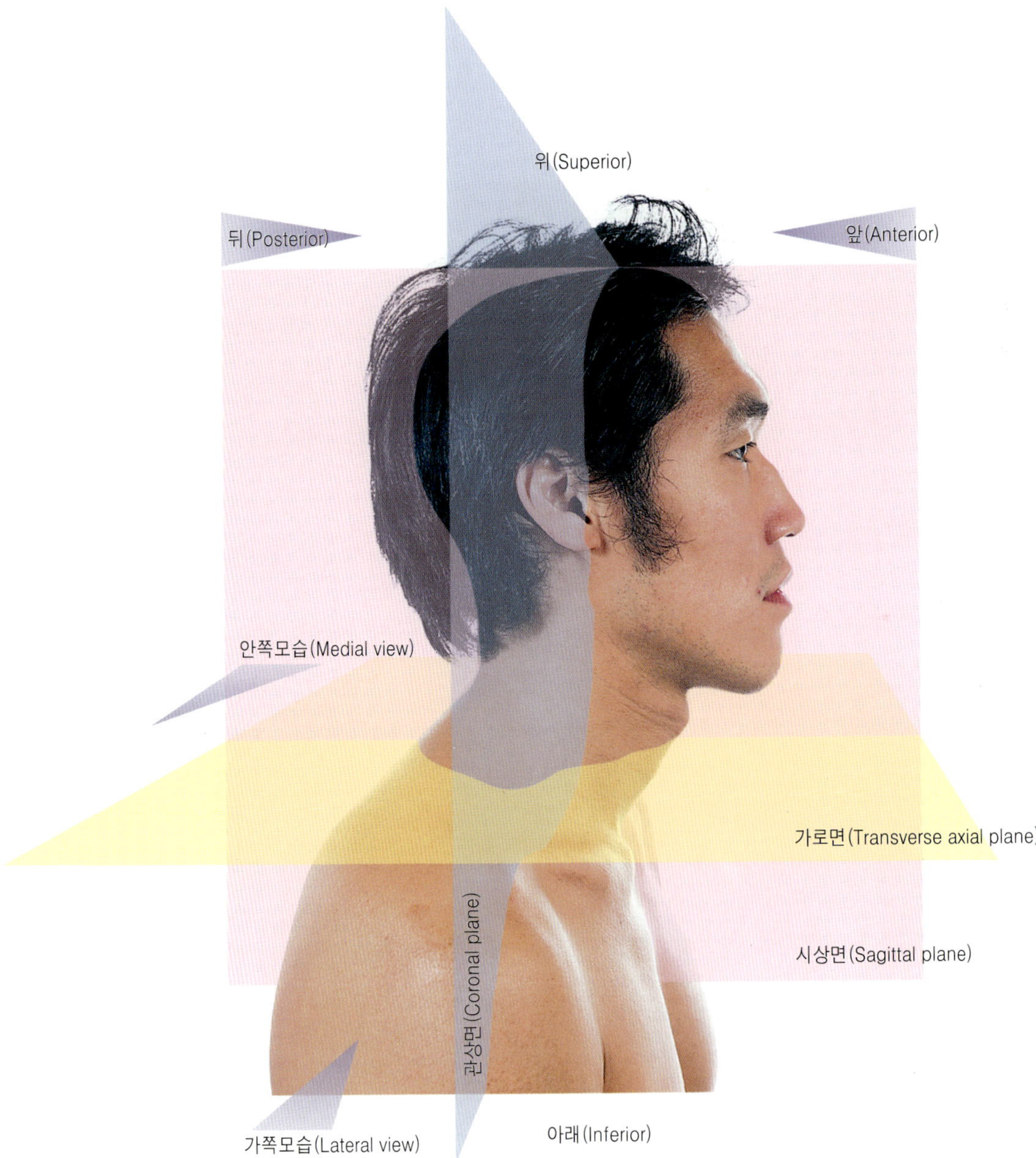
위(Superior)
뒤(Posterior)
앞(Anterior)
안쪽모습(Medial view)
가로면(Transverse axial plane)
시상면(Sagittal plane)
관상면(Coronal plane)
가쪽모습(Lateral view)
아래(Inferior)

1

머리뼈와 머리뼈 관절

Skull and skull bone articulations

머리뼈(Skull)

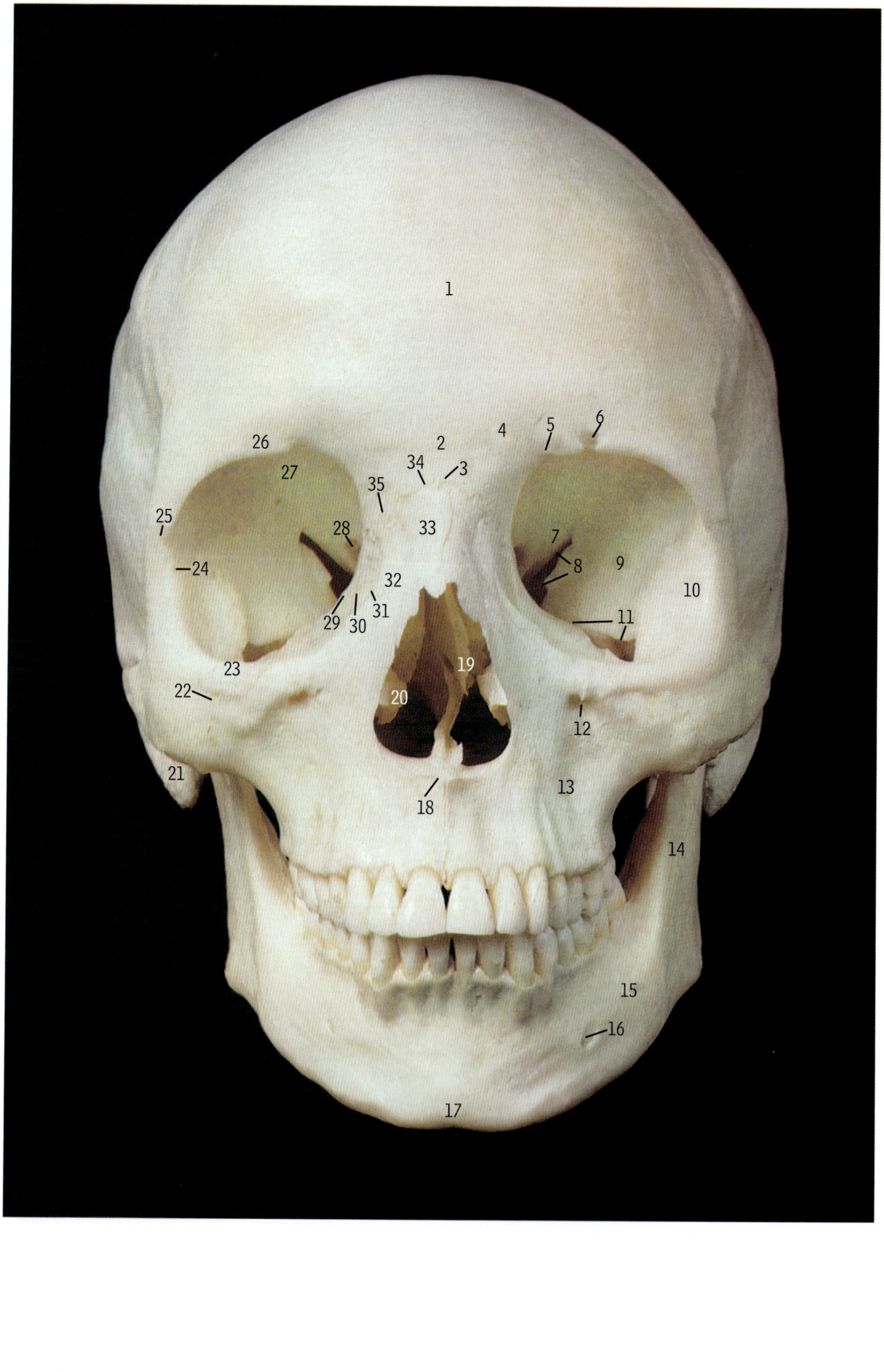
1
2
3
4
5
6
7
8
9
10
11
12
13
14
15
16
17
18
19
20
21
22
23
24
25
26
27
28
29
30
31
32
33
34
35

머리뼈(Skull) 앞면(두개골 전면, from the front)

앞에서 본 모습이다. 가장 명확한 특징은 두 눈확(안와, orbit)과 코안(비강, nasal cavity)의 중앙 구멍이다.

1 이마뼈(전두골, Frontal bone)
2 눈썹활사이(미간, Glabella)
3 코뿌리점(비근점, Nasion)
4 눈썹활(미궁, Superciliary arch)
5 이마뼈패임(전두절흔, Frontal notch)
6 눈확위구멍(상안와공, Supra-orbital foramen)
7 나비뼈작은날개(접형골소익, Lesser wing of sphenoid bone)
8 위눈확틈새(상안와열, Superior orbital fissure)
9 나비뼈큰날개(접형골대익, Greater wing of sphenoid bone)
10 광대뼈(관골, Zygomatic bone)
11 아래눈확틈새(하안와열, Inferior orbital fissure)
12 눈확아래구멍(하안와공, Infra-orbital foramen)
13 위턱뼈(상악골, Maxilla)
14 턱뼈가지(하악지, Ramus of mandible)
15 턱뼈몸통(하악체, Body of mandible)
16 턱끝구멍(이공, Mental foramen of mandible)
17 턱끝융기(이결절, Mental protuberance of mandible)
18 앞코가시(앞비강가시, 전비극, Anterior nasal spine)
19 코중격(비중격, Nasal septum)
20 아래코선반(하비갑개, Inferior nasal concha)
21 꼭지돌기(유양돌기, Mastoid process)
22 광대위턱봉합(관골상악봉합, Zygomaticomaxillary suture)
23 눈확아래모서리(안와아래모서리, 하안와연, Infra-orbital margin)
24 모서리융기(연결절, Marginal tubercle)
25 이마광대봉합(전두관골봉합, Frontozygomatic suture)
26 눈확위모서리(안와위모서리, 상안와연, Supra-orbital margin)
27 이마뼈 눈확부분(전두골 안와부, Orbital part of frontal bone)
28 시각신경관(Optic canal)
29 뒤눈물능선(후누골능, Posterior lacrimal crest)
30 눈물주머니오목(누낭와, Fossa for lacrimal sac)
31 앞눈물능선(전누골능, Anterior lacrimal crest)
32 위턱뼈이마돌기(상악골 전두돌기, Frontal process of maxilla)
33 코뼈(비골, Nasal bone)
34 이마코봉합(전두비골봉합, Frontonasal suture)
35 이마위턱봉합(전두상악골봉합, Frontomaxillary suture)

머리뼈(두개골, skull)라는 용어는 ***아래턱뼈(하악골, mandible)***를 포함하는 반면 두개(cranium)는 아래턱뼈를 포함하지 않는다. 하지만 이런 정의는 엄격히 지켜지지는 않는다.

머리덮개뼈(두개관, calvaria, 자주 쓰이지 않는 용어)는 뇌(즉, 뇌강)를 둘러싸는 지붕 또는 머리뼈뚜껑(두개천장, cranial vault)과 머리뼈바닥을 밑면으로 갖는 머리뼈의 위부분이다.

머리뼈의 앞부분은 안면골격을 형성한다.

머리뼈의 빈공간(the cavities of the skull)
- 머리뼈공간(두개강, cranial cavity), 뇌와 뇌막을 담는 공간.
- 코안(비강, nasal cavity), 코중격(비중격)에 의해 좌우로 나뉨(19, 서양배 모양의 앞콧구멍[전비공, piriform aperture]을 통해서 보임).
- 눈확공간(안와강, orbital caivities) 또는 눈확(안와, orbits), 좌우로 안구를 담는 공간.

머리뼈의 낱개 뼈(the bones of the skull)

짝이 없는 것(unpaired)	***짝이 있는 것(paired)***
이마뼈(전두골, frontal bone)	위턱뼈(상악골, maxilla)
벌집뼈(사골, ethmoid bone)	코뼈(비골, nasal bone)
나비뼈(접형골, sphenoid bone)	눈물뼈(누골, lacrimal bone)
보습뼈(서골, vomer)	아래코선반뼈(하비갑개, inferior nasal concha)
뒤통수뼈(후두골, occipital bone)	입천장뼈(구개골, palatine bone)
아래턱뼈(하악골, mandible)	관자뼈(측두골, temporal bone)
	광대뼈(관골, zygomatic bone)
	마루뼈(두정골, parietal bone)

낱개뼈에 대한 자세한 설명은 30–51쪽 참조.

눈확위구멍(supra-orbital foramen, 6), 눈확아래구멍(infra-orbital foramen, 12)과 턱끝구멍(mental foramen of mandible, 16)이 대략 같은 수직선상에 위치한다.

이마뼈에 있는 눈확위구멍(supra-orbital foramen, 6)(또는 패임)은 정중선에서 2.5cm 떨어져 눈확위모서리(supra-orbital margin, 26) 위에 위치한다.

위턱뼈의 눈확아래구멍(infra-orbital foramen, 12)은 동공(전방을 보는 채로) 아래선과 위둘째작은어금니의 장축을 잇는 선상에 눈확아래모서리(infra-orbital margin, 23) 하방 0.5cm에 위치한다.

아래턱뼈의 턱끝구멍(mental foramen of mandible, 16)은 아래둘째작은어금니의 뿌리끝 아래나 첫째작은어금니와 둘째작은어금니의 뿌리끝 사이에 있다(30쪽, B10).

머리뼈의 골화(ossification of the skull)
연골속뼈발생에 의해 만들어지는 뼈
- 벌집뼈(ethmoid bone)
- 아래코선반뼈(inferior nasal concha)
- 나비뼈(큰날개의 바깥면 제외)(sphenoid bone[except for lateral part of greater wing])
- 관자뼈의 바위꼭지부분(추체유돌부)과 붓돌기(경돌) 부분(petromastoid and styloid parts of temporal bone)
- 뒤통수뼈(위목덜미선[상항선] 아래)(occipital bone[below superior nuchal line])

머리뼈의 나머지는 막속뼈발생에 의해 생성된다.

머리뼈(Skull) *근육부착부위, 앞면(muscle attachments, from the front)*

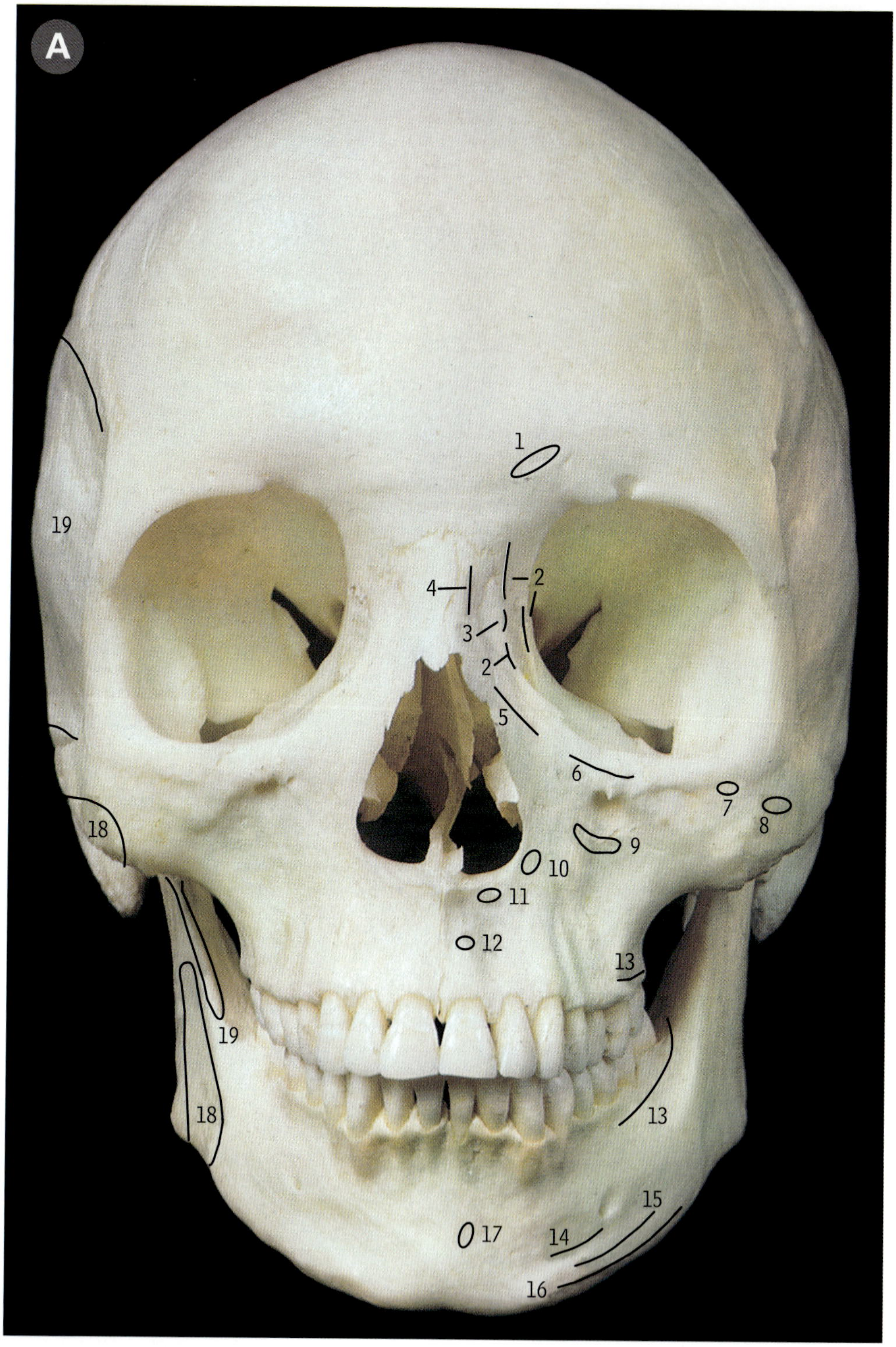

흔히 얼굴근(muscles of the face)이나 표정근(muscles of facial expression)이라고 불리는 군에 속한 근육의 부착부위가 머리뼈의 왼쪽에 보인다. 오른쪽에는 가쪽면에서 많이 보이는 씹기근육(저작근, muscles of mastication)에 속한 깨물근(교근, masseter)과 관자근(측두근, temporalis)의 부착부위의 일부가 보인다(10쪽).

A

1 눈썹주름근(추미근, Corrugator supercilii)
2 눈둘레근(안륜근, Orbicularis oculi)
3 안쪽눈꺼풀인대(내측안검인대, Medial palpebral ligament)
4 눈살근(비근근, Procerus)
5 위입술콧방울올림근(상순비익거근, Levator labii superioris alaeque nasi)
6 위입술올림근(상순거근, Levator labii superioris)
7 작은광대근(소관골근, Zygomaticus minor)
8 큰광대근(대관골근, Zygomaticus major)
9 입꼬리올림근(구각거근, Levator anguli oris)
10 코근(가로부분)(비근[횡부], Nasalis[transverse part])
11 코근(방울부분)(비근[익부], Nasalis[alar part])
12 코중격내림근(비중격하체근, Depressor septi)
13 볼근(협근, Buccinator)
14 아래입술내림근(하순하체근, Depressor labii inferioris)
15 입꼬리내림근(구각하체근, Depressor anguli oris)
16 넓은목근(광경근, Platysma)
17 턱끝근(이근, Mentalis)
18 깨물근(교근, Masseter)
19 관자근(측두근, Temporalis)

눈둘레근(안륜근, orbicularis oculi, A2)은 눈물주머니오목(fossa for lacrimal sac, 8쪽, 39)의 앞뒤에 부분적으로 부착된다.

위입술올림근(상순거근, levator labii superioris, A6)은 눈확아래구멍(안와하공, infra-orbital foramen, 2쪽, 12)의 위에 부착하고 입꼬리올림근(구각거근, levator anguli oris, A9)은 그 구멍의 아래에 부착한다.

아래입술내림근(하순하체근, depressor labii inferioris, A14)은 턱끝구멍(이공, mental foramen, 2쪽, 16)의 앞에 부착하고 입꼬리내림근(구각하체근, depres-sor anguli oris, A15)은 그 구멍의 아래에 부착한다.

머리뼈(Skull) *왼쪽 절반 앞면(left half from the front)*

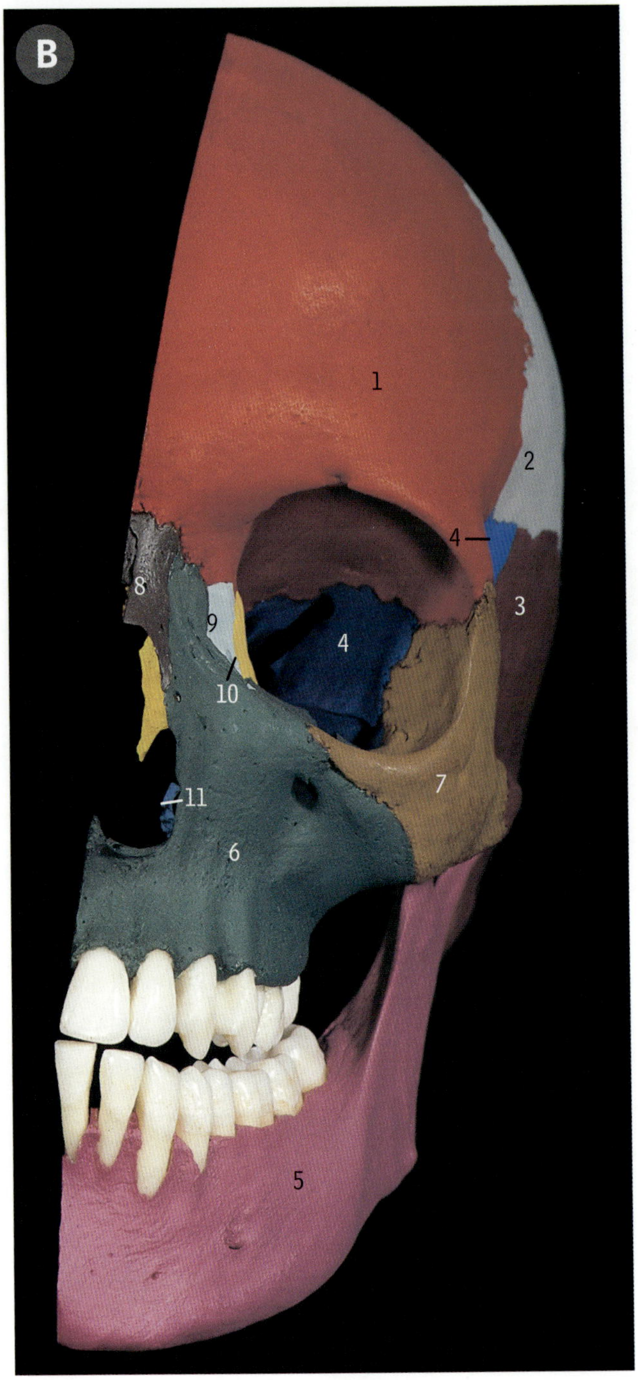

B 색칠된 낱개뼈

1 이마뼈(Frontal bone)
2 마루뼈(Parietal bone)
3 관자뼈(Temporal bone)
4 나비뼈(Sphenoid bone)
5 아래턱뼈(Mandible)
6 위턱뼈(Maxilla)
7 광대뼈(Zygomatic bone)
8 코뼈(Nasal bone)
9 눈물뼈(Lacrimal bone)
10 벌집뼈(Ethmoid bone)
11 아래코선반뼈(Inferior nasal concha)

머리뼈(Skull) *Le Fort 얼굴 골절(Le Fort facial fractures)*

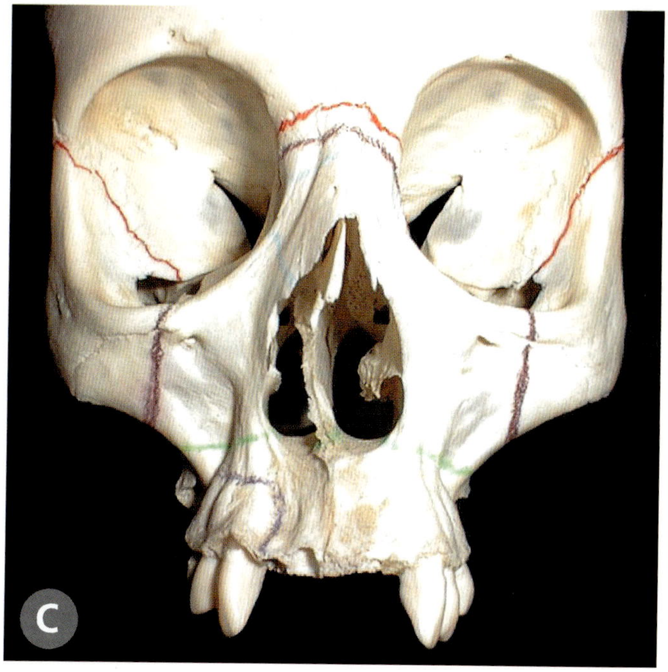

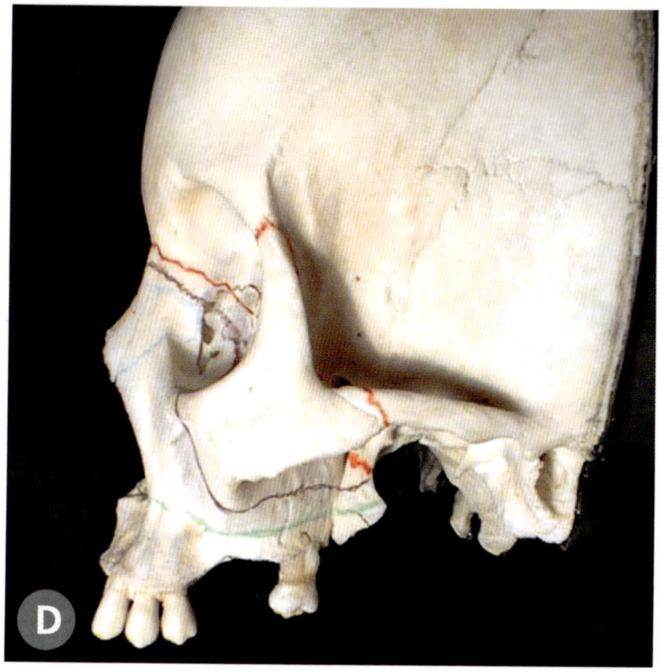

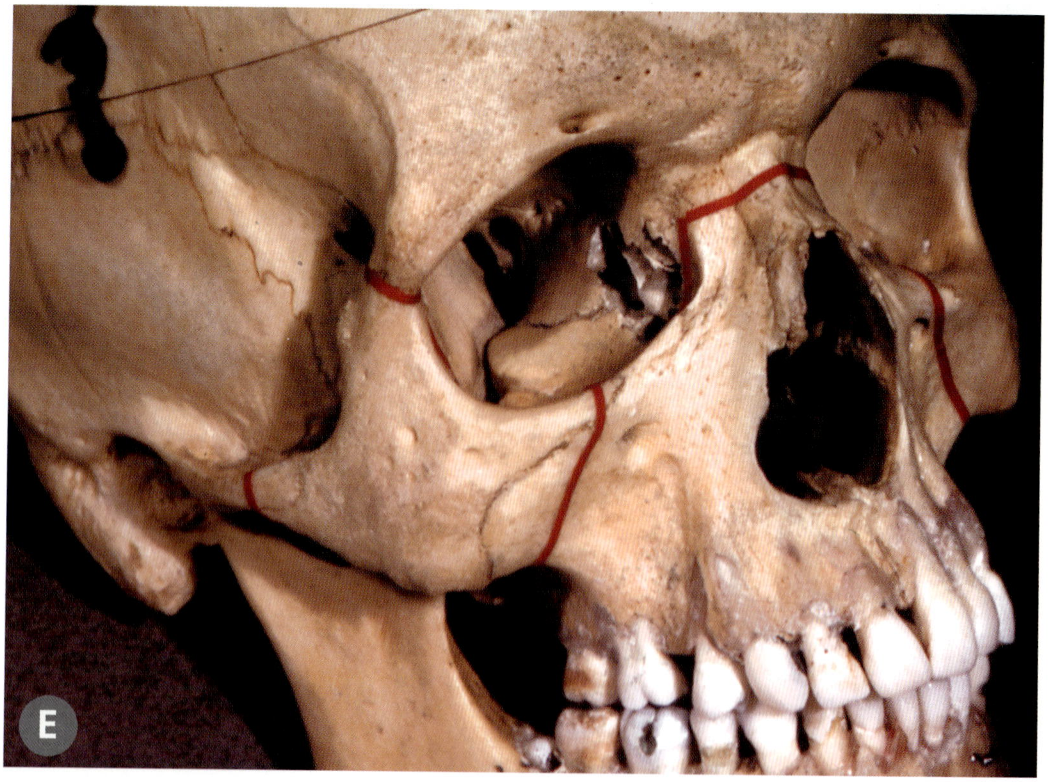

René Le Fort는 1901년 중안면부 골절의 세 단계를 설명하였다. Le Fort 골절은 가쪽과 앞쪽으로부터 받는 외력에 버티지 못해 만들어지는 얼굴골격의 약한 선들이다.

C D Le Fort 골절선의 앞면과 가쪽면(Anterior and lateral views showing Le Fort fracture lines)

E Le Fort II와 III의 골절선(Le Fort II and III fracture lines)

앞면과 가쪽면 C D

짙은 청색선: 치아치조 골절(Dentoalveolar fracture)

녹색선: Le Fort I 골절(Le Fort I fracture)

보라색선: Le Fort II 골절(Le Fort II fracture)

밝은 청색선: 추상 Le Fort II 골절(Pyramidal Le Fort II fracture)

적색선: Le Fort III 골절(Le Fort III fracture)

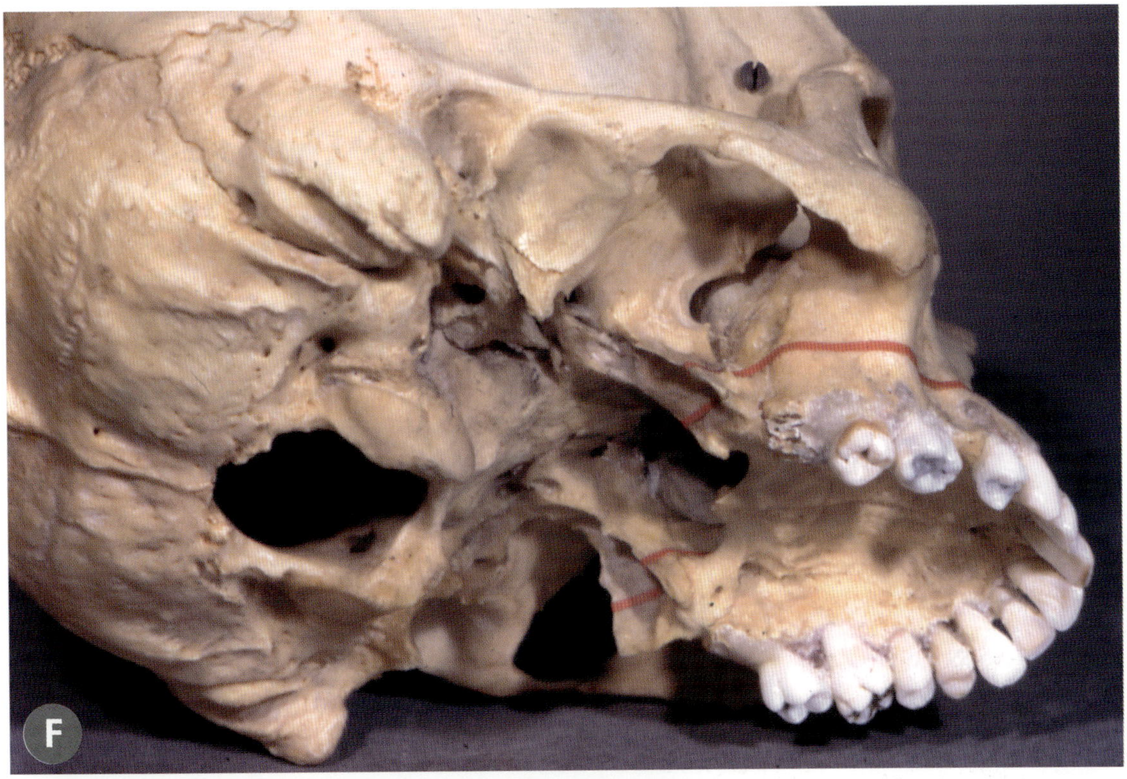

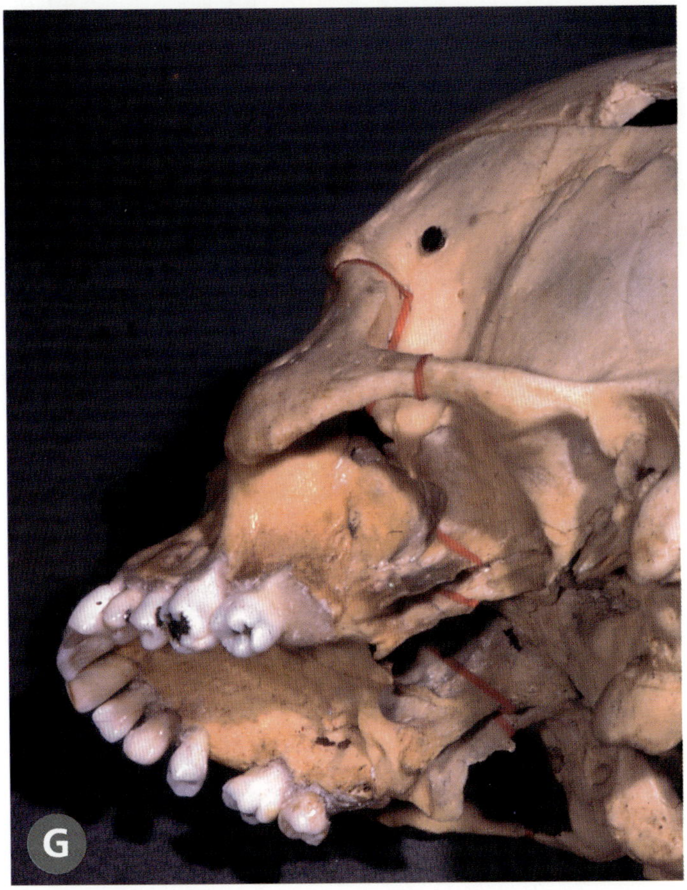

F Le Fort Ⅰ 골절선(Le Fort Ⅰ fracture line)

G Le Fort Ⅲ 골절선(Le Fort Ⅲ fracture line)

머리뼈(Skull) *왼쪽면(from the left)*

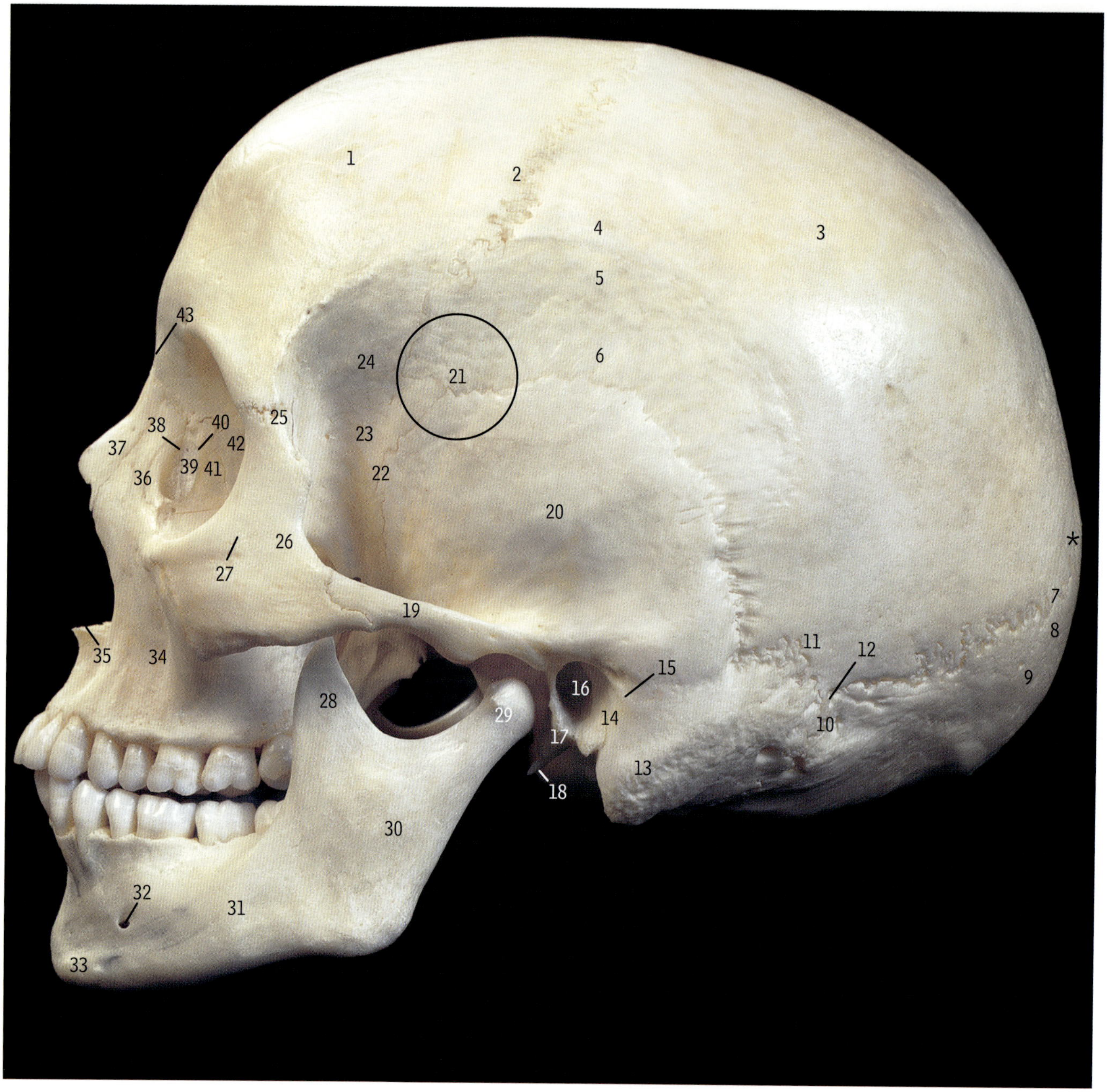

옆에서 본 모습이다. 두드러지는 특징은 광대뼈(관골, zygomatic bone, 26)와 광대활(관골궁, zygomatic arch, 19), 근육돌기(근돌기, coronoid process, 28)와 관절돌기(과두돌기, condylar process, 29)를 가진 턱뼈가지(하악지, ramus of the mandible, 30), 바깥귓구멍(외이도, external acoustic meatus, 16)과 꼭지돌기(유양돌기, mastoid process, 13)이다. 별표(*)는 바깥뒤통수뼈융기(외후두융기, external occipital protuberance, 9)의 뒤위에 있는 머리뼈의 맨뒤부위(뒤통수, occiput)를 가리킨다.

1 이마뼈(Frontal bone)
2 관상봉합(Coronal suture)
3 마루뼈(Parietal bone)
4 위관자선(Superior temporal line)
5 아래관자선(Inferior temporal line)
6 비늘봉합(인상봉합, Squamosal suture)
7 시옷봉합(Lambdoid suture)
8 뒤통수뼈(Occipital bone)
9 바깥뒤통수뼈융기(외후두융기, External occipital protuberance)
10 뒤통수꼭지봉합(후두유돌봉합, Occipitomastoid suture)
11 마루꼭지봉합(두정유돌봉합, Parietomastoid suture)
12 별모양점(성상점, Asterion)
13 꼭지돌기(유양돌기, Mastoid process)
14 관자뼈 고막틀부분(측두골 고실부, Tympanic part of temporal bone)
15 바깥귀길위삼각(도상삼각, Suprameatal triangle)
16 바깥귓구멍(외이도, External acoustic meatus)
17 붓집(경상돌기초, Sheath of styloid process)
18 붓돌기(경상돌기, Styloid process)
19 광대활(관골궁, Zygomatic arch)
20 관자뼈 비늘부분(측두골 인부, Squamous part of temporal bone)
21 관자놀이점(익접점, Pterion)
22 나비비늘봉합(접인봉합, Sphenosquamosal suture)
23 나비뼈큰날개(접형골대익, Greater wing of sphenoid bone)
24 나비이마봉합(접전두봉합, Sphenofrontal suture)
25 이마광대봉합(전두관골봉합, Frontozygomatic suture)
26 광대뼈(Zygomatic bone)
27 광대얼굴구멍(관골안면공, Zygomaticofacial foramen)
28 아래턱뼈근육돌기(근돌기, Coronoid process of mandible)
29 아래턱뼈관절돌기(과상돌기, Condylar process of mandible)
30 턱뼈가지(하악지, Ramus of mandible)
31 턱뼈몸통(Body of mandible)
32 턱끝구멍(Mental foramen of mandible)
33 턱끝융기(Mental protuberance of mandible)
34 위턱뼈(상악골, Maxilla)
35 앞비강가시(전비극, Anterior nasal spine)
36 위턱뼈이마돌기(상악골전두돌기, Frontal process of maxilla)
37 코뼈(비골, Nasal bone)
38 앞눈물능선(전누골능, Anterior lacrimal crest)
39 눈물주머니오목(누낭와, Fossa for lacrimal sac)
40 뒤눈물능선(후누골능, Posterior lacrimal crest)
41 눈물뼈(누골, Lacrimal bone)
42 벌집뼈 눈확부분(Orbital part of ethmoid bone)
43 코뿌리점(Nasion)

머리뼈의 몇몇 해부학적 점(some anatomical points of the skull)

코뿌리점(nasion, 43): 두 코뼈와 이마뼈 사이의 접합점.

뒤통수점(inion, 9): 바깥뒤통수뼈융기의 중앙점.

정수리점(bregma, 14쪽, 10): 시상봉합과 관상봉합이 만나는 점(즉 이마뼈와 두 마루뼈 사이), 신생아 머리뼈에서 앞숫구멍(대천문, anterior fontanelle, 72쪽, A1, D1)이 이 부분이다.

시옷점(lambda, 14쪽, 2): 시상봉합과 시옷봉합이 만나는 점(즉 뒤통수뼈와 두 개의 마루뼈 사이), 신생아 두개골에서 뒤숫구멍(후천문, posterior fontanelle, 72쪽, C30, D30)이 이 부분이다.

관자놀이점(pterion, 21): 이마뼈, 마루뼈, 관자뼈의 비늘부위와 나비뼈의 큰날개가 접하는 H모양 부분(한 점이 아님). 머리의 옆에서 충격에 의해 터져서 뇌척수막외출혈(181쪽)을 유발할 수 있는 중간뇌막동맥(middle meningeal artery, 26쪽, 2)의 전방가지가 지나므로 중요한 표지점이다. 신생아 머리뼈에서 나비뼈숫구멍(sphenoidal fontanelle, 72쪽, B27)이 이 부분이다.

별모양점(asterion, 12): 시옷봉합, 마루꼭지봉합과 뒤통수꼭지봉합이 만나는 점(즉 뒤통수뼈, 마루뼈와 관자뼈 사이) 신생아 두개골에서 꼭지숫구멍(유돌천문, mastoid fontanelle, 72쪽, B20)이 이 부분이다.

머리뼈(Skull) *근육부착부위, 왼쪽면(muscle attachments, from the left)*

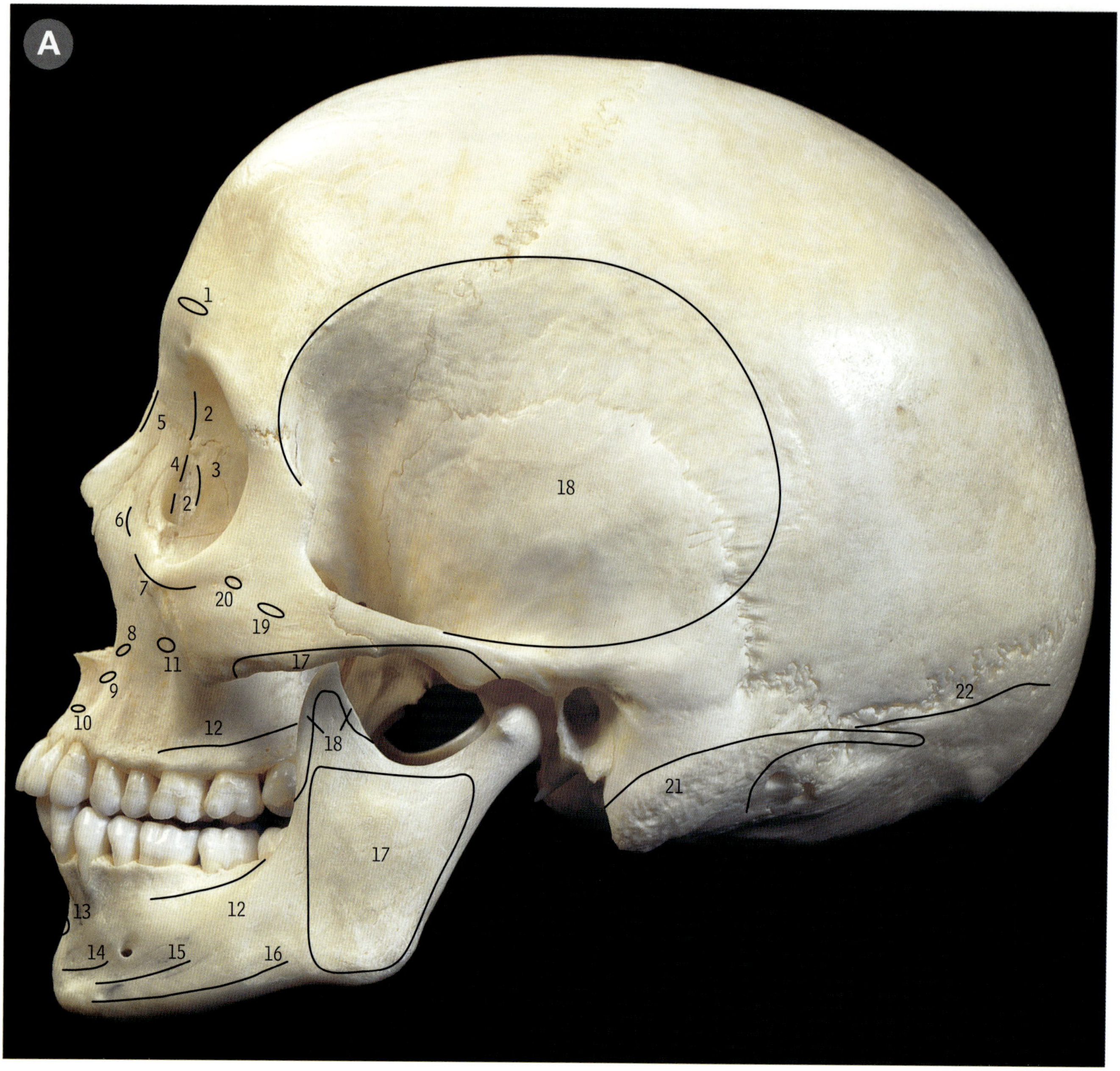

A

1 눈썹주름근(Corrugator supercilli)
2 눈둘레근(눈확부분[안와부]과 눈꺼풀부분[안검부])(Orbicularis oculi[orbital and palpebral parts])
3 눈둘레근(눈물주머니부분[누낭부]) (Orbicularis oculi[lacrimal part])
4 안쪽눈꺼풀인대(Medial palpebral ligament)
5 눈살근(Procerus)
6 위입술콧방울올림근(Levator labii superioris alaeque nasi)
7 위입술올림근(Levator labii superioris)
8 코근(가로부분)(Nasalis[transverse part])
9 코근(방울부분)(Nasalis[alar part])
10 비중격내림근(Depressor septi)
11 입꼬리올림근(Levator anguli oris)
12 볼근(Buccinator)
13 턱끝근(Mentalis)
14 아래입술내림근(Depressor labii inferioris)
15 입꼬리내림근(Depressor anguli oris)
16 넓은목근(Platysma)
17 깨물근(Masseter)
18 관자근(Temporalis)
19 큰광대근(Zygomaticus major)
20 작은광대근(Zygomaticus minor)
21 목빗근(흉쇄유돌근, Sternocleidomastoid)
22 뒤통수이마근(후두전두근)뒤통수힘살(후두힘살)(Occipital belly of occipitofrontalis)

머리뼈(Skull) *색칠된 낱개뼈, 왼쪽면(with individual bones coloured, from the left)*

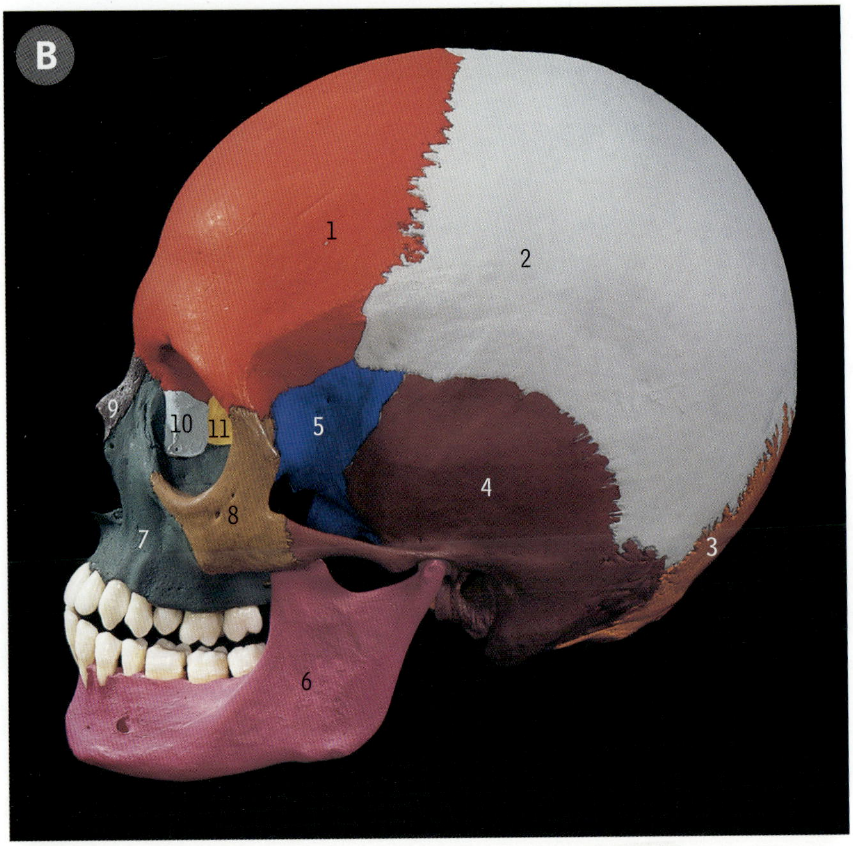

B

1 이마뼈(Frontal bone)
2 마루뼈(Parietal bone)
3 뒤통수뼈(Occipital bone)
4 관자뼈(Temporal bone)
5 나비뼈(Sphenoid bone)
6 아래턱뼈(Mandible)
7 위턱뼈(Maxilla)
8 광대뼈(Zygomatic bone)
9 코뼈(Nasal bone)
10 눈물뼈(Lacrimal bone)
11 보습뼈(Ethmoid bone)

볼근(협근, buccinator, A12)은 위아래턱의 셋째큰어금니 근처에 뼈 부착부를 가진다.

안쪽눈꺼풀인대(medial palpebral ligament, A4)와 눈둘레근의 눈확부위와 눈꺼풀부위(orbital and palpebral parts of orbicularis oculi, A2)는 앞눈물능선(anterior lacrimal crest)에 부착된다. 눈둘레근의 눈물주머니부분(lacrimal part of orbicularis oculi, A3)은 뒤눈물능선(posterior lacrimal crest)에 부착된다.

관자근(측두근, temporalis, A18)의 위부분은 관자우묵(측두와, temporal fossa)에 있고, 가장 아래 섬유들은 수평으로 달리다(122쪽, A2) 관자뼈의 광대돌기(zygomatic process)의 아래, 밑부분 앞쪽에서 아래로 틀어 아래턱 부착부위에 도달한다.

목빗근(sternocleidomastoid, A21)의 영어 이름, 즉, Sternocleidomastoid m.만 봐서는 mastoid란 단어 때문에 목빗근이 꼭지돌기에만 부착되어 있을 것이라고 생각하기 쉽지만, 실제로 목빗근은 꼭지돌기에만 부착되어 끝나는 것이 아니라 꼭지돌기에서 뒤통수 뼈까지 이어지는 부분에 다소 넓게 부착되어 있다.

머리뼈(Skull) *뒤면(from behind)*

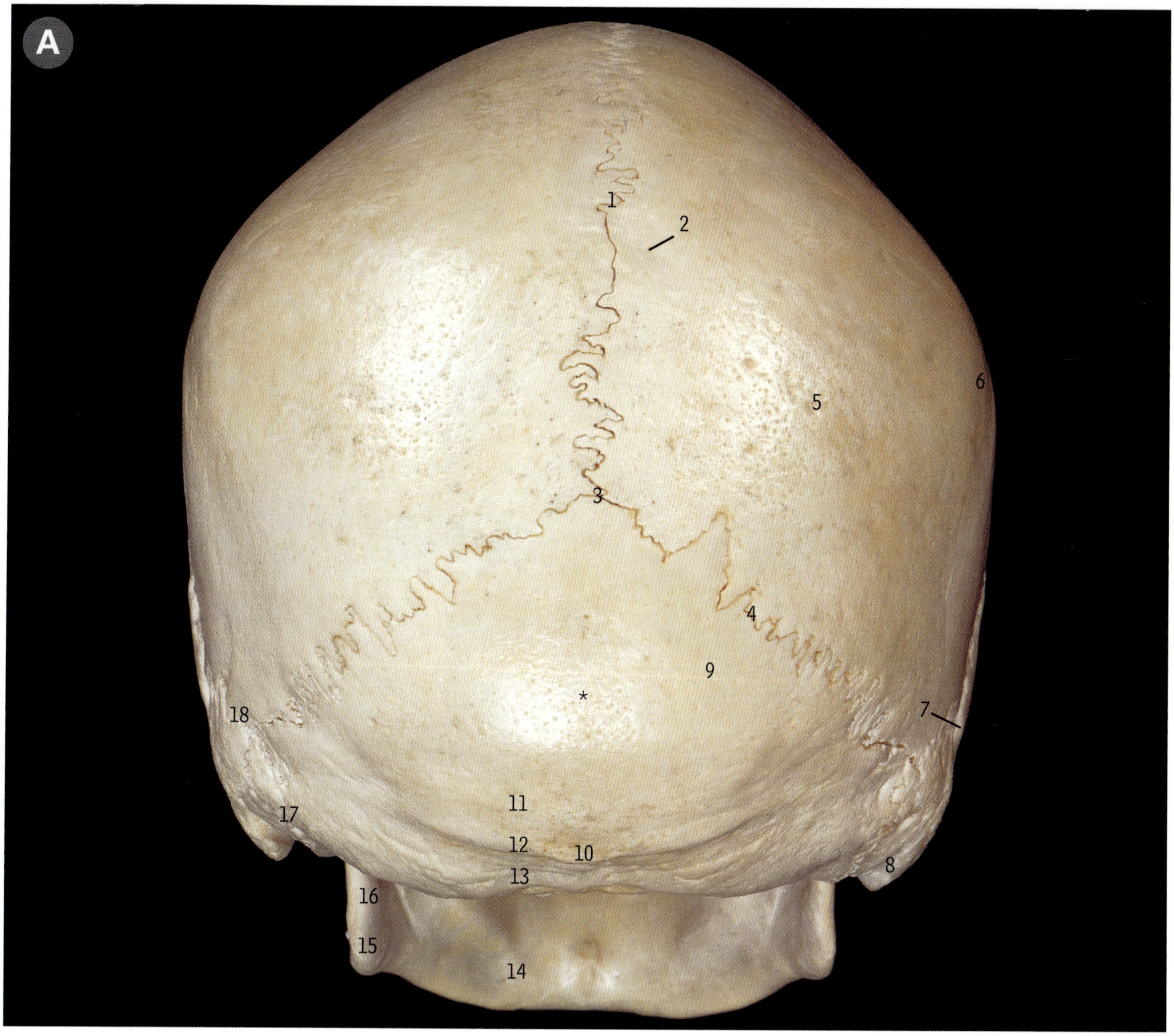

A 아래턱뼈와 같이

뒤에서 본 모습이다. 시상봉합(sagittal suture, 1)과 시옷봉합(인자봉합, lambdoid suture, 4)과 바깥뒤통수뼈융기(외후두융기, external occipital protuberance, 10)가 보인다. 별표(*)는 뒤통수(occiput, 8쪽, 머리뼈의 최후방부)를 표시한다. B에서, 몇몇 봉합뼈(봉합골, sutural bone, 19)가 있고 몇몇 봉합부위에서 골융합이 있다.

1 시상봉합(Sagittal suture)
2 마루뼈구멍(두정공, Parietal foramen)
3 시옷점(Lambda)
4 시옷봉합(인자봉합, Lambdoid suture)
5 마루뼈(두정골, Parietal bone)
6 마루결절(두정결절, Parietal tuberosity)
7 관자뼈(측두골, Temporal bone)
8 꼭지돌기(유돌기, Mastoid process)
9 뒤통수뼈의 비늘부분(후두골 인부, Squamous part of occipital bone)
10 바깥뒤통수뼈융기(뒤통수점)(외후두융기, External occipital protuberance[inion])
11 맨위목덜미선(최상항선, Supreme nuchal line)
12 위목덜미선(상항선, Superior nuchal line)
13 아래목덜미선(하항선, Inferior nuchal line)
14 턱뼈몸통(하악체, Body of mandible)
15 턱뼈각(하악각, Angle of mandible)
16 턱뼈가지(하악지, Ramus of mandible)
17 뒤통수꼭지봉합(후두유돌봉합, Occipitomastoid suture)
18 마루꼭지봉합(두정유돌봉합, Parietomastoid suture)
19 봉합뼈(봉합골, Sutural bones)

머리뼈(Skull) *뒤면(from behind)*

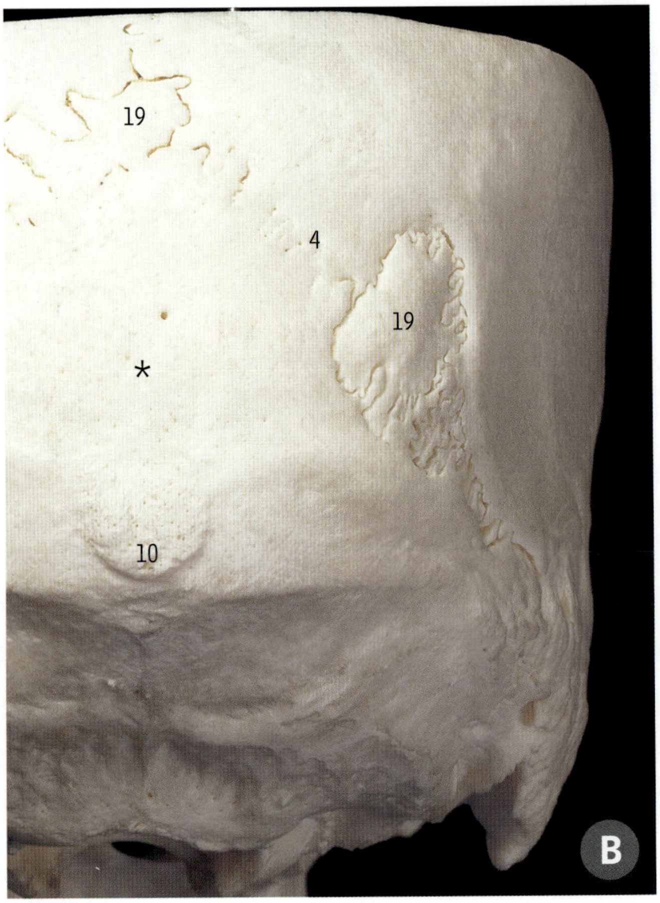

B 아래턱뼈가 없는 표본

봉합뼈(sutural bones, B19)는 머리봉합 안에서 일어나는 분리된 골화의 중심에서 발생한다. 이는 시옷봉합(인자봉합, lambdoid suture, 4)에서 가장 흔하고 임상적 중요성은 적다.

뒤통수(occiput, *)는 머리뼈의 맨 위부분이다. 바깥뒤통수뼈융기(외후두융기, external occipital protuberance, 10과 8쪽, 8) 몇 cm 위로 뒤통수뼈의 정중선에 있다. 뒤로 넘어질 때 충격을 받는 부분이다.

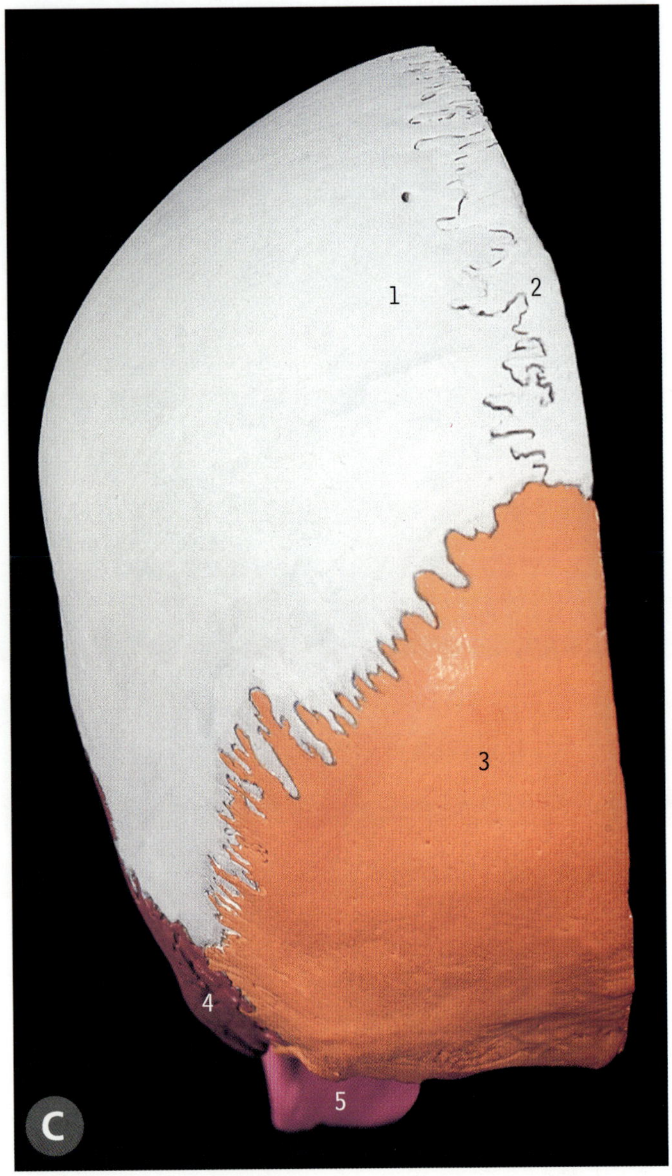

C 머리뼈의 왼쪽 절반 뒤면, 색칠된 날개뼈

1 왼마루뼈(Left parietal bone)
2 오른마루뼈(Right parietal bone*)
3 뒤통수뼈(Occipital bone)
4 관자뼈(Temporal bone)
5 아래턱뼈(Mandible)

* 머리뼈를 정중시상면에서 잘랐지만 봉합선이 구불구불해서 마루뼈의 좌우측 부분이 둘 다 보이는 것에 주목하라.

머리덮개뼈(Vault of skull)

Ⓐ 바깥면(왼쪽절반)(external surface[left half]) Ⓑ 안쪽면(왼쪽절반)(internal surface[left half])

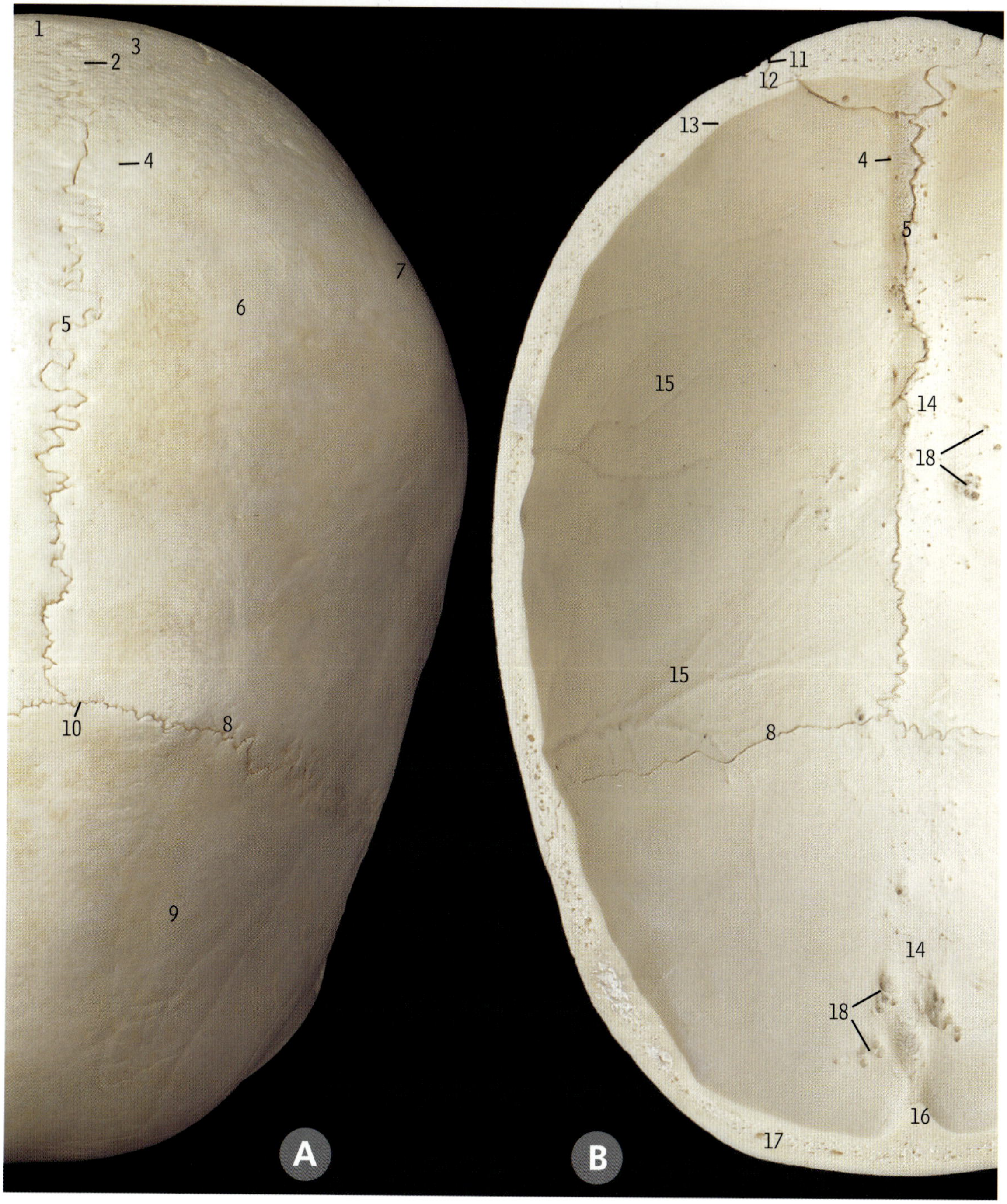

1 뒤통수뼈(Occipital bone)
2 시옷점(Lambda)
3 시옷봉합(Lambdoid suture)
4 마루뼈구멍(Parietal foramen)
5 시상봉합(Sagittal suture)
6 마루뼈(Parietal bone)
7 마루뼈융기(Parietal tuberosity)
8 관상봉합(Coronal suture)
9 이마뼈(Frontal bone)
10 정수리점(Bregma)
11 마루뼈바깥판(Outer table of parietal bone)
12 마루뼈판사이층(Diploë of parietal bone)
13 마루뼈안쪽판(Inner table of parietal bone)
14 위시상정맥굴(상시상정맥동)고랑(Groove for superior sagittal sinus)
15 중간뇌막혈관(중경막혈관)고랑(Grooves for middle meningeal vessels)
16 이마뼈능선(전두능, Frontal crest)
17 이마굴(전두동, Frontal sinus)
18 거미막과립오목(Depressions for arachnoid granulations)

머리덮개뼈(Vault of skull)

C 오른쪽 마루뼈의 판사이층(diploe of the right parietal bone)

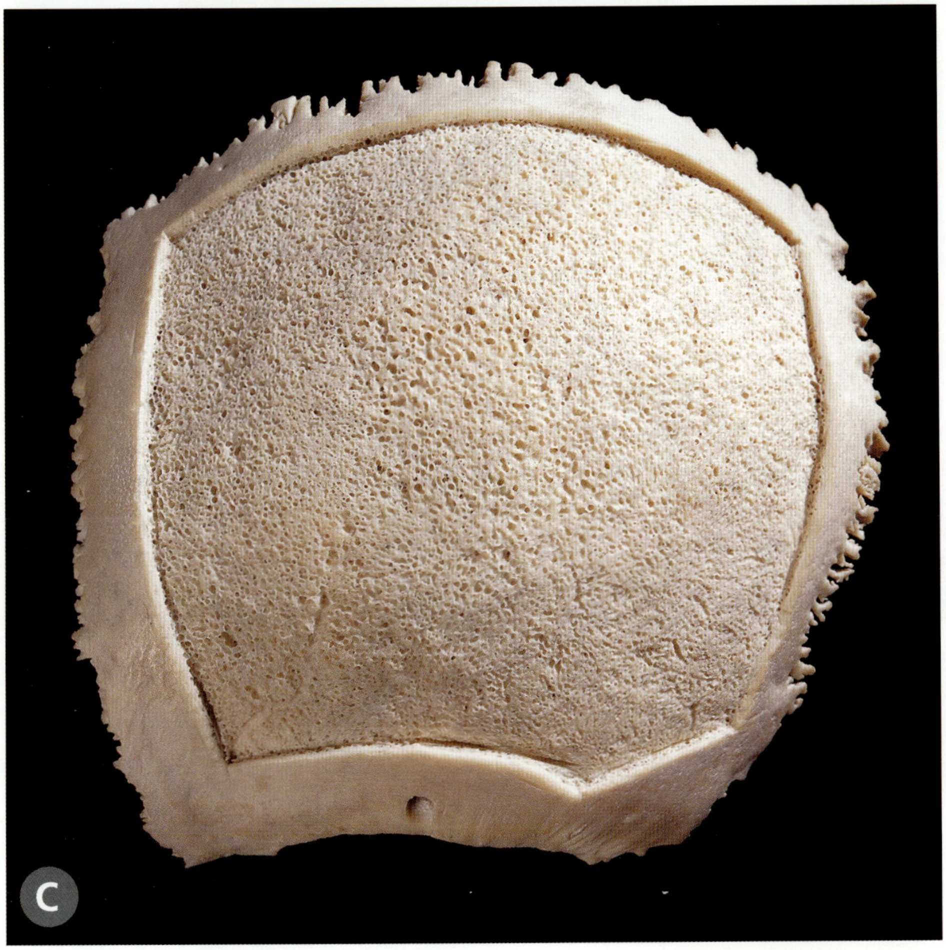

A는 위에서 본 모습이다. 정중선에 시상봉합(sagittal suture, 5)과 앞에 관상봉합(coronal suture, 8)이 있다. B에서 안쪽으로 위시상정맥굴(상시상정맥동, superior sagittal sinus, 14; 178쪽, 2), 중간뇌막혈관(middle meningeal vessels, 15; 181쪽, B16, 17)과 거미막과립(arachnoid granulation, 200쪽, 6)을 위한 고랑(구, groove)과 자국(압흔, impression)이 있다.

C는 머리뼈에서 판사이층로 알려진 해면뼈의 '벌집모양'을 보여 주기 위해 치밀뼈의 바깥층(외측판)을 분리하였다.

머리뼈의 정점은 대략 시상봉합(sagittal suture, 5)이 표시된 중앙 맨 위 부분이다.

마루뼈융기(parietal tuberosity, 7)는 머리뼈 천장의 가장 바깥부분이다. 특히 이 그림에서 두드러진다.

머리뼈 안쪽에 있는 봉합선(suture line, B5와 8)은 바깥쪽(A5와 8)보다 덜 구불구불하다.

머리뼈 바닥(Base of skull) *바깥면(external surface)*

Ⓐ 아래면에서 본 모습

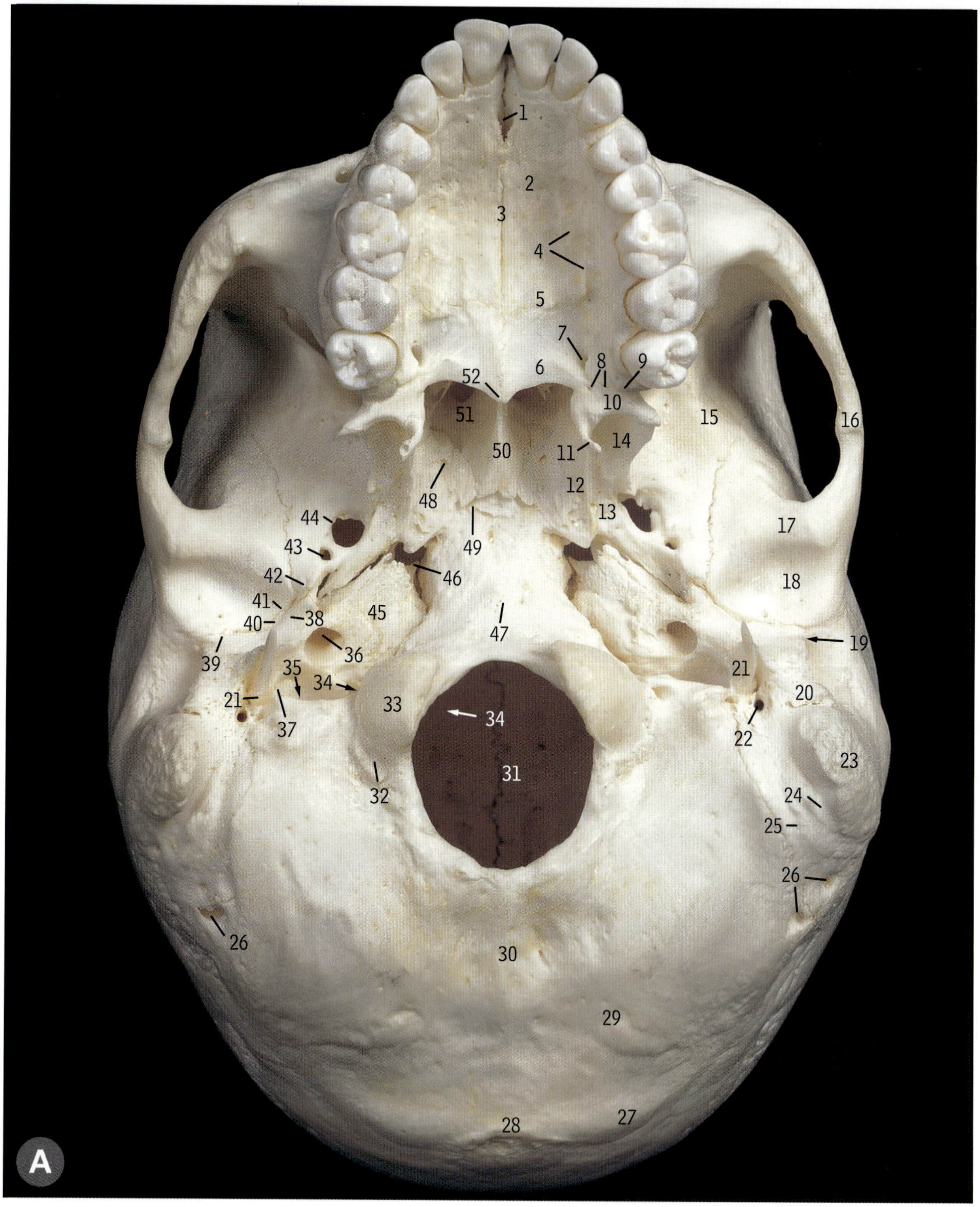

머리뼈 바닥의 바깥면인 A에서 가장 중요한 구멍들(매우 큰 큰구멍[대후두공, Foramen magnum, 31] 주변에 있는)은 파열구멍(파열공, foramen lacerum, 46), 타원구멍(난원공, foramen ovale, 44, 표시된 구멍은 유난히 둥글다. 표시되지 않은 반대쪽이 더욱 전형적인 타원형을 보인다), 뇌막동맥구멍(극공, foramen spinosum, 43), 붓꼭지구멍(경유돌공, stylomastoid foramen, 22), 목정맥구멍(경정맥공, jugular foramen, 35)과 목동맥관(경동맥관, carotid canal, 36)이다.

B에서 다른 각도로 보면 뒤콧구멍(후비공, choanae, A51)을 통해 코선반(비갑개, nasal conchae, 58–60)의 일부를 볼 수 있다.

B 아래뒤에서 본 모습

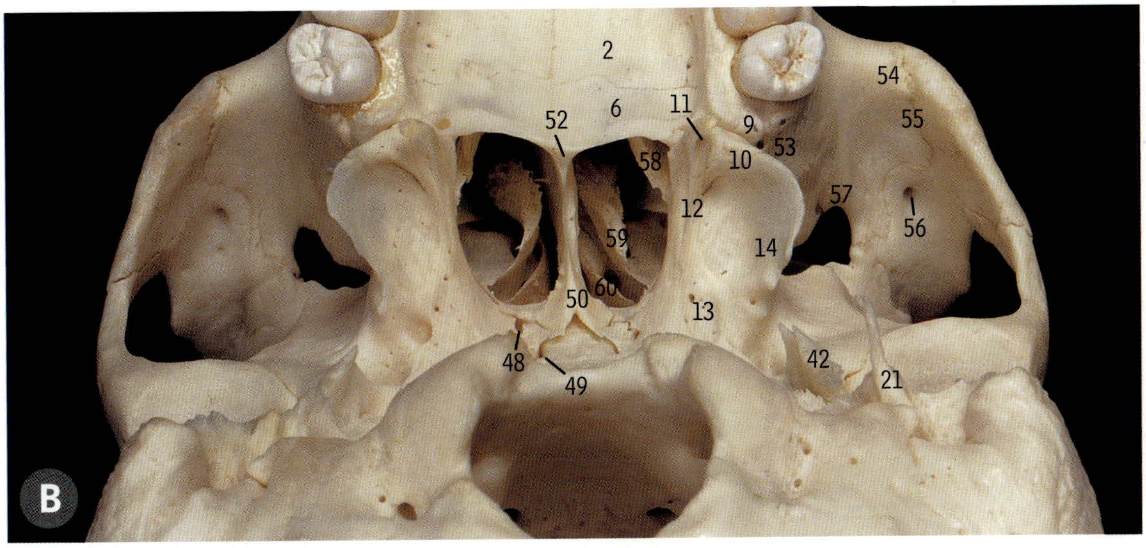

1 앞니오목(절치와, Incisive fossa)
2 위턱뼈입천장돌기(상악골 구개돌기, Palatine process of maxilla)
3 정중입천장봉합(정중구개봉합, Median palatine suture)
4 입천장고랑과 입천장가시(구개구와 구개극, Palatine grooves and spines)
5 가로입천장봉합(횡구개봉합, Transverse palatine suture)
6 입천장뼈수평판(구개골 수평판, Horizontal plate of palatine bone)
7 큰입천장구멍(대구개공, Greater palatine foramen)
8 아래입천장구멍(소구개공, Lesser palatine foramina)
9 위턱뼈융기(상악결절, Tuberosity of maxilla)
10 입천장뼈날개패임돌기(구개골추상돌기, Pyramidal process of palatine bone)
11 날개갈고리(익돌구, Pterygoid hamulus)
12 날개안쪽판(내측익상판, Medial pterygoid plate)
13 배오목(주상와, Scaphoid fossa)
14 가쪽날개판(외측익상판, Lateral pterygoid plate)
15 관자아래능선(하측두능, Infratemporal crest)
16 광대활(관골궁, Zygomatic arch)
17 관절융기(관절결절, Articular tubercle)
18 턱관절오목(하악와, Mandibular fossa)
19 바깥귀길(외이도, External acoustic meatus)
20 관자뼈 고막틀부분(측두골 고실부, Tympanic part of temporal bone)
21 붓돌기(경상돌기, styloid process)
22 붓꼭지구멍(경유돌공, Stylomastoid foramen)
23 꼭지돌기(유양돌기, Mastoid process)
24 꼭지패임(유양절흔, Mastoid notch)
25 뒤통수동맥고랑(후두동맥구, Occipital groove)
26 꼭지구멍(왼쪽에 두 개)(유돌기공, Mastoid foramen[double on left])
27 위목덜미선(상항선, Superior nuchal line)
28 바깥뒤통수융기(외후두융기, External occipital protuberance)
29 아래목덜미선(하항선, Inferior nuchal line)
30 바깥뒤통수능선(외후두능, External occipital crest)
31 큰구멍(대후두공, Foramen magnum)
32 관절융기관(과관, Condylar canal)
33 뒤통수뼈관절융기(후두과, Occipital condyle)
34 혀밑신경관(설하신경관, Hypoglossal canal)
35 목정맥구멍(경정맥공, Jugular Foramen)
36 목동맥관(경동맥관, Carotid canal)
37 붓집(경상돌기초, Sheath of styloid process)
38 바위고실틈새(추체고실열, Petrotympanic fissure)
39 비늘고실틈새(인상고실열, Squamotympanic fissure)
40 고실지붕(고실개, Tegmen tympani)
41 바위비늘틈새(추체인열, Petrosquamous fissure)
42 나비뼈가시(접형골극, Spine of sphenoid bone)
43 뇌막동맥구멍(극공, Foramen spinosum)
44 타원구멍(난원공, Foramen ovale)
45 관자뼈바위끝(측두골추체부첨, Apex of petrous part of temporal bone)
46 파열구멍(파열공, Foramen lacerum)
47 인두결절(Pharyngeal tubercle)
48 입천장칼집관(구개초상관, Palatovaginal canal)
49 보습칼집관(서골초상관, Vomerovaginal canal)
50 보습뼈(서골, Vomer)
51 뒤콧구멍(후비공, Posterior nasal aperture[choana])
52 위턱뼈뒤코가시(상악골후비극, Posterior nasal spine of maxilla)
53 위턱뼈 관자아래면(상악골 하측두면, Infratemporal surface of maxilla)
54 위턱뼈광대돌기(상악골관골돌기, Zygomatic process of maxilla)
55 광대위턱봉합(관골상악봉합, Zygomaticomaxillary suture)
56 광대관자구멍(관골측두공, Zygomticotemporal foramen)
57 아래눈확틈새(하안와열, Inferior orbital fissure)
58 아래코선반(하비갑개, Inferior nasal concha)
59 중간코선반(중비갑개, Middle nasal concha)
60 위코선반(상비갑개, Superior nasal concha)

> 위턱뼈의 입천장돌기(palatine process of the maxillae, 2)와 입천장뼈의 수평판(horizontal plates of the palatine bones, 6)은 물렁입천장(경구개, hard palate)을 형성한다.

머리뼈 바닥(Base of skull) *바깥면, 근육부착부위(external surface, muscle attatchments)*

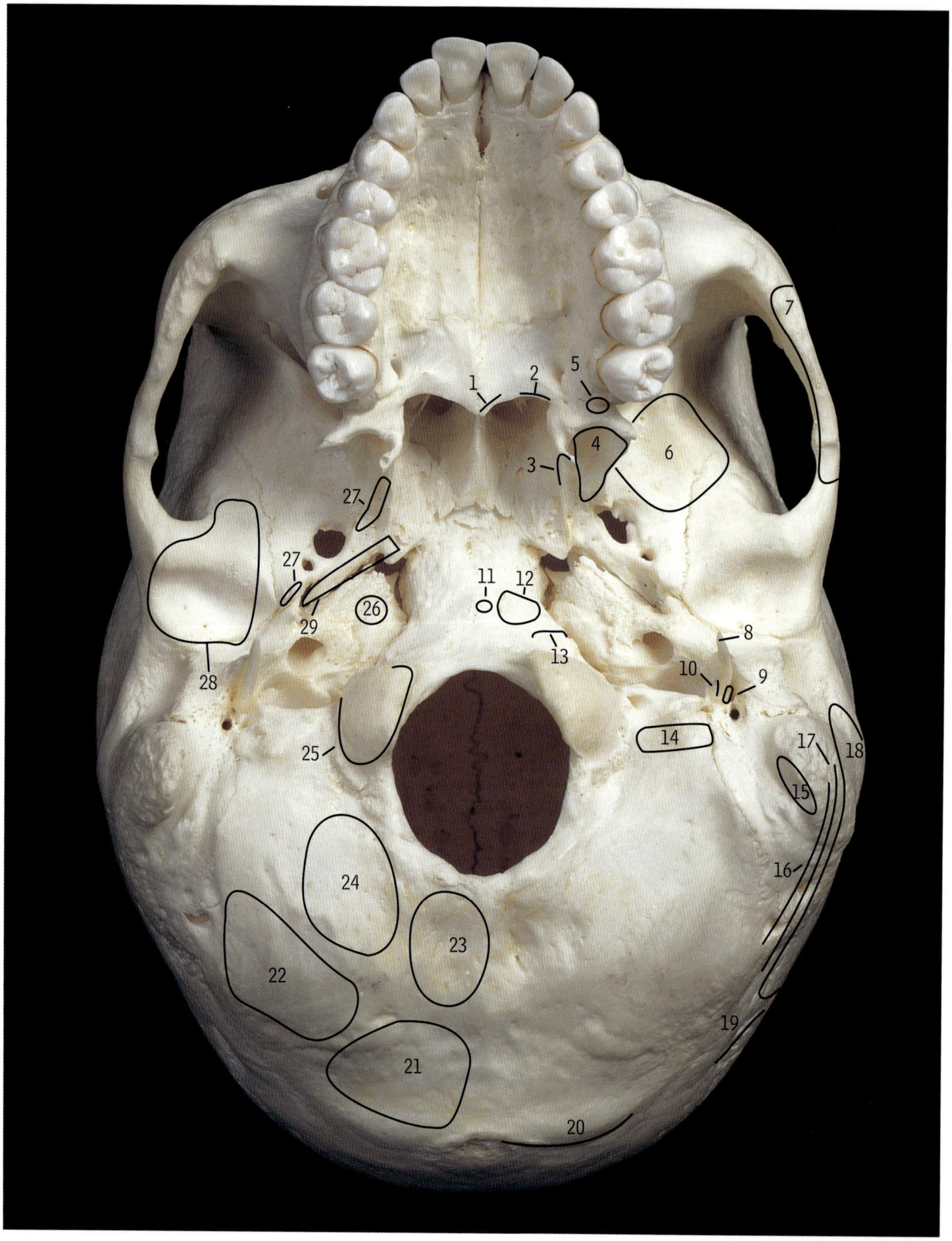

안쪽날개근(내측익돌근, medial pterygoid muscle, 4)과 가쪽날개근(외측익돌근, lateral pterygoid muscle, 6)의 주요 기시부는 가쪽날개판(외측익돌판, lateral pterygoid plate)의 각 가쪽면에서 유래한다. 가쪽날개근(lateral pterygoid muscle, 6)은 나비뼈큰날개의 관자아래면에서 또한 기시한다. 위인두수축근(superior constrictor of pharynx, 3)의 맨위 부위는 안쪽날개판의 뒤모서리의 아래 부분에 부착된다.

목빗근(흉쇄유돌근, sternocleidomastoid, 18)은 꼭지돌기의 가쪽에 있고, 두힘살근의 뒤힘살(악이복근전복, posterior belly of digastric, 15)은 안쪽에 있다. 등세모근(승모근, trapezius, 20)은 반가시근(반극근, semispinalis, 21)과 뒤통수아래근육들(22-24) 뒤의 머리뼈 뒤쪽에 부착된다.

1 목젖근(구개수근, Musculus uvulae)
2 입천장인두근(구개인두근, Palatophryhgeus)
3 위인두수축근(상인두수축근, Superior constrictor of pharynx)
4 안쪽날개근(깊은부분)(Medial pterygoid[deep head])
5 안쪽날개근(얕은부분)(Medial pterygoid[superficial head])
6 가쪽날개근(위갈래)(Lateral pterygoid[upper head])
7 깨물근(교근, Masseter)
8 붓혀근(경돌설근, Styloglossus)
9 붓목뿔근(경돌설골근, Stylohyoid)
10 붓인두근(경돌인두근, Stylopharyngeus)
11 인두솔기(인두봉선, Pharyngeal raphe)
12 긴머리근(두장근, Longus capitus)
13 앞머리곧은근(전두직근, Rectus capitis anterior)
14 가쪽머리곧은근(외측두직근, Rectus capitis lateralis)
15 두힘살근뒤힘살(악이복근후복, Posterior belly of digastric)
16 머리가장긴근(최두장근, Longissimus capitis)
17 머리널판근(두판상근, Splenius capitis)
18 목빗근(흉쇄유돌근, Sternocleidomastoid)
19 뒤통수이마근뒤통수힘살(후두전두근후두힘살, Occipital belly of occipitofrontalis)
20 등세모근(승모근, Trapezius)
21 머리반가시근(두반극근, Semispinalis capitis)
22 위빗근(상사근, Superior oblique)
23 작은뒤곧은머리근(소후두직근, Rectus capitis posterior minor)
24 큰뒤곧은머리근(대후두직근, Rectus capitis posterior major)
25 고리뒤통수관절주머니(환추후두관절낭, Capsule of atlanto-occipital joint)
26 입천장올림근(구개올림근, Levator veli palatini)
27 입천장긴장근(구개긴장근, Tensor veli palatini)
28 턱관절관절주머니(측두하악관절관절낭, Capsule of temporomandibular joint)
29 귀인두관 연골부분(이관 연골부, Cartilaginous part of auditory tube)

주요 머리뼈 구멍과 구조물(principal skull foramina and their contents) (보다 자세한 설명은 268-269쪽 참조)

눈확위구멍(안와상공, supra-orbital foramen)
눈확위신경과 혈관(supra-orbital nerve and vessels)

눈확아래구멍(안와하공, infra-orbital foramen)
눈확아래신경과 혈관(infra-orbital nerve and vessels)

턱끝구멍(이공, mental foramen)
턱끝신경과 혈관(mental nerve and vessels)

턱뼈구멍(하악구멍, mandibular foramen)
아래이틀신경과 혈관(inferior alveolar nerve and vessels)

시각신경관(시신경관, optic canal)
시각신경(시신경, optic nerve)
눈동맥(안동맥, ophthalmic artery)

위눈확틈새(상안와열, superior orbital fissure)
눈(안)신경과 정맥(ophthalmic nerve and veins)
눈돌림(동안)신경, 도르래(활차)신경, 갓돌림(외전)신경(oculomotor, trochlear and abducent nerves)

아래눈확틈새(하안와열, inferior orbital fissure)
위턱신경(maxillary nerve)

나비입천장구멍(익구개공, sphenopalatine foramen)
나비입천장동맥(sphenopalatine artery)
날개입천장(익구개)신경절의 코가지(비분절)(nasal branches of pterygopalatine ganglion)

원형구멍(정원공, foramen rotundum)
위턱신경(상악신경, maxillary nerve)

타원구멍(난원공, foramen ovale)
아래턱(하악)신경과 작은바위신경(mandibular and lesser petrosal nerves)

뇌막동맥구멍(극공, foramen spinosum)
중간뇌막혈관(중경막중뇌혈관, middle meningeal vessels)

파열구멍(파열공, foramen lacerum)
속목동맥(내경동맥, 뒤에서 들어가고 위로 나옴)(internal carotid artery[entering from behind and emerging above])
큰바위신경(뒤에서 들어가고 날개관신경 앞으로 나옴)(greater petrosal nerve[entering from behind and leaving anteriorly as the nerve of the pterygoid canal])

목동맥관(경동맥관, carotid canal)
속목동맥과 신경(internal carotid artery and nerve)

목정맥구멍(경정맥공, jugular foramen)
아래바위정맥굴(상추체정맥동, inferior petrosal sinus)
혀인두(설인)신경(미주신경, 더부(부)신경(glossopharyngeal, vagus and accessory nerves)
속목(내경)정맥(아래로 나옴)(internal jugular vein[emerging below])

속귀길(내이도, internal acoustic meatus)
얼굴(안면)신경과 속귀(내이, 안뜰달팽이, 전정달팽이)신경(facial and vestibulocochlear nerves)
미로동맥(labyrinthine artery)

혀밑신경관(설하신경관, hypoglossal canal)
혀밑신경(hypoglossal nerve)

붓꼭지구멍(경유돌공, stylomastoid foramen)
얼굴신경(facial nerve)

큰구멍(대후두공, foramen magnum)
숨뇌(연수)와 뇌막(medulla oblongata and meninges)
척추동맥, 앞척수동맥 및 뒤척수동맥(vertebral and anterior and posterior spinal arteries)
더부신경(척수부분)(accessory nerves[spinal parts])

머리뼈 바닥(Base of skull) *관자아래부위와 치아(Infratemporal region and teeth)*

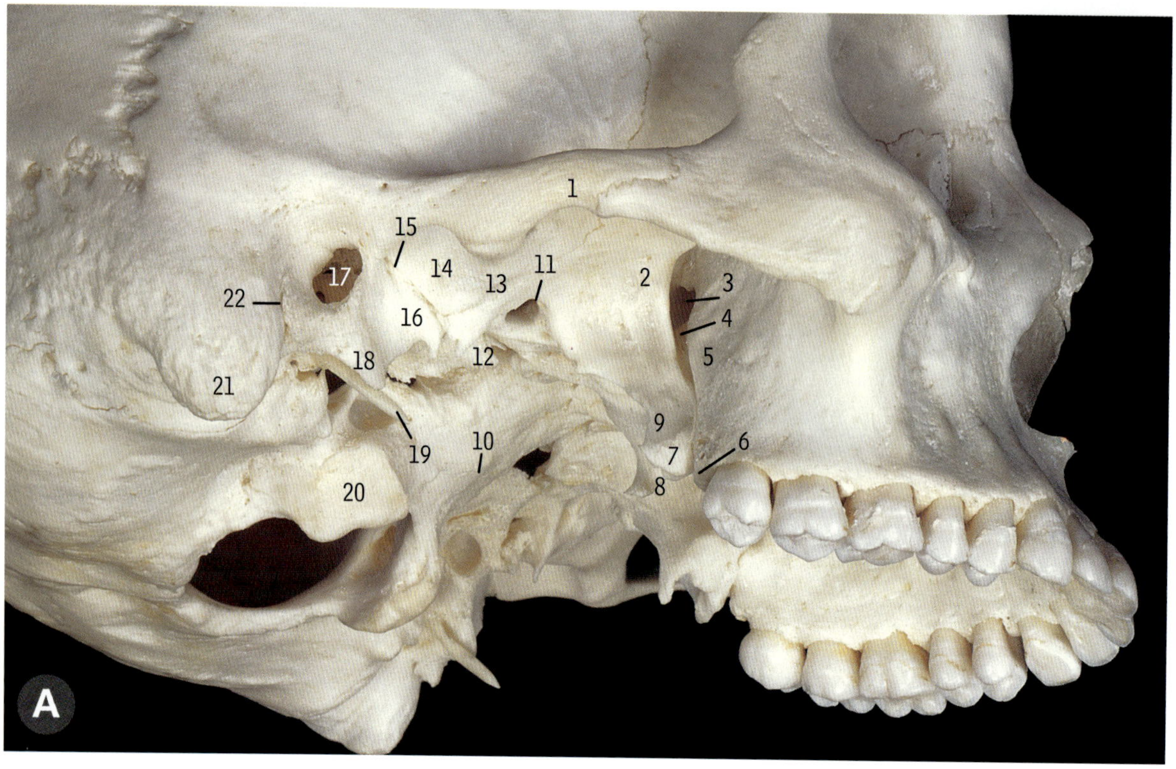

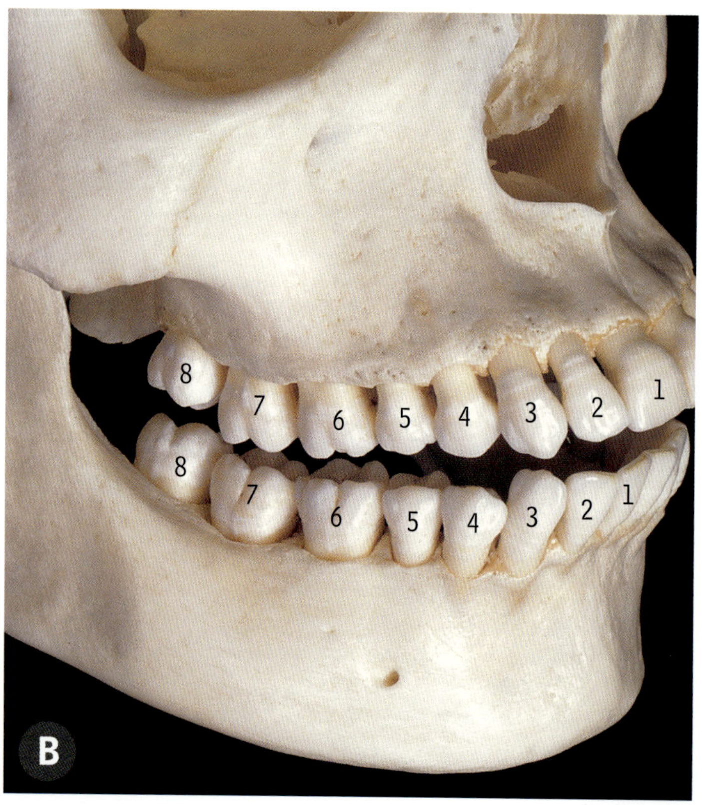

A 오른쪽 관자아래부위(infratemporal region), 아래에서부터 사선으로

1 광대활(Zygomatic arch)
2 가쪽날개판(Lateral pterygoid plate)
3 나비입천장구멍(Sphenopalatine foramen)
4 날개위턱틈새(익상악열, Pterygomaxillary fissure)
5 위턱뼈 관자아래면(Infratemporal surface of maxilla)
6 위턱뼈융기(Tuberosity of maxilla)
7 입천장뼈날개패임돌기(Pyramidal process of palatine bone)
8 날개갈고리(Pterygoid hamulus)
9 날개돌기안쪽판(Medial pterygoid plate)
10 인두결절(Pharyngeal tubercle)
11 타원구멍(Foramen ovale)
12 나비뼈가시(Spine of sphenoid bone)
13 관절결절(Articular tubercle)
14 턱관절오목(Mandibular fossa)
15 비늘고실틈새(Squamotympanic fissure)
16 관자뼈 고실부분(Tympanic part of temporal bone)
17 바깥귀길(External acoustic meatus)
18 붓집(Sheath of styloid process)
19 붓돌기(Styloid process)
20 뒤통수뼈관절돌기(Occipital condyle)
21 꼭지돌기(Mastoid process)
22 고실꼭지틈새(Tympanomastoid fissure)

B 영구치열(permanent dentition), 오른쪽

1 첫째앞니(중절치, Central incisor)
2 둘째앞니(측절치, Lateral incisor)
3 송곳니(견치, Canine)
4 첫째작은어금니(제1소구치, First premolar)
5 둘째작은어금니(제2소구치, Second premaolar)
6 첫째큰어금니(제1대구치, First molar)
7 둘째큰어금니(제2대구치, Second molar)
8 셋째큰어금니(제3대구치, Third molar)

A에서 기울여서 검사하는 주된 이유는 그 길이에 걸쳐서 보이는 가쪽날개판(Lateral pterygoid plate, 2)을 가진 날개돌기의 앞과 위턱뼈(maxilla, 5)의 뒤에 있는 날개위턱틈새(pterygomaxillary fissure, 4)를 주목하기 위해서이다. 즉, 날개입천장오목(pterygopalatine fossa, 68, 69쪽 참조)의 안쪽벽에 나비입천장구멍(sphenopalatine foramen, 3)이 보인다. 8쪽에서처럼 보통의 가쪽면에서는 광대활과 아래턱의 근육돌기에 의해서 열(fissure)과 판(plate)이 불명확해진다(8, 19, 28쪽 참조).

B-D는 치과 관습에 따라 숫자나 문자로 명명된다(글상자 참조). B는 영구치열(숫자가 매겨짐)을 보여주고, C는 4세 어린이의 머리뼈로, 맹출된 유치들(문자화 됨)을 포함한 턱뼈의 뼈를 떼어내면 영구치열의 미맹출치들이 보인다. 치근을 설명하기 위해서, D에서는 위턱과 아래턱의 영구치들의 바깥면(입술쪽과 볼쪽)이 보인다.

위턱과 아래턱의 치아들은 각각 이름을 가지고 있다. 치의학에서 치아들은 이름보다 위에서 나열했듯이 1-8번의 번호로 나타낸다. 그러므로 '오른쪽 위 6번'은 오른쪽 위턱첫째큰어금니(상악우측 제1대구치)를 의미한다.

어린이의 유치열(젖니)에서는 첫째젖앞니(유중절치), 둘째젖앞니(유측절치)와 젖송곳니(유견치)는 같은 이름의 영구치와 같은 위치에 있으나, 첫째젖어금니(제1유구치)와 둘째젖어금니(제2유구치)는 영구치열의 첫째작은어금니(제1소구치)와 둘째작은어금니(제2소구치) 자리에 위치한다. 이것을 영구치와 구분하기 위해서, 유치열에서는 번호 대신에 문자를 사용한다(C).

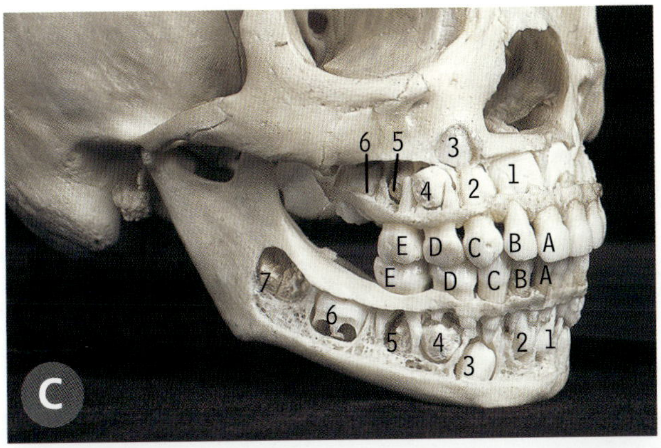

C 4세 어린이의 머리뼈로 오른쪽의 맹출 및 미맹출된 치아. 유치는 문자로, 영구치는 B에서와 같이 숫자로 표시됨.

A 첫째젖앞니(유중절치, Central incisor)
B 둘째젖앞니(유측절치, Lateral incisor)
C 젖송곳니(유견치, Canine)
D 첫째젖어금니(제1유구치, First molar)
E 둘째젖어금니(제2유구치, Second molar)

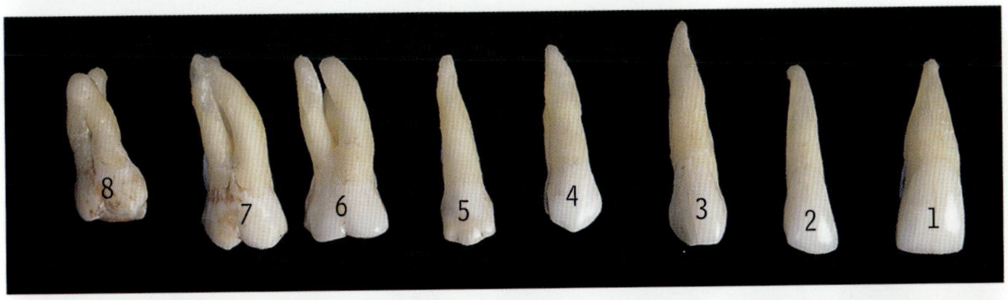

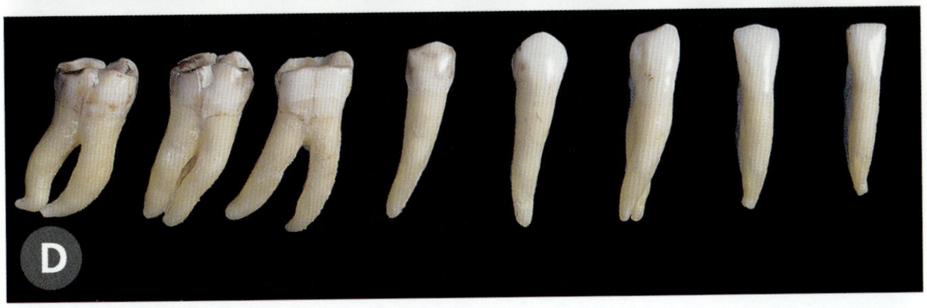

D 오른쪽에서 본 성인의 오른쪽 윗니와 아랫니

머리뼈 바닥(Base of skull) *치아(teeth)*

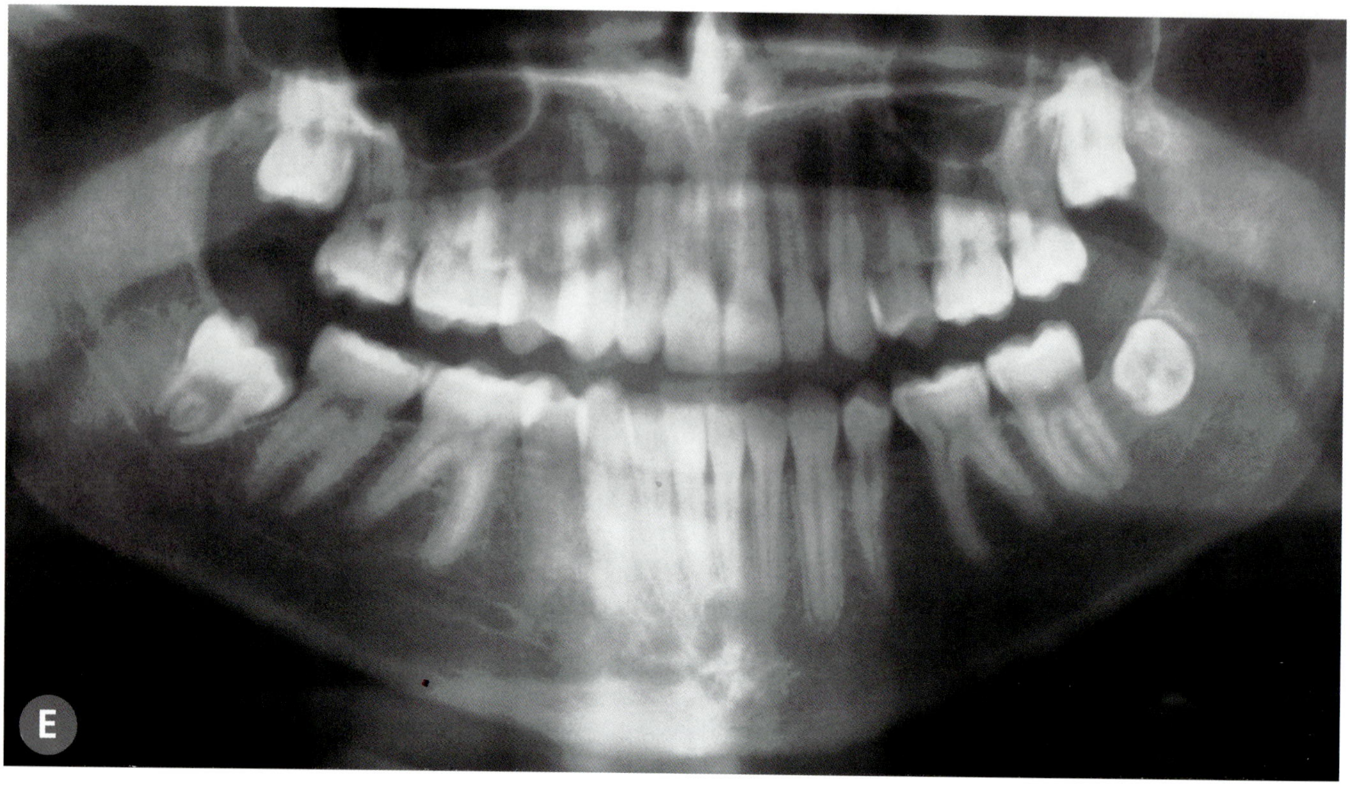

E 이 턱뼈의 단층사진(tomogram)은 영구치열과 맹출 중인 4개의 셋째어금니(제3대구치, third molar)를 보여준다. 환자의 아래 왼쪽 셋째 어금니(lower left third molar, 방사선사진의 오른쪽)는 방사선사진에서 'target' 모양으로 횡단면에 위치하고 있다. 둘째작은어금니(제2소구치, second premolar)들은 상실되었다.

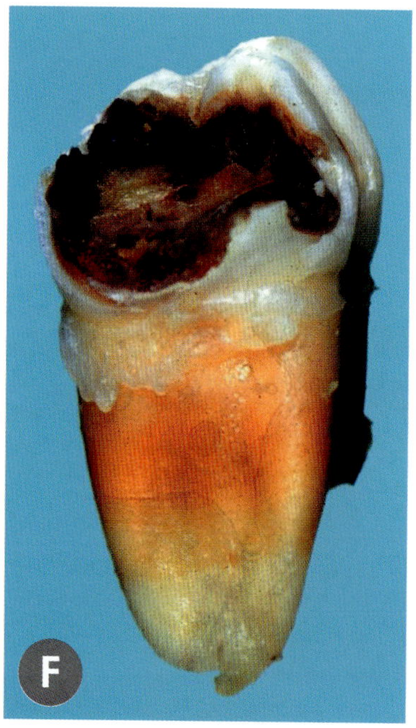

F 이 깊은 우식성 와동은 치수염 및 어금니의 발치를 유발한다.

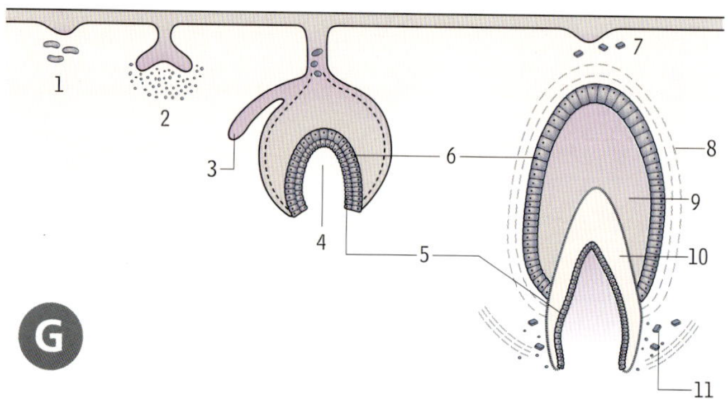

1 잔존 치판(Residual dental lamina)
2 모자시기(모상기, Cap stage)
3 계승치배판(Successive tooth germ lamina)
4 종시기(종상기, Bell stage)
5 상아모세포(Odontoblasts)
6 법랑모세포(Ameloblasts)
7 잔사(Serres rest cells)
8 감소된 법랑상피(Reduced enamel epithelium)
9 법랑질(Enamel)
10 상아질(Dentine)
11 말라세쯔 상피잔사(Malassez rest cells)

G 치배 발달(development of the tooth germ)의 도해.

유치열의 맹출시기

치아		석회화 기시 (months in utero)	치관 완성 (months)	맹출 시기 (months)	치근 완성 (years)
위	A	4	4	7	$1\frac{1}{2}$-2
	B	$4\frac{1}{2}$	5	8	$1\frac{1}{2}$-2
	C	5	9	16-20	$2\frac{1}{2}$-3
	D	5	6	12-16	2-$2\frac{1}{2}$
	E	6-7	10-12	20-30	3
아래	A	$4\frac{1}{2}$	4	$6\frac{1}{2}$	$1\frac{1}{2}$-2
	B	$4\frac{1}{2}$	$4\frac{1}{2}$	7	$1\frac{1}{2}$-2
	C	5	9	16-20	$2\frac{1}{2}$-3
	D	5	6	12-16	2-$2\frac{1}{2}$
	E	6	10-12	20-30	3

영구치열 맹출시기

		(months)	(years)	(years)	(years)
위	1	3-4	4-5	7-8	10
	2	10-12	4-5	8-9	11
	3	4-5	6-7	11-12	13-15
	4	18-21	5-6	10-11	12-13
	5	24-30	6-7	10-12	12-14
	6	Birth	$2\frac{1}{2}$-3	6-7	9-10
	7	$2\frac{1}{2}$-3yrs	7-8	12-13	14-16
	8	7-9yrs	12-16	17-21	18-25
아래	1	3-4	4-5	6-7	9
	2	3-4	4-5	7-8	10
	3	4-5	6-7	9-10	12-14
	4	20-24	5-6	10-12	12-13
	5	27-30	6-7	11-12	13-14
	6	Birth	$2\frac{1}{2}$-3	6-7	9-10
	7	$2\frac{1}{2}$-3yrs	7-8	12-13	14-15
	8	8-10yrs	12-16	17-21	18-25

머리뼈 바닥(Base of skull) *위에서 본 속면(internal surface, from above)*

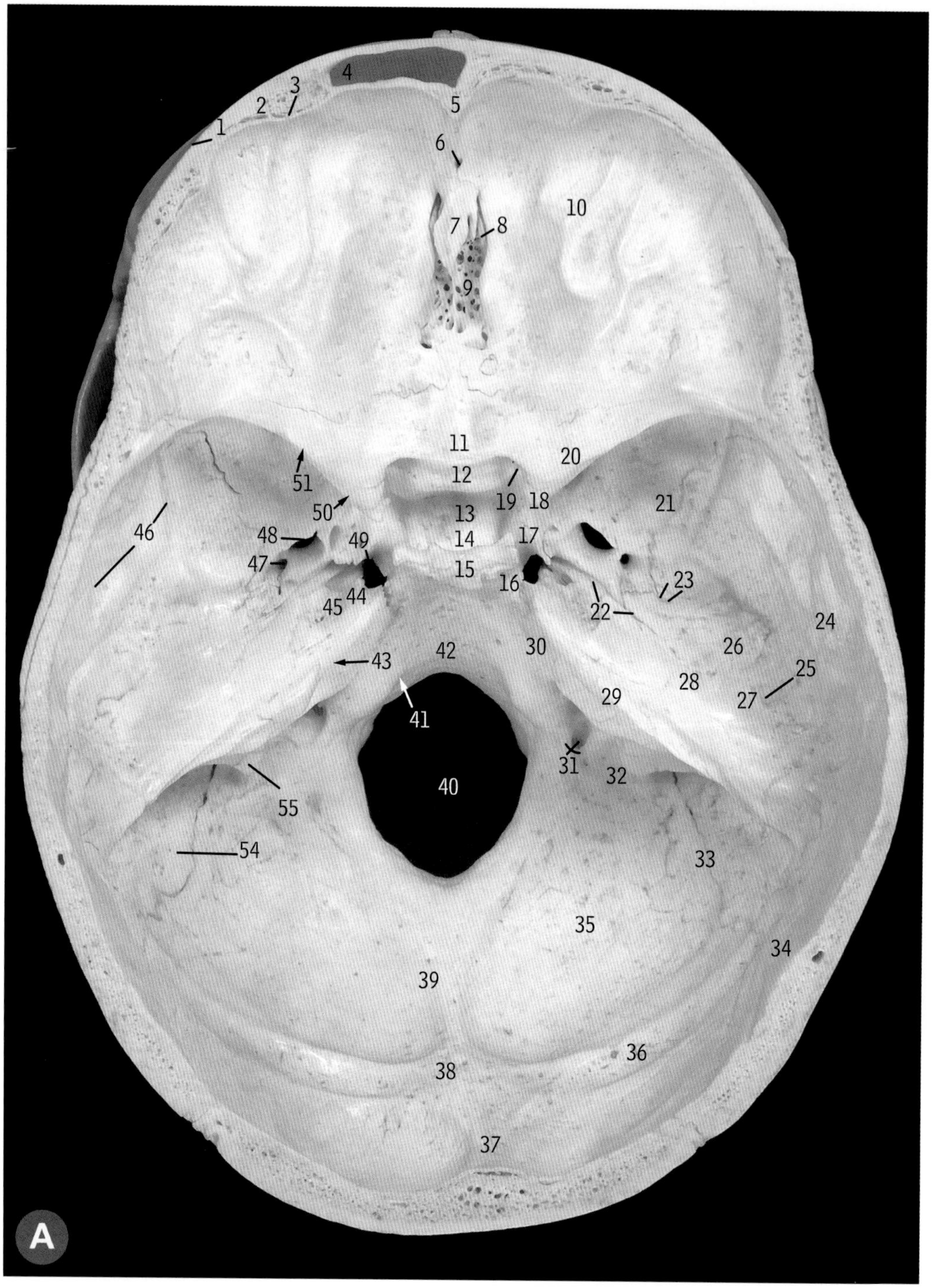

Ⓐ 위에서 본 앞, 중간, 뒤머리뼈우묵(anterior, middle and posterior cranial fossae, from above)

A는 위에서 본 모습이다. B는 위에서 볼 때 보이지 않는 위눈확틈새(상안와열 superior orbital fissure, 51)와 원형구멍(정원공, foramen rotundum, 50)을 보여주기 위해서 머리뼈가 아래 앞쪽으로 기울어져 있다. 여기에서 볼 수 없는 정맥구멍과 바위구멍은 C에 나타나 있다.

1 바깥판(Outer table)
2 판사이층(Diploë)
3 속판(Inner table)
4 이마굴(가장 위쪽)(Frontal sinus[upper extremity])
5 이마뼈능선(Frontal crest)
6 막구멍(Foramen caecum)
7 볏돌기(Crista galli)
8 앞벌집신경과 혈관고랑(Groove for anterior ethmoidal nerve and vessels)
9 벌집체판(사골판, Cribriform plate of ethmoid bone)
10 이마뼈 눈확부분(Orbital part of frontal bone)
11 나비뼈 접합부분(Jugum of sphenoid bone)
12 시각교차고랑(Prechiasmatic groove)
13 안장결절(Tuberculum sellae)
14 뇌하수체오목(안장)(Pituitary fossa[sella turcica])
15 안장등(Dorsum sellae)
16 뒤침대돌기(Posterior clinoid process)
17 목동맥고랑(Carotid groove)
18 앞침대돌기(Anterior clinoid process)
19 시각신경관(Optic canal)
20 나비뼈작은날개(Lesser wing of sphenoid bone)
21 나비뼈큰날개(Greater wing of sphenoid bone)
22 큰바위신경관틈새와 큰바위신경고랑(Hiatus and groove for greater petrosal nerve)
23 작은바위신경관틈새와 작은바위신경고랑(Hiatus and groove for lesser petrosal nerve)
24 관자뼈 비늘부분(Squamous part of temporal bone)
25 바위비늘틈새(Petrosquamous fissure)
26 고실천장(Tegmen tympani)
27 활꼴융기(상융기, Arcuate eminence)
28 관자뼈 바위부분(Petrous part of temporal bone)
29 위바위정맥굴고랑(Groove for superior petrosal sinus)
30 아래바위정맥굴고랑과 바위뒤통수봉합(Groove for inferior petrosal sinus and petro-occipital suture)
31 목정맥구멍(Jugular foramen)
32 구불정맥굴고랑(Groove for sigmoid sinus)
33 뒤통수꼭지봉합(Occipitomastoid suture)
34 마루뼈꼭지(뒤아래)각(Mastoid[postero-inferior] angle of parietal bone)
35 뒤통수뼈(Occipital bone)

36 가로정맥굴고랑(Groove for transverse sinus)
37 위시상정맥굴고랑(Groove for superior sagittal sinus)
38 속뒤통수뼈융기(Internal occipital protuberance)
39 속뒤통수능(Internal occipital crest)
40 큰구멍(Foramen magnum)
41 혀밑신경관(Hypoglossal canal)
42 비스듬틀(Clivus)
43 속귀길(Internal acoustic meatus)
44 관자뼈바위끝(Apex of petrous part of temporal bone)
45 삼차신경절자국(Trigeminal impression)
46 중간뇌막동맥고랑(Grooves for middle meningeal vessels)
47 뇌막동맥구멍(Foramen spinosum)
48 타원구멍(Foramen ovale)
49 파열구멍(Foramen lacerum)
50 원형구멍(Foramen rotundum)
51 위눈확틈새(Superior orbital fissure)
52 정맥구멍(Venous[emissary sphenoidal] foramen[of Vesalius])
53 바위(무명)구멍(Petrosal[innominate] foramen)
54 꼭지이끌구멍(Mastoid emissary foramen)
55 안뜰수도관(전정수관, Aqueduct of vestibule)

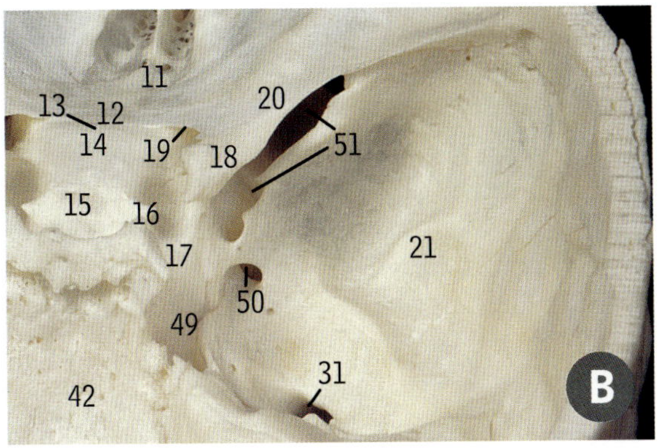

B 위, 오른쪽, 뒤에서 본 중간머리뼈우묵(중두개강, middle cranial fossa)의 오른쪽 절반

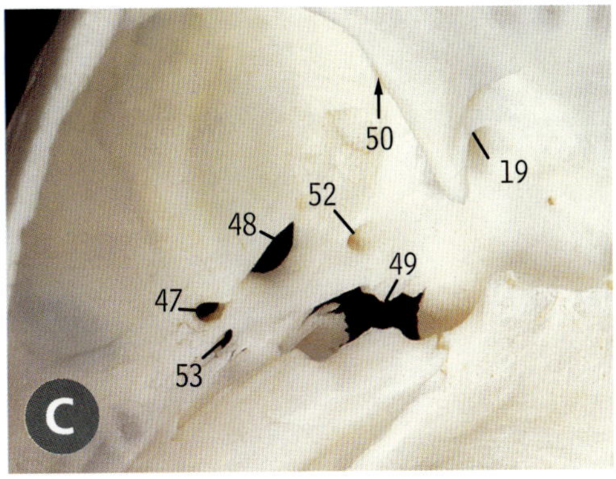

C 위에서 본 중간머리뼈우묵의 왼쪽 절반

머리뼈우묵의 자세한 설명은 62-65쪽을 참조하시오.

타원구멍(난원공, foramen ovale, 48), 원형구멍(정원공, foramen rotundum, 50), 뇌막동맥구멍(극공, foramen spinosum, 47)은 항상 나비뼈의 큰날개 안에 위치한다. 정맥구멍(정맥공, the venous foramen of vesalius, C52)과 바위구멍(추체공, petrosal [innomi-nate] foramen, C53)은 드물게 보이는 구조물이다.

앞머리뼈우묵(전두개강, anterior cranial fossa)의 구멍:
- 막구멍(맹공, the foramen caecum, 6)
- 벌집체판 구멍(후구, foramina of the cribriform plate of the ethmoid bone, 9)

중간머리뼈우묵(중두개강, middle cranial fossa)의 구멍:.
- 시각신경관(시신경관, optic canal, 19)
- 위눈확틈새(상안와열, superior orbital fissure, 51)
- 원형구멍(정원공, foramen rotundum, 50)
- 타원구멍(난원공, foramen ovale, 48)
- 뇌막동맥구멍(극공, foramen spinosum, 47)
- 이끌정맥구멍(도출정맥공, venous[emissary sphenoidal] foramen[of vesalius], 52)(occasional)
- 바위(무명)구멍(추체공, the petrosal[innominate] foramen, 53)(occasional)
- 파열구멍(파열공, foramen lacerum, 49)
- 큰바위신경관틈새(대추체신경관열공, hiatus for the greater petrosal nerves, 22)와 작은바위신경관틈새(소추체신경관열공, hiatus for the lesser petrosal nerves, 23).

뒤머리뼈우묵(후두개강, posterior cranial fossa)의 구멍:
- 큰구멍(후두공, foramen magnum, 40)
- 목정맥구멍(경정맥공, jugular foramen, 31)
- 속귀길(내이도, internal acoustic meatus, 43)
- 혀밑신경관(설하신경관, hypoglossal canal, 41)
- 안뜰수도관(전정수도관, aqueduct of the vestibule, 55)
- 꼭지구멍(유돌공, mastoid foramen, 54)

머리뼈 구멍의 구조물은 19쪽과 268-269쪽을 참조하시오.

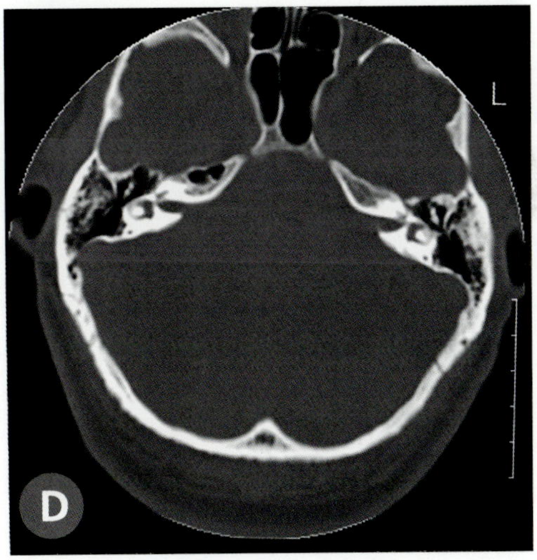

D 관자뼈의 광대돌기 높이에서 머리뼈의 축방향 전산화단층촬영상(axial computed tomogram[CT] image)

머리뼈 속(Interior of skull) *왼쪽(left half)*

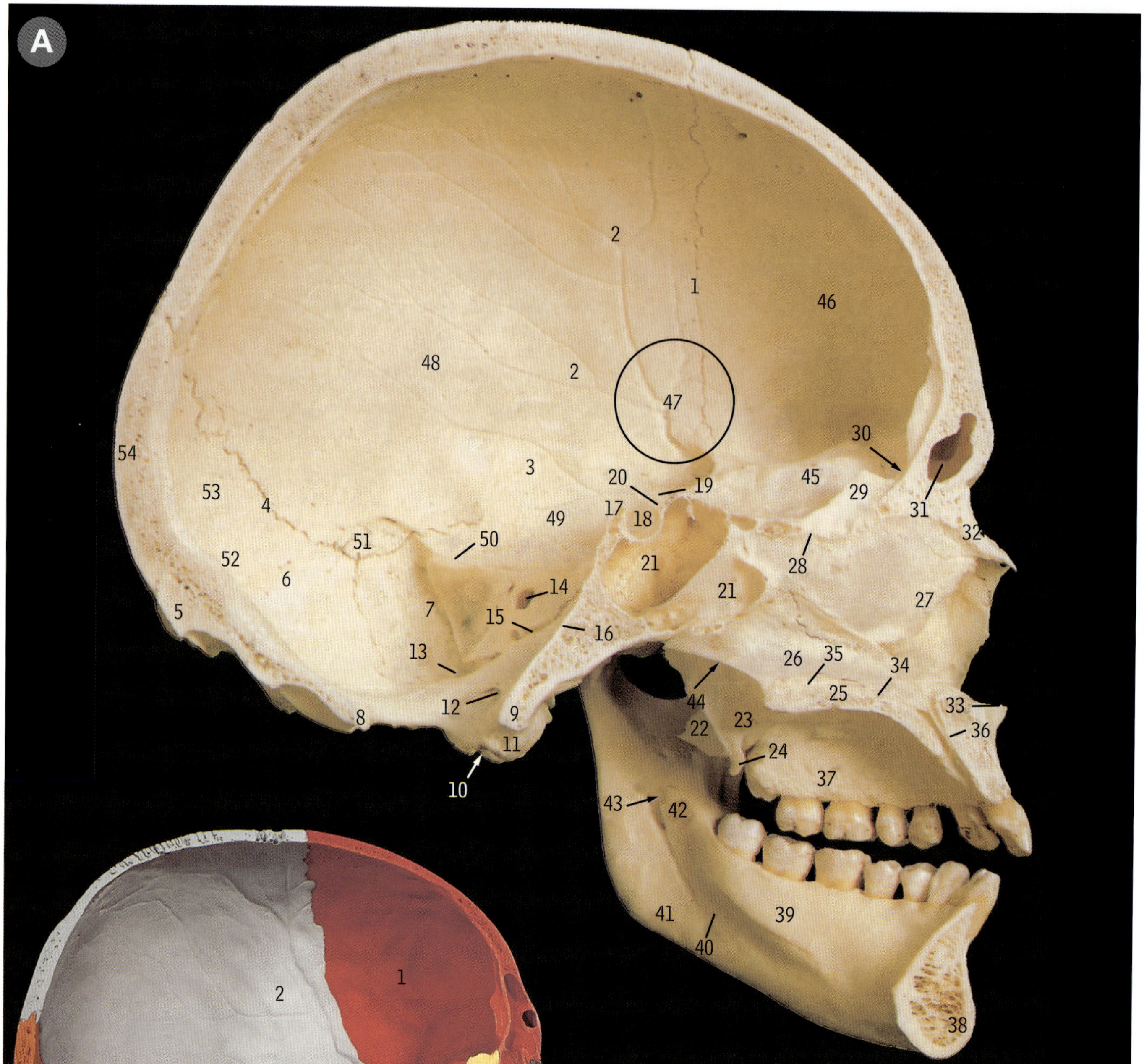

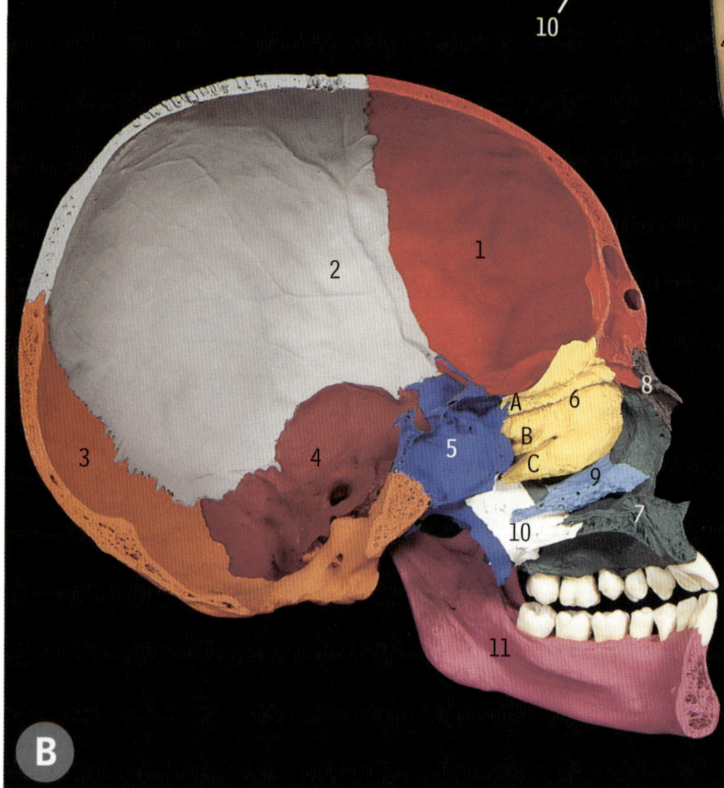

B 정중시상단면의 왼쪽. 각각의 뼈가 색칠되었다. 벌집뼈수직판(사골수직판, perpendicular plate of the ethmoid bone)은 위와 중간코선반(중비갑개, superior and middle nasal conchae)을 노출시키기 위해 제거되었다.

1 이마뼈(Frontal bone)
2 마루뼈(Parietal bone)
3 뒤통수뼈(Occipital bone)
4 관자뼈(Temporal bone)
5 나비뼈(Sphenoid bone)
6 벌집뼈(Ethmoid bone)
7 위턱뼈(Maxilla)
8 코뼈(Nasal bone)
9 아래코선반(Inferior nasal concha)
10 입천장뼈(Palatine bone)
11 아래턱뼈(Mandible)

A–위코선반(Superior nasal concha)
B–중간코선반(Middle nasal concha)
C–아래코선반(Inferior nasal concha)

머리뼈의 왼쪽면 안쪽으로 완전한 코중격의 뼈부분(보습뼈[vomer, 26], 벌집뼈수직판[perpendicular plate of ethmoid bone, 27])이 보인다. 동그라미 부분(47)은 관자놀이점(익접점, pterion, 9쪽과 181쪽의 글상자 참조)을 표시한다.

A 정중시상단면(in a median sagittal section)

1 관상봉합(Coronal suture)
2 중간뇌막동맥고랑(Grooves for middle meningeal vessels)
3 비늘봉합(Squamosal suture)
4 시옷봉합(Lambdoid suture)
5 바깥뒤통수뼈융기(External occipital protuberance)
6 가로정맥굴고랑(Groove for transverse sinus)
7 구불정맥굴고랑(Groove for sigmoid sinus)
8 큰구멍 뒤모서리(Posterior margin of foramen magnum)
9 큰구멍 앞모서리(Anterior margin of foramen magnum)
10 꼭지돌기(Mastoid process)
11 뒤통수뼈관절융기(Occipital condyle)
12 혀밑신경관(Hypoglossal canal)
13 목정맥구멍(Jugular foramen)
14 속귀길(Internal acoustic meatus)
15 아래바위정맥굴고랑(Groove for inferior petrosal sinus)
16 비스듬틀(Clivus)
17 안장등(Dorsum sellae)
18 뇌하수체오목(Pituitary fossa)
19 앞침대돌기(Anterior clinoid process)
20 시각신경관(Optic canal)
21 나비굴(Sphenoidal sinus)
22 날개돌기바깥판(Lateral plate of pterygoid plate)
23 날개돌기안쪽판(Medial plate of pterygoid plate)
24 날개갈고리(Pterygoid hamulus)
25 단단입천장(Hard palate)
26 보습뼈(Vomer)
27 벌집뼈수직판(Perpendicular plate of ethmoid bone)
28 벌집체판(Cribriform plate of ethmoid bone)
29 볏돌기(Crista galli)
30 막구멍(Foramen caecum)
31 이마굴(Frontal sinus)
32 코뼈(Nasal bone)
33 앞코돌기(Anterior nasal spine)
34 위턱뼈코능선(Nasal crest of maxilla)
35 입천장뼈코능선(Nasal crest of palatine bone)
36 앞니관(Incisive canal)
37 위턱뼈이틀돌기(Alveolar process of maxilla)
38 턱끝융기(Mental protuberance)
39 턱목뿔근선(Mylohyoid line of mandible)
40 턱목뿔근신경고랑(Groove for mylohyoid nerve)
41 턱뼈각(Angle of mandible)
42 턱뼈혀돌기(Lingula)
43 턱뼈구멍(Mandibular foramen)
44 뒤콧구멍(Posterior nasal aperture[choanal])
45 이마뼈 눈확부분(Orbital part of frontal bone)
46 이마뼈 비늘부분(Squamous part of frontal bone)
47 관자놀이점(원 안)(Pterion[encircled])
48 마루뼈(Parietal bone)
49 관자뼈 비늘부분(Squamous part of temporal bone)
50 위바위정맥굴고랑(Groove for superior petrosal sinus)
51 마루뼈꼭지(뒤아래)각(Mastoid[posterior inferior] angle of parietal bone)
52 속뒤통수뼈융기(Internal occipital protuberance)
53 뒤통수뼈(Occipital bone)
54 뒤통수(Occiput)

머리뼈 속에 있는 중간뇌막동맥고랑(중뇌막동맥구, middle meningeal vessels, 2)은 위아래로 지나간다.

가로정맥굴고랑(횡정맥동구, groove for the transverse sinus, 6)은 뒤통수뼈(후두골, occipital bone)에서 앞쪽으로 나가서, 마루뼈의 꼭지각(mastoid angle of parietal bone, 51)을 가로지르고, 그 뒤 관자뼈에서 아래로 돌아서면, 목정맥구멍(경정맥공, jugular foramen, 13)으로 들어가는 구불정맥굴고랑(상동구, groove for the sigmoid sinus, 7)이 된다(24쪽, A36, 34, 32, 31에서 보이는 것과 비교해 보라).

뇌하수체오목(뇌하수체와, pituitary fossa, 18)은 나비굴(접형동, sphenoidal sinus, 21) 위에 위치한다.

뒤통수뼈에 있는 혀밑신경관(설하신경관, hypoglossal canal, 12)은 뒤통수관절융기(후두과, occipital condyle, 11) 위에 있다. 속귀길(내이관, internal acoustic meatus, 14)은 관자뼈의 높은 위치에 있다. 이 쪽에서 보면 뒤통수돌기는 꼭지돌기(mastoid process, 10)를 가리게 된다.

머리뼈 공간(Cavities of skull) *눈확 및 코안(orbit and nasal cavity)*

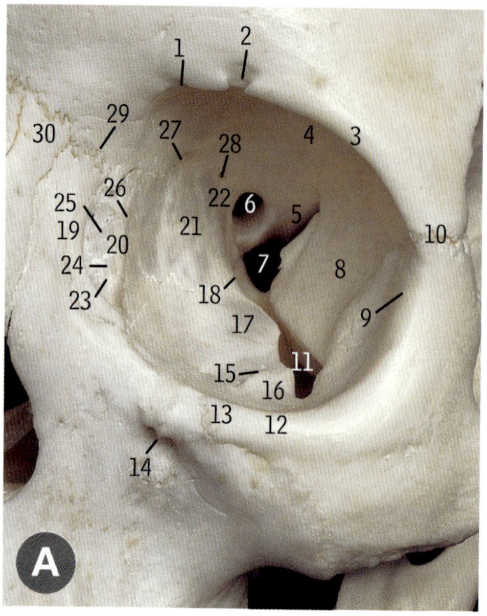

Ⓐ 왼쪽 눈확(left orbit)

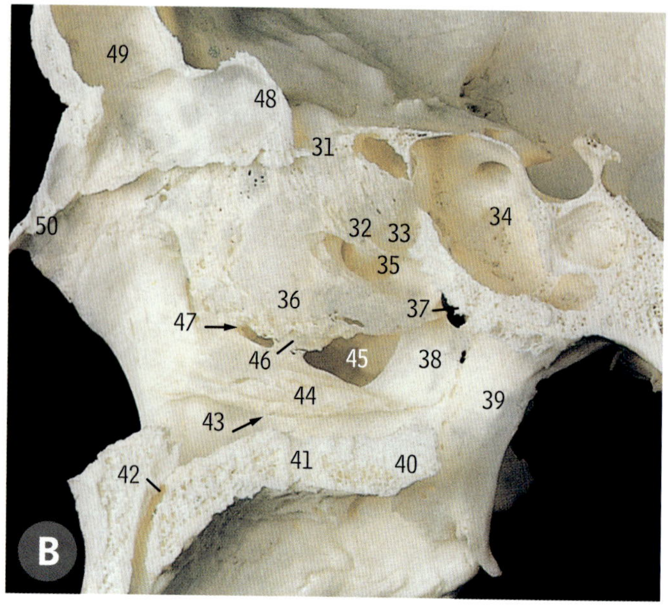

Ⓑ 가쪽벽이 완전한 오른쪽 코안(right half of the nasal cavity, with the lateral wall intact)

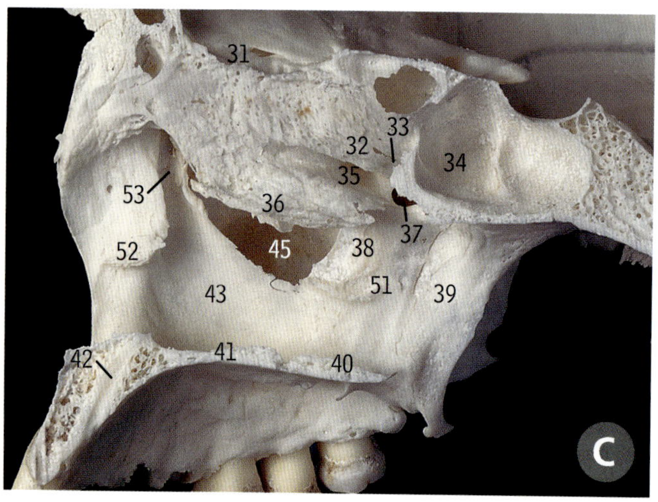

Ⓒ 아래코선반이 제거된 가쪽벽(lateral wall, with the inferior nasal concha removed)

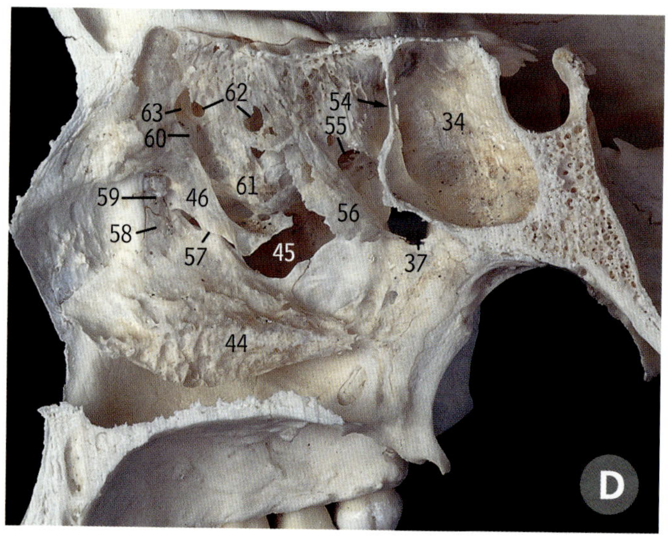

Ⓓ 중간코선반이 제거된 가쪽벽(lateral wall, with the middle nasal concha removed)

A에서, 왼쪽 위에서 왼쪽 눈확(안와, orbit)을 들여다 보면 천장, 가쪽벽, 바닥 및 안쪽 벽이 모두 보인다. 이런 경계를 형성하는 뼈들은 적절히 묶여 있으며, 52-57쪽에 더 자세히 설명되어 있다.

B-E는 오른쪽 코 부위의 가쪽벽을 보여준다. B에서 완전한 벽을 관찰할 수 있다. C에서, 아래코선반(하비갑개, inferior nasal concha, B44)의 제거는 위턱뼈의 안쪽벽(medial wall of maxilla, 43)을 더 잘 볼 수 있게 해준다. D에서, 중간코선반(중비갑개, middle nasal concha, B36)의 제거는 벌집뼈융기(사골융기, ethmoidal bulla, 61)와 반달틈새(반월열공, semilunar hiatus, 60)를 보여준다. E에서, 비스듬히 보면 나비굴(접형동, sphenoidal sinus, 54) 앞쪽 벽의 열린구멍이 보인다.

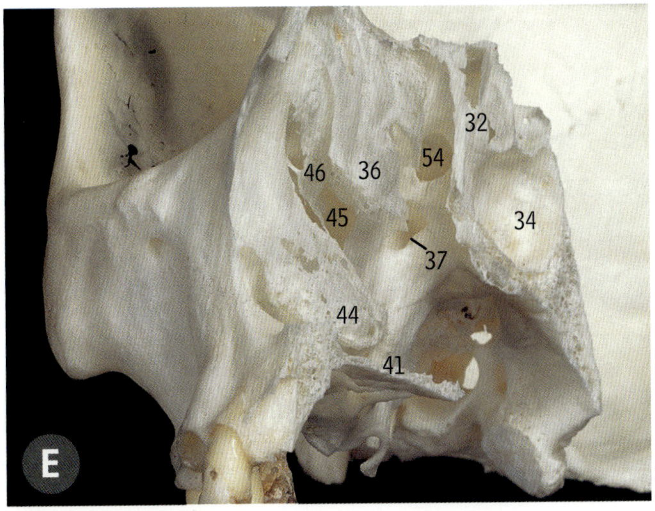

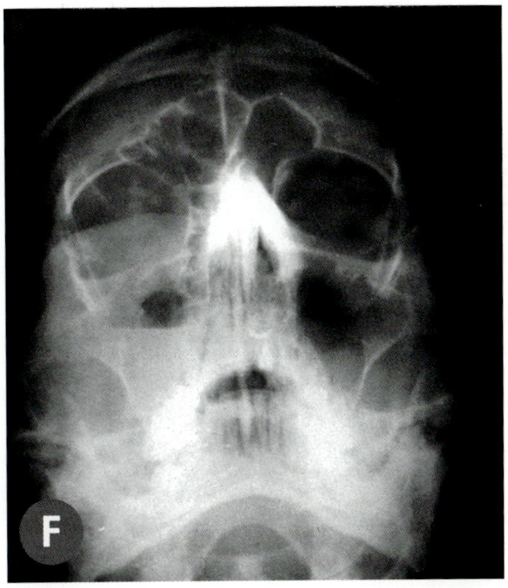

E 코중격을 제거한 채 앞 왼쪽에서 비스듬히 본 모습

F 위의 방사선사진(occipitomental radiograph)에서 보이는 것처럼 광대돌기복합체(zygomatic complex) 또는 위턱뼈(maxilla)가 골절되면 피가 위턱굴(상악동, maxillary sinus)에 고여서 뒤통수턱끝 혈액수위(fluid level)가 증가되어 나타난다.

1 이마뼈패임(Frontal notch)
2 눈확위구멍(Supra-orbital foramen)
3 눈확위모서리(Supra-orbital margin)
4 이마뼈 눈확부분(Orbital part of frontal bone)
5 나비뼈작은날개(Lesser wing of sphenoid bone)
(4–5: 천장을 구성 (forming roof))
6 시신경관(Optic canal)
7 위눈확틈새(Superior orbital fissure)
8 나비뼈큰날개(Greater wing of sphenoid bone)
9 광대뼈(Zygomatic bone[with leader to tubercle])
(8–9: 가쪽벽 모서리를 구성(forming lateral wall marginal))
10 이마광대봉합(Frontozygomatic suture)
11 아래눈확틈새(Inferior orbital fissure)
12 눈확아래모서리(Infra-orbital margin)
13 광대위턱봉합(Zygomaticomaxillary suture)
14 눈확아래구멍(Infra-orbital foramen)
15 눈확아래고랑(Infra-orbital groove)
16 광대뼈(Zygomatic bone)
17 위턱뼈(Maxilla)
18 입천장뼈눈확돌기(Orbital process of palatine bone)
(16–18: 천장을 구성 (forming roof))
19 위턱뼈이마돌기(Frontal process of maxilla)
20 눈물뼈(Lacrimal bone)
21 벌집뼈눈확판(Orbital plate of ethmoid bone)
22 나비뼈몸통(Body of sphenoid bone)
(19–22: 안쪽벽을 구성 (forming medial wall))
23 앞눈물능선(Anterior lacrimal crest)
24 눈물고랑(Lacrimal groove)
25 눈물주머니오목(Fossa for lacrimal sac)
26 뒤눈물능선(Posterior lacrimal crest)
27 앞벌집구멍(Anterior ethmoidal foramen)
28 뒤벌집구멍(posterior ethmoidal foramen)
29 이마위턱봉합(Frontomaxillary suture)
30 코뼈(Nasal bone)
31 벌집체판(Cribriform plate of ethmoid bone)
32 위코선반(Superior nasal concha)
33 나비벌집오목(Spheno-ethmoidal recess)
34 나비굴(Sphenoidal sinus)
35 위콧길(Superior meatus)
36 중간코선반(Middle nasal concha)
37 나비입천장구멍(Sphenopalatine foramen)
38 입천장뼈수직판(Perpendicular plate of palatine bone)
39 안쪽날개판(Medial pterygoid plate)
40 입천장뼈수평판(Horizontal plate of palatine bone)
41 위턱뼈입천장돌기(Palatine process of maxilla)
42 앞니구멍(Incisive canal)
43 아래콧길과 위턱뼈안쪽벽(Inferior meatus and medial wall of maxilla)
44 아래코선반(Inferior nasal concha)
45 위턱굴구멍(Maxillary hiatus)
46 벌집뼈갈고리돌기(Uncinate process of ethmoid bone)
47 중간콧길(Middle meatus)
48 볏돌기(Crista galli)
49 이마굴(Frontal sinus)
50 코뼈(Nasal bone)
51 입천장뼈수직판 코선반능선(Conchal crest of perpendicular plate of palatine bone)
52 위턱뼈코선반능선(Conchal crest of maxilla)
53 코눈물관(Nasolacrimal canal)
54 나비벌집오목으로 들어가는 나비굴구멍(Aperture of sphenoidal sinus into spheno-ethmoidal recess)
55 위콧길로 들어가는 뒤벌집구멍(Aperture of posterior ethmoidal air cell into superior meatus)
56 중간코선반바닥(Base of middle nasal concha)
57 아래코선반벌집뼈돌기(Ethmoidal process of inferior nasal concha)
58 아래코선반눈물뼈돌기(Lacrimal process of inferior nasal concha)
59 눈물뼈내림돌기(Descending process of lacrimal bone)
60 반달틈새(Semilunar hiatus)
61 벌집뼈융기(Ethmoidal bulla)
62 중간벌집구멍(Apertures of middle ethmoidal air cells)
63 이마코뼈관(Frontonasal duct)

눈확(안와, orbit)의 자세한 설명은 52–57쪽, 코(nose)는 52쪽과 58–61쪽 참조.

B에서, 볏돌기(계관, crista galli, 48)는 크며 이마굴(전두동, frontal sinus, 49)이 그곳까지 연장된다.

낱개머리뼈(Bones of the skull) 아래턱뼈(하악골, Mandible)

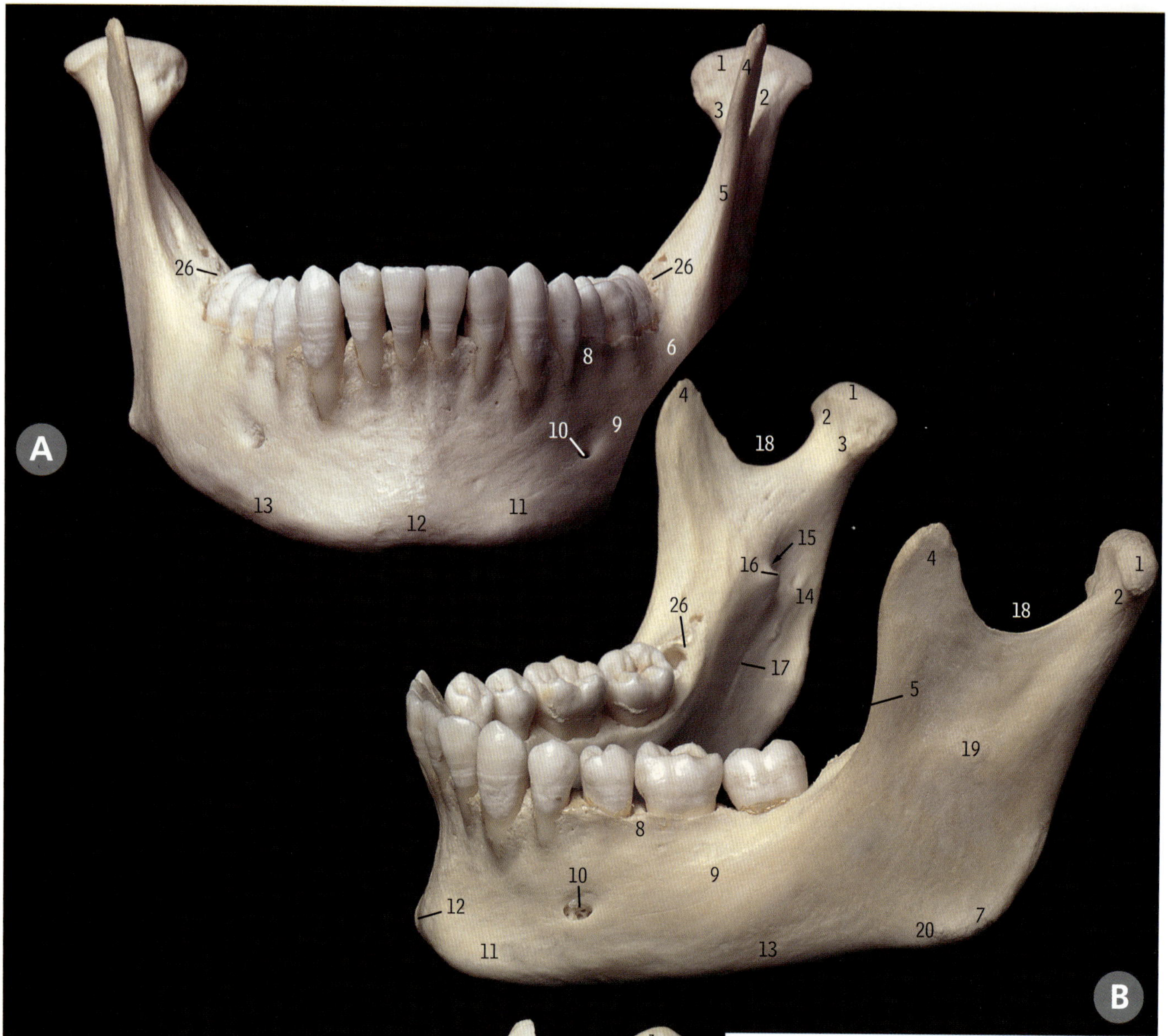

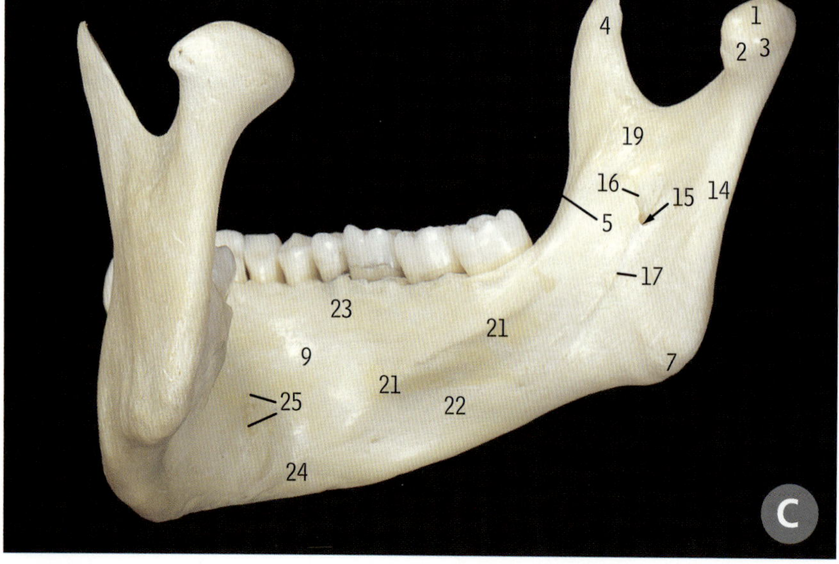

Ⓐ 앞에서 본 모습

Ⓑ 왼쪽 위에서 본 모습

Ⓒ 오른턱뼈가지의 속면

***아래턱뼈(하악골, mandible)*의 주요 특징:**

- 아래치아를 포함하는 턱뼈몸통(하악체, body, 9)
- 안쪽면에 턱뼈구멍(하악공, mandibular foramen, C15)을 가지고 위쪽을 향하는 턱뼈가지(하악지, ramus, 19)
- 턱뼈가지(ramus, 19)의 앞위쪽에 위치하는 근육돌기(근돌기, coronoid process, 4)
- 턱뼈가지(ramus, 19)의 뒤위쪽에 있는 턱뼈머리(하악두, head, 1)와 턱뼈목(하악경, neck, 2)으로 구성되어있는 관절돌기(condylar process, condyle)
- 턱뼈가지(ramus, 19)의 뒤아래쪽에 위치하는 턱뼈각(하악각, angle, 7)

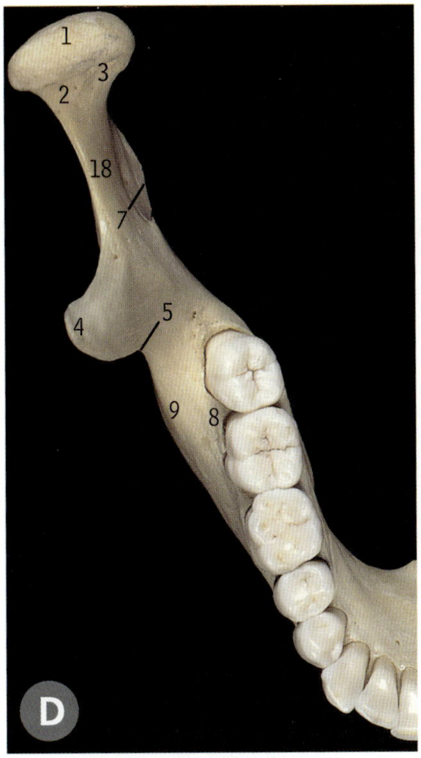

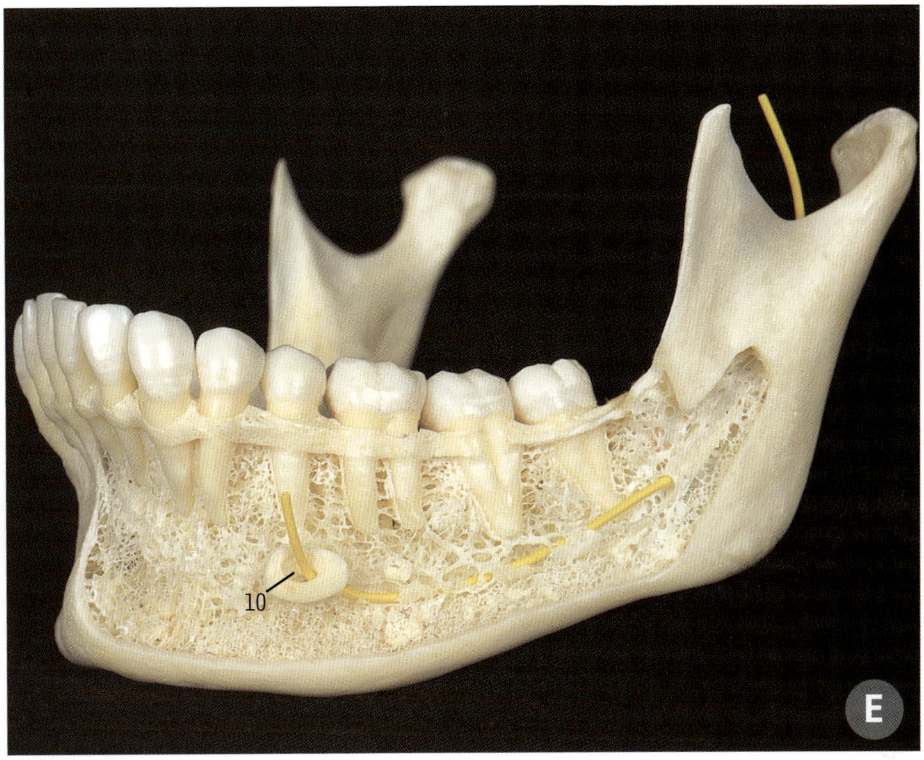

D 위에서 본 모습

E 왼쪽에서 본 모습

1 턱뼈머리(하악두, Head)
2 턱뼈목(하악경, Neck)
3 날개근오목(익돌근와, Pterygoid fovea)
} 관절돌기를 구성 (Forming condylar process)
4 근육돌기(근돌기, Coronoid process)
5 턱뼈가지 앞모서리와 근육패임(Anterior border of ramus and coronoid notch)
6 비스듬선(Oblique line)
7 턱뼈각(Angle)
8 이틀부(치조부, Alveolar part)
9 턱뼈몸통(하악체, Body)
10 턱끝구멍(이공, Mental foramen)
11 턱끝결절(Mental tubercle)
12 턱끝융기(Mental protuberance)
13 바닥(Base)
14 턱뼈가지 뒤모서리(Posterior border of ramus)
15 턱뼈구멍(하악공, Mandibular foramen)
16 턱뼈혀돌기(Lingula)
17 턱목뿔근신경고랑(Mylohyoid groove)
18 턱뼈패임(Mandibular notch)
19 턱뼈가지(하악지, Ramus)
20 턱뼈가지 아래모서리(Inferior border of ramus)
21 턱목뿔근선(Mylohyoid line)
22 턱밑샘오목(Submandibular fossa)
23 혀밑샘오목(Sublingual fossa)
24 두힘살근오목(Digastric fossa)
25 위·아래턱끝가시(Superior and inferior mental spines)
26 매복 셋째큰어금니(Unerupted third molar tooth)

*아래턱뼈(하악골, mandible)*는 아래치아를 포함하고, 관자뼈(측두골, temporal bone)와 함께 턱관절(악관절, temporomandibular joints)을 이룬다. A와 B의 26에 셋째큰어금니가 매복되어 있다. C-F에는 셋째큰어금니가 맹출되어 있다.

치밀뼈를 제거하면 해면뼈가 보인다(E, F). 노란색 지시는 턱뼈구멍(하악공, mandibular foramen, 15)을 통해 들어가 턱끝신경(이신경, mental nerve)이 되어 턱끝구멍(이공, mental foramen, 10)으로 나오는 아래이틀신경(하치조신경, inferior alveolar nerve)이 지나가는 경로를 보여준다.

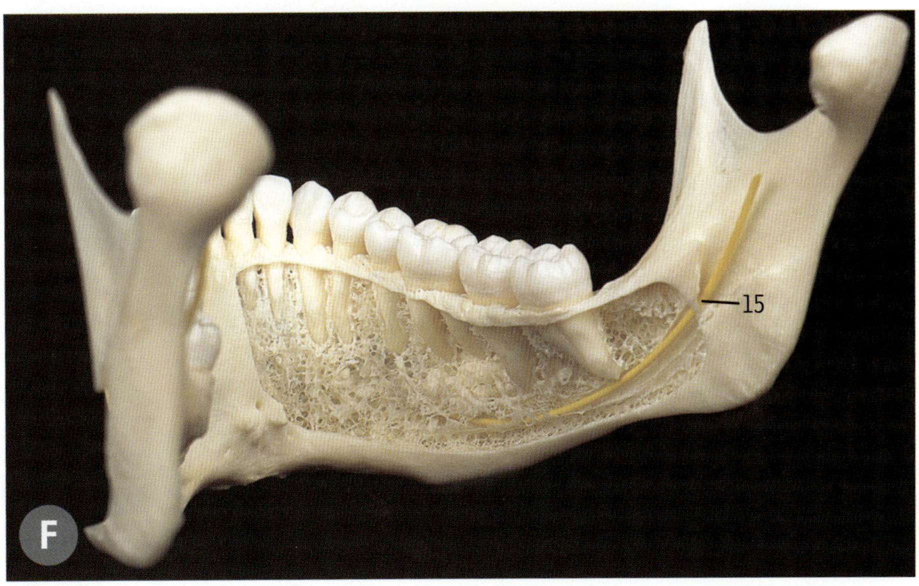

F 왼쪽 뒤아래에서 본 모습

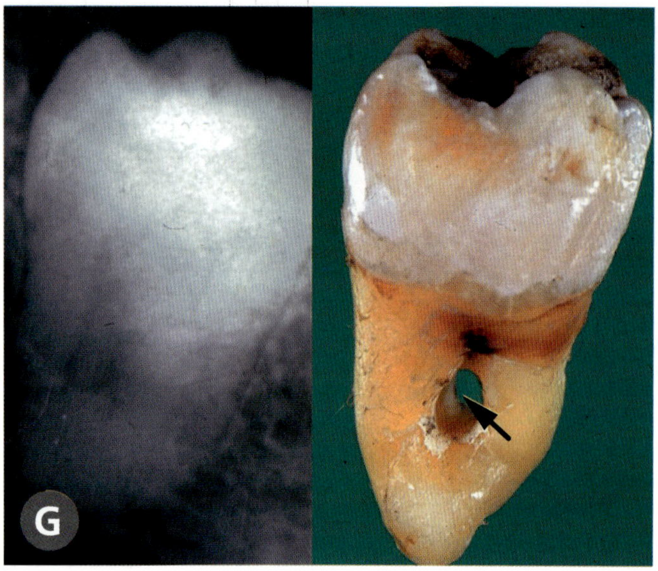

G 아래치아신경(inferior dental nerve)은 다양한 형태로 아래 어금니의 뿌리에 근접하여 지나간다. 극단적인 경우에는 방사선사진과 발치된 치아에 보이듯이 치아의 뿌리 자체를 통과하기도 한다(화살표).

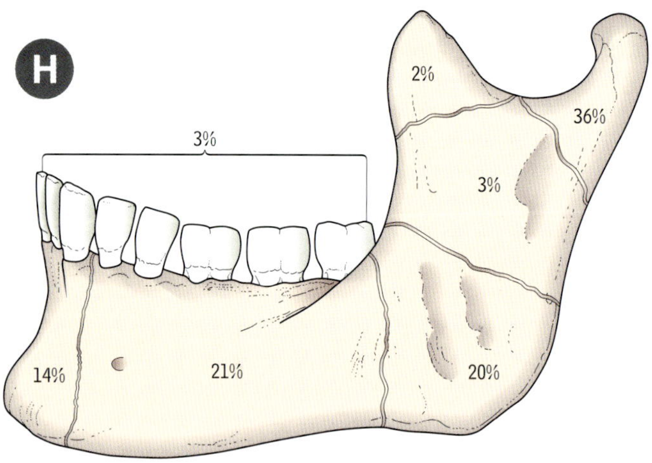

H 아래턱뼈(하악골, mandible)에서 가장 흔히 골절이 일어나는 부위는 관절돌기(condyle)이고, 그 다음이 몸통(body)이다. 그러나 양쪽의 관절돌기와 턱끝부위(symphysis)가 같이 부러지는 복합골절(guardsman fracture)도 흔하게 일어난다.

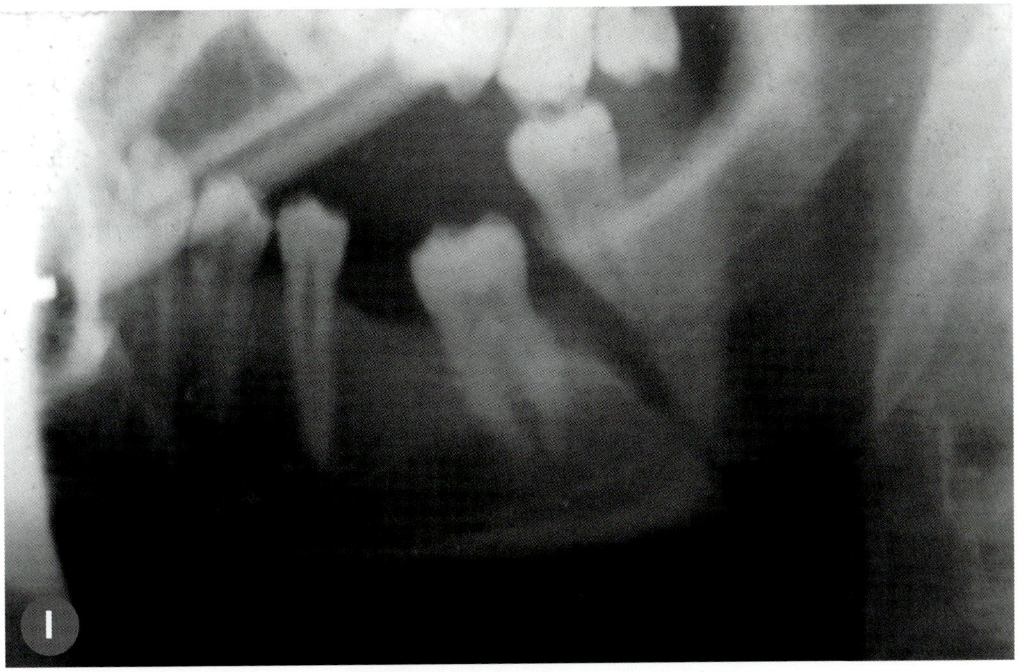

I 이 기울여 찍은 옆면 방사선사진은 턱뼈각(angle of the mandible)부위의 변위된 골절을 보여준다. 이는 맨 뒤의 어금니를 둘 다 포함한다.

아래턱뼈(하악골, Mandible) *근육부착부위와 나이에 따른 변화(muscle attachments and age changes)*

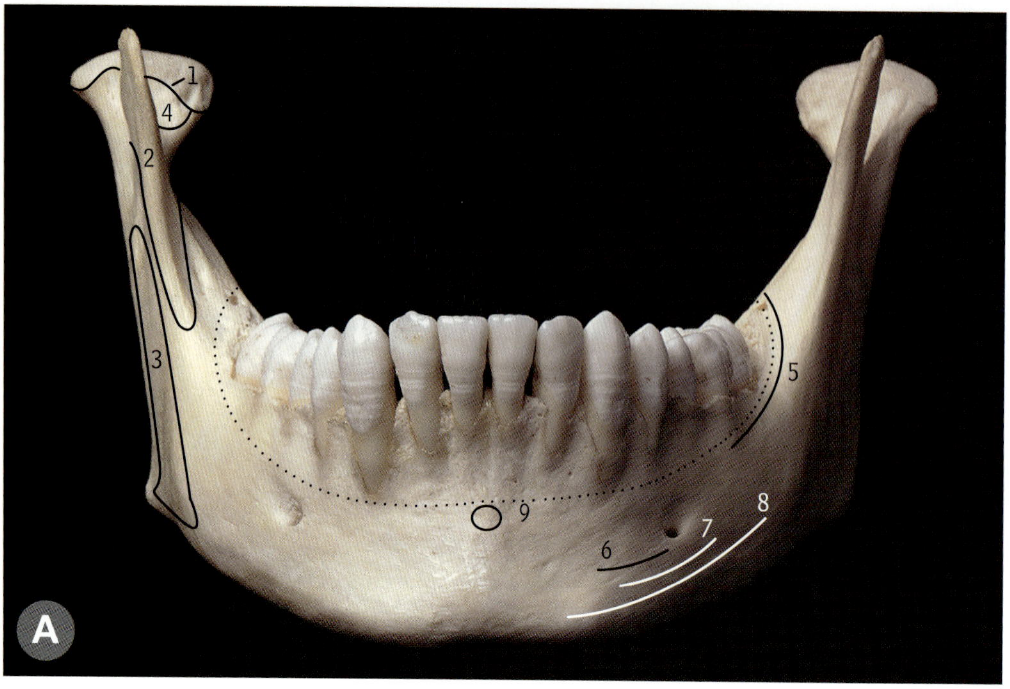

Ⓐ 앞에서 본 모습

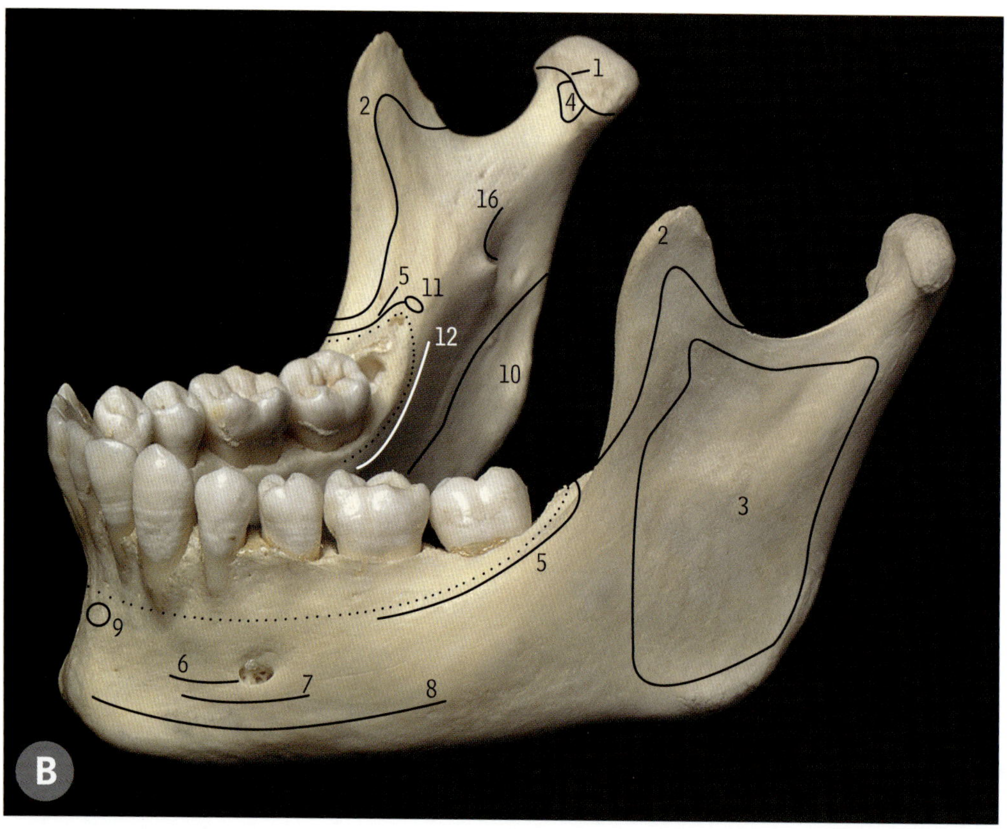

Ⓑ 왼쪽 위에서 본 모습

C의 노란색 표지자는 골막을 따라(매복 셋째큰어금니 아래 뒤쪽으로) 혀신경(설신경, lingual nerve)이 놓여 있는 것을 보여준다. 나이가 들어 치아가 없는 아래턱뼈(무치하악골, edentulous mandible, D)의 옆면은 B, C와 차이가 있다. 치아가 없는 아래턱뼈에서는 턱뼈가지와 몸통 사이의 각 부위가 뾰족하지 않고, 이틀뼈(치조골, alveolar bone)가 많이 재흡수되어 턱끝구멍(이공, mental foramen)이 무치악 턱뼈몸통의 위면에 더 가까이 놓이는 것에 주목할 만하다.

볼근(협근, buccinator muscle, 5)의 부착은 날개아래턱솔기(익돌하악봉선, pterygomandibular raphe, 11) 뒤까지 연장된다(큰어금니 맞은편 이틀뼈까지–이 그림에서 셋째큰어금니는 맹출하지 않음).

관자근힘줄(측두건, temporalis tendon, 2)은 턱뼈패임(하악절흔, mandibular notch)의 가장 낮은 부분에서 시작되어 근육돌기를 지나 거의 셋째큰어금니 근처인 턱뼈가지 앞아래까지 부착되어 있다(여기서는 맹출되지 않음).

1 턱관절주머니(Capsule of temporomandibular joint)
2 관자근(Temporalis)
3 깨물근(Masseter)
4 가쪽날개근(Lateral pterygoid)
5 볼근(Buccinator)
6 아래입술내림근(Depressor labii inferioris)
7 입꼬리내림근(Depressor anguli oris)
8 넓은목근(Platysma)
9 턱끝근(Mentalis)
10 안쪽날개근(Medial pterygoid)
11 날개아래턱솔기와 위인두수축근(Pterygomandibular raphe and superior constrictor of pharynx)
12 턱목뿔근(Mylohyoid)
13 두힘살근앞힘살(Anterior belly of digastric)
14 턱끝목뿔근(Geniohyoid)
15 턱끝혀근(Genioglossus)
16 나비아래턱인대(Sphenomandibular ligament)
17 붓아래턱인대(Stylomandibular ligament)

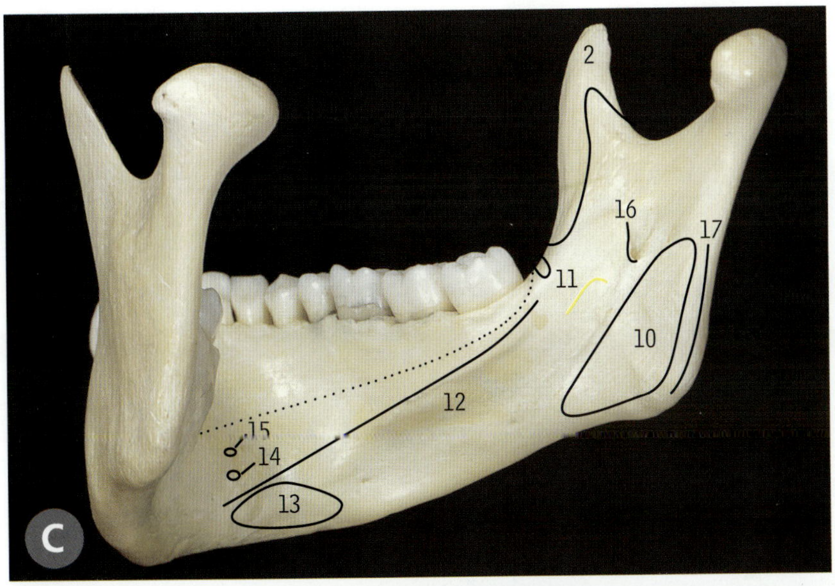

C 오른쪽 턱뼈몸통과 턱뼈가지의 안쪽면 (medial aspect of right body and ramus)

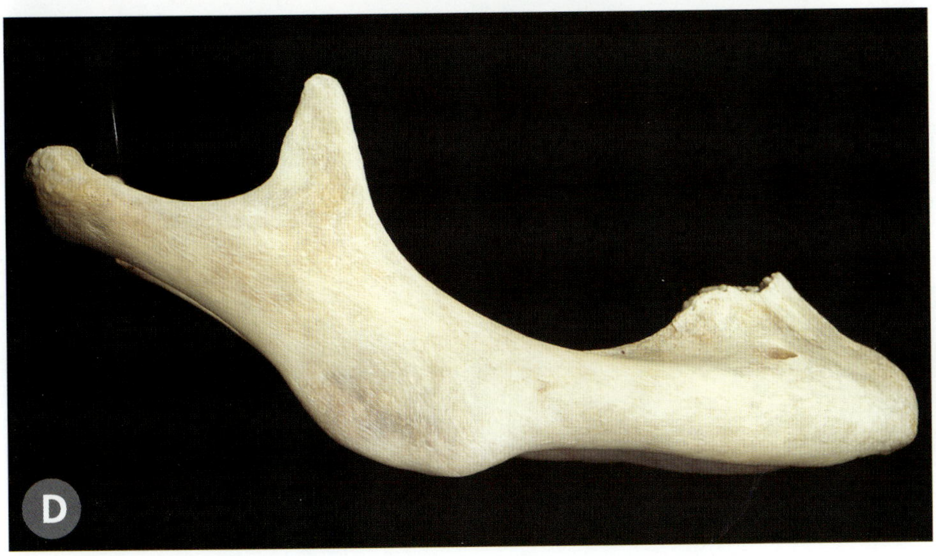

D 노인의 아래턱뼈, 오른쪽에서 본 모습(mandible in old age, from the right)

이마뼈(전두골, Frontal bone)

- **A** 바깥면, 앞쪽에서 본 모습
- **B** 아래에서 본 모습
- **C** 아래에서 본 모습
- **D** 왼쪽에서 본 모습

> ***이마뼈(전두골, frontal bone)***는 머리뼈의 가장 앞과 위에 위치하면서 이마와 이마굴(전두동, frontal sinuses)을 구성한다.

C에서, 눈확부분(안와부분, orbital parts, 12)은 벌집뼈패임(사골절흔, ethmoidal notch, B17) 뒤에서 만나게 된다. F에서 정중앙이마봉합(전두봉합, frontal suture, 25)이 있다.

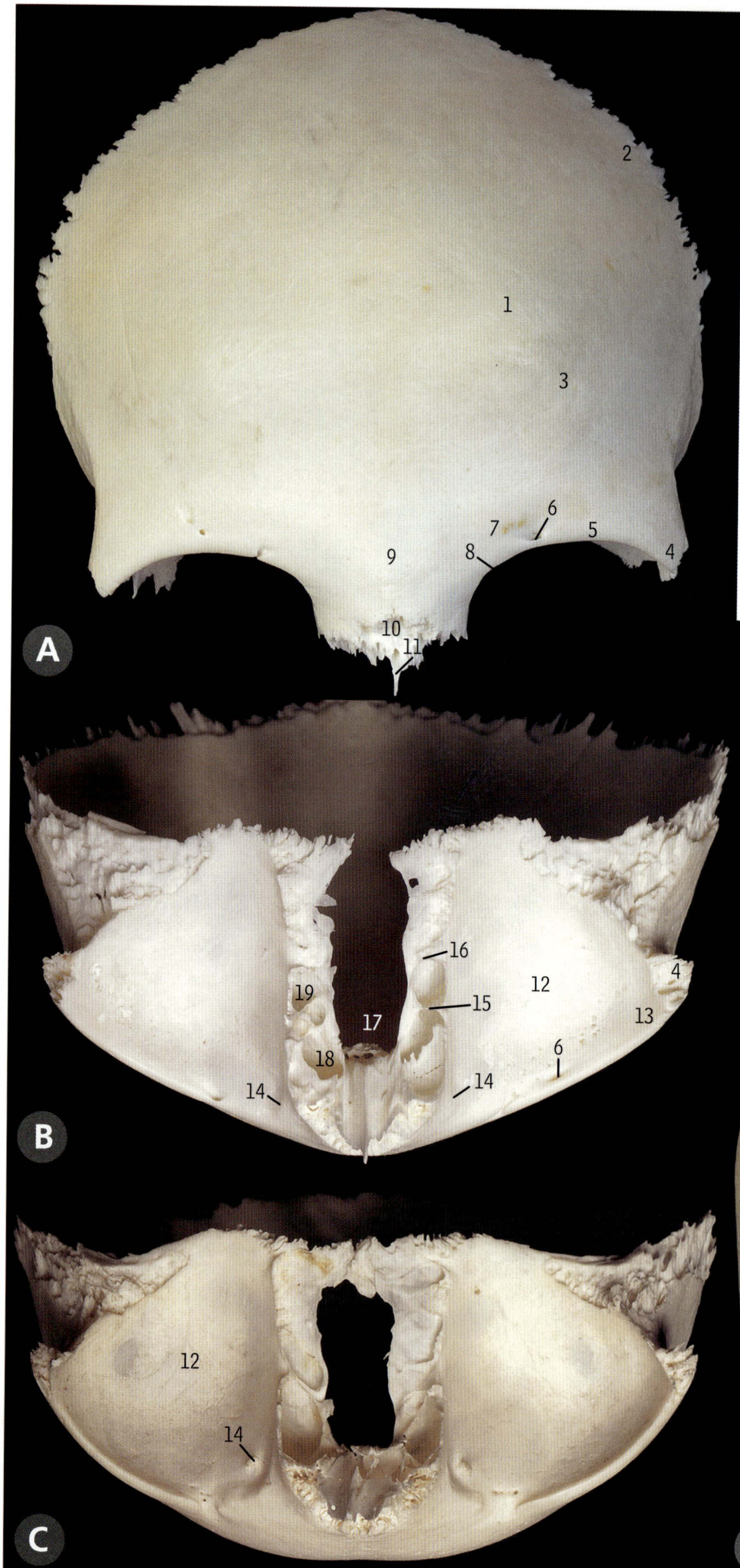

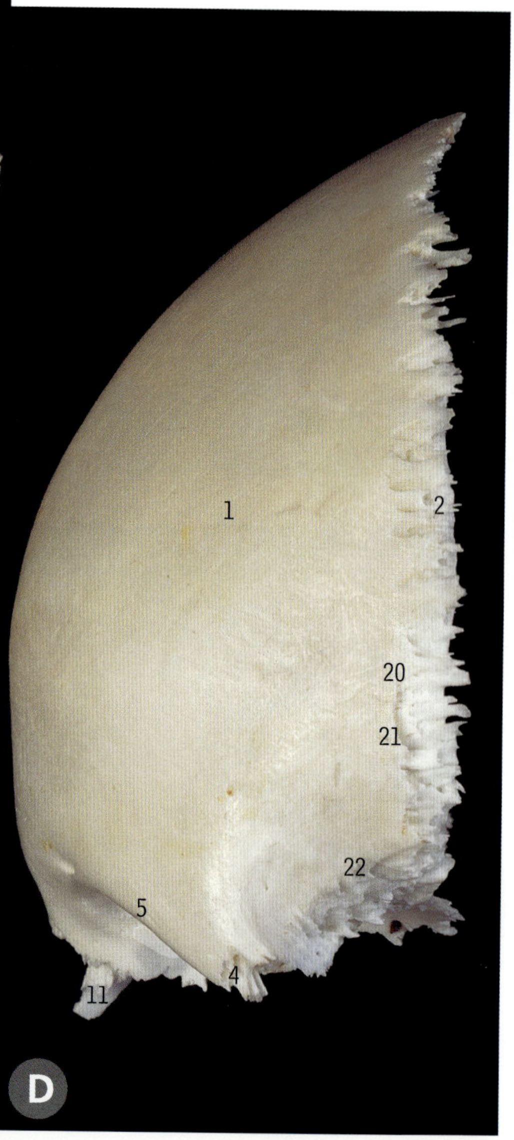

1 이마뼈 비늘부분(Squamous part)
2 마루뼈끝(Parietal margin)
3 이마뼈융기(Frontal tuberosity)
4 광대돌기(Zygomatic process)
5 눈확위모서리(Supra-orbital margin)
6 눈확위구멍(Supra-orbital foramen)
7 눈썹활(Superciliary arch)
8 이마뼈패임(구멍)의 위치(Position of frontal notch or foramen)
9 눈썹활사이(Glabella)
10 코부분(Nasal part)
11 코가시(Nasal spine)
12 눈확부분(Orbital part)
13 눈물샘오목(Fossa for lacrimal gland)
14 도르래오목(C에서는 융기)(Trochlear fovea[tubercle in C])
15 앞벌집구멍(Anterior ethmoidal foramen)
16 뒤벌집구멍(Posterior ethmoidal foramen)
17 벌집뼈패임(Ethmoidal notch)
18 이마굴(Frontal sinus)
19 벌집천장(Roof of ethmoidal air cells)
20 위관자선(Superior temporal line)
21 아래관자선(Inferior temporal line)
22 관자면(Temporal surface)
23 이마뼈능선(Frontal crest)
24 막구멍(Foramen caecum)
25 이마봉합(Frontal[metopic] suture)

***이마뼈(전두골, frontal bone)*의 주요 특징:**

- 이마뼈 비늘부분(squamous part, 1)은 뒤위로 휘어져 있다.
- 코와 눈확부분(nose and orbits).
- 눈확부분(orbital parts, 12)은 눈확의 지붕역할을 하며, 뒤로 주행한다.
- 코부분(nasal part, 10)과 코가시(nasal spine, 11)는 아래로 주행한다.

손상되지 않은 머리뼈의 벌집뼈패임(ethmoidal notch, B17)은 벌집체판(cribriform plate, 24쪽, A9; 38쪽, A2)과 볏돌기(crista galli, 24쪽, A7; 38쪽, A3)로 채워져 있다.

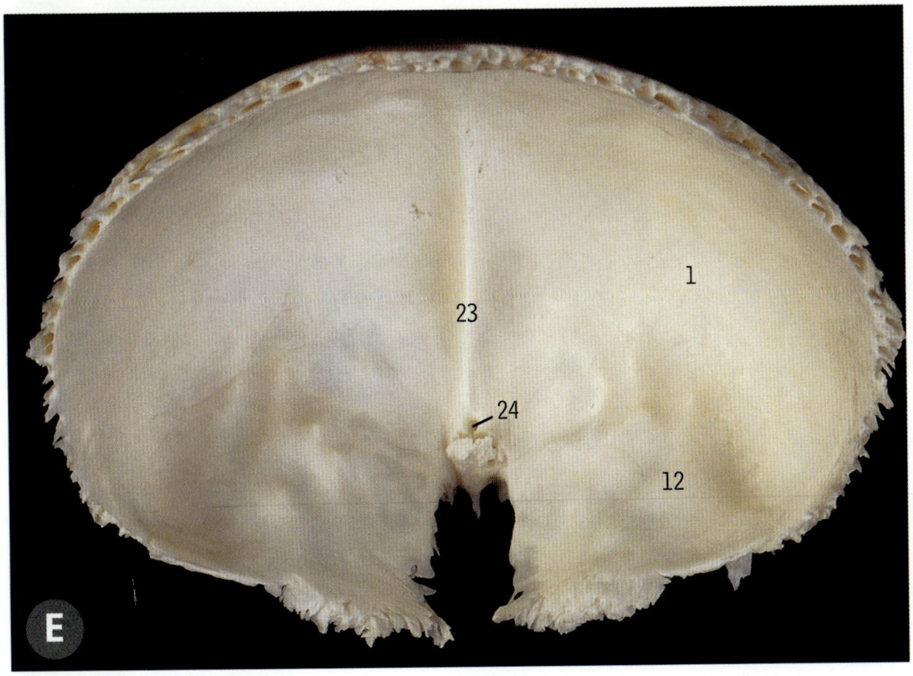

E 속면, 뒤위에서 본 모습

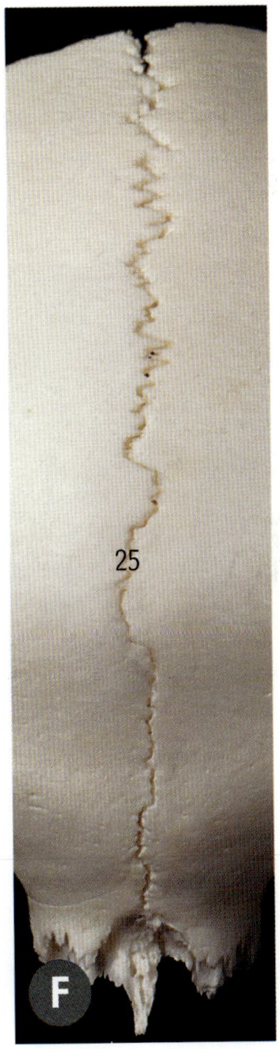

F 바깥면, 앞에서 본 모습

벌집뼈(사골, Ethmoid bone)

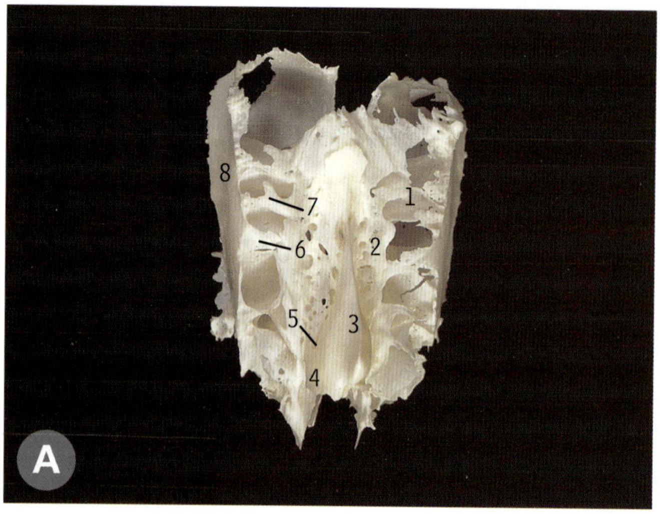

Ⓐ 위에서 본 모습

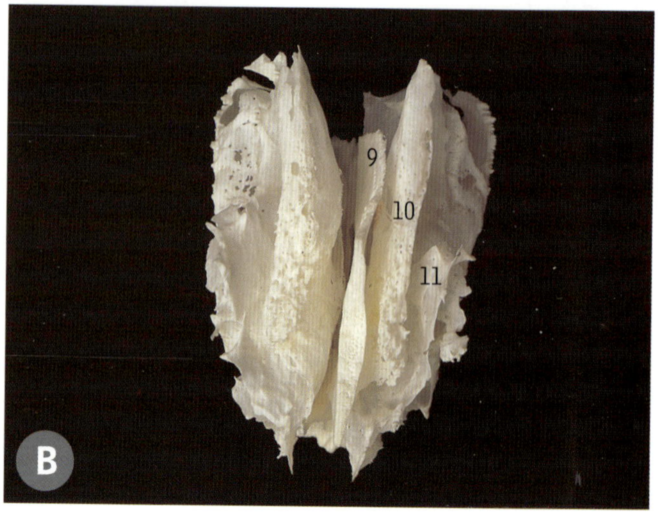

Ⓑ 아래에서 본 모습

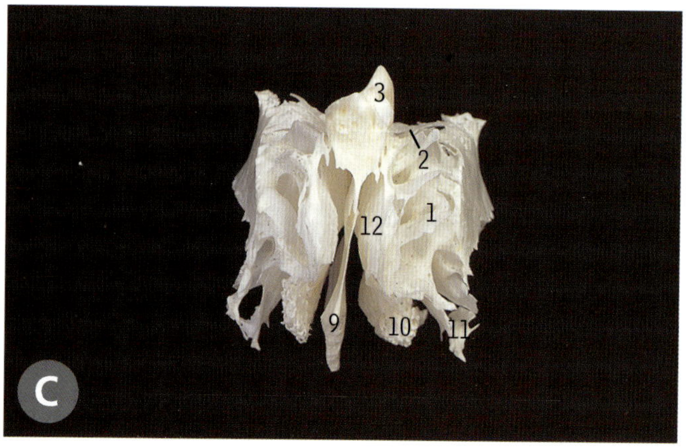

Ⓒ 앞에서 본 모습

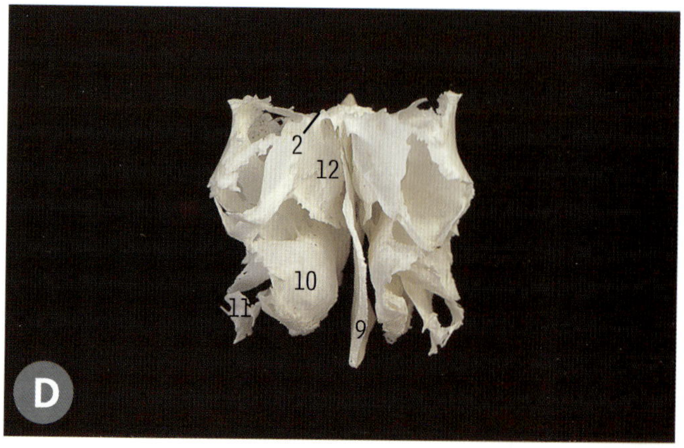

Ⓓ 뒤에서 본 모습

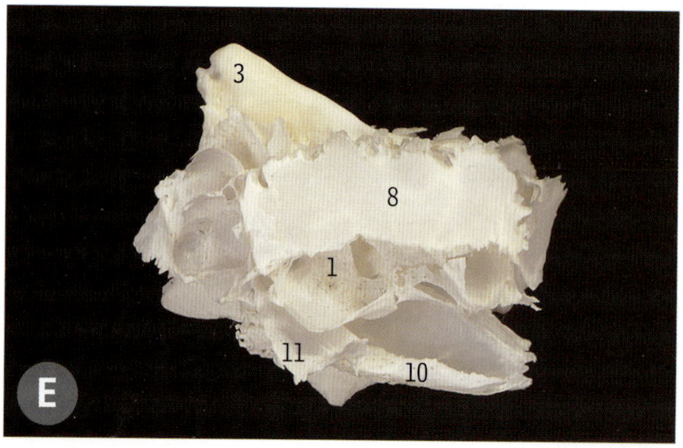

Ⓔ 왼쪽에서 본 모습

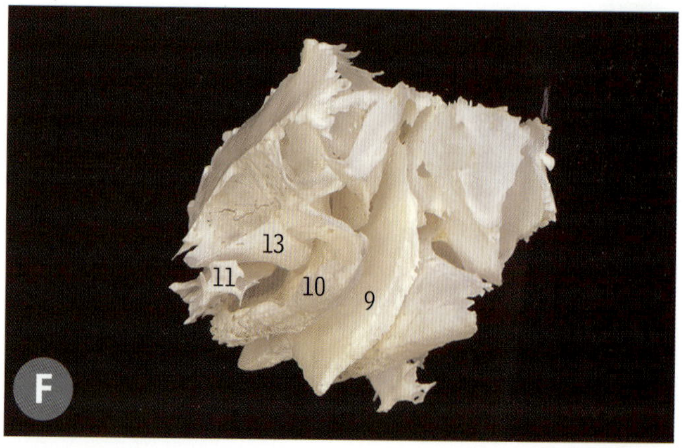

Ⓕ 왼쪽, 뒤아래에서 본 모습

F는 벌집뼈융기(사골낭, ethmoidal bulla, F13)가 중간코선반(중비갑개, middle nasal concha, F10)과 겹쳐있는 것을 보여주기 위해 위로 비스듬하게 기울여 본 모습이다.

벌집뼈는 ***벌집(사골봉소, ethmoidal cells)***을 가지고, 코안과 눈안을 구성하면서 머리뼈의 눈확사이 중간에 위치한다.

***벌집뼈(사골, ethmoid bone)*의 주요 특징:**

- 위부위에는 볏돌기(계관, crista galli, A와 C, 3)를 가진 수직판(perpendicular plate B, C, D와 F, 9)이 존재
- 수직판에 직각을 이루는 벌집체판(사판, cribriform plate A, C와 D, 2)
- 벌집판의 바깥모서리에서 옆으로 걸려있는 벌집뼈([벌집미로, sinus], ethmoidal labyrinth, A와 C, 1)
- 위코선반(상비갑개, superior nasal concha, C와 D, 12)과 중간코선반(중비갑개, middle nasal concha, C와 D, 10)은 각 벌집뼈로의 안쪽에 존재

볏돌기(crista galli, A3; 24쪽, A7)와 벌집체판(cribriform plate, A2; 24쪽, A9)이 앞머리뼈우묵의 중간바닥을 형성한다.

수직판은 뼈코중격의 일부를 형성한다(27쪽, 27).

위코선반(superior nasal concha, C와 D, 12; 28쪽, B32)과 중간코선반(middle nasal concha, C와 D, 10; 28쪽, B36)은 코안의 가쪽벽 부분으로, 벌집뼈로의 안쪽벽에서 돌출되어 있다(아래코선반은 분리되어있는 뼈로, 벌집뼈의 부분은 아니다: 28쪽, B44와 47쪽, G와 H).

벌집뼈로의 가쪽벽(A와 E, 8)은 눈확의 안쪽벽(28쪽, A21과 57쪽, D와 E, 20)을 형성하는 눈확판이다. 눈확판은 종이처럼 얇아서 종종 종이판(lamina papyracea)이라 불린다; 벌집뼈벌집(사골봉소, ethmoidal air cells)이 그곳을 통해 보인다(E8).

벌집뼈융기(사골낭, ethmoidal bulla, F13, 융기된 공기세포)는 중간코선반(middle nasal concha, F10)의 아래쪽을 덮고 있다. 선반이 제거되면(28쪽, D) 융기(bulla, F13)와 갈고리돌기(구상돌기, uncinate process of the ethmoid, F11) 사이에 고랑이 보인다. 건전한 코안에 점막으로 덮여있는 이 고랑은 반달틈새(반월열공, semilunar hiatus)이다(28쪽, D60, 61과 46사이, 그리고 142쪽, B12, 11과 14 사이).

1 벌집뼈로와 벌집(Ethmoidal labyrinth and air cells)
2 벌집체판(Cribriform plate)
3 볏돌기(Crista galli)
4 볏날개(Ala of crista galli)
5 앞벌집신경혈관틈새(Slit for anterior ethmoidal nerve and vessels)
6 앞벌집신경혈관고랑(Groove for anterior ethmoidal nerve and vessels)
7 뒤벌집신경혈관고랑(Groove for posterior ethmoidal nerve and vessels)
8 눈확판(Orbital plate)
9 수직판(Perpendicular palte)
10 중간코선반(Middle nasal concha)
11 갈고리돌기(Uncinate process)
12 위코선반(Superior nasal concha)
13 벌집뼈융기(Ethmoidal bulla)

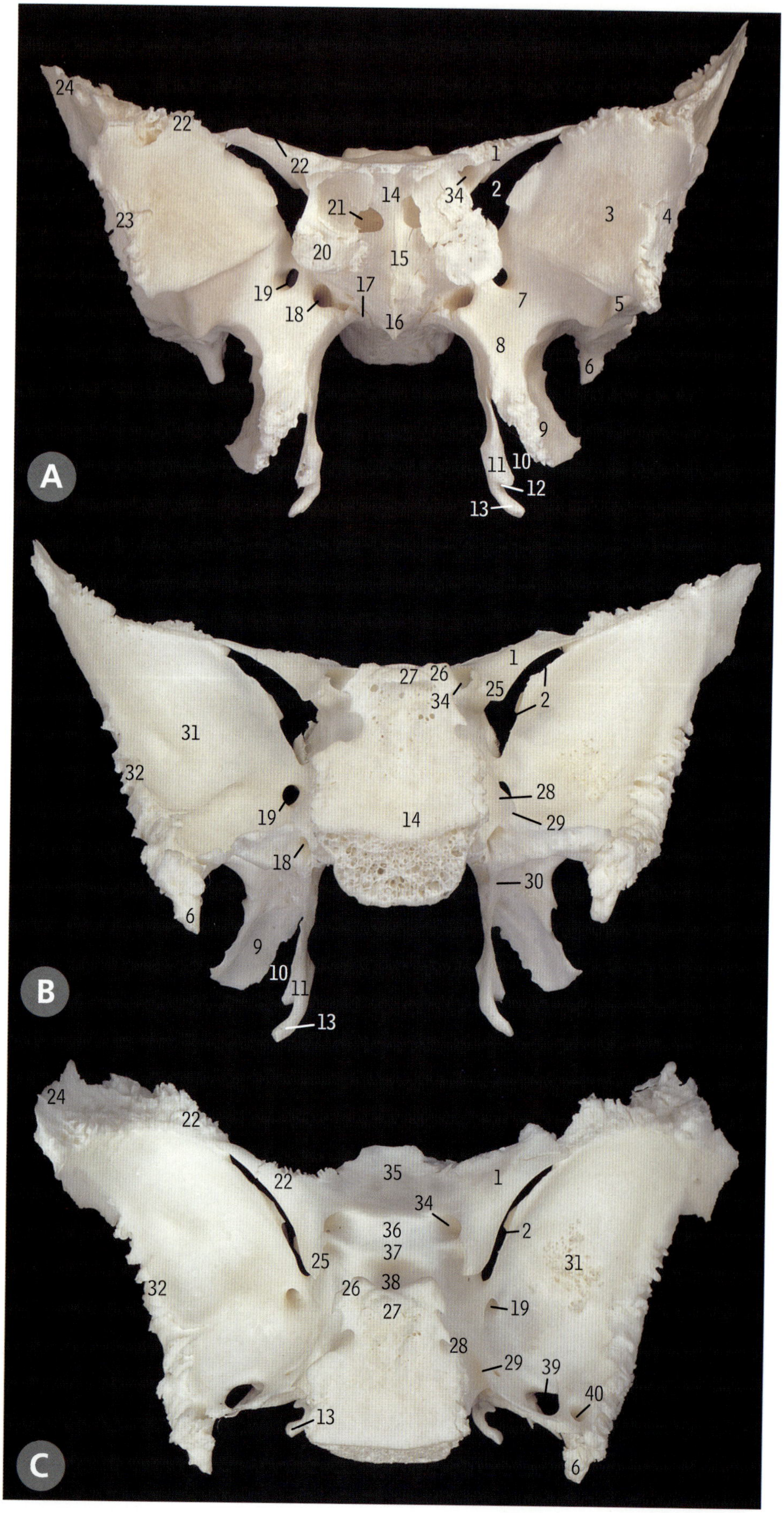

나비뼈(접형골, Sphenoid bone)

A 앞에서 본 모습

B 뒤에서 본 모습

C 뒤위에서 본 모습

나비뼈(접형골, sphenoid bone)는 머리뼈의 중간바닥부위에서 양방향으로 연장되어, 뇌하수체오목(pituitary fossa)과 나비굴(접형동, sphenoidal sinus)을 가지고 있다.

1 작은날개(Lesser wing)
2 위눈확틈새(Superior orbital fissure)
3 큰날개능선 눈확면(Orbital surface of greater wing crest)
4 큰날개능선 관자면(Temporal surface of greater wing crest)
5 큰날개능선 관자아래면(Infratemporal surface of greater wing crest)
6 큰날개능선 가시(Spine of greater wing crest)
7 큰날개능선 위턱면(Maxillary surface of greater wing crest)
8 날개돌기(Pterygoid process)
9 가쪽날개판(Lateral pterygoid plate)
10 날개패임(Pterygoid notch)
11 안쪽날개판(Medial pterygoid plate)
12 갈고리고랑(Groove of pterygoid hamulus)
13 날개갈고리(Pterygoid hamulus)
14 몸통(Body)
15 능선(Crest)
16 부리(Rostrum)
17 칼집돌기(Vaginal process)
18 날개관(Pterygoid canal)
19 원형구멍(Foramen rotundum)
20 선반(Concha)
21 나비굴구멍(Aperture of sphenoidal sinus)
22 이마모서리(Frontal margin)
23 광대모서리(Zygomatic margin)
24 마루모서리(Parietal margin)
25 앞침대돌기(Anterior clinoid process)
26 뒤침대돌기(Posterior clinoid precess)
27 말안장등(Dorsum sellae)
28 목동맥고랑(Carotid groove)
29 혀돌기(Lingula)
30 뇌하수체오목(Scaphoid fossa)
31 큰날개 대뇌면(Cerebral surface of greater wing)
32 비늘모서리(Squamous margin)
33 귀인두관고랑(Groove for auditory tube)
34 시각신경관(Optic canal)
35 안장등(Jugum)
36 전시각교차고랑(Prechiasmatic groove)
37 말안장결절(Tuberculum sellae)
38 뇌하수체오목(말안장)(Pituitary fossa [sella turcica])
39 타원구멍(Foramen ovale)
40 난원구멍(Foramen spinosum)
41 날개(Ala)
42 뒤모서리(Posterior border)
43 코입천장신경혈관고랑(Groove for nasopalatine nerve and vessels)

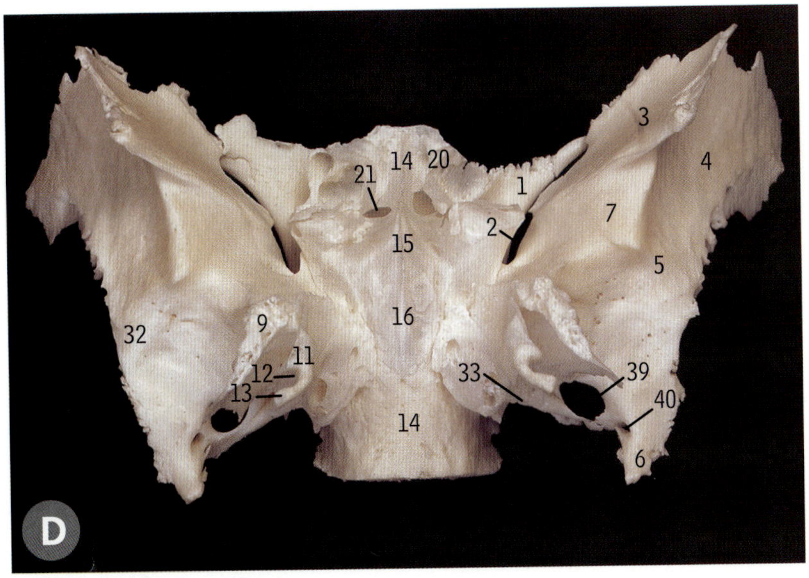

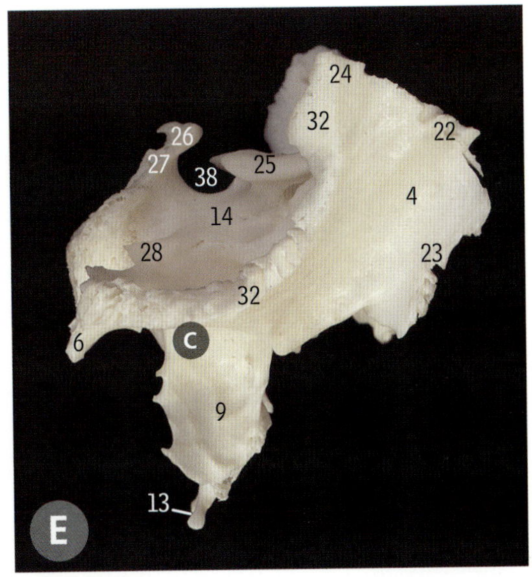

Ⓓ 아래쪽에서 본 모습

Ⓔ 오른쪽에서 본 모습

보습뼈(서골, Vomer)

보습뼈(서골, vomer)는 머리뼈바닥 중간에 위치하고, 코중격(비중격, nasal septum)의 뒤부분을 형성한다.

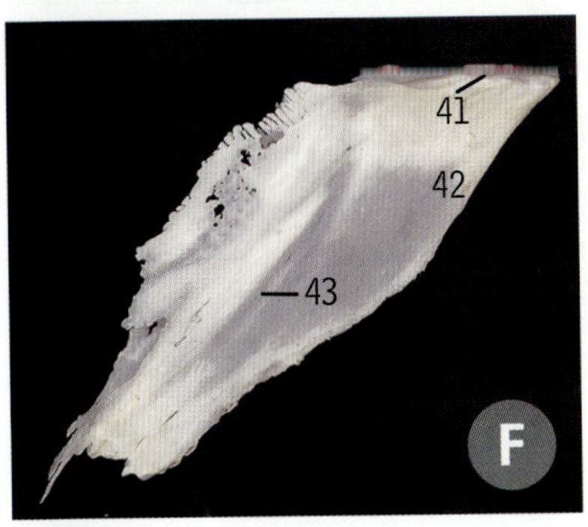

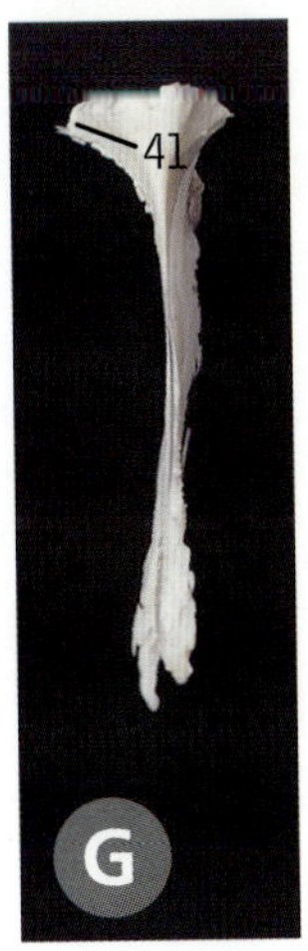

Ⓕ 왼쪽에서 본 모습

Ⓖ 뒤에서 본 모습

***나비뼈(접형골, sphenoid bone)*의 주요 특징:**

- 몸통(체, body, A14)은 앞에 구멍이 있는 두 개의 나비굴(접형동, sphenoidal air sinuses, A21)이 있다.
- 뇌하수체오목(pituitary fossa, C와 E, 38)은 몸통의 위면을 움푹 파고 있다.
- 각각의 작은날개(소익, lesser wing, 1)의 뿌리 사이로 시각신경관(시신경관, optic canal, C34)이 가쪽으로 지나고 있다.
- 작은날개 아래에 큰날개(대익, greater wing, A3; B3)가 가쪽으로 지나고, 작은날개와 큰날개 사이로 위눈확틈새(상안와열, superior orbital fissure, A와 B, 2)가 지나며, 큰날개에는 원형구멍(저원공, foramina rotundum), 타원구멍(난원공, foramina ovale), 뇌막동맥구멍(극공, foramina spinosum)이 지난다.
- 날개돌기(익상돌기, pterygoid process, A8)가 아래쪽으로 진행하여 가쪽날개판(lateral pterygoid plates, A와 B, 9)과 안쪽날개판(익돌판, medial pterygoid plates, A와 B, 11)으로 나뉜다.

나비-뒤통수결합(접형후두결합, spheno-occipital synchondrosis, 65쪽)이 있는 뒤통수뼈와 만나는 몸통의 뒤면은 뇌바닥나비면(기저접형면, basisphenoid)으로 알려져 있다(B14와 D의 아래 14).

보습뼈(서골, vomer)의 주요 특징은 위모서리에서 바깥으로 뻗어있는 날개(익, alae, 41)이다.

뒤통수뼈(후두골, Occipital bone)

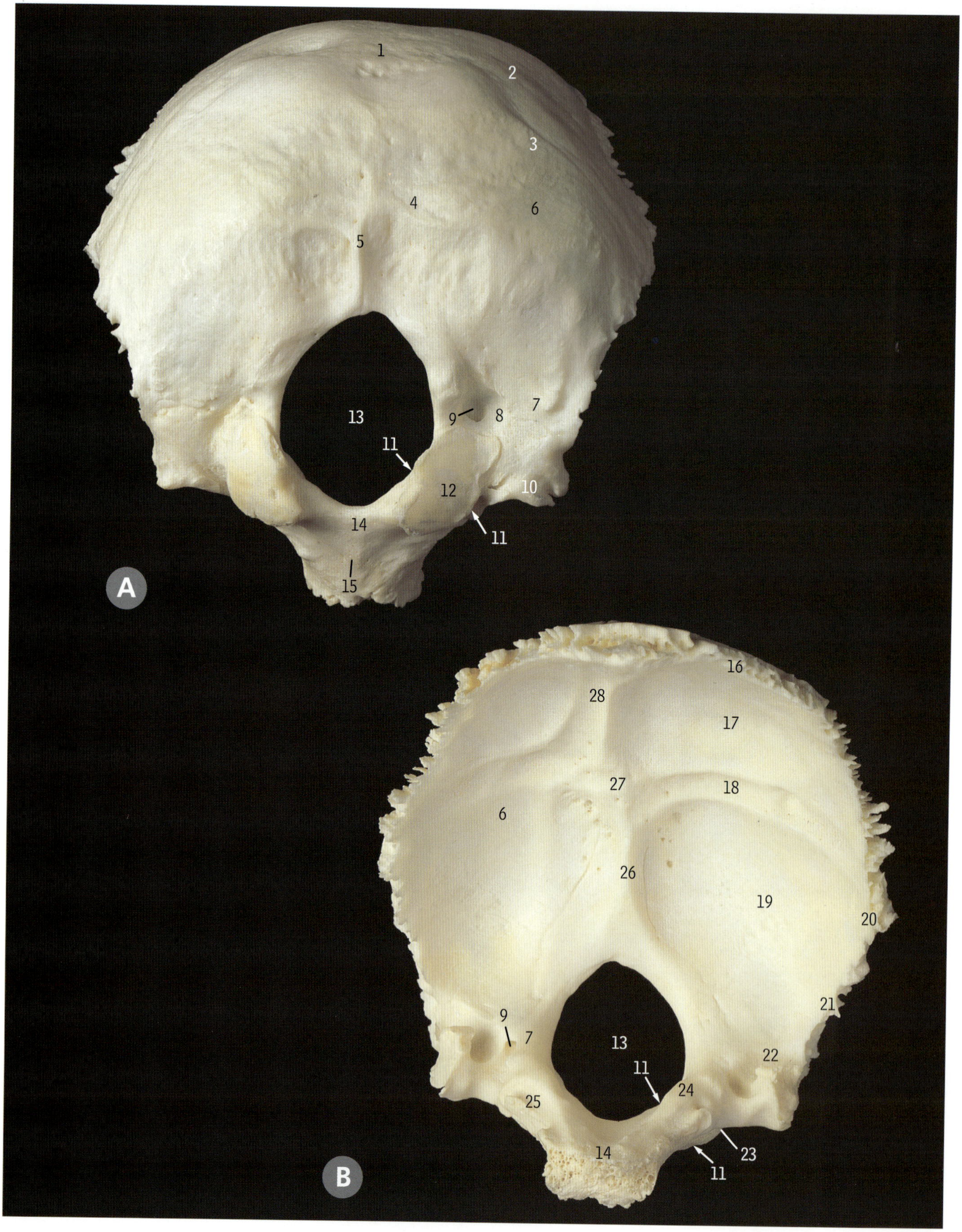

A 바깥면, 아래에서 본 모습

B 속면에서 본 모습

C 바깥면, 오른쪽 아래에서 본 모습

1 바깥뒤통수뼈융기(External occipital protuberance)
2 맨위목덜미선(Supreme nuchal line)
3 위목덜미선(Superior nuchal line)
4 아래목덜미선(Inferior nuchal line)
5 바깥뒤통수뼈능선(External occipital crest)
6 비늘부분(Squamous part)
7 가쪽부분(Lateral part)
8 관절융기오목(Condylar fossa)
9 관절융기관(Condylar canal)
10 목정맥구멍돌기(Jugular process)
11 혀밑신경관(Hypoglossal canal)
12 관절융기(Condyle)
13 큰구멍(Foramen magnum)
14 바닥부분(Basilar part)
15 인두결절(Pharyngeal tubercle)
16 시옷모서리(Lambdoid margin)
17 대뇌오목(Cerebral fossa)
18 가로정맥굴고랑(Groove for transverse sinus)
19 소뇌오목(Cerebellar fossa)
20 가쪽각(Lateral angle)
21 꼭지모서리(Mastoid margin)
22 구불정맥굴고랑(Groove for sigmoid sinus)
23 목정맥구멍패임(Jugular notch)
24 목정맥구멍결절(Jugular tubercle)
25 아래바위정맥굴고랑(Groove for inferior petrosal sinus)
26 속뒤통수능선(Internal occipital crest)
27 속뒤통수뼈융기(Internal occipital protuberance)
28 위시상정맥굴고랑(Groove for superior sagittal sinus)

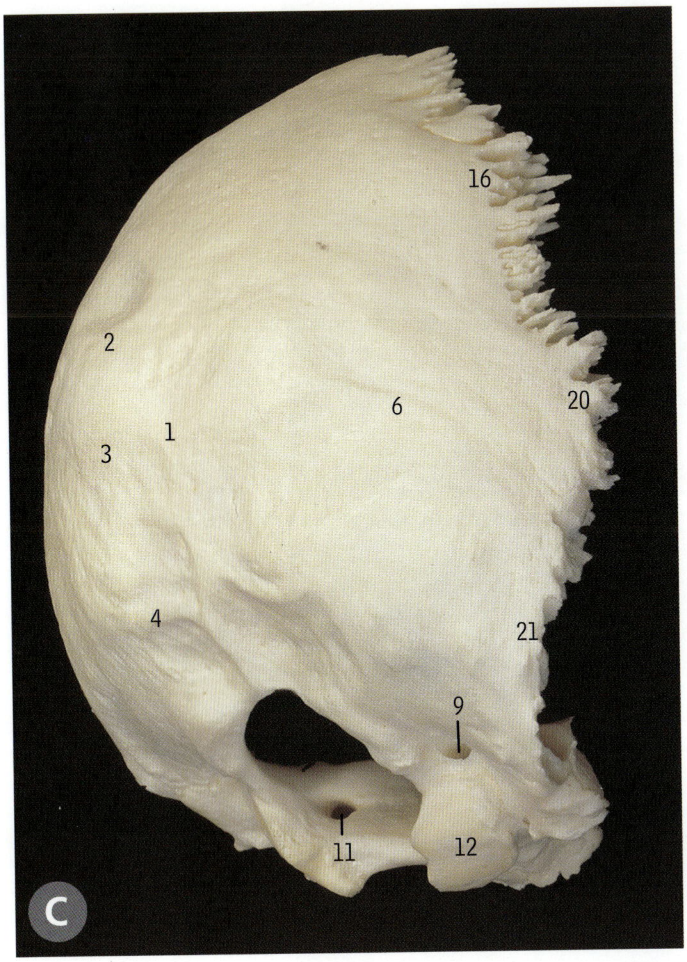

뒤통수뼈(후두골, occipital bone)는 머리뼈바닥의 뒤에 있으며, 큰구멍(대후두공, foramen magnum)과 척주(vertebral column)와 접하는 고리-뒤통수관절(atlanto-occipital joints)을 위한 관절융기(condyles)를 가지고 있다.

***뒤통수뼈*의 주요 특징:**

- 아래부분에 큰구멍(foramen magnum, 13)이 있다.
- 뒤통수뼈 비늘부분(squamous part, 6)은 큰구멍 뒤에서 위와 뒤로 휘어있다.
- 가쪽부분(lateral part, 7)은 아래면에 관절융기(condyles)가 있다(A와 C, 12).
- 바닥부분(basilar part, A와 B, 14)은 큰구멍 앞에 있다.

바닥부분(basilar part, B14)의 앞끝은 나비-뒤통수결합(spheno-occipital synchondrosis, 65쪽)에서 나비뼈와 만나고, 뇌바닥-뒤통수면(basi-occiput)으로 알려져 있다(뇌바닥나비면[basisphenoid]과 비교, 41쪽).

혀밑신경관(설하신경관, hypoglossal canal, A와 C, 11)은 뒤통수뼈관절융기(후두과, occipital condyle, A12) 중간위를 지나지만, 옆면에서만 관찰할 수 있다(C, 11). 혀밑신경(설하신경, hypoglossal nerve)이 이곳을 통과한다.

항상 존재하진 않지만 관절융기관(condylar canal, A9)은 뒤통수뼈관절돌기 뒤로 열려있다. 이끌정맥(emissary vein)은 관절융기관을 지나 구불정맥굴(상동구, sigmoid sinus)과 연결되어 아래뒤통수뼈부분(머리뼈의 바깥면)에 정맥류를 공급한다.

위턱뼈(상악골, Maxilla) *왼쪽(left)*

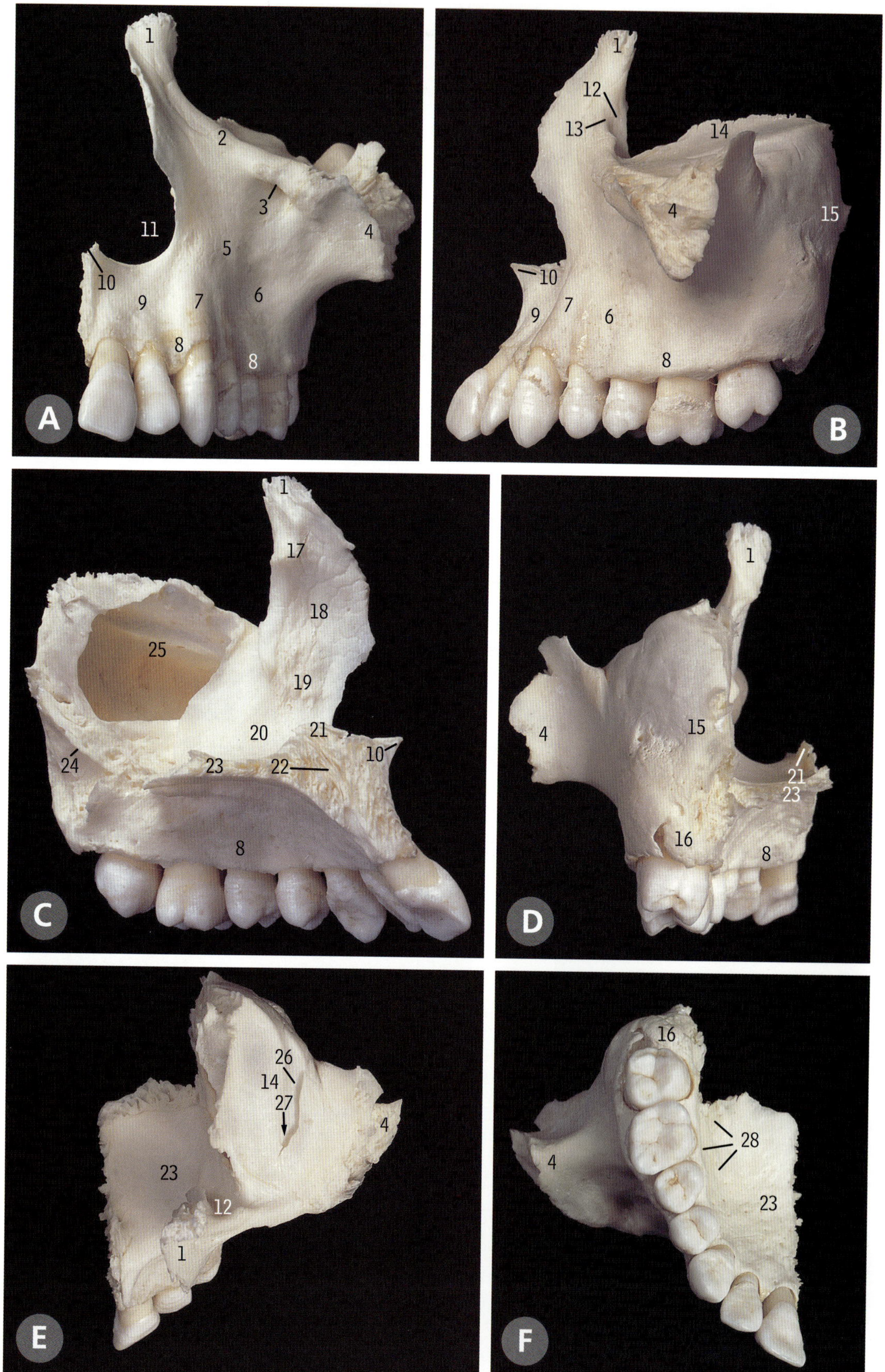

Ⓐ 앞에서 본 모습

Ⓑ 가쪽에서 본 모습

Ⓒ 안쪽에서 본 모습

Ⓓ 뒤에서 본 모습

Ⓔ 위에서 본 모습

Ⓕ 아래에서 본 모습

D와 F, 16, 셋째큰어금니는 맹출전

위턱뼈(상악골, maxilla)는 위턱의 반을 형성하고, 위치아와 위턱굴(상악동, maxillary sinus)이 있다.

1 이마돌기(Frontal process)
2 눈확아래모서리(Infra-orbital margin)
3 눈확아래구멍(Infra-orbital foramen)
4 광대돌기(Zygomatic process)
5 앞면(Anterior surface)
6 송곳니오목(Canine fossa)
7 송곳니융기(Canine eminence)
8 이틀돌기(Alveolar process)
9 앞니오목(Incisive fossa)
10 앞코가시(Anterior nasal spine)
11 코패임(Nasal notch)
12 눈물고랑(Lacrimal groove)
13 앞눈물능선(Anterior lacrimal crest)
14 눈확면(Orbital surface)
15 관자아래면(Infratemporal surface)
16 위턱뼈융기(셋째큰어금니는 미맹출)(Tuberosity)
17 벌집능선(Ethmoidal crest)
18 중간콧길(Middle meatus)
19 코선반능선(Conchal crest)
20 아래콧길(Inferior meatus)
21 코능선(Nasal crest)
22 앞니관(Incisive canal)
23 입천장돌기(Palatine process)
24 큰입천장고랑(Greater palatine groove)
25 위턱굴구멍과 위턱굴(Maxillary hiatus and sinus)
26 눈확아래고랑(Infra-orbital groove)
27 눈확아래관(Infra-orbital canal)
28 입천장고랑과 융기(Palatine grooves and spines)
29 가쪽면과 혈관구멍(Lateral surface and vascular foramen)
30 안쪽면과 벌집고랑(Internal surface and ethmoidal groove)
31 눈물고랑(Lacrimal groove)
32 뒤눈물능선(Posterior lacrimal crest)
33 눈확면(Orbital surface)
34 눈물갈고리(Lacrimal hamulus)
35 코면(Nasal surface)
36 내림돌기(Descending process)

***위턱뼈(상악골, maxilla)*의 주요 특징:**
- 위턱굴(상악동, maxillary sinus)은 안쪽벽에 구멍(열공, hiatus)이 있다(C25).
- 아래모서리에 있는 이틀돌기(치조돌기, alveolar process, A–D, 8)는 위치아를 가지고 있다.
- 이마돌기(전두돌기, frontal process, A–D, 1)는 위로 주행한다.
- 입천장돌기(구개돌기, palatine process, C–F, 23)는 안쪽으로 주행한다.
- 광대돌기(관골돌기, zygomatic process, A, B, D, F, 4)는 가쪽으로 주행한다.

정상적으로 머리뼈의 위턱뼈는 코패임(nasal notch, A11)의 아래에서 하나로 만난다. 하지만 이마돌기(frontal processes, A1)는 두 개의 코뼈(nasal bones, 2쪽, 33)로 서로 분리되어 있다.

입천장돌기(palatine process, F23)는 입천장뼈의 수평판 뒤에서 만난다(46쪽, F15). 두 개의 접합이 이어져 단단입천장(경구개, hard palate)을 형성한다(16쪽, A2, 6).

뼈의 관절(articulations)은 코안의 가쪽벽을 형성한다(58–59쪽 참조).

***코뼈(비골, nasal bone)*의 주요 특징:**
- 바깥면은 부드럽다(G29).
- 속면에 벌집고랑(사골신경구, ethmoidal groove, H30)이 있다.

***눈물뼈(누골, lacrimal bone)*의 주요 특징:**
- 눈확(가쪽)면의 앞쪽에 눈물고랑(누낭구, lacrimal groove, J31)이 있다.
- 내림돌기(descending process, K36)는 아래로 향한다.

코뼈(비골, Nasal bone) *왼쪽(left)*

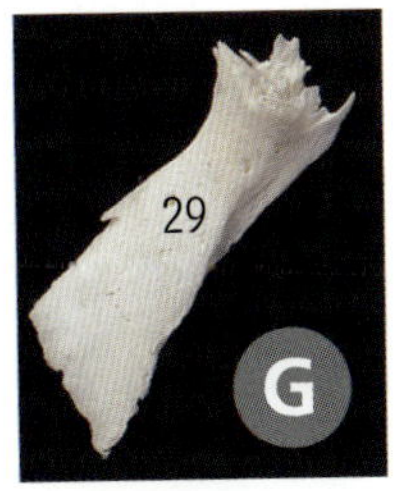

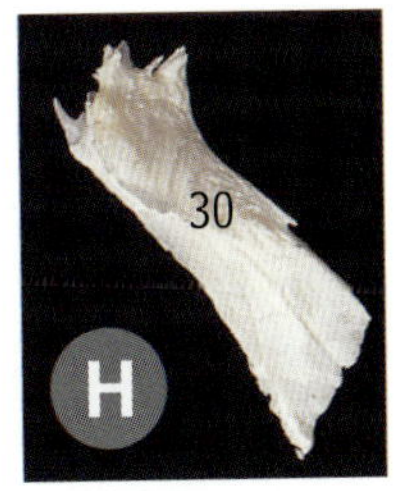

두 ***코뼈(비골, nasal bone)***는 코의 다리를 형성한다.

G 가쪽에서 본 모습

H 안쪽에서 본 모습

눈물뼈(누골, Lacrimal bone) *왼쪽(left)*

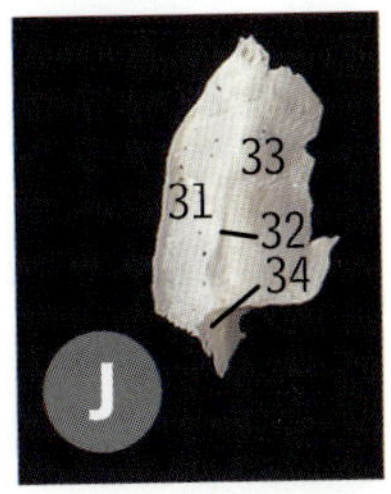

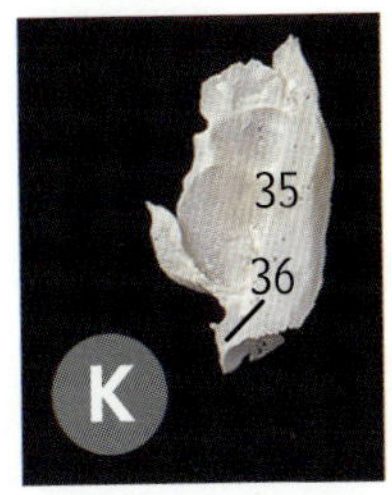

눈물뼈(누골, lacrimal bone)는 눈확의 안쪽 벽 앞에 있다.

J 가쪽에서 본 모습

K 안쪽에서 본 모습

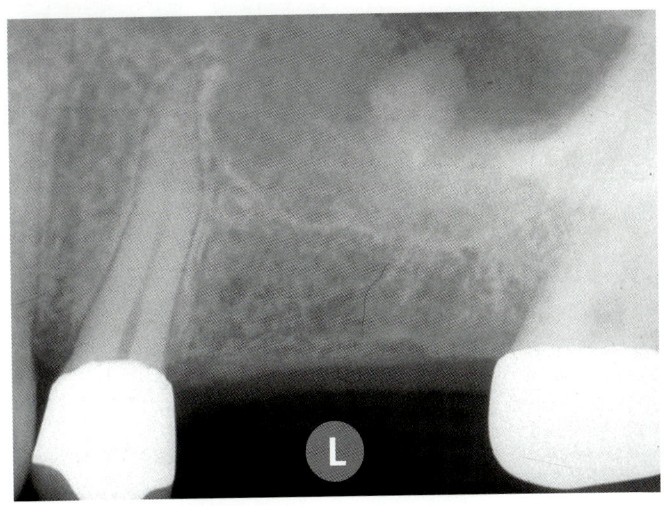

L 위어금니의 뿌리끝(apices of the maxillary molars)은 위턱굴(상악동, maxillary sinus)과 가까운 위치에 있다. 이 치아들을 발치할 경우에 파절된 뿌리가 위턱굴 안으로 밀려들어갈 수 있다.

입천장뼈(구개골, Palatine bone) *왼쪽(left)*

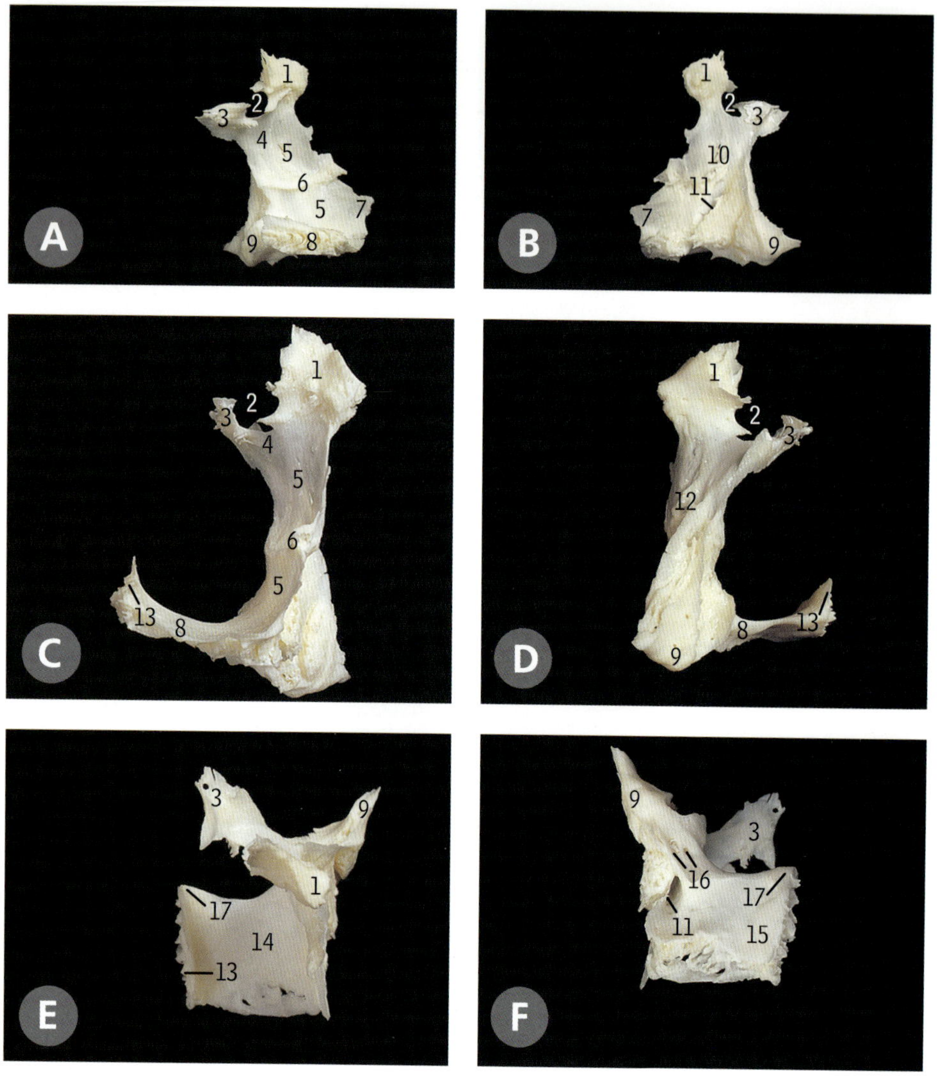

Ⓐ 안쪽에서 본 모습

Ⓑ 가쪽에서 본 모습

Ⓒ 앞에서 본 모습

Ⓓ 뒤에서 본 모습

Ⓔ 위에서 본 모습

Ⓕ 아래에서 본 모습

1 눈확돌기(Orbital process)
2 나비입천장패임(Sphenopalatine notch)
3 나비돌기(Sphenoidal process)
4 벌집능선(Ethmoidal crest)
5 수직판, 비강면(Perpendicular plate, nasal surface)
6 코선반능선(Conchal crest)
7 위턱면(Maxillary process)
8 수평판(Horizontal plate)
9 날개패임돌기(Pyramidal process)
10 수직판, 위턱면(Perpendicular plate, maxillary surface)
11 큰입천장고랑(Greater palatine groove)
12 수직판(Perpendicular plate)
13 코능선(Nasal crest)
14 수평판, 비강면(Horizontal plate, nasal surface)
15 수평판, 입천장면(Horizontal plate, palatal surface)
16 작은입천장관(Lesser palatine canals)
17 뒤코관(Posterior nasal canals)
18 앞끝(Anterior end)
19 눈물돌기(Lacrimal process)
20 안쪽면(Medial surface)
21 벌집돌기(Ethmoidal proress)
22 뒤끝(Posterior end)
23 위턱돌기(Maxillary process)
24 가쪽면(Lateral surface)

입천장뼈(구개골, palatine bone)는 코안 가쪽 벽의 뒤에 있고, 입안의 천장부분인 단단입천장(경구개, hard palate)을 형성한다.

아래코선반(하비갑개, Inferior nasal concha) *왼쪽(left)*

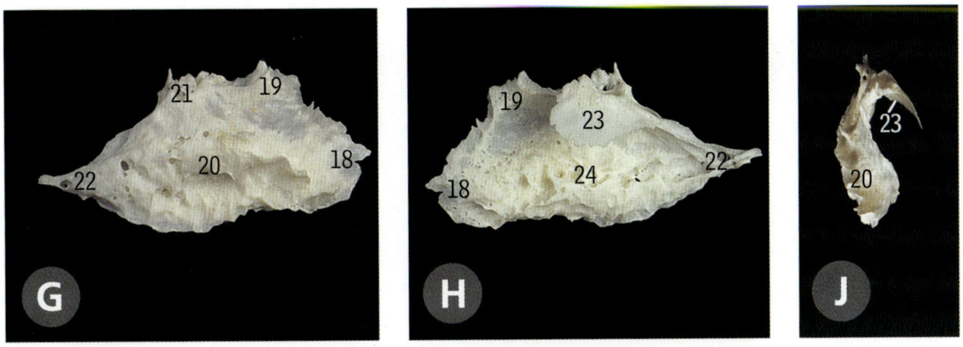

G 안쪽에서 본 모습

H 가쪽에서 본 모습

J 앞에서 본 모습

*아래코선반(하비갑개, inferior nasal concha)*은 코안 가쪽벽의 아래부분에 있다.

***입천장뼈(구개골, palatine bone)*의 주요 특징:**
- 뼈의 가장 큰 부분은 수직판(perpendicular plate[A와 C, 5; B10])이다.
- 눈확돌기(orbital processes, A–D, 1)와 나비돌기(sphenoidal processes, A–D, 3)는 수직판의 위끝에 있고, 나비입천장패임(접구개절흔, sphenopalatine notch, A–D, 2) 사이에 있다.
- 수평판(horizontal plate, C와 D, 8)은 수직판의 아래끝에서 안으로 지난다.
- 위턱면(maxillary process, A와 B, 7)은 수직판의 아래에서 앞으로 지난다.
- 날개패임돌기(pyramidal process, A, B와 D–F, 9)는 수직판의 아래에서 뒤로 지난다.

입천장뼈의 눈확돌기 위면(E1)은 눈확바닥의 맨뒤부위를 형성한다(28쪽, A18).

수직판(perpendicular plate, A5)의 위끝과 눈확돌기(orbital process, A1)와 나비돌기(sphenoidal process, A3)의 중간에 있는 나비입천장패임(sphenopalatine notch, A2)은 나비뼈 몸통과 접합하여 나비입천장구멍(접구개공, sphenopalatine foramen)으로 변한다(68쪽, B6).

코안의 가쪽벽을 형성하는 관절(articulations)은 58–59쪽, 눈확바닥을 형성하는 관절은 56–57쪽 참조.

***아래코선반(하비갑개, inferior nasal concha)*의 주요 특징:**
- 볼록한 안쪽면(medial surface, G20)과 날카로운 뒤쪽끝(posterior end, G22)을 가지고 있다.
- 눈물돌기(lacrimal process, G19)와 벌집돌기(ethmoidal processes, G21)는 위를 지난다.
- 위턱돌기(maxillary process, H와 J, 23)는 가쪽면에서 아래방향을 지난다.

가쪽면의 앞끝(anterior end, H18)과 뒤끝(posterior end, H18, 22)은 위턱뼈와 입천장뼈의 코선반능선(conchal crests)과 각각 관절한다(44쪽, C17과 46쪽, A6).

관자뼈(측두골, Temporal bone) 오른쪽(right)

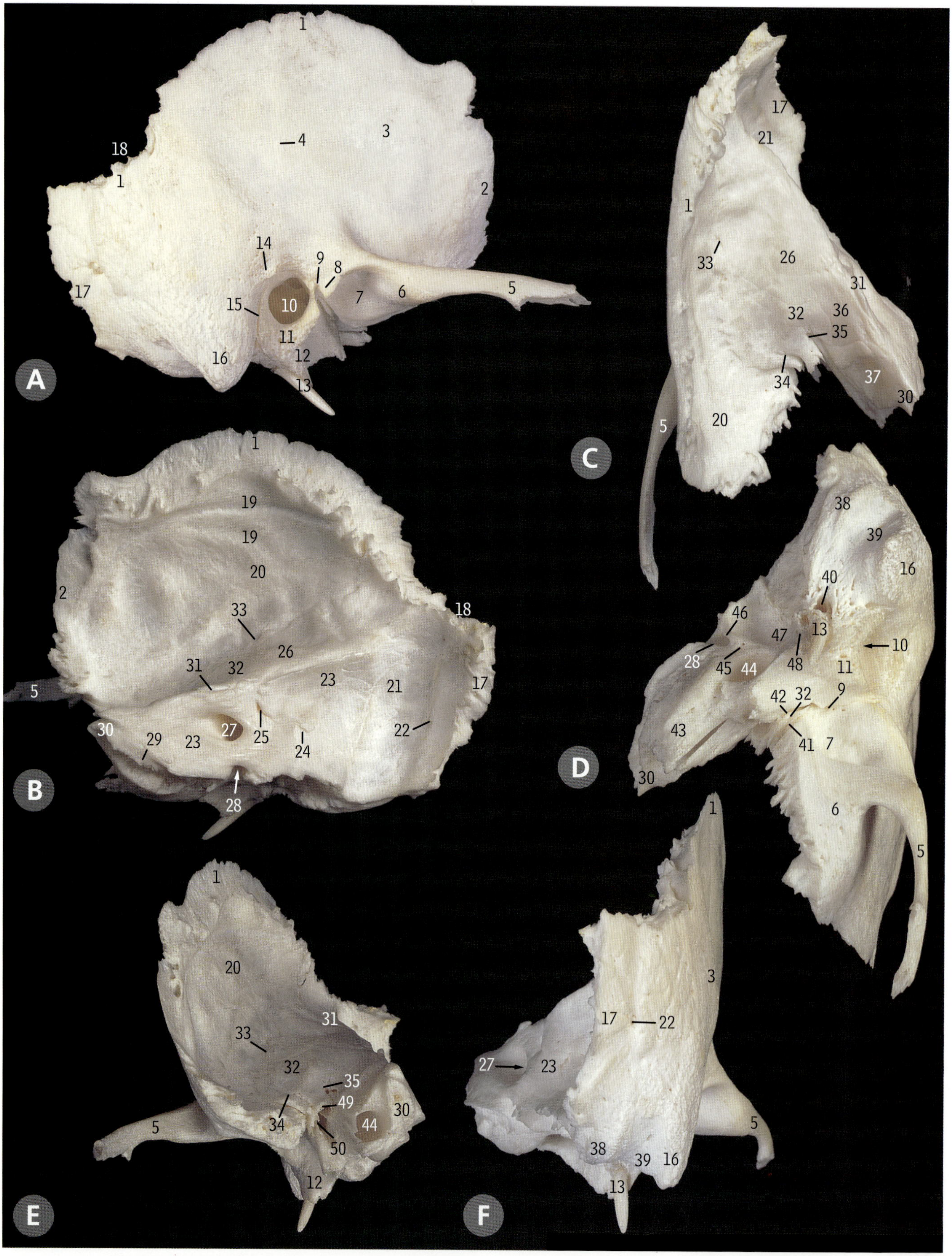

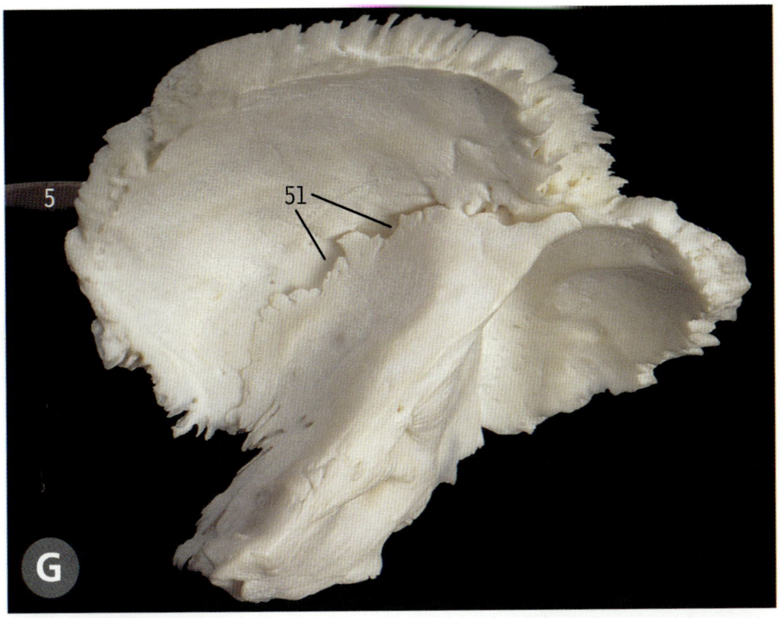

A 가쪽에서 본 모습
B 안쪽에서 본 모습
C 위에서 본 모습
D 아래에서 본 모습
E 앞에서 본 모습
F 뒤에서 본 모습
G 안쪽 위에서 본 모습

관자뼈(측두골, temporal bone)는 머리뼈의 옆과 아래면의 뼈로, 귀를 포함하며 아래턱뼈(하악골, mandible)와 함께 턱관절(악관절, temporo-mandibular joint)을 이룬다.

***관자뼈(측두골, temporal bone)*의 주요 특징:**
- 바위부분(추체부, petrous part, C31; D43)은 꼭지돌기(유양돌기, mastoid process, A와 F, 16)를 포함한다.
- 관자뼈 비늘부분(인부, squamous part, A와 F, 3)은 위를 지나지만 턱관절오목(하악와, mandibular fossa, A와 D, 7)을 포함하여 아래로 접하고, 광대돌기(zygomatic process, A와 D, 5)는 앞으로 향한다.
- 붓돌기(경상돌기, styloid process, A와 F, 13)는 아래앞으로 향한다.
- 고막틀부분(고실부, tympanic part, A11)은 가쪽으로 열려있는 바깥귀길(외이도, external acoustic meatus, A10)을 둘러싸고 있다.
- 바위부분의 속귓구멍(외이도, internal acoustic meatus, B27)은 안쪽으로 열려있다.

바깥귀길위삼각(suprameatal triangle, A14)은 표면에서 1.25cm 안쪽에 있는 꼭지방(유돌동, mastoid antrum, 164쪽, F50)에 놓여 있다.

꼭지구멍(유돌공, mastoid foramen, F22, 꼭지돌기의 뒤위쪽, F16)으로 구불정맥굴에서 뒤귓바퀴정맥(posterior auricular vein) 혹은 뒤통수정맥(occipital vein)까지 가는 이끌정맥(emissary vein)이 지나간다.

꼭지돌기소관(mastoid canaliculus, D48, 목정맥오목의 가쪽면, D47)으로 미주신경의 귓바퀴가지가 통과한다.

바위부분의 활꼴융기(arcuate eminence, B26)는 앞반고리관(semicircular canal)에 의해 형성된다.

G에서, 바위비늘틈새(petrosquamous fissure, 51)는 열려있고, 바위비늘굴고랑(groove for petrosquamous sinus)을 형성한다. B33과 같이 틈새는 거의 닫혀있다. 이 굴(sinus)은 태아시기에 나타나고 성인이 되면 사라진다. 만약 계속 존재한다면 고막틀공간(고실강, tympanic cavity)에서 작은 정맥을 수용하고, 머리뼈의 안쪽과 바깥쪽 사이에서 정맥교통(venous communication)을 형성한다.

관자뼈와 귀의 더 자세한 설명은 164–167쪽 참조.

1 마루모서리(Parietal margin)
2 나비모서리(Sphenoidal margin)
3 관자뼈 비늘부분 관자면(Temporal surface of squamous part)
4 중간관자동맥고랑(Groove for middle temporal artery)
5 광대돌기(Zygomatic process)
6 관절결절(Articular tubercle)
7 턱관절오목(Mandibular fossa)
8 뒤오목결절(Postglenoid tubercle)
9 비늘고실틈새(Squamotympanic fissure)
10 바깥귀길(External acoustic meatus)
11 고막틀부분(Tympanic part)
12 붓집(Sheath of styloid process)
13 붓돌기(Styloid process)
14 바깥귀길위구멍과 가시(바깥귀길위삼각)(Suprameatal pit and spine[suprameatal triangle])
15 고실꼭지틈새(Tympanomastoid fissure)
16 꼭지돌기(Mastoid process)
17 뒤통수모서리(Occipital margin)
18 마루패임(Parietal notch)
19 중간뇌막혈관마루가지고랑(Groove for parietal branches of middle meningeal vessels)
20 비늘부분 대뇌면(Cerebral surface of squamous part)
21 구불정맥굴고랑(Groove for sigmoid sinus)
22 꼭지구멍(Mastoid foramen)
23 바위부분 뒤면(Posterior surface of petrous part)
24 안뜰수도관(전정수관) 바깥입구(External opening of aqueduct of vestibule)
25 활아래오목(Subarcuate fossa)
26 활꼴융기(Arcuate eminence)
27 속귓구멍(Internal acoustic meatus)
28 목정맥패임의 달팽이소관 바깥입구(External opening of cochlear canaliculus in jugular notch)
29 아래바위정맥굴고랑(Groove for inferior petrosal sinus)
30 바위굴끝(Apex of petrous sinus)
31 바위부분 위모서리와 위바위정맥굴고랑(Superior margin of petrous part and groove for superior petrosal sinus)
32 고실천장(Tegmen tympani)
33 바위비늘틈새(위부분)(Petrosquamous fissure)
34 작은바위신경틈새와 고랑(Hiatus and groove for lesser petrosal nerve)
35 큰바위신경틈새와 고랑(Hiatus and groove for greater petrosal nerve)
36 바위부분 앞면(Anterior surface of petrous part)
37 삼차신경절자국(Trigeminal impression)
38 뒤통수고랑(Occipital groove)
39 꼭지패임(Mastoid notch)
40 붓꼭지구멍(Stylomastoid foramen)
41 바위비늘틈새(아래부분)(Petrosquamous fissure[upper part])
42 바위고실틈새(Petrotympanic fissure)
43 바위부분 아래면(Inferior surface of petrous part)
44 목동맥관(Carotid canal)
45 고실소관(Tympanic canaliculus)
46 안목정맥돌기(Intrajugular process)
47 목정맥오목(Jugular fossa)
48 꼭지돌기소관(Mastoid canaliculus)
49 고막긴장근반관(Semicanal for tensor tympani)
50 귀인두반관(Semicanal for auditory tube)
51 바위비늘굴고랑(Groove for petrosquamous sinus)

마루뼈(두정골, Parietal bone) *오른쪽(right)*

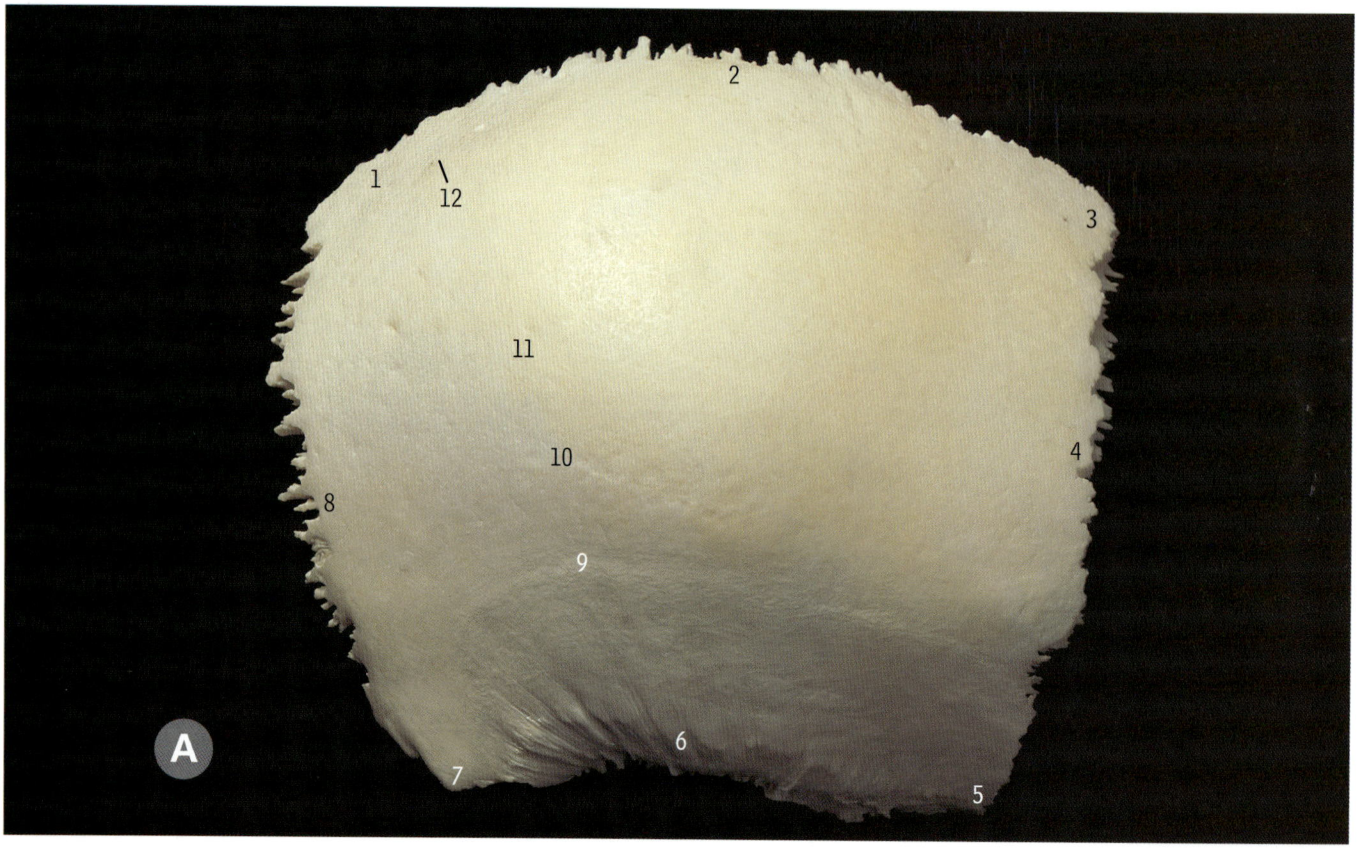

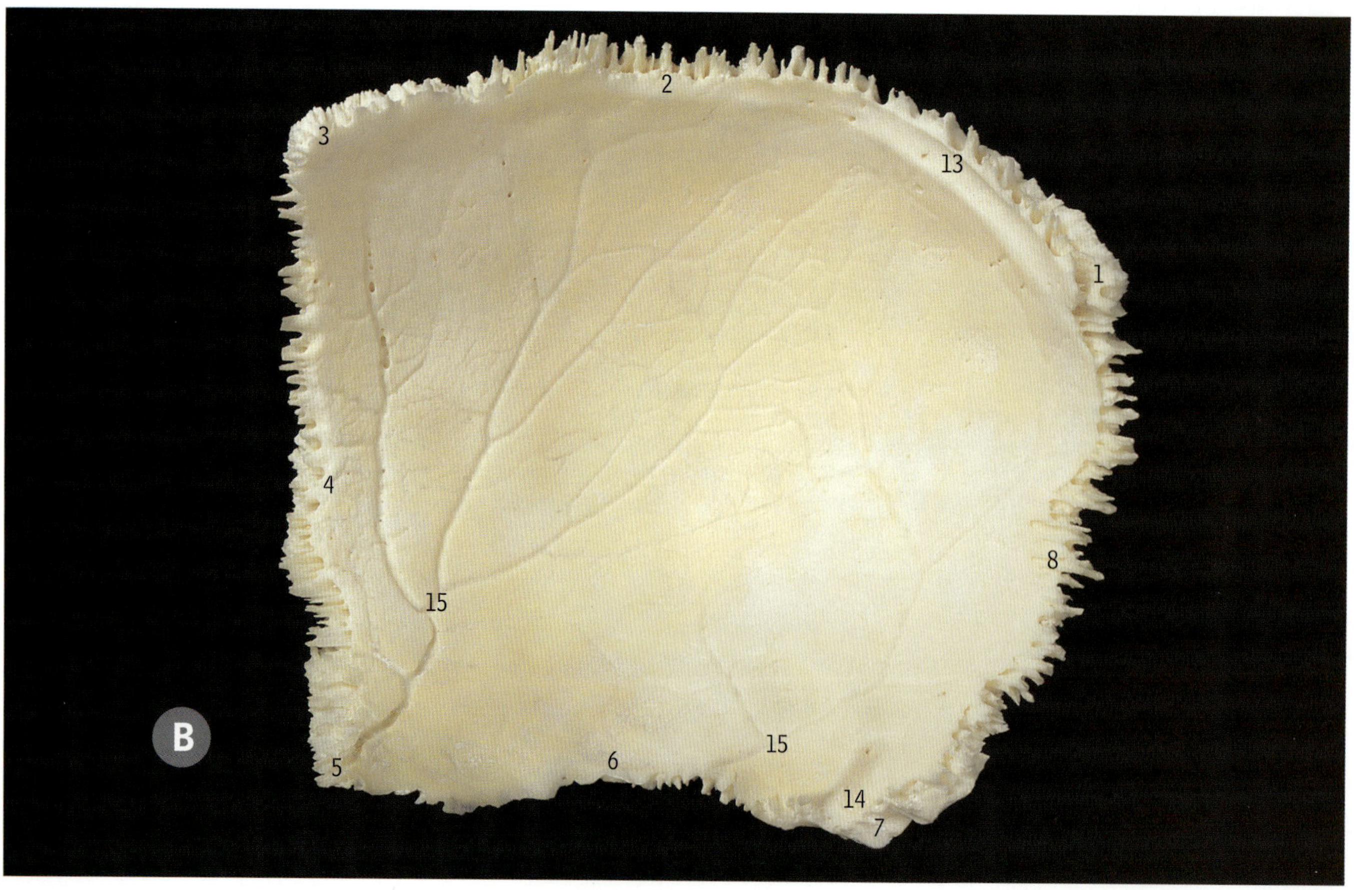

A 바깥면

B 속면

*마루뼈(두정골, parietal bone)*는 머리뼈의 옆과 위쪽을 구성한다.

1 뒤통수(뒤위)각(Occipital[posterosuperior] angle)
2 정중(위)모서리(Sagittal[superior] margin)
3 이마(앞위)각(Frontal[anterosuperior] angle)
4 이마(앞)모서리(Frontal[anterior] margin)
5 나비(앞아래)각(Sphenoidal[antero-inferior] angle)
6 비늘(아래)모서리(Squamous[inferior] margin)
7 꼭지(뒤아래)각(Mastoid[postero-inferior] angle)
8 뒤통수(뒤)모서리(Occipital[posterior] margin)
9 아래관자선(Inferior temporal line)
10 위관자선(Superior temporal line)
11 마루뼈결절(Parietal tuberosity)
12 마루뼈구멍(Parietal foramen)
13 위시상정맥굴고랑(Groove for part of superior sagittal sinus)
14 꼭지각의 구불정맥굴고랑(Groove for sigmoid sinus at mastoid angle)
15 중간뇌막혈관고랑(Grooves for middle meningeal vessels)
16 이마돌기(Frontal process)
17 관자모서리(Temporal margin)
18 관자돌기(Temporal process)
19 가쪽면(Lateral surface)
20 위턱뼈모서리(Maxillary margin)
21 광대뼈얼굴구멍(Zygomaticofacial foramen)
22 눈확모서리(Orbital margin)
23 눈확면(Orbital surface)
24 광대뼈얼굴구멍(Zygomaticofacial foramen)
25 관자면(Temporal surface)
26 광대관자구멍(Zygomaticotemporal foramen)
27 나비모서리(Sphenoidal margin)
28 모서리결절(Marginal tubercle)

***마루뼈(두정골, parietal bone)*의 주요 특징:**
- 볼록한 바깥면(A)
- 중간뇌막혈관고랑(grooves for the middle meningeal vessels, B15)을 가지고 있는 오목한 안쪽면은 뒤위쪽으로 주행하고, 꼭지각(mastoid angle, 뒤아래각)에 구불정맥굴고랑(groove for the sigmoid sinus, B14)을 가진다.

머리뼈의 위치를 쉽게 파악하기 위해, 중간뇌막혈관고랑(grooves for the middle meningeal vessels, B15)이 뒤위쪽으로 주행하고, 꼭지(뒤아래)각(mastoid [postero-inferior] angle)에 구불정맥굴고랑(groove for the sigmoid sinus)을 가진다(B14).

***광대뼈(관골, zygomatic bone)*의 주요 특징:**
- 약간 볼록한 가쪽면(lateral surface, C19)
- 눈확모서리(orbital margin, C22)와 눈확면(orbital surface, D23)으로 약간 휘어 있다.
- 이마돌기(frontal process, C와 D, 16)는 위로 주행한다.
- 관자돌기(temporal process, C와 D, 18)는 뒤로 주행한다.

광대뼈의 모서리(C17과 22)는 공식적인 명칭이 인정되지 않지만 위치파악에 도움이 된다.

모서리결절(휘트날결절, Whitnall's tubercle, D28)은 이마광대봉합(건전한 머리뼈) 아래의 눈확모서리 안에 놓여있고, 쉽게 보이지 않아도 손가락으로 종종 느낄 수 있다. 여기에 바깥눈꺼풀솔기(lateral palpebral raphe, 눈둘레근으로 부터)와 바깥눈꺼풀인대(lateral palpebral ligament)가 부착한다.

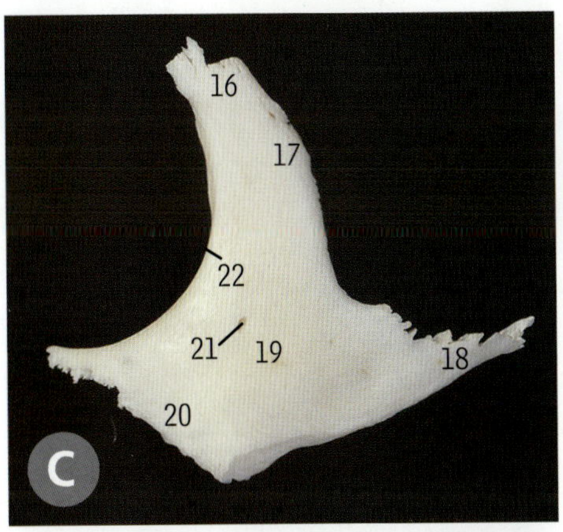

광대뼈(관골, Zygomatic bone) *왼쪽(left)*

C 가쪽면에서 본 모습

D 안쪽에서 본 모습

E 앞에서 본 모습

F 뒤에서 본 모습

*광대뼈(관골, zygomatic bone)*는 머리뼈의 앞과 옆에 있고, 볼의 돌기(prominence of the cheek)를 형성한다.

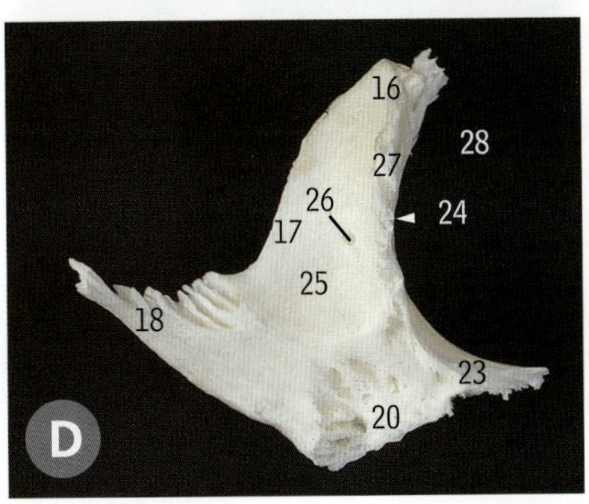

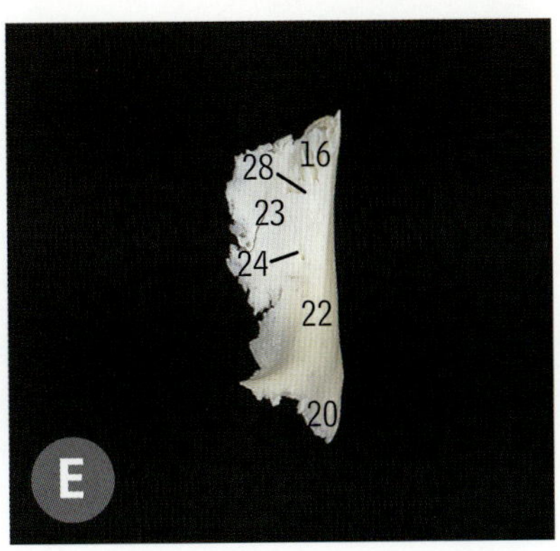

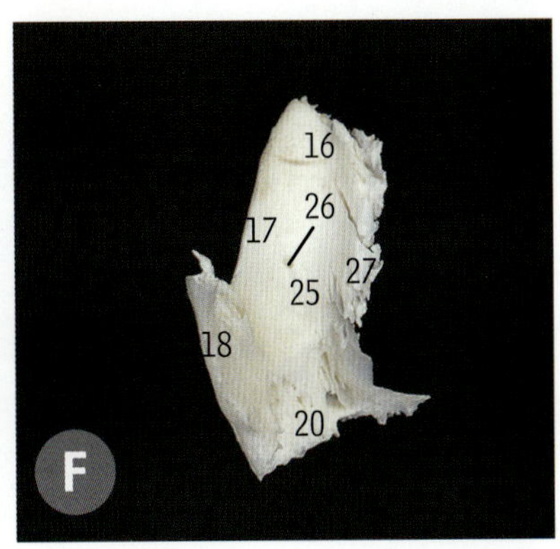

머리뼈 관절(Skull bone articulations) 얼굴뼈(안면골격, Facial skeleton)

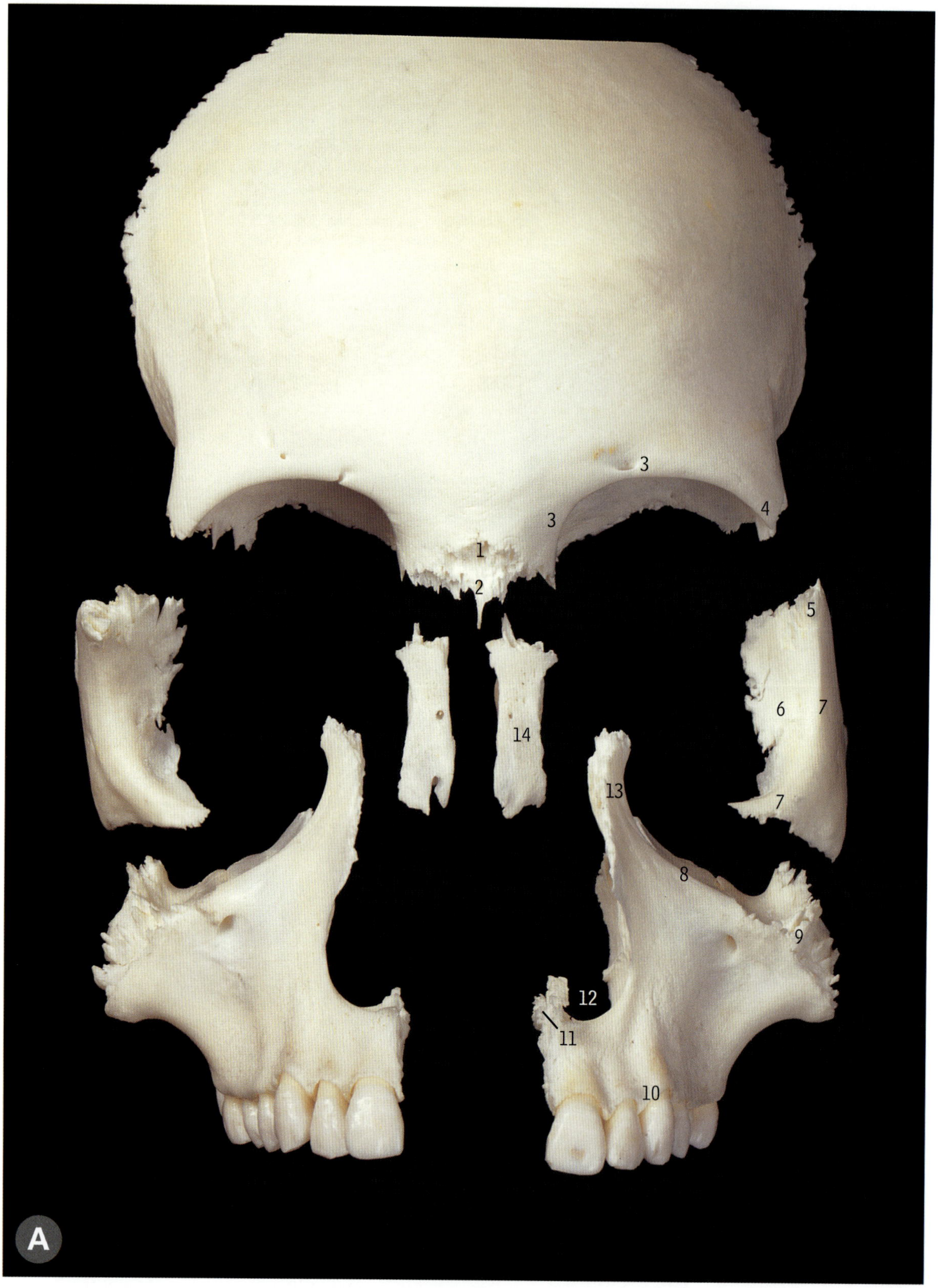

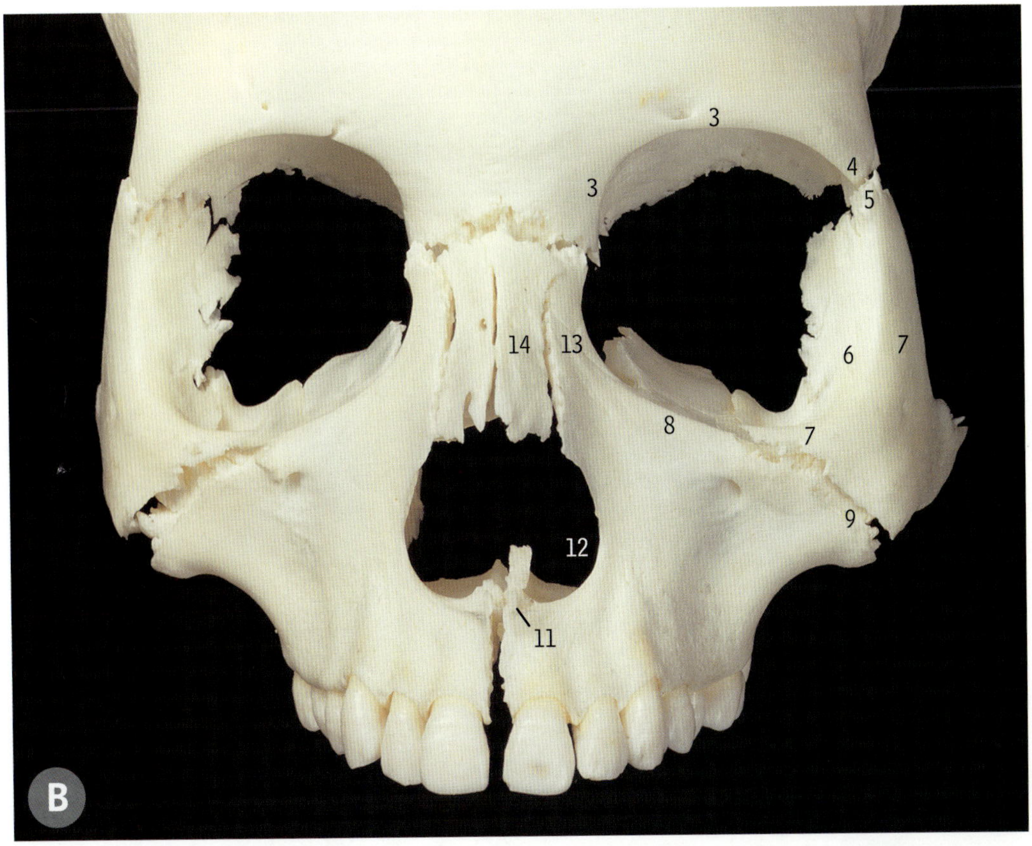

눈확과 앞콧구멍(안와와 이상구, *Orbital and anterior nasal apertures*)

A B 분리된, 그리고 결합된 앞에서 본 이마뼈, 코뼈, 광대뼈와 위턱뼈

뼈봉합을 이루고 있는 뼈의 성세가 불규칙하기 때문에, 보통 뼈들을 완전하고 정확하게 맞추는 일은 불가능하다. 그러나 52-73쪽까지의 그림은 낱개머리뼈들이 완전히 조립되면 전체 골격을 이루는 것을 보여준다.

1 이마뼈 코부분(Nasal part of frontal bone)
2 이마뼈코가시(Nasal spine of frontal bone)
3 이마뼈 눈확위모서리(Supra-orbital margin of frontal bone)
4 이마뼈광대돌기(Zygomatic process of frontal bone)
5 광대뼈이마돌기(Frontal process of zygomatic bone)
6 광대뼈 눈확면(Orbital surface of zygomatic bone)
7 광대뼈 눈확모서리(Orbital margin of zygomatic bone)
8 위턱뼈 눈확아래모서리(Infra-orbital margin of maxilla)
9 위턱뼈광대돌기(Zygomatic process of maxilla)
10 위턱뼈이틀돌기(Alveolar process of maxilla)
11 위턱뼈앞코가시(Anterior nasal spine of maxilla)
12 위턱뼈코패임(Nasal notch of maxilla)
13 위턱뼈이마돌기(Frontal process of maxilla)
14 코뼈(Nasal bone)

눈확구멍(눈확의 입구)은 위로는 이마뼈의 눈확위모서리(supra-orbital margin of frontal bone, 3), 가쪽면으로는 광대뼈의 눈확모서리(orbital margin of zygomatic bone of frontal bone, 7)와 이마뼈의 광대돌기(zygomatic process of frontal bone, 4), 아래로는 광대뼈의 눈확모서리(orbital margin of zygomatic bone, 7)와 위턱뼈의 눈확아래모서리(infra-orbital margin of maxilla, 8), 그리고 안쪽으로는 이마뼈의 눈확위모서리(supra-orbital margin of frontal bone, 3)와 위턱뼈의 이마돌기(anterior lacrimal crest, 13)의 앞눈물능선으로 경계지어진다.

앞콧구멍은 크게 위턱뼈의 코패임(nasal notches, 12)과 위로는 코뼈(nasal bone, 14)의 아래모서리로 경계지어진다.

눈확(안와, Orbit) *왼쪽 눈확의 천장과 가쪽벽(roof and lateral wall of the left orbit)*

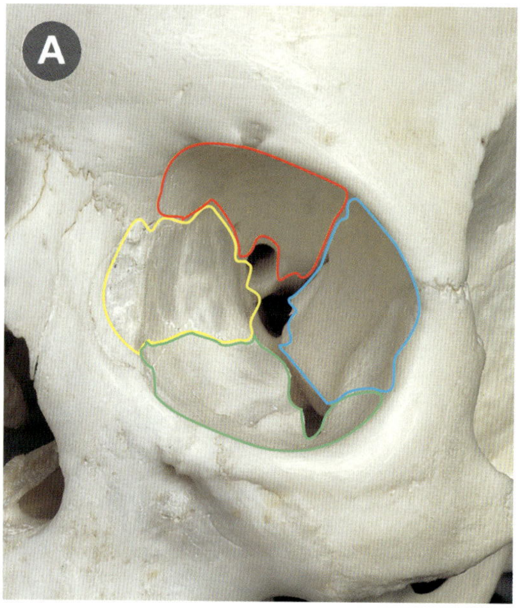

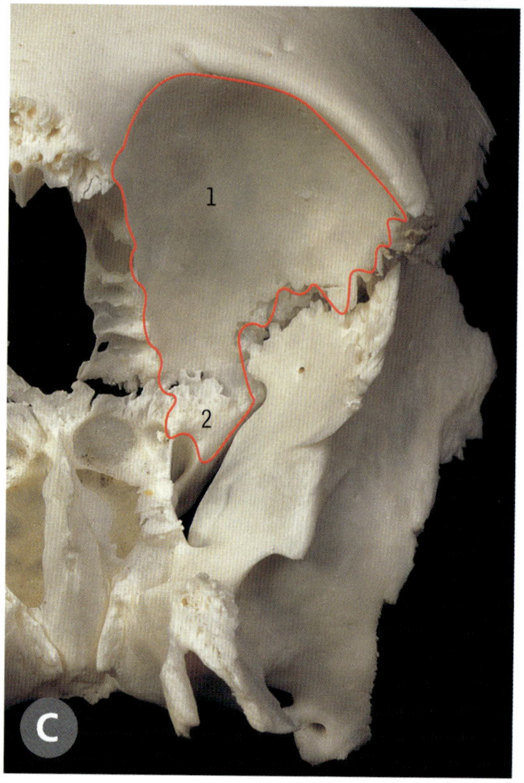

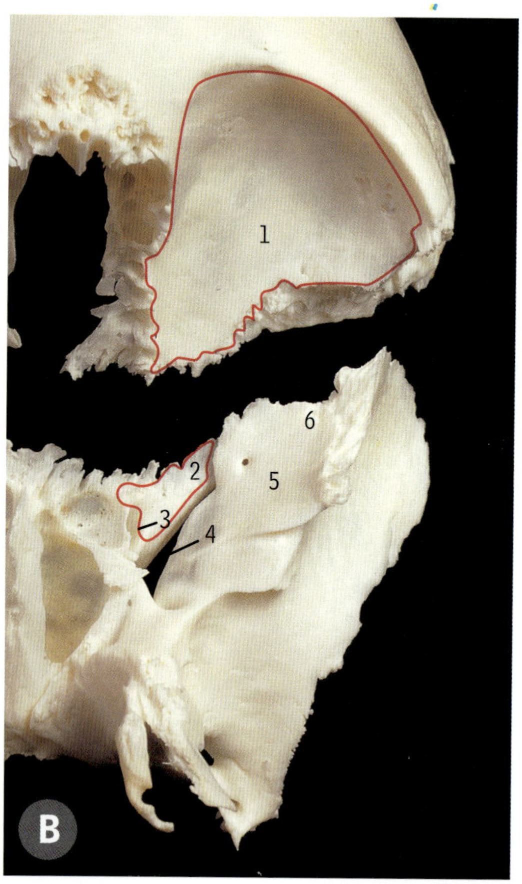

눈확의 천장, 벽, 바닥: A B C D E

빨간색: 지붕 초록색: 바닥
파란색: 가쪽벽 노란색: 안쪽벽

1 이마뼈 눈확부분(Orbital part of frontal bone)
2 나비뼈작은날개(Lesser wing of sphenoid bone)
3 나비뼈시각신경관(Optic canal of sphenoid bone)
4 나비뼈위눈확틈새(Superior orbital fissure of sphenoid bone)
5 나비뼈큰날개(Greater wing of sphenoid bone)
6 나비뼈큰날개 이마모서리(Frontal margin of greater wing of sphenoid bone)
7 나비뼈작은날개(Lesser wing of sphenoid bone)
8 나비뼈몸통가쪽벽(Lateral wall of body of sphenoid bone)
9 나비뼈날개근돌기(Pterygoid process of sphenoid bone)
10 나비뼈원형구멍(Foramen rotundum of sphenoid bone)
11 나비뼈위눈확틈새(Superior orbital fissure of sphenoid bone)
12 나비뼈큰날개 눈확면(Orbital surface of greater wing of sphenoid bone)
13 나비뼈 광대모서리(Zygomatic margin of sphenoid bone)
14 광대뼈 눈확면(Orbital surface of zygomatic bone)
15 광대뼈이마돌기(Frontal process of zygomatic bone)
16 광대뼈모서리융기(Marginal tubercle of zygomatic bone)
17 광대뼈 눈확모서리(Orbital margin of zygomatic bone)
18 위턱뼈 아래눈확모서리(Infra-orbital margin of maxilla)
19 위턱뼈 눈확면(Orbital surface of maxilla)
20 아래눈확틈새(Inferior orbital fissure)

A 왼쪽 눈확, 앞왼쪽위에서 본 모습(28쪽, A처럼)

B C 분리된 그리고 결합된 아래에서 본 눈확의 천장을 형성하고 있는 나비뼈와 이마뼈 부위

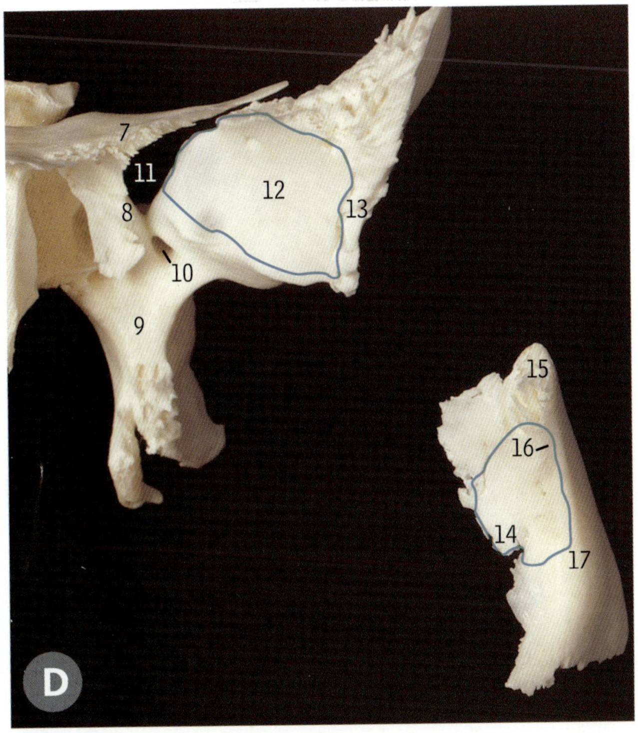

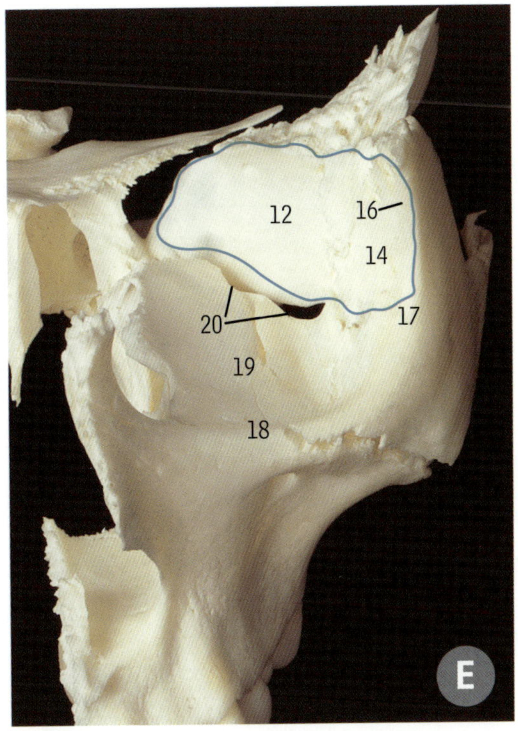

Ⓓ Ⓔ 분리된 그리고 결합된 형태의 앞에서 본 모습(E에서 위턱뼈와 함께). 눈확의 가쪽벽을 형성하는 나비뼈와 광대뼈 부분

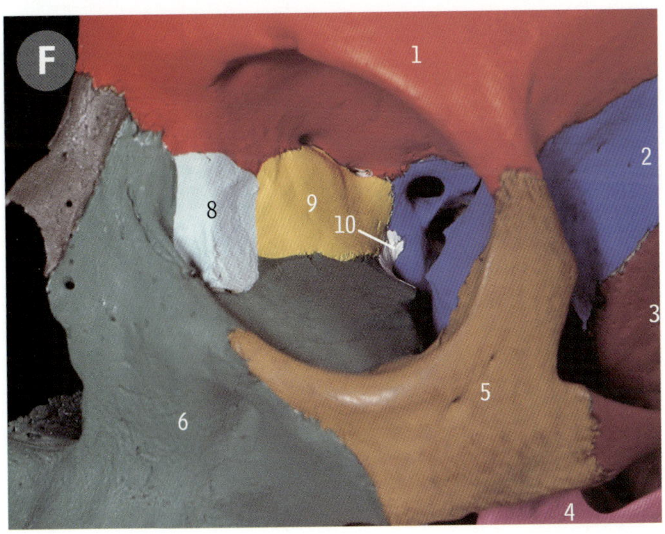

Ⓕ 앞왼쪽위에서 본 모습. 각 낱개머리뼈를 색칠해서 본 왼쪽 눈확

1 이마뼈(Frontal bone)
2 나비뼈(Sphenoid bone)
3 관자뼈(Temporal bone)
4 아래턱뼈(Mandible)
5 광대뼈(Zygomatic bone)
6 위턱뼈(Maxilla)
7 코뼈(Nasal bone)
8 눈물뼈(Lacrimal bone)
9 벌집뼈(Ethmoid bone)
10 입천장뼈(Palatine bone)

눈확의 천장(roof of orbit)은 주로 이마뼈의 눈확부분(orbital part of frontal bone, B와 C, 1)과 뒷부분의 대부분을 형성하는 나비뼈의 작은날개(lesser wing of sphenoid bone, 2)에 의해 형성된다(큰날개[greater wing, B5]는 눈확의 가쪽벽의 한 부분을 형성한다).

나비뼈의 큰날개 눈확면(orbital surface of greater wing of sphenoid bone, 12)과 광대뼈의 눈확면(orbital surface of zygomatic bone, 14)은 ***눈확의 가쪽벽(lateral wall of orbit)***을 형성한다(광대뼈는 또한 위턱뼈와 함께 눈확의 바닥부분을 형성한다. 다음 쪽 참조).

눈확(안와, Orbit) *왼쪽 눈확의 바닥과 안쪽벽(floor and medial wall of the left orbit)*

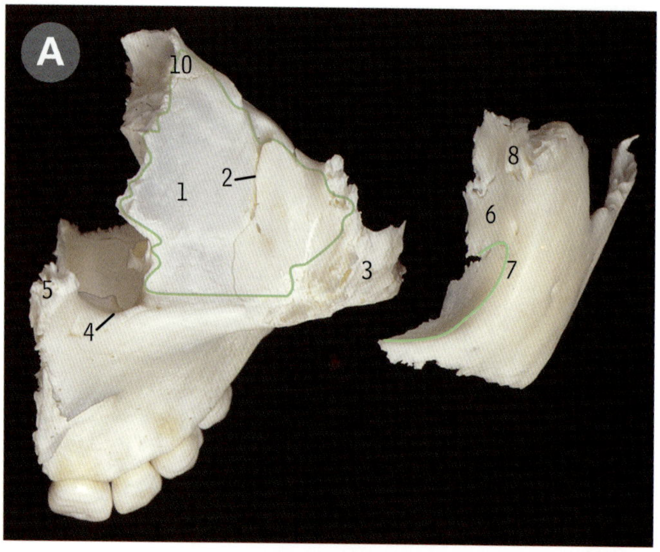

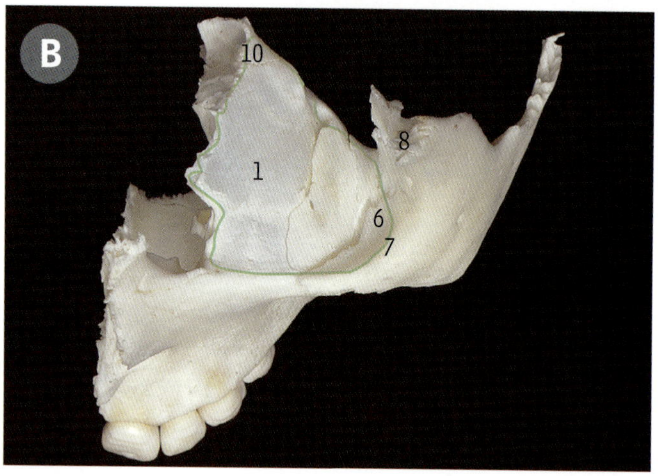

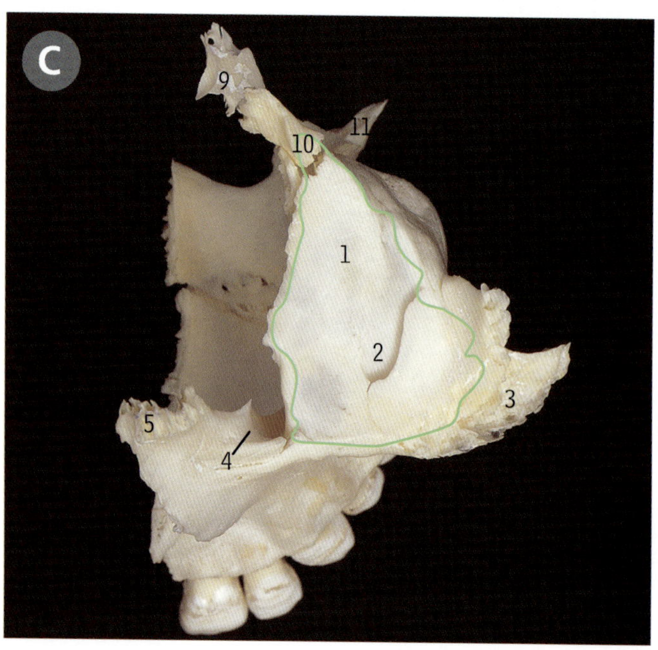

A B C 분리된 그리고 결합된, 위앞에서 본 눈확의 바닥을 이루는 왼쪽 위턱뼈, 광대뼈 및 입천장뼈

A와 B에서, 입천장뼈의 눈확돌기(orbital process of palatine bone, 10)는 위턱뼈에 붙은 채로 남아 있다. 전체 입천장뼈는 C에서 보인다. 안쪽벽의 맨 뒤 부위를 이루는 나비뼈는 여기서는 보이지 않는다(28쪽, A22 참조).

1 위턱뼈 눈확면(Orbital surface of maxilla)
2 위턱뼈아래눈확고랑(Infra-orbital groove of maxilla)
3 위턱뼈광대돌기(Zygomatic process of maxilla)
4 위턱뼈눈물고랑(Lacrimal groove of maxilla)
5 위턱뼈이마돌기(Frontal process of maxilla)
6 광대뼈 눈확면(Orbital surface of zygomatic bone)
7 광대뼈 눈확모서리(Orbital margin of zygomatic bone)
8 광대뼈이마돌기(Frontal process of zygomatic bone)
9 입천장뼈나비뼈돌기(Sphenoidal process of palatine bone)
10 입천장뼈눈확돌기(Orbital process of palatine bone)
11 입천장뼈날개패임돌기(Pyramidal process of palatine bone)

A B C

초록색: 눈확의 바닥

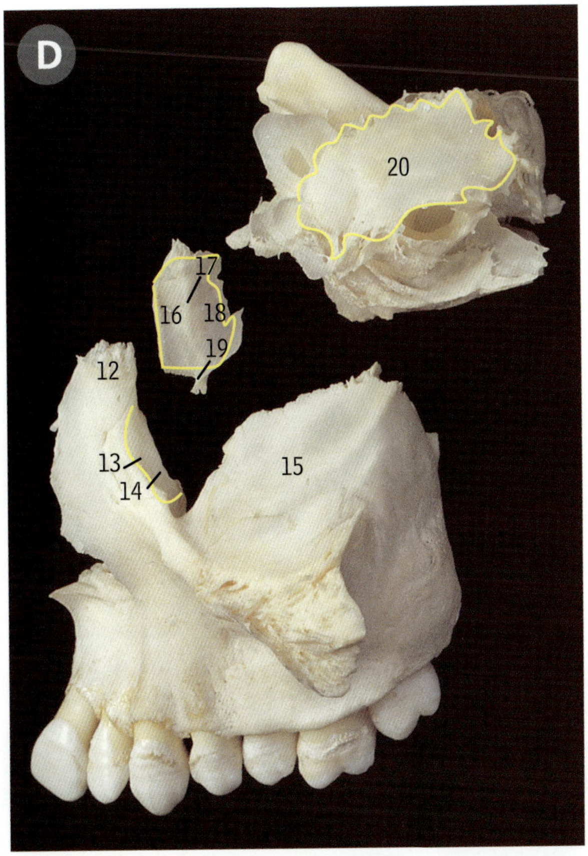

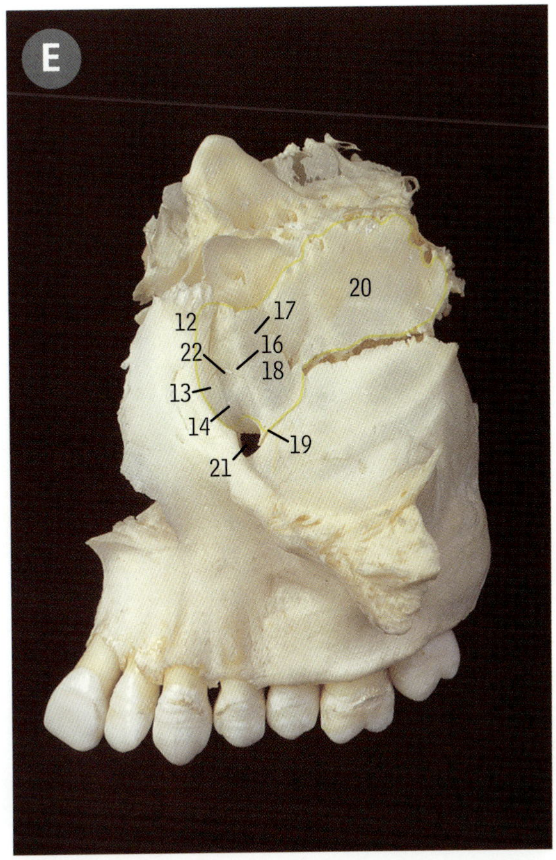

D E 분리된 그리고 결합된 왼쪽에서 본 눈확의 안쪽벽을 이루는 왼쪽 위턱뼈, 눈물뼈 및 벌집뼈

12 위턱뼈이마돌기(Frontal process of maxilla)
13 위턱뼈앞눈물능선(Anterior lacrimal crest of maxilla)
14 위턱뼈눈물고랑(Lacrimal groove of maxilla)
15 위턱뼈 눈확면(Orbital surface of maxilla)
16 눈물뼈눈물고랑(Lacrimal groove of lacrimal bone)
17 눈물뼈뒤눈물능선(Posterior lacrimal crest of lacrimal bone)
18 눈물뼈 눈확면(Orbital surface of lacrimal bone)
19 눈물뼈눈물갈고리(Lacrimal hamulus of lacrimal bone)
20 벌집뼈 눈확판(Orbital plate of ethmoid bone)
21 코눈물관(Nasolacrimal canal)
22 눈물주머니오목(Fossa for lacrimal sac)

D E

노란색: 눈확 안쪽벽(medial wall of orbit).

*눈확의 바닥(floor of orbit)*은 위턱뼈의 눈확면(orbital surface of maxilla, 1)과 광대뼈 눈확면(orbital surface of zygomatic bone, 6) 그리고 가장 뒷부분에서 입천장뼈의 눈확돌기(Orbital process of palatine bone, 10)에 의해 형성된다.

위턱뼈와 눈물뼈에 의해 이루어지는 코눈물관(nasolacrimal canal, E21)의 위 열린 구멍은 눈확의 가쪽벽과 바닥사이의 접합부위의 앞에 있다.

코안(비강, Nasal cavity) *오른쪽 천장, 바닥 및 가쪽벽(right roof, floor and lateral wall)*

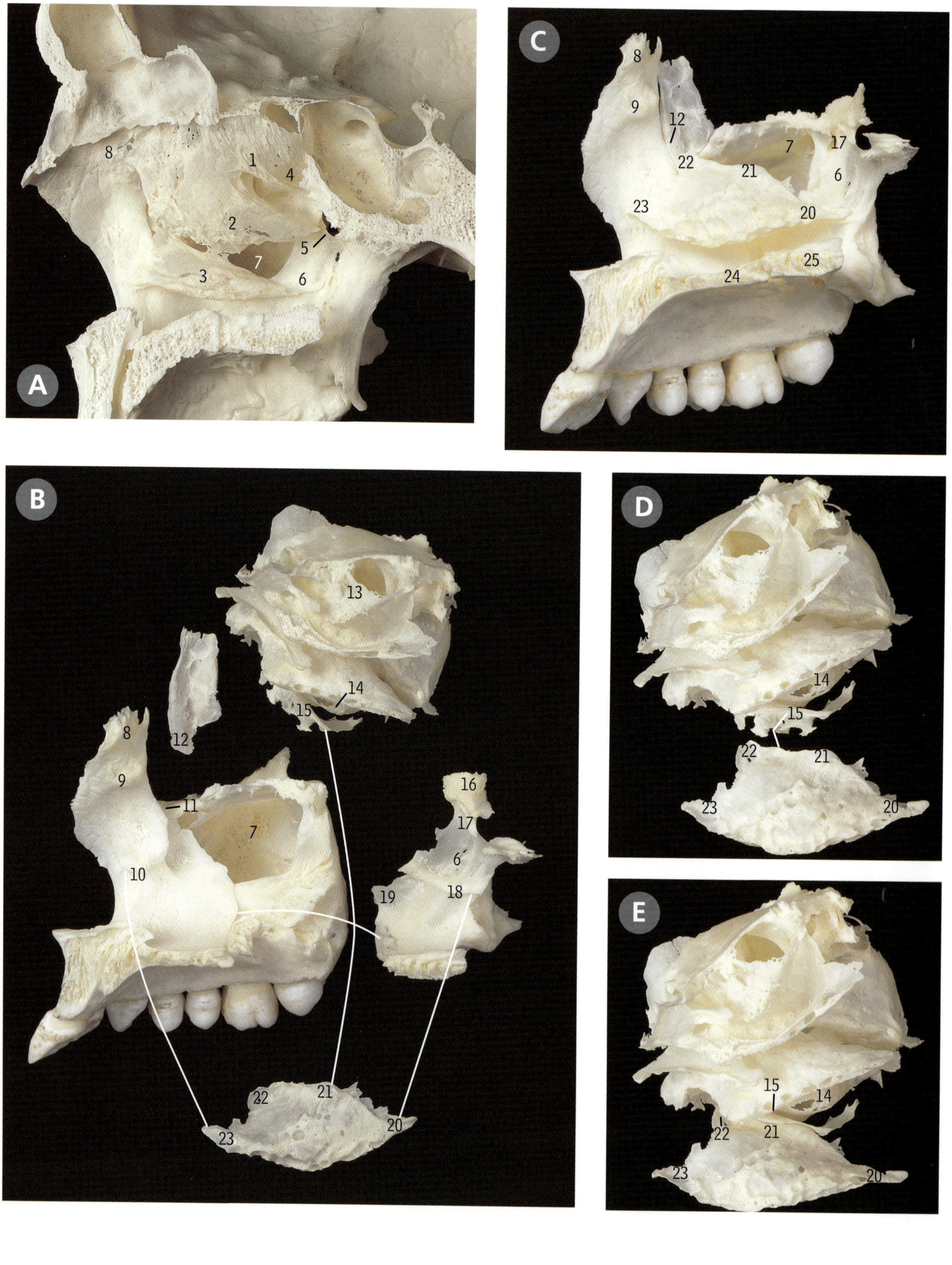

A 온전한 머리뼈에서 코안의 오른편(28쪽, B처럼)

B 왼쪽에서 본 오른쪽 위턱뼈, 눈물뼈, 벌집뼈, 입천장뼈 및 아래코선반

C 관절되어 있는 오른쪽 위턱뼈, 눈물뼈, 입천장뼈 및 아래코선반

D **E** 분리된 그리고 관절되어 있는 벌집뼈와 오른쪽 아래코선반

B에서 흰색선은 입천장뼈와 아래코선반의 겹치는 부분을 표시하며, C와 같이 서로 그리고 위턱뼈와 결합한다. E에서 벌집뼈의 갈고리돌기(uncinate crest of ethmoid bone, 15)는 아래코선반의 벌집돌기(Ethmoidal process of inferior concha, 21)에 관절되어있다.

1 위코선반(Superior nasal concha)
2 중간코선반(Middle nasal concha)
3 아래코선반(Inferior nasal concha)
4 나비벌집오목(Spheno-ethmoidal recess)
5 나비입천장구멍(Sphenopalatine foramen)
6 입천장뼈수직판(Perpendicular plate of palatine bone)
7 위턱뼈위턱굴입구(Maxillary hiatus of maxilla)
8 위턱뼈이마돌기(Frontal process of maxilla)
9 위턱뼈벌집능선(Ethmoidal crest of maxilla)
10 위턱뼈선반능선(Conchal crest of maxilla)
11 위턱뼈눈물고랑(Lacrimal groove of maxilla)
12 눈물뼈내림돌기(Descending process of lacrimal bone)
13 벌집뼈왼벌집뼈로(Left ethmoidal labyrinth of ethmoid bone)
14 벌집뼈오른벌집뼈융기(Right ethmoidal bulla of ethmoid bone)
15 벌집뼈오른갈고리돌기(Right uncinate crest of ethmoid bone)
16 입천장뼈눈확돌기(Orbital process of palatine bone)
17 입천장뼈벌집돌기(Ethmoidal crest of palatine bone)
18 입천장뼈선반능선(Conchal crest of palatine bone)
19 입천장뼈위턱돌기(Maxillary process of palatine bone)
20 아래코선반뒤끝(Posterior end of inferior concha)
21 아래코선반벌집돌기(Ethmoidal process of inferior concha)
22 아래코선반눈물돌기(Lacrimal process of inferior concha)
23 아래코선반앞끝(Anterior end of inferior concha)
24 위턱뼈입천장돌기(Palatine process of maxilla)
25 입천장뼈수평판(Horizontal plate of palatine bone)

관절시켰을 때, B에서 위턱뼈 주위에 정렬된 네 개의 뼈는(눈물뼈, 벌집뼈, 입천장뼈, 아래코선반) 위턱뼈의 위턱굴입구(maxillary hiatus of maxilla, B7)의 크기를 A7에서 보이는 크기와 같거나 작게 줄여준다. 이 크기는 평생동안 점막에 의해 더 줄어든다(142쪽, C21).

B와 D에서, 벌집뼈는 오른벌집뼈융기(right ethmoidal bulla, 14)와 오른갈고리돌기(right uncinate crest, 15)를 보여주기 위해서 위로 틀어져 있다. 이러한 골의 생김새는 중간코선반(middle nasal concha, 2)으로 덮여 있어 A에서는 보이지 않는다. 그것은 선반의 제거 후 28쪽의 D61과 46에서 각각 볼 수 있다.

코안 각각 반쪽의 천장은 중심부에서는 벌집체판(cribriform plate of ethmoid bone, 26쪽, 28), 앞으로는 코뼈(nasal bone, 52쪽, A14)와 이마뼈의 코가시(nasal spine of frontal bone, 52쪽, A2)로 구성되고, 뒤로는 나비뼈의 몸통이 보습뼈의 날개(ala of vomer, 70쪽, B2)와 입천장뼈의 나비뼈돌기(sphenoidal process of palatine bone, 70쪽, B11)에 의해 겹쳐져 있다.

바닥은 위턱뼈의 입천장돌기(palatine process of maxilla, C24)와 입천장뼈의 수평판(horizontal plate of palatine bone, C25)으로 구성된다.

안쪽벽은 골부분이 벌집뼈의 수직판(perpendicular plate of ethmoid bone, 26쪽, 27)과 보습뼈(vomer, 26쪽, 26)로 구성되는 코중격, 위턱뼈의 코능선(nasal crest, 44쪽, D21), 그리고 입천장뼈의 코능선(nasal crest, 46쪽, C13)이고, 맨 밑으로는(앞쪽으로) 중격연골(septal cartilage, 140쪽, A22)이 있다.

가쪽벽은 큰 위턱굴입구(maxillary hiatus, B7)가 눈물뼈, 벌집뼈(위로)와 겹치면서 크기가 줄어드는 위턱뼈의 안쪽면과, 입천장뼈(뒤)와 아래코선반(아래)으로 구성된다(B, C, D – 60-61쪽 참조).

A에서, 왼쪽 이마굴(frontal sinus)은 크고 더 낮은 끝에서 볏돌기 속으로 뒤로 연장되어 있다.

코안(비강, Nasal cavity) *위턱굴입구와 코눈물관(maxillary hiatus and nasolacrimal canal)*

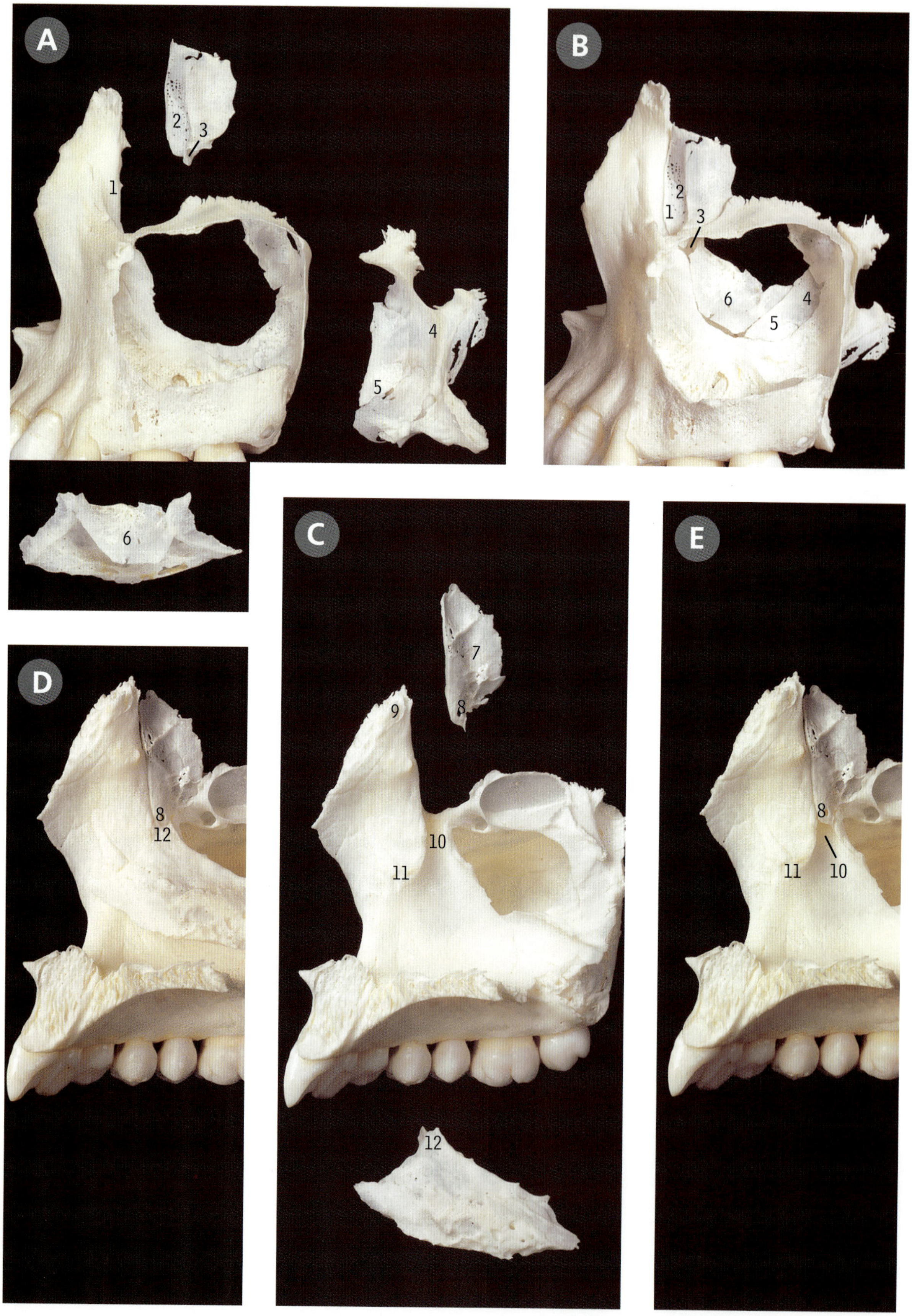

A B 분리된 그리고 관절된 왼쪽 위턱뼈, 눈물뼈, 입천장뼈 및 아래코선반

C 분리된 오른쪽 위턱뼈, 눈물뼈, 아래코선반

D 관절된 오른쪽 위턱뼈, 눈물뼈, 아래코선반

E 관절된 오른쪽 위턱뼈, 눈물뼈

A에서, 위턱뼈의 가쪽벽 대부분과 눈확면을 없앤 결과 굴입구가 가쪽으로 잘 보인다. B에서, A에서 보이는 굴입구의 위앞구석은 눈물뼈의 내림돌기(descending process of lacrimal bone, 3)로, 아래쪽은 아래코선반의 위턱돌기(maxillary process of inferior nasal concha, 6)로, 그리고 맨 아래는 입천장뼈의 위턱돌기(maxillary process of palatine bone, 5)와 입천장뼈의 수직판(perpendicular plate of palatine bone, 4)이 부분적으로 채워져 있다(동굴입구의 위쪽 대부분을 덮는 벌집뼈는 보이지 않는다).

C-E에서, 위턱뼈의 코눈물고랑(nasolacrimal groove of maxilla, 10)에서 코눈물관으로의 전환은 눈물뼈(lacrimal bone, 8)와 아래코선반(inferior nasal concha, 12)의 관절로 설명된다.

1 위턱뼈눈물고랑(Lacrimal groove of maxilla)
2 눈물뼈눈물고랑(Lacrimal groove of lacrimal bone)
3 눈물뼈내림돌기(Descending process of lacrimal bone)
4 입천장뼈수직판(Perpendicular plate of palatine bone)
5 입천장뼈위턱돌기(Maxillary process of palatine bone)
6 아래코선반위턱돌기(Maxillary process of inferior nasal concha)
7 눈물뼈 코면(Nasal surface of lacrimal bone)
8 눈물뼈내림돌기(Descending process of lacrimal bone)
9 위턱뼈이마돌기(Frontal process of maxilla)
10 위턱뼈눈물고랑(Lacrimal groove of maxilla)
11 위턱뼈선반능선(Conchal crest of maxilla)
12 아래코선반눈물돌기(Lacrimal process of inferior nasal concha)

A와 B는 위턱뼈의 가쪽벽을 잘라내어 큰 구멍을 만들어서 왼쪽의 뼈를 보여준다. 그리하여 B에서 관절되었을 때 눈물뼈와 입천장뼈의 가쪽면 및 아래코선반이 위턱굴입구(maxillary hiatus)를 부분적으로 막는 것을 볼 수 있다(위턱뼈의 안쪽벽 틈새). C-E에서 뼈들은 오른쪽에서 안쪽면을 보여준다.

머리뼈 바닥(Base of skull) 앞머리뼈우묵(*anterior cranial fossa*)

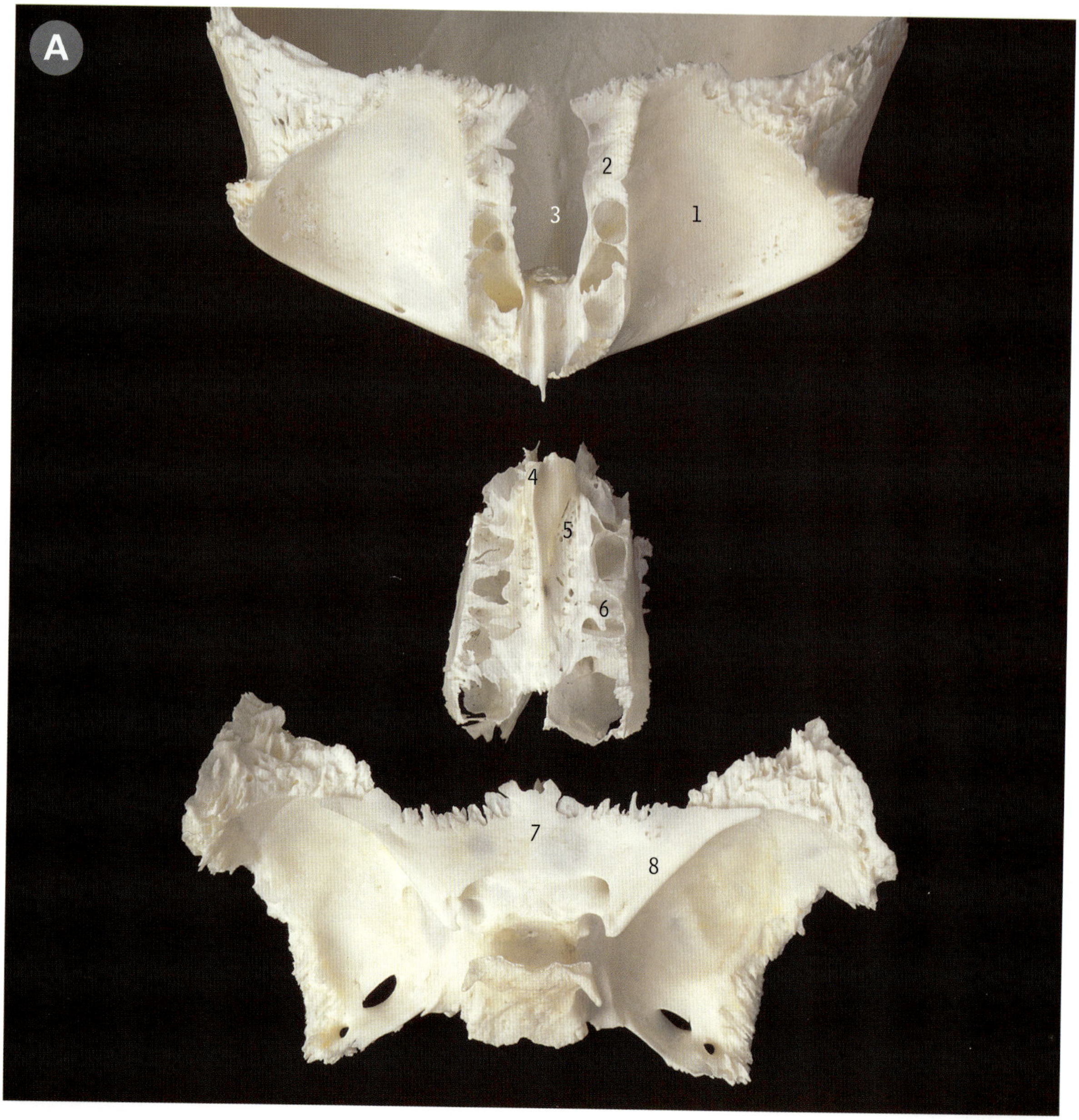

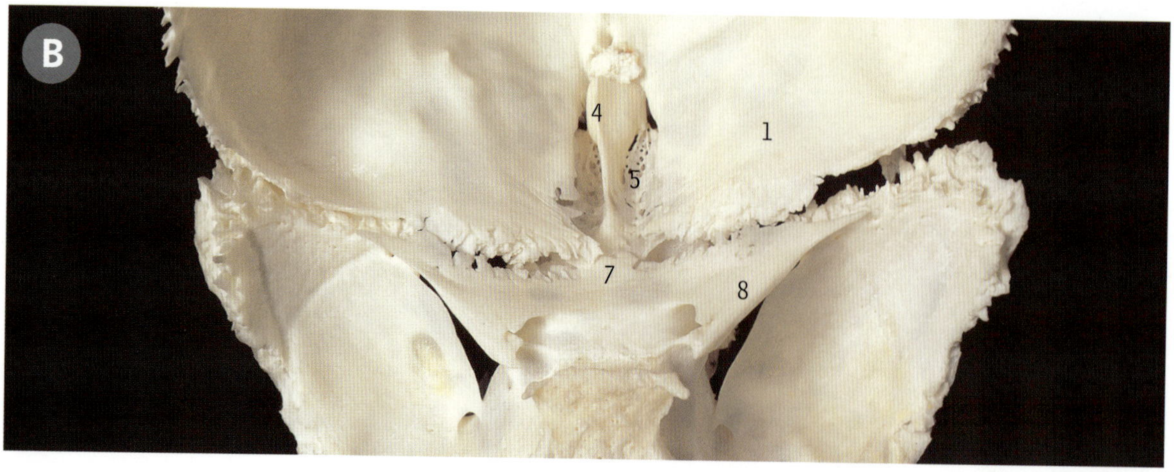

A 이마뼈를 앞으로 기울인 상태에서 위뒤에서 본 이마뼈, 벌집뼈 및 나비뼈

B 관절된 뼈

A에서, 이마뼈는 눈확부분(orbital part of frontal bone, 1)의 눈확면(아래)을 보여주기 위해 앞으로 기울여져 있다. 눈확의 안쪽 모서리(2)는 벌집뼈로(ethmoidal labyrinth, 6)의 천장을 형성한다. B에서, 골을 관절해 보면 눈확부분의 대뇌면(위면)이 보인다.

1 이마뼈 눈확부분(Orbital part of frontal bone)
2 벌집천장(Roof of ethmoidal air cells)
3 벌집패임(Ethmoidal notch)
4 볏돌기(Crista galli)
5 벌집체판(Cribriform plate of ethmoid bone)
6 벌집뼈로와 벌집(Ethmoidal labyrinth and air cells)
7 나비뼈융기(Jugum of sphenoid bone)
8 나비뼈작은날개(Lesser wing of sphenoid bone)

앞머리뼈우묵(anterior cranial fossa)은 이마뼈의 눈확부분(orbital part of frontal bone, 1), 볏돌기(crista galli, 4), 벌집체판(cribriform plate of ethmoid bone, 5) 그리고 나비뼈융기(jugum of sphenoid bone, 7)와 나비뼈작은날개(lesser wing of sphenoid bone, 8)로 이루어진다.

앞머리뼈우묵의 자세한 설명은 189쪽 참조.

이마뼈 눈확의 안쪽부분(2)은 벌집(ethmoidal air cells, 6)의 천장을 형성한다. 반면에 나비뼈몸통의 앞벽은 벌집뼈로(ethmoidal labyrinth)의 뒤벽을 완성한다.

머리뼈 바닥(Base of the skull) *중간머리뼈우묵과 뒤머리뼈우묵(middle and posterior cranial fossae)*

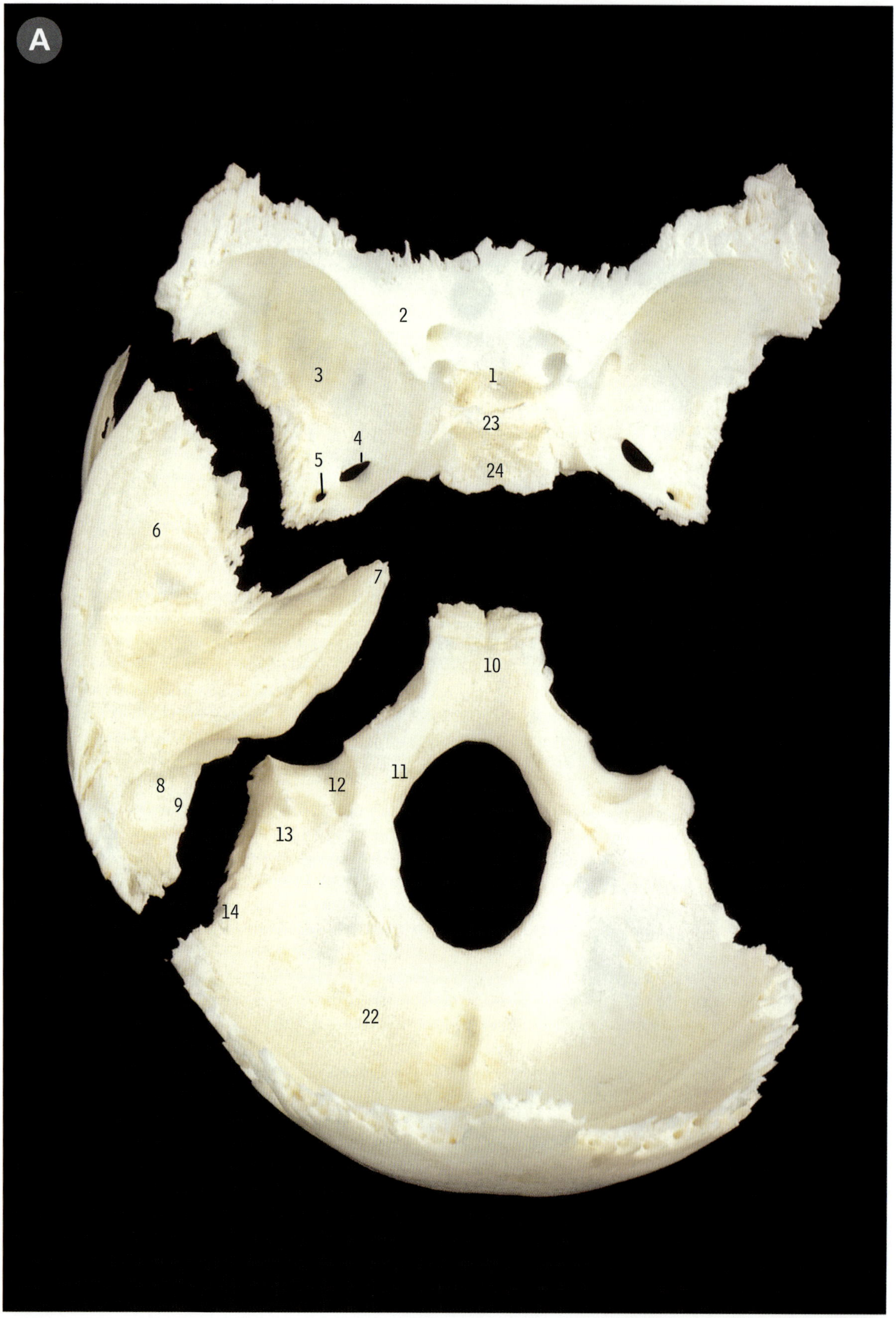

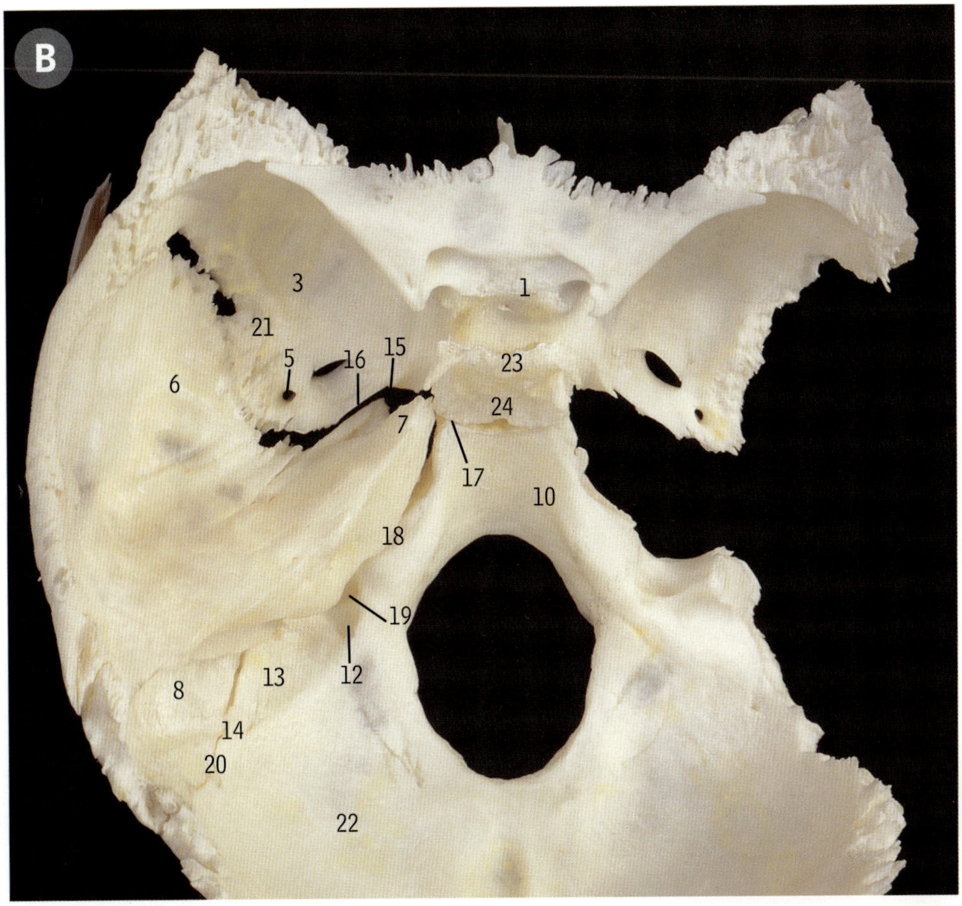

A B 분리된 그리고 관절된 위에서 본 나비뼈, 왼쪽 관자뼈 및 뒤통수뼈

중간뇌막동맥구멍(foramen spinosum, 5)을 포함하는 나비뼈의 큰날개의 뒤쪽각(postertor angle)은 관자뼈의 비늘부분(squamous part of temporal bone, 6)과 관자뼈의 바위부분(petrous part of temporal bone, 7) 사이의 각과 맞아있다.

1 나비뼈몸통(Body of sphenoid bone)
2 나비뼈작은날개(Lesser wing of sphenoid bone)
3 나비뼈큰날개(Greater wing of sphenoid bone)
4 나비뼈타원구멍(Foramen ovale of sphenoid bone)
5 나비뼈뇌막동맥구멍(Foramen spinosum of sphenoid bone)
6 관자뼈 비늘부분(Squamous part of temporal bone)
7 관자뼈 바위부분끝(Apex of petrous part of temporal bone)
8 관자뼈구불정맥굴고랑(Groove for sigmoid sinus of petrous part of temporal bone)
9 뒤통수뼈 뒤통수모서리(Occipital margin of occipital bone)
10 뒤통수뼈 바닥부분(Basilar part of occipital bone)
11 뒤통수뼈 가쪽부분(Lateral part of occipital bone)
12 뒤통수뼈목정맥패임(Jugular notch of occipital bone)
13 뒤통수뼈구불정맥굴고랑(Groove for sigmoid sinus of occipital bone)
14 뒤통수뼈 꼭지모서리(Mastoid margin of occipital bone)
15 파열구멍(Foramen lacerum)
16 나비바위연골결합(Sphenopetrosal synchondrosis)
17 나비뒤통수연골결합(Spheno-occipital synchondrosis)
18 바위뒤통수봉합과 아래바위굴고랑(Petro-occipital suture and groove for inferior petrosal sinus)
19 목정맥구멍(Jugular foramen)
20 뒤통수꼭지봉합(Occipitomastoid suture)
21 나비비늘봉합(Sphenosquamosal suture)
22 뒤통수뼈 비늘부분(Squamous part of occipital bone)
23 안장등(Dorsum sellae)
24 나비바닥(Basisphenoid)

중간머리뼈우묵(middle cranial fossa)은 나비뼈의 몸통(body of the sphenoid bone, 1)으로 형성된 중간부분과, 관자뼈의 비늘부분(squamous part of temporal bone, 6)과 관자뼈의 바위부분(petrous part of temporal bone, 7) 및 나비뼈의 큰날개(greater wing of sphenoid bone, 3)로 이루어진 오른쪽과 왼쪽의 가쪽부분으로 구성된다.

뒤머리뼈우묵(posterior cranial fossa)은 뒤통수뼈의 바닥부분(basilar part, 10), 가쪽부분(lateral part, 11)과 비늘부분(squamous part, 22), 관자뼈의 바위부분(petrous part, 7-9), 마루뼈 뒤아래부분에 존재하는 꼭지각(mastoid angle)의 작은부분(여기에서는 보이지 않는다, 24쪽, A34와 50쪽, B14 참조), 나비뼈의 말안장등(dorsum sellae, 23)과 뒤부분으로 이루어진다.

관자뼈 바위부분 끝(apex of petrous part of temporal bone, 7)의 앞과 나비뼈 사이의 틈새가 파열구멍(foramen lacerum, B15)이다. 뒤통수뼈의 바닥부분(basilar part of occipital bone, 10)의 아주 작은 부분이 구멍의 안쪽 모서리에 있다.

뒤통수뼈의 목정맥패임(jugular notch of the occipital bone, A12)과 관자뼈의 바위부분 사이의 틈새가 목정맥구멍(jugular foramen, B19)을 형성한다.

뒤통수뼈의 바닥부분(10, 종종 basi-occiput이라고 부른다)과 나비뼈몸통의 뒤부분(24, 종종 basisphenoid이라고 부른다)의 연결은 연골결합(synchondrosis)이다. 이는 25세에 완전한 골결합을 형성한다.

중간머리뼈우묵과 ***뒤머리뼈우묵***의 설명은 189쪽 참조.

머리뼈 바닥(Base of the skull) *바깥면, 뒤부분(external surface, posterior part)*

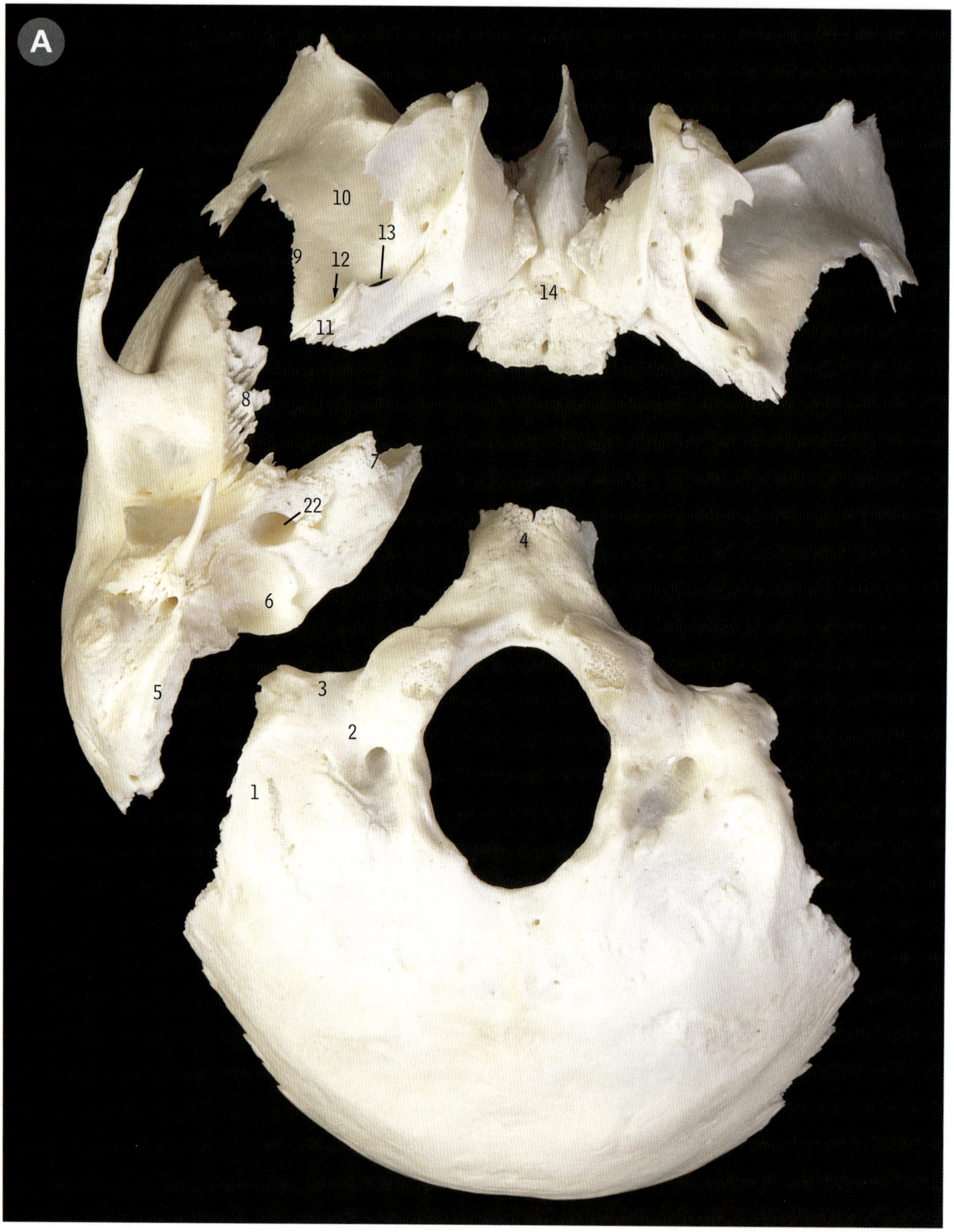

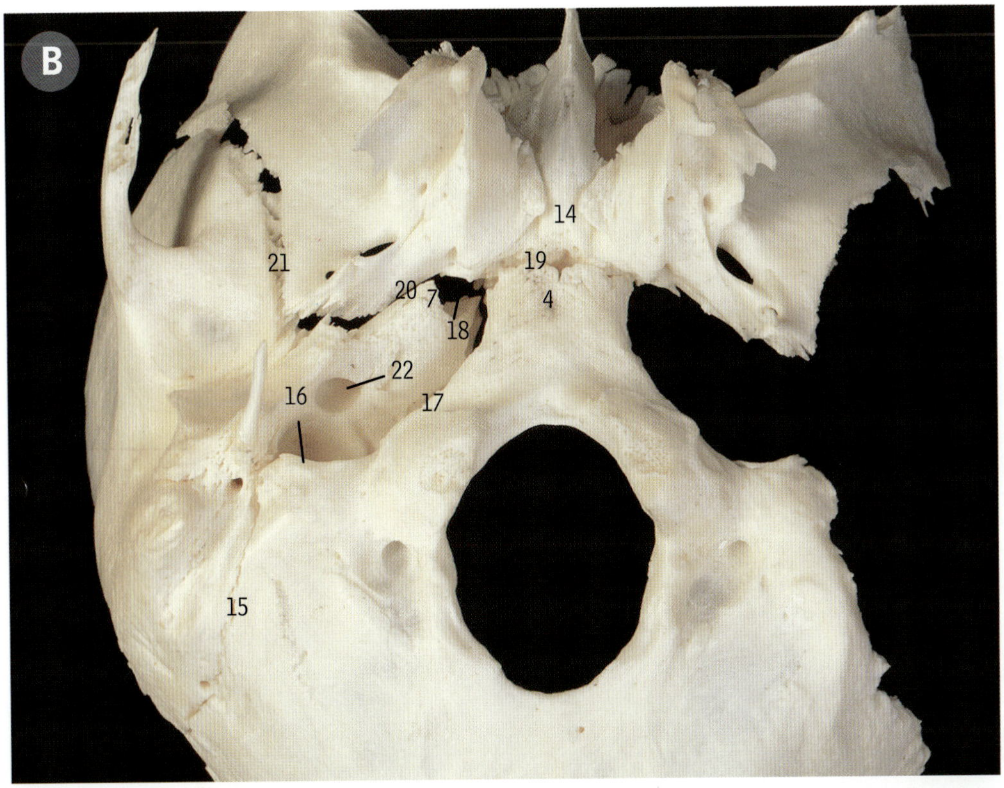

A B 분리된 그리고 관절된 아래에서 본 나비뼈, 오른쪽 관자뼈 및 뒤통수뼈

(이들 뼈의 위면과 64쪽 A, 65쪽 B의 위면과, 18쪽 A, 24쪽 A의 모든 바닥과 비교)

1 뒤통수뼈 꼭지모서리(Mastoid margin of occipital bone)
2 뒤통수뼈 가쪽부분(Lateral part of occipital bone)
3 뒤통수뼈목정맥패임(Jugular notch of occipital bone)
4 뒤통수뼈 바닥부분(Basilar part of occipital bone)
5 관자뼈 바위부분 뒤통수모서리(Occipital margin of petrous part of temporal bone)
6 관자뼈 바위부분 목정맥패임(Jugular notch of petrous part of temporal bone)
7 관자뼈 바위끝(Apex of petrous part of temporal bone)
8 관자뼈 비늘부분 나비뼈모서리(Sphenoidal margin of squamous part of temporal bone)
9 나비뼈 비늘모서리(Squamous margin of sphenoid bone)
10 나비뼈큰날개(Greater wing of sphenoid bone)
11 나비뼈가시(Spine of sphenoid bone)
12 나비뼈중간뇌막동맥구멍(Foramen spinosum of sphenoid bone)
13 나비뼈타원구멍(Foramen ovale of sphenoid bone)
14 나비뼈몸통(Body of sphenoid bone)
15 뒤통수꼭지봉합(Occipitomastoid suture)
16 목정맥구멍(Jugular foramen)
17 바위뒤통수봉합(Petro-occipital suture)
18 파열구멍(Foramen lacerum)
19 나비뒤통수연골결합(Spheno-occipital synchondrosis)
20 나비바위연골결합과 귀인두관고랑(Sphenopetrosal synchondrosis and groove for auditory tube)
21 나비비늘봉합(Sphenosquamosal suture)
22 목동맥관(Carotid canal)

파열구멍(foramen lacerum, B18)은 관자뼈의 바위부분 끝(apex of petrous part of temporal bone, A와 B, 7)의 앞쪽과 나비뼈 사이의 틈새이다. 이의 안쪽모서리는 뒤통수뼈의 바닥부분(basilar part of occipital bone, A와 B, 4)의 작은 부분이다.

목정맥구멍(jugular foramen, B16)은 관자뼈의 바위부분의 목정맥패임(jugular notch of petrous part of temporal bone, A6)과 뒤통수뼈의 목정맥패임(jugular notch of occipital bone, A3) 사이의 틈새이다.

목동맥관(carotid canal, B22)은 관자뼈의 바위부분 내에 있다. 이는 아래입구로부터(여기 보이는) 파열구멍의 뒤에 있는 위입구까지 안쪽앞으로 돈다. 이 위입구는 오직 앞에서 구멍을 통해 매우 비스듬히 봐야 보인다. 혹은 바위관자뼈의 첨부에서 끝을 볼 때 보인다(48쪽, E44).

머리뼈 바닥(Base of the skull) *오른쪽 날개입천장오목(익구개와, pterygopalatine fossa)*

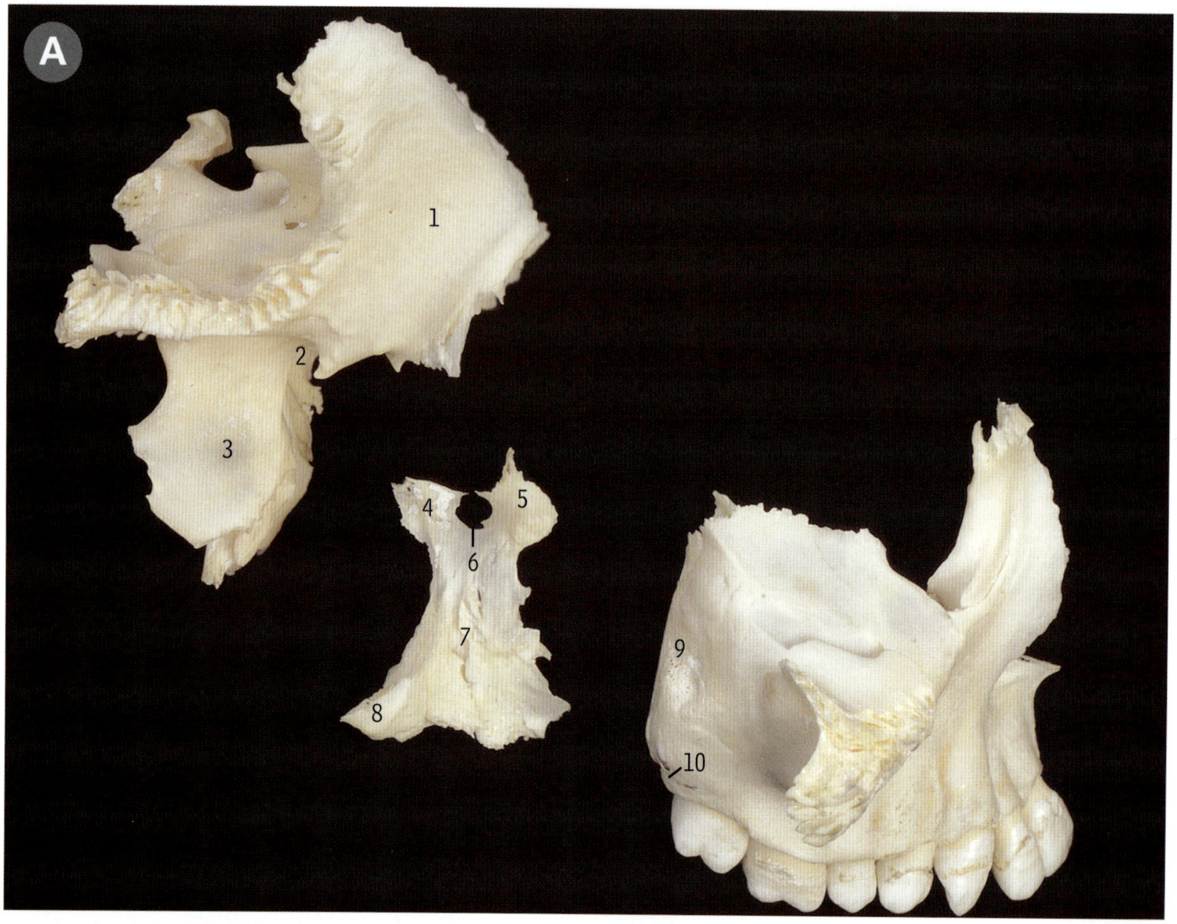

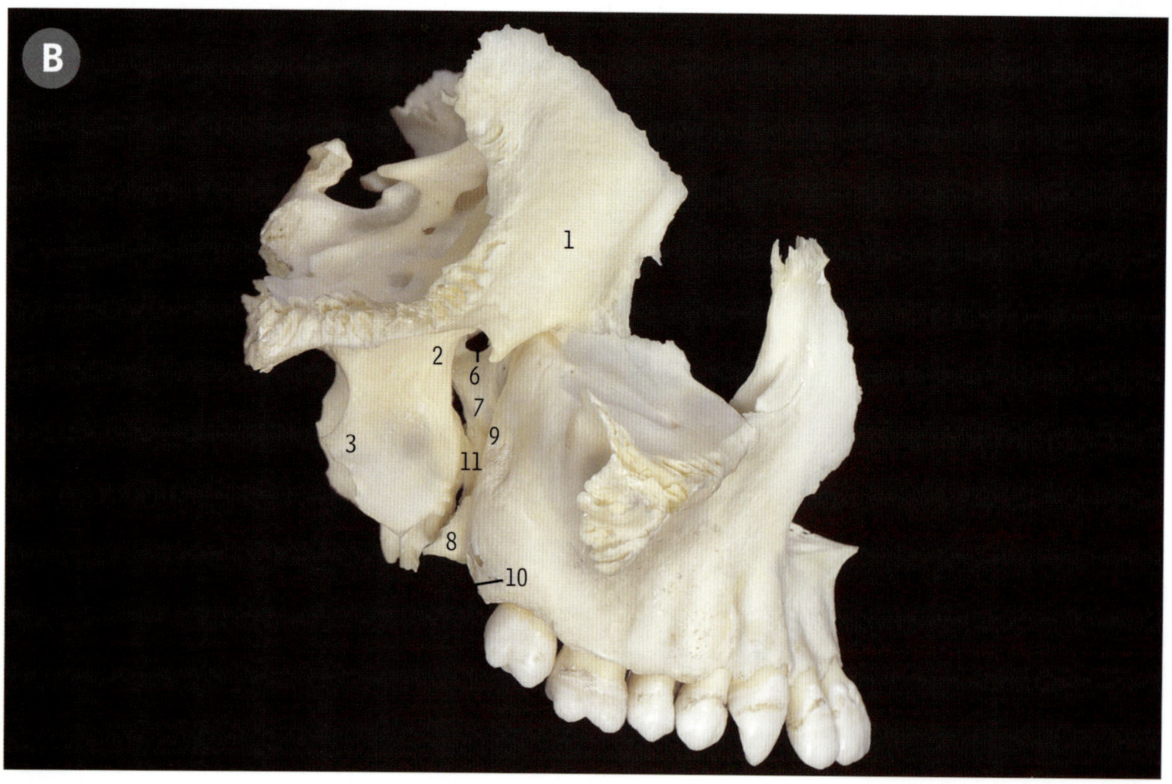

A B 분리된 그리고 관절된 오른쪽에서 본 오른쪽 위턱뼈, 입천장뼈 및 나비뼈

(20쪽, A와 비교)

1 나비뼈큰날개 관자면(Temporal surface of greater wing of sphenoid bone)
2 나비뼈날개돌기(Pterygoid process of sphenoid bone)
3 입천장뼈가쪽날개판(Lateral pterygoid plate of sphenoid bone)
4 입천장뼈나비돌기(Sphenoidal process of palatine bone)
5 입천장뼈눈확돌기(Orbital process of palatine bone)
6 입천장뼈나비입천장패임(Sphenopalatine notch of palatine bone)
7 입천장뼈수직판(Perpendicular plate of palatine bone)
8 입천장뼈날개패임돌기(Pyramidal process of palatine bone)
9 위턱뼈 관자아래면(Infratemporal surface of maxilla)
10 위턱뼈융기(Tuberosity of maxilla)
11 날개위턱틈새(Pterygomaxillary fissure)

날개입천장오목(익구개와, pterygopalatine fossa)은 위턱뼈 뒤, 나비뼈날개돌기 앞에 있는 공간이다(21쪽, 첫 문장 참조).

이 오목의 앞벽은 위턱뼈의 관자아래면(infratemporal surface of maxilla, 9)(뒷면)으로 형성되어 있다.

이 오목의 뒤벽은 나비뼈의 날개돌기(pterygoid process of sphenoid bone, 2)로 형성되어 있다.

이 오목의 안쪽벽은 입천장뼈의 수직판(perpendicular plate of palatine bone, 7)으로 형성되어 있다. 이 판의 위끝에 있는 나비입천장패임(sphenopalatine notch, 6)은 나비뼈몸통과 결합하여 나비입천장구멍(sphenopalatine foramen, B6)을 만든다(이 면에서는 큰날개에 가려져 안 보임, 1).

이 오목의 가쪽으로는 관자아래우묵(infratemporal fossa)으로 교통하는 날개위턱틈새(pterygomaxillary fissure, B11)가 있다(20쪽, A4 참조).

입천장뼈의 날개패임돌기(pyramidal process of palatine bone, 8)는 위턱뼈융기(tuberosity of maxilla, 10)와 관절되고 안쪽날개판과 가쪽날개판의 아래끝 사이의 삼각형 틈새를 채운다(17쪽, B10).

날개입천장오목의 자세한 설명은 125쪽 참조.

머리뼈 바닥(Base of the skull) *오른쪽 뒤콧구멍(right posterior nasal aperture)*

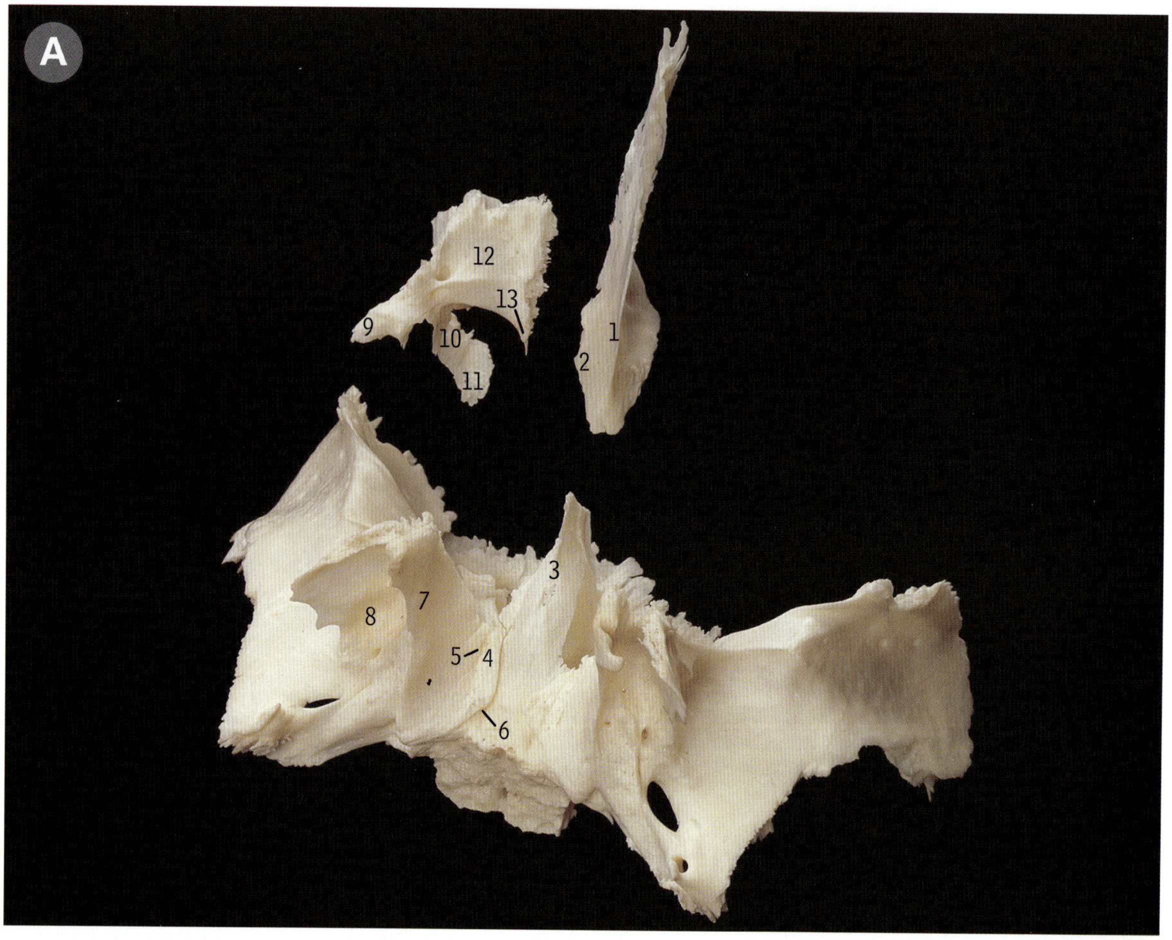

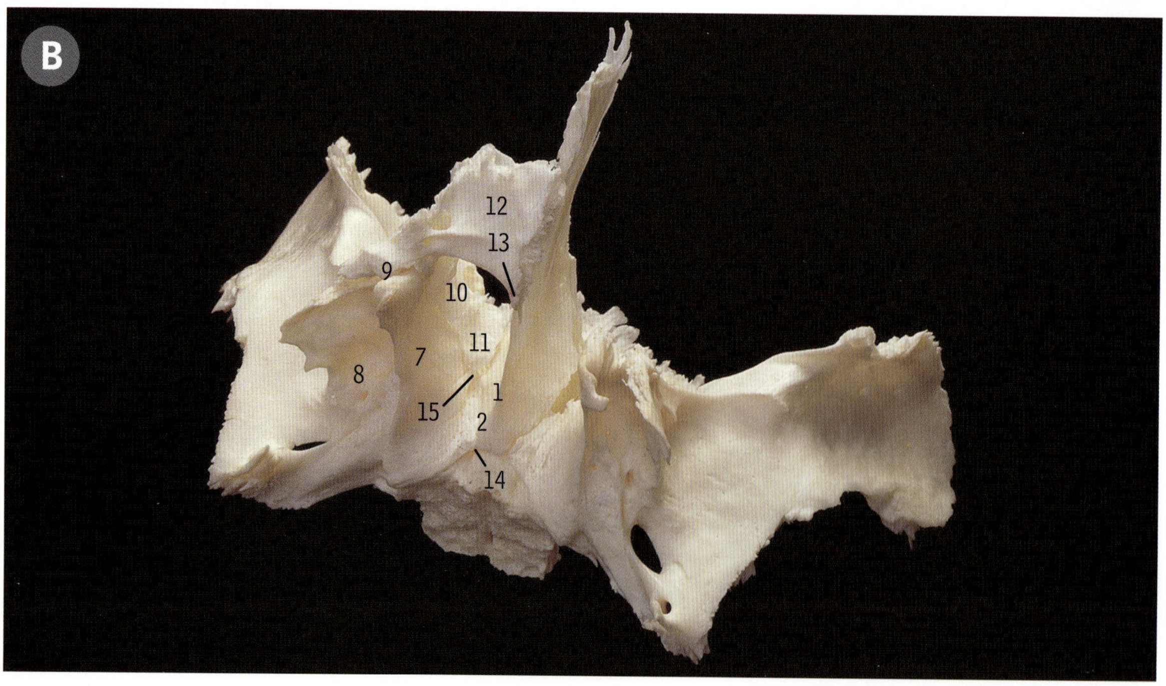

A B

분리되고 관절한 왼쪽 아래 뒤에서 본 나비뼈와 오른쪽 입천장뼈와 보습뼈

보습뼈(서골, vomer, 1)는 코중격의 뒤부분을 이루고, 입천장뼈 부분과 나비뼈는 남아있는 콧구멍부분의 뒤모서리를 형성한다.

1 보습뼈 뒤모서리(Posterior border of vomer)
2 보습뼈날개(Ala of vomer)
3 나비뼈부리(Rostrum of sphenoid bone)
4 나비뼈칼집돌기(Vaginal process of sphenoid bone)
5 입천장뼈나비뼈돌기(11)와 결합될 때 입천장칼집관(15)이 되는 나비뼈고랑(Groove of sphenoid bone that becomes palatovaginal canal[15] when articulated with sphenoidal process of palatine bone[11])
6 보습뼈날개(2)와 결합될 때 보습칼집관(14)이 되는 나비뼈고랑(Groove of sphenoid bone that becomes vomerovaginal canal[14] when articulated with ala of vomer[2])
7 나비뼈안쪽날개판(Medial pterygoid plate of sphenoid bone)
8 나비뼈가쪽날개판(Lateral pterygoid plate of sphenoid bone)
9 입천장뼈날개패임돌기(Pyramidal process of palatine bone)
10 입천장뼈수직판(Perpendicular plate of palatine bone)
11 입천장뼈나비뼈돌기(Sphenoidal process of palatine bone)
12 입천장뼈수평판(Horizontal plate of palatine bone)
13 입천장뼈뒤코가시(Posterior nasal spine of palatine bone)
14 보습칼집관(Vomerovaginal canal)
15 입천장칼집관(Palatovaginal canal)

후방콧구멍(posterior nasal aperture)은 보통 뒤콧구멍이라 불린다.

보습뼈의 뒤모서리(posterior border of vomer, 1)는 안쪽 모서리를 형성하며 뒤콧구멍을 두 개로 분리한다.

다른 경계는 다음과 같다:
- 가쪽 – 나비뼈안쪽날개판(medial pterygoid plate of sphenoid bone, 7)
- 아래 – 입천장뼈수평판(horizontal plate of palatine bone, 12)의 뒤모서리
- 위 – 나비뼈몸통과 나비뼈칼집돌기(vaginal process of sphenoid bone, 4) 및 보습뼈날개(ala of vomer, 2)

나비뼈의 칼집돌기 아래면의 고랑(A5)은 입천장뼈의 나비뼈돌기(sphenoidal process of palatine bone, B11)와 결합되어 입천장칼집관(palatovaginal canal, B15)으로 바뀐다.

보습칼집관(vomerovaginal canal, B14)은 나비뼈의 칼집돌기 위면(A6)과 보습뼈날개(ala of vomer, 2)에 같이 놓여있다. 보습칼집관은 앞에서 입천장칼집관(palatovaginal canal, B15)과 만난다.

입천장뼈의 날개패임돌기(pyramidal process of palatine bone, 9)는 가쪽날개판(lateral pterygoid plate, 8)과 안쪽날개판(medial pterygoid plate, 7)의 아래끝 사이의 틈새를 채우고 있다(16쪽, B10).

태아 머리뼈(Fetal skull)

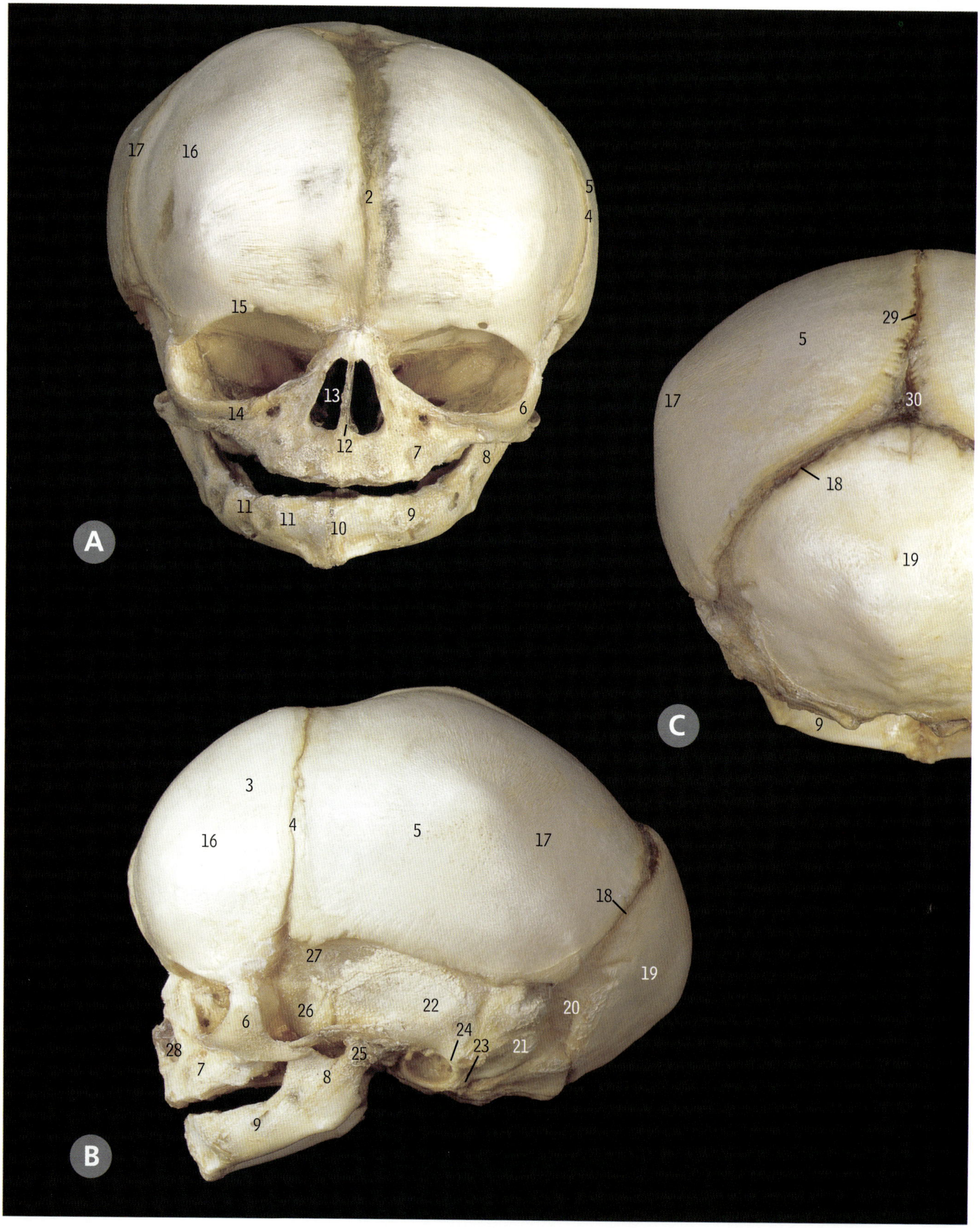

태아 머리뼈(Fetal skull)

태내 전체기간의 머리뼈(skull of a full-term fetus)

A 앞에서 본 모습

B 왼쪽에서 본 모습

C 뒤(왼쪽면)에서 본 모습

D 위에서 본 모습

맹출된 치아가 없는 것, 크기의 상이점은 제쳐두고 어른 골격과의 비교에서 가장 큰 특징은 거대봉합부(large sutures, 2, 4, 18, 29)와 마루뼈의 네 각의 골화되지 않은 공간인 숫구멍(fontanelles, 1, 20, 27, 30)이다.

1 앞숫구멍(Anterior fontanelle)
2 이마뼈봉합(Frontal[metopic] suture)
3 이마뼈의 반(비늘부분)(Half[squamous part] of frontal bone)
4 관상봉합(Coronal suture)
5 마루뼈(Parietal bone)
6 광대뼈(Zygomatic bone)
7 위턱뼈(Maxilla)
8 턱뼈가지(Ramus of mandible)
9 턱뼈몸통(Body of mandible)
10 턱뼈결합(Symphysis menti)
11 유치의 발육(Elevations over deciduous teeth)
12 코중격(Nasal septum)
13 뼈콧구멍(Anterior nasal aperture)
14 아래눈확모서리(Infra-orbital margin)
15 위눈확모서리(Supra-orbital margin)
16 이마뼈거친면(Frontal tuberosity)
17 마루뼈거친면(Parietal tuberosity)
18 시옷봉합(Lambdoid suture)
19 뒤통수뼈(Occipital bone)
20 꼭지(뒤가쪽)숫구멍(Mastoid[posterolateral] fontanelle)
21 관자뼈 바위부분(Petrous part of temporal bone)
22 관자뼈 비늘부분(Squamous part of temporal bone)
23 붓꼭지구멍(Stylomastoid foramen)
24 고막틀반지(Tympanic ring)
25 아래턱뼈관절돌기(Condylar process of mandible)
26 나비뼈큰날개(Greater wing of sphenoid bone)
27 나비뼈(앞가쪽)숫구멍(Sphenoidal[anterolateral] fontanelle)
28 코중격연골(Septal cartilage)
29 시상봉합(Sagittal suture)
30 뒤숫구멍(Posterior fontanelle)

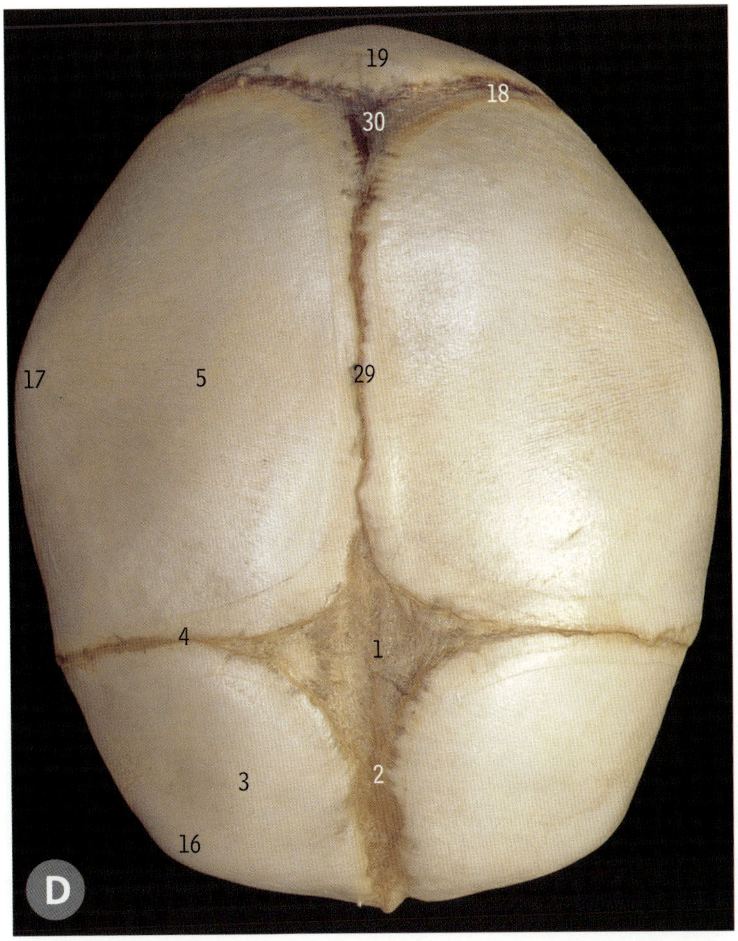

코안, 위턱굴의 작은 크기, 미맹출치아가 어른보다 머리뼈에서 비교적 작은 부분을 형성하여 태어날 때의 얼굴부위에 기여한다(어른 머리뼈와 비교할 것, 2쪽).

뒤숫구멍(posterior fontanelle, 30)과 나비뼈숫구멍은(sphenoidal fontanelle, 27) 생후 3개월 내에 닫히고 꼭지숫구멍(mastoid fontanelle, 20)은 1년, 앞숫구멍(anterior fontanelle, 1)은 대략 18개월에 닫힌다.

꼭지돌기(mastoid process)는 두 돌(second year)이 되기 전까지 발달하지 않아서 그 전에 붓꼭지구멍(stylomastoid foramen, 23)과 새로 생기는 얼굴신경이 비교적 표면에 가까이 있어 보호가 안 된다(어른 머리뼈와 비교할 것, 16쪽, A22와 23).

목과 목뼈

Cervical vertebrae and neck

2

목뼈(경추, Cervical vertebrae)

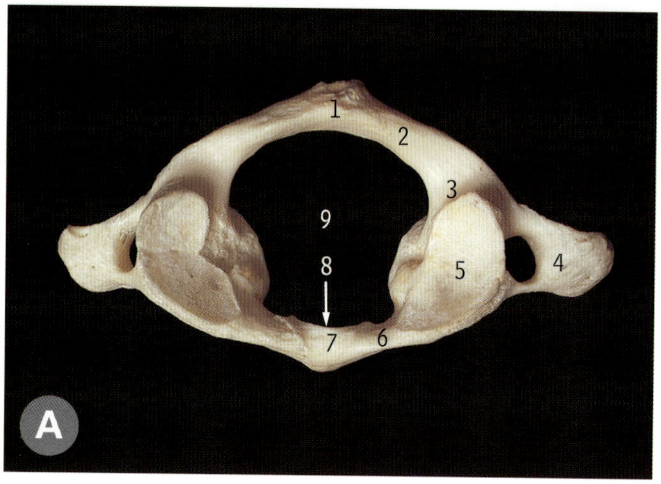

Ⓐ 위에서 본 모습

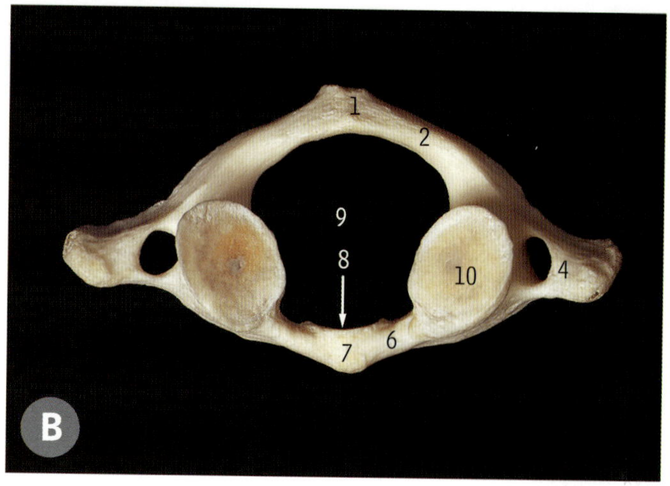

Ⓑ 아래에서 본 모습

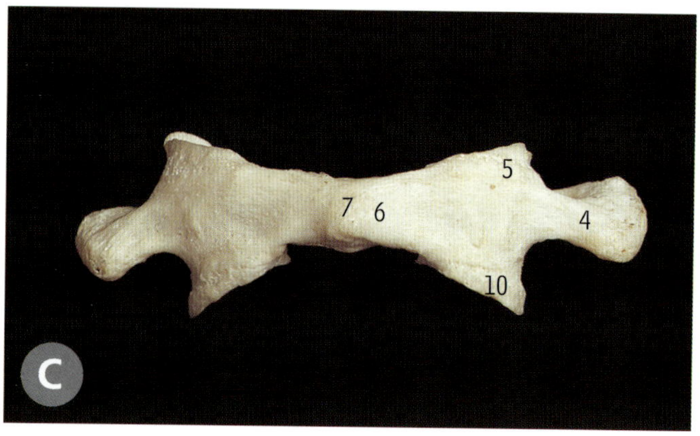

Ⓒ 앞에서 본 모습

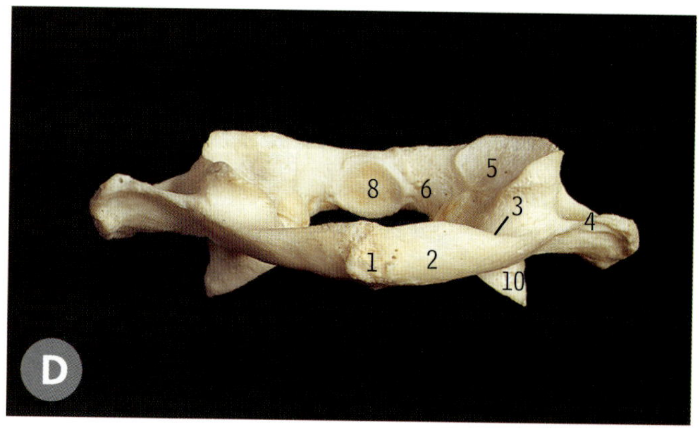

Ⓓ 뒤에서 본 모습

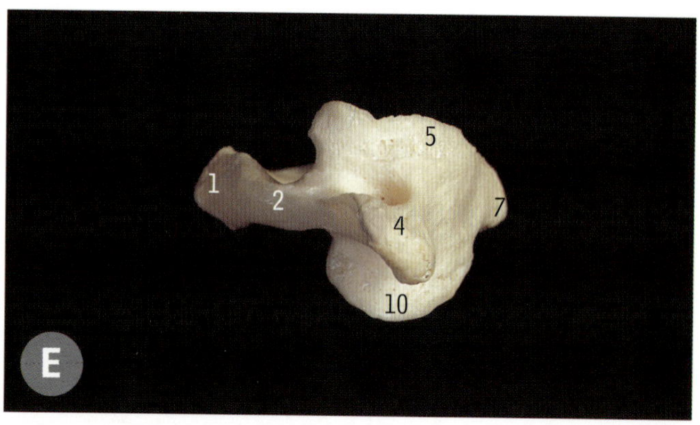

Ⓔ 오른쪽에서 본 모습

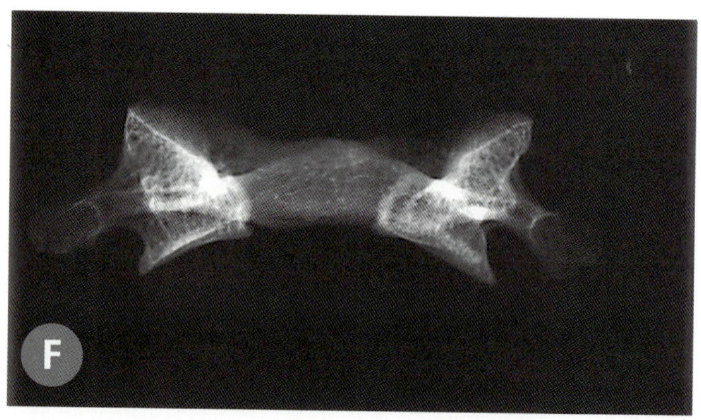

Ⓕ 고리뼈 방사선 사진(앞에서 뒤로 방사선을 투사함)

고리뼈(Atlas) *첫째목뼈(first cervical vertebra)*

고리뼈는 몸통이 없는 독특한 모양을 하고 있다. 양쪽에 위관절면과 아래관절면을 갖고 있는 가쪽덩이(lateral mass with upper and lower articular facets, A5; B10)와 앞고리(anterior arch, 6) 및 뒤고리(posterior arch, 2)로 구성된다(A와 B).

1 뒤결절(Posterior tubercle)
2 뒤고리(Posterior arch)
3 척추동맥고랑(Groove for vertebral artery)
4 가로돌기와 가쪽구멍(Transverse process and foramen)
5 위관절면을 포함한 가쪽덩이(Lateral mass with superior articular facet)
6 앞고리(Anterior arch)
7 앞결절(Anterior tubercle)
8 중쇠뼈치아돌기와 만나는 관절면(Facet for dens of axis)
9 척추뼈구멍(Vertebral foramen)
10 아래관절면을 포함한 가쪽덩이(Lateral mass with inferior articular facet)

모두 7개인 목뼈는 각각의 가로돌기(transverse processes, A4)에 구멍이 나 있다. 이런 특성만으로도 다른 척주(vertebral column) 부분의 뼈와 구분된다. 예전에는 이들 구멍을 가로구멍이라 불렀는데, 지금은 척추동맥구멍으로 더 잘 알려져 있다.

전형적인 목뼈는 셋째목뼈부터 여섯째목뼈까지이다: 대표적인 예로, 다섯째목뼈가 80쪽에 표시되었다.

첫째목뼈(고리뼈, 76쪽)와 둘째목뼈(중쇠뼈, 78쪽) 및 일곱째목뼈(80쪽)는 특징적인 구조를 가진다.

고리뼈는 몸통이 없는 유일한 척추뼈이다. 과거에는 중쇠뼈치아돌기(dens of axis, 78쪽, A1과 3; 78쪽, F16)가 고리뼈의 몸통부분을 나타내는 것으로 여겨져 왔다. 그러나 사실은 그렇지 않다(79쪽 글상자 참조).

고리뼈에는 가시돌기(spinous process)가 없는 대신 작은 뒤결절(posterior tubercle, A1)이 있다.

고리뼈의 가쪽덩이(lateral mass)에 있는 관절면의 모양으로 위면과 아래면을 구분할 수 있다:

- 위관절면(superior articular facets, A5)은 오목한 콩팥모양인데, 머리뼈의 뒤통수뼈관절융기(occipital condyles, 16쪽, A33)와 관절을 이루면서, 고리뒤통수관절(atlanto-occipital joints, 230쪽, B43)을 형성한다.
- 아래관절면(inferior facets, B10)은 둥글고 매우 편평하며, 중쇠뼈(axis)의 위관절돌기(superior articular processes, 78쪽, C4)와 관절을 이루면서, 가쪽고리중쇠관절(lateral atlanto-axial joints, 230쪽, B41)을 형성한다.

고리뼈의 앞고리(anterior arch, 6)는 뒤고리(posterior arch, 2)보다 더 반듯하고 짧은데, 이로써 고리뼈의 앞과 뒤를 구분할 수 있다. 앞고리의 뒤면은 중쇠뼈의 치아돌기와 만나는 관절면(Facet for dens of axis, A, B와 D, 8)을 감싸면서 정중고리중쇠관절(median atlanto-axial joint, 78쪽, F17)을 형성한다.

중쇠뼈(Axis) *둘째목뼈(second cervical vertebra)*

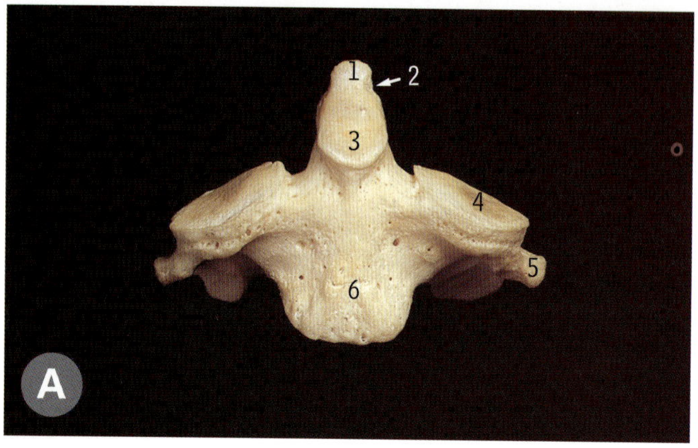

Ⓐ 앞에서 본 모습

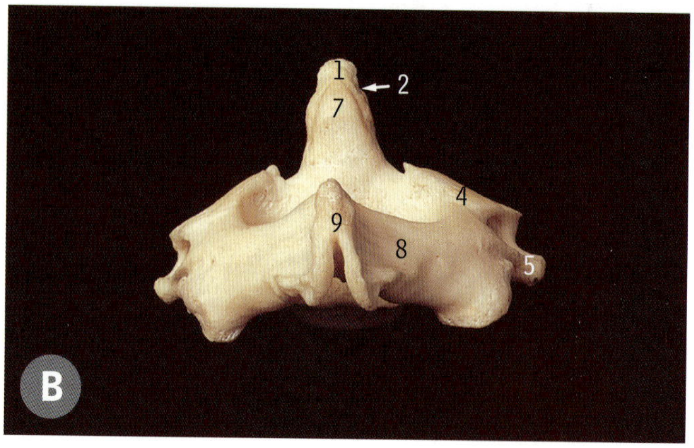

Ⓑ 뒤에서 본 모습

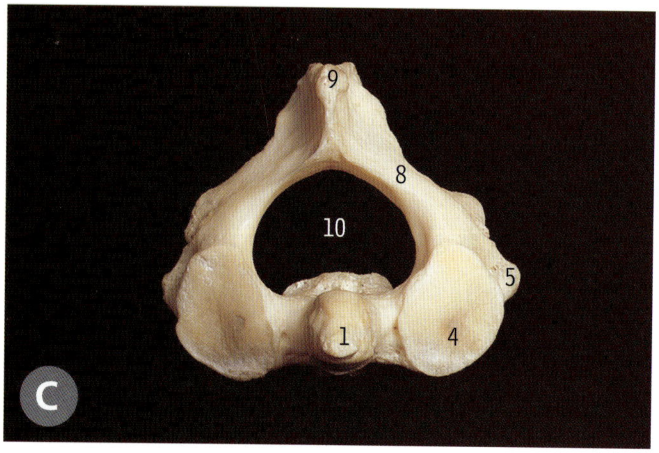

Ⓒ 위에서 본 모습

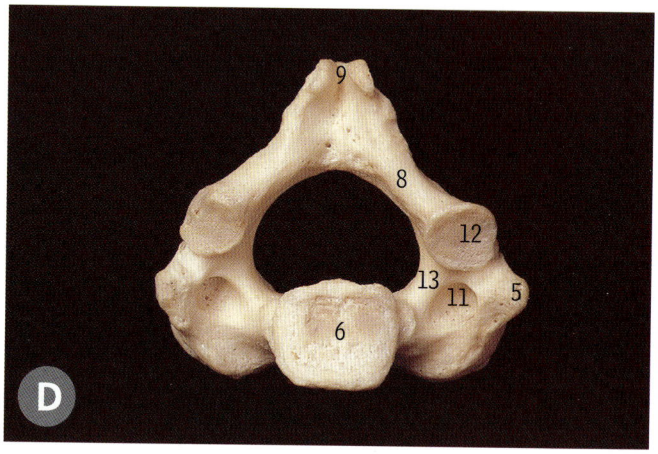

Ⓓ 아래에서 본 모습

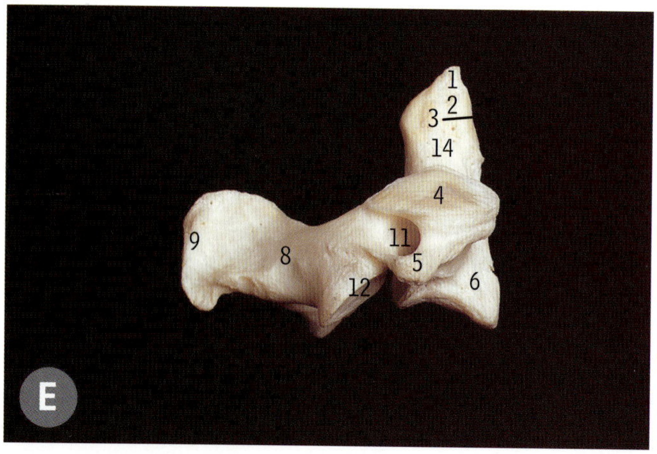

Ⓔ 오른쪽에서 본 모습

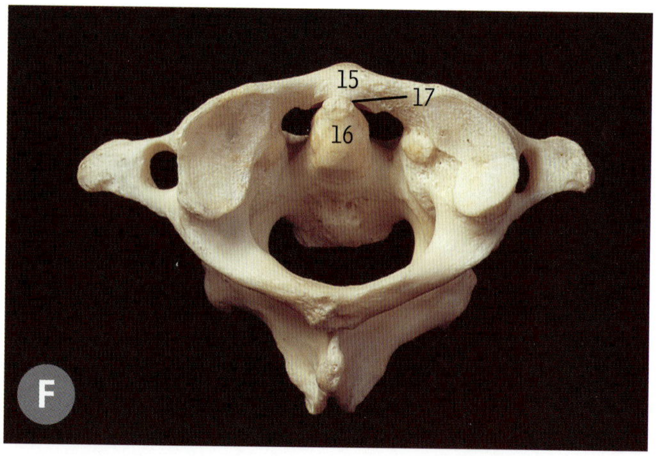

Ⓕ 고리뼈와 관절을 이루고 있는 것을 위쪽 뒤에서 본 모습

중쇠뼈(axis)는 몸통(body, 6)에서 위로 돌출된 치아돌기(dens[odontoid process] A와 E, 1-3)를 갖고 있는 독특한 모습을 보여준다.

1 치아돌기끝(Apex of dens)
2 날개인대자국(Impression for alar ligament)
3 치아돌기 앞관절면(Anterior articular surface of dens)
4 위관절돌기(Superior articular process)
5 가로돌기(Transverse process)
6 몸통(Body)
7 치아돌기 뒤관절면(Posterior articular surface of dens)
8 척추뼈고리판(Lamina)
9 갈라진 가시돌기(Bifid spinous process)
10 척추뼈구멍(Vertebral foramen)
11 가로돌기구멍(Foramen of transverse process)
12 아래관절돌기(Inferior articular process)
13 척추뼈고리뿌리(Pedicle)
14 치아돌기(Dens[Odontoid process])
15 앞고리(Anterior arch)
16 중쇠뼈치아돌기(Dens of axis)
17 정중고리중쇠관절(Median atlanto-axial joint)

중쇠뼈의 몸통에 부착된 치아돌기(dens)는 오랫동안 고리뼈의 '사라진 몸통'을 나타내는 것으로 여겨져 왔다. 그러나 비교해부학 연구 결과 고리뼈와는 별개로 독립적으로 발달된 구조물로 여겨진다.

치아돌기의 앞관절면(anterior articular surface of dens, A와 E, 3)은 고리뼈앞고리의 뒤관절면(76쪽, D8)과 함께 윤활관절(synovial joint[정중고리 중쇠관절, median atlanto-axial joint], F17)을 형성한다.

치아돌기의 뒤관절면(posterior articular surface of dens, B7)은 고리뼈가로인대(transverse ligament of atlas)의 연골로 덮힌 앞면과 함께 윤활관절(간혹 가쪽고리뒤통수관절의 한쪽 관절공간[joint cavity]과 연결되어 있다)을 형성한다.

중쇠뼈의 가시돌기(spinous process of axis)는 크고, 옆면에서 보았을 때 대개 직사각형 모양으로 보인다(E9).

위관절돌기(superior articular process)의 관절면은 둥글고 거의 편평하며(C4), 고리뼈의 아래관절면(inferior articular facets of atlas, 76쪽, B10)과 만나면서, 가쪽 고리중쇠관절을 형성한다.

셋째에서 일곱째목뼈(Third to seventh cervical vertebrae)

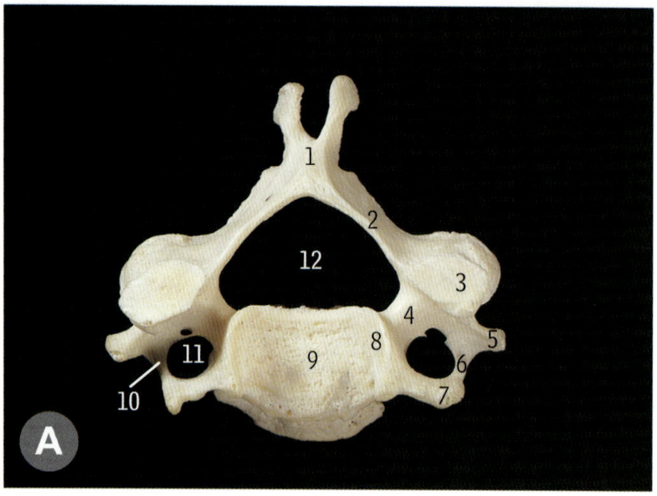

A 다섯째목뼈, 위에서 본 모습

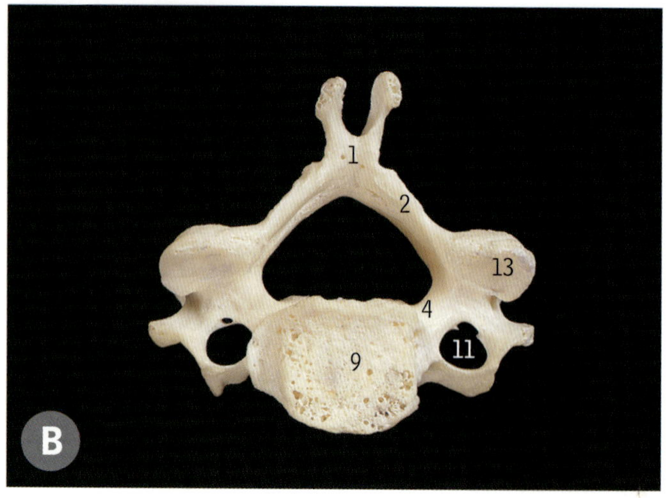

B 아래에서 본 모습

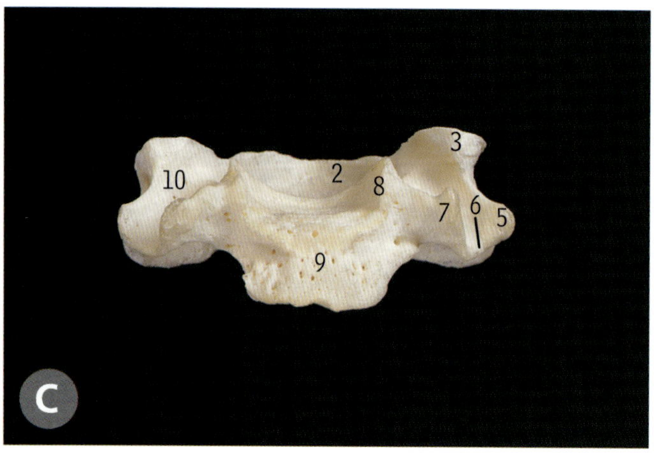

C 앞에서 본 모습

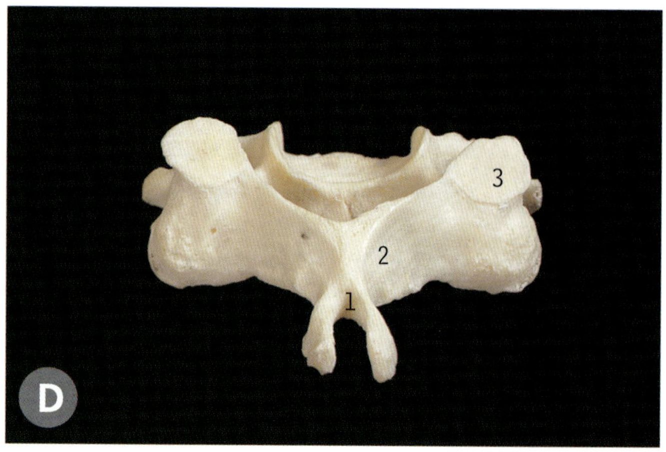

D 뒤에서 본 모습

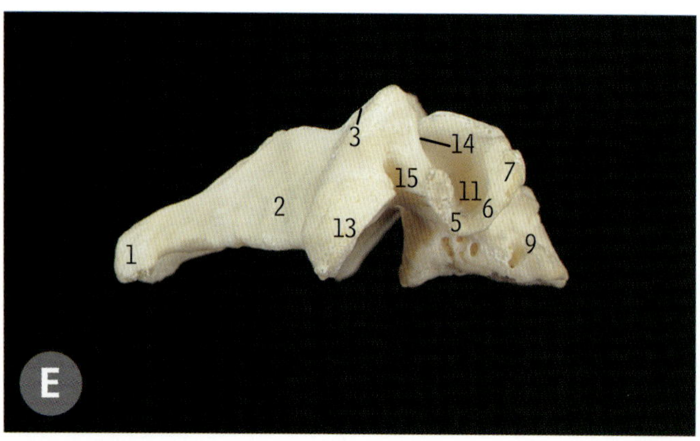

E 오른쪽에서 본 모습

1 갈라진 가시돌기(Bifid spinous process)
2 척추뼈고리판(Lamina)
3 위관절돌기(Superior articular process)
4 척추뼈고리뿌리(Pedicle)
5 가로돌기뒤결절(Posterior tubercle of transverse process)
6 가로돌기결절사이층판(Intertubercular lamella of transverse process)
7 가로돌기앞결절(Anterior tubercle of transverse process)
8 몸통갈고리이랑(뒤가쪽 입술)(Uncus[posterolateral lip] of body)
9 몸통(Body)
10 척수신경고랑(배가지)(Groove for spinal nerve[ventral ramus])
11 가로돌기구멍(Foramen of transverse process)
12 척추뼈구멍(Vertebral foramen)
13 아래관절돌기(Inferior articular process)
14 위척추뼈패임(Superior vertebral notch)
15 아래척추뼈패임(Inferior vertebral notch)

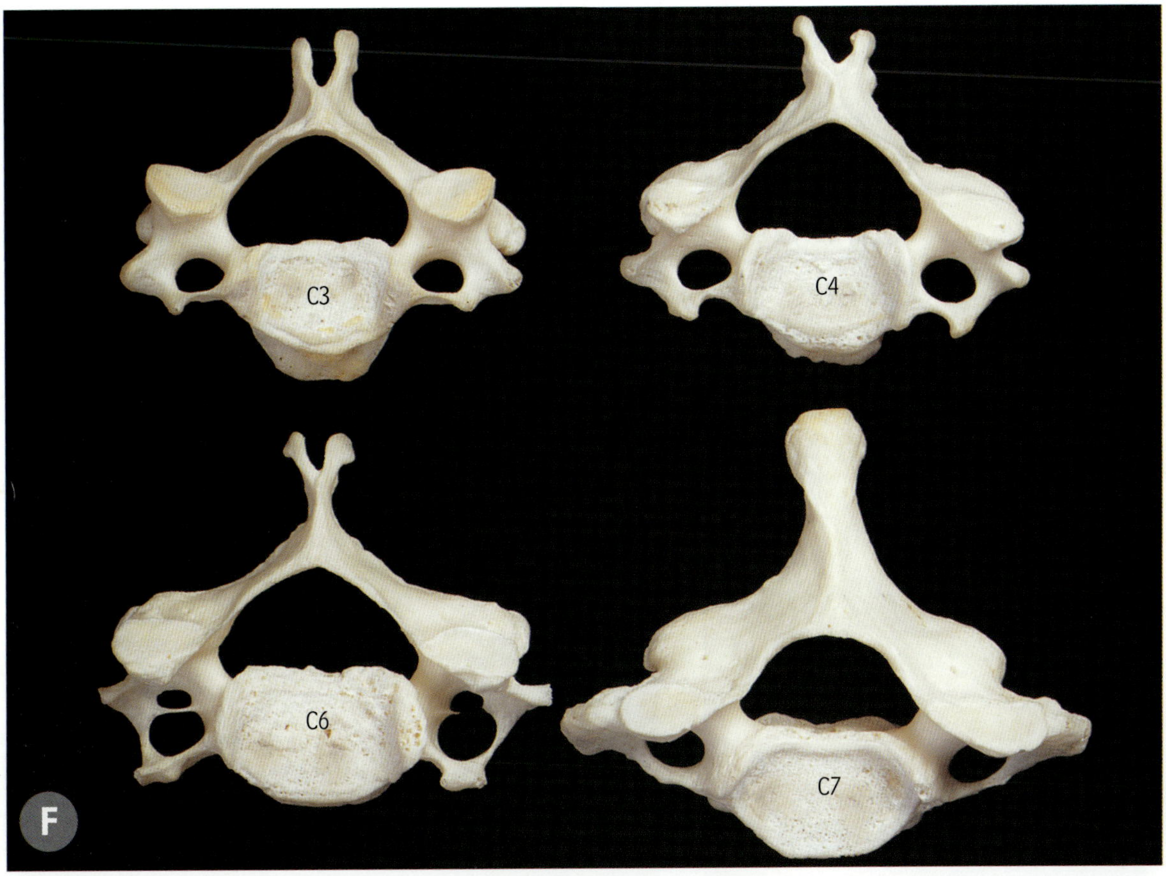

Ⓕ 셋째, 넷째, 여섯째 및 일곱째목뼈. 위에서부터 각각 C3, C4, C6, C7으로 표시

전형적인 목뼈(셋째에서 여섯째목뼈, 여기에서는 다섯째목뼈를 대표로 표시함, A–E)는 위뒤쪽으로 향하고 있는 위관절돌기(superior articular processes, A, D, 3)와 몸통의 위면 양쪽에 있는 갈고리이랑(uncus[posterolateral lip], A, C, 8), 삼각형모양의 척추뼈구멍(vertebral foramen, A12) 및 갈라진 가시돌기(bifid spinous process, A, B, D, 1)를 갖고 있다.

모든 척추뼈(vertebra)의 가시돌기를 보통 가시(spine)라고 부른다.

척추뼈고리(vertebral arch)는 두 개의 뿌리(pedicles, A4)와 두 개의 판(laminae, A2)에 의해 형성된다.

척추뼈구멍(vertebral *foramen*)은 척추뼈의 고리와 몸통사이에 있는 공간인데, 척추뼈가 서로 만나서 척주(vertebral column)를 형성할 때, 일련의 척추뼈구멍은 척주관(vertebral *canal*)을 형성한다. 척추뼈구멍을 *척추뼈사이*구멍(*intervertebral* foramen)과 혼동해서는 안 된다. 척추뼈사이구멍은 서로 인접하고 있는 척추뼈고리뿌리(pedicles of adjacent vertebrae) 사이의 공간으로, 이를 통해서 척수신경(spinal nerves)이 빠져나온다. 83쪽 글상자 및 82쪽, D13 참조.

일곱째목뼈(솟을뼈, vertebral prominens, F, C7)는 끝이 갈라지지 않은 하나의 결절(tubercle)로 끝나는 가시돌기를 갖고 있다.

목뼈에서 갈비성분(costal element)은 앞결절(anterior tubercle, A7)과 결절사이층판(intertubercular lamella, A6) 및 뒤결절(posterior tubercle, A5)의 앞부위를 포함하는 가로돌기(transverse process)의 앞뿌리(anterior root)로 표시된다.

결절사이층판(intertubercular lamella, A와 E, 6)은 흔히 갈비가로돌기막대(costotransverse bar)라고 잘못 불리고 있다.

여기에서 보여준 여섯째목뼈(the sixth cervical vertebra, F, C6)는 오른쪽 가로돌기의 구멍에 작은 뼈사이막(bony septum)을 갖고 있다.

목뼈와 첫째등뼈(Cervical and first thoracic vertebrae)

연결된 목뼈와 첫째등뼈(articulated cervical vertebrae and first thoracic vertebra)

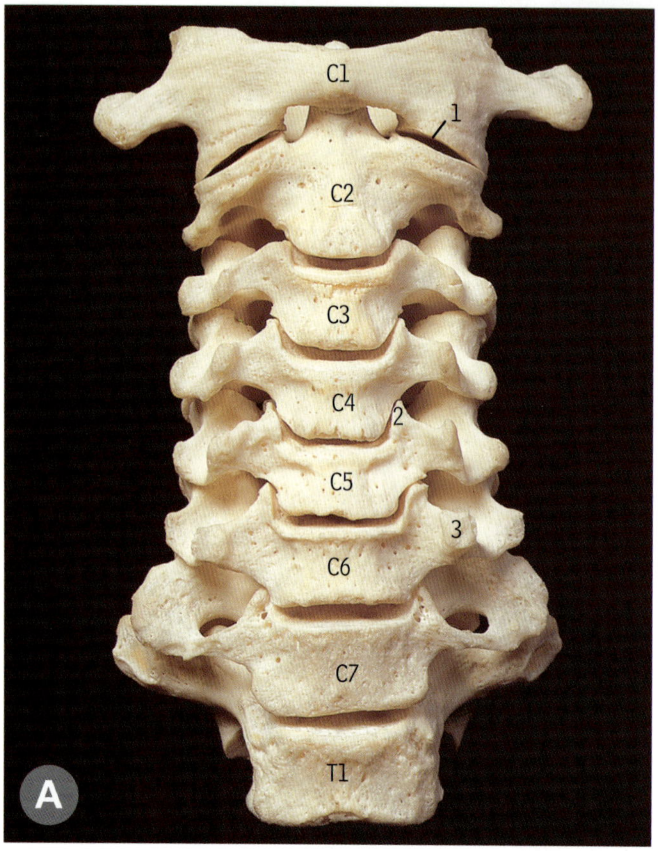

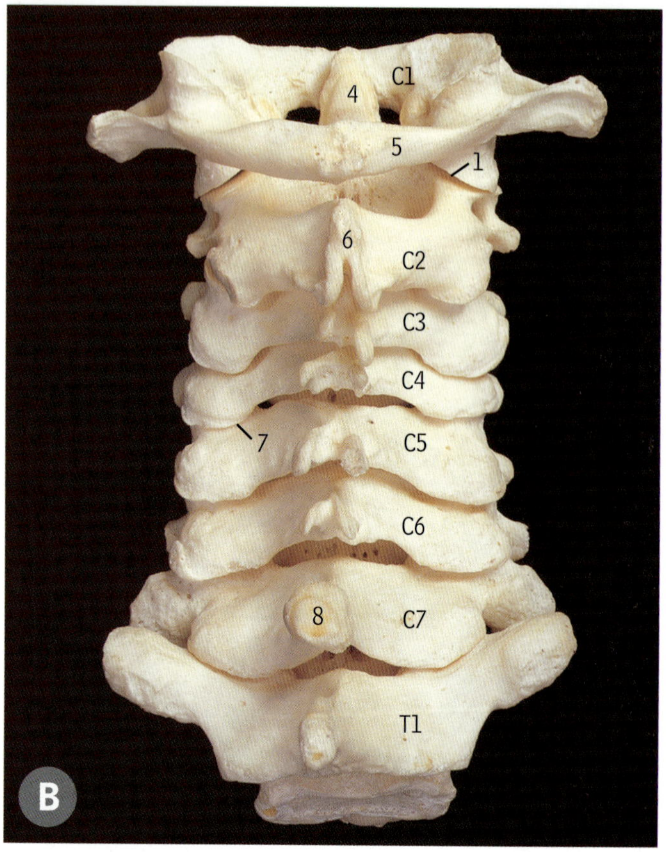

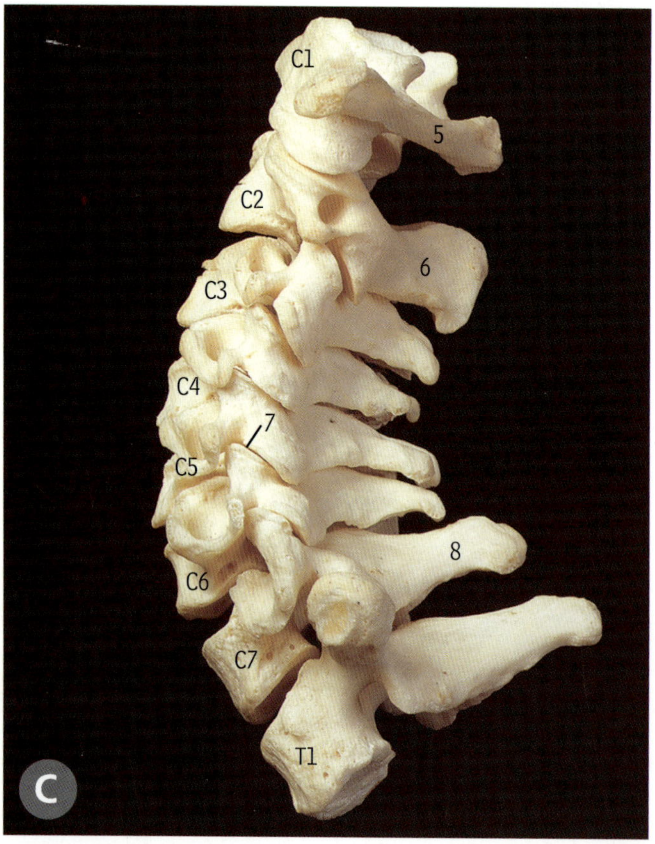

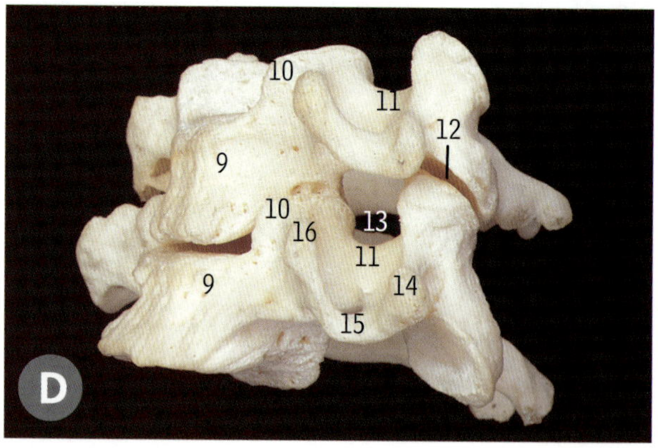

A 척추사이원반(intervertebral discs) 없이 관절하는 첫째목뼈(C1-C7)부터 첫째등뼈(T1)를 앞에서 본 모습

B 뒤에서 본 모습

C 왼쪽에서 본 모습

D 넷째목뼈(C4)와 다섯째목뼈(C5)를 왼쪽 약간 앞에서 본 모습

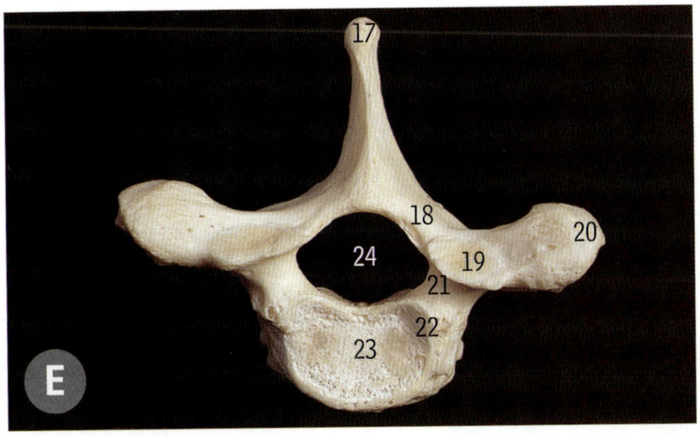

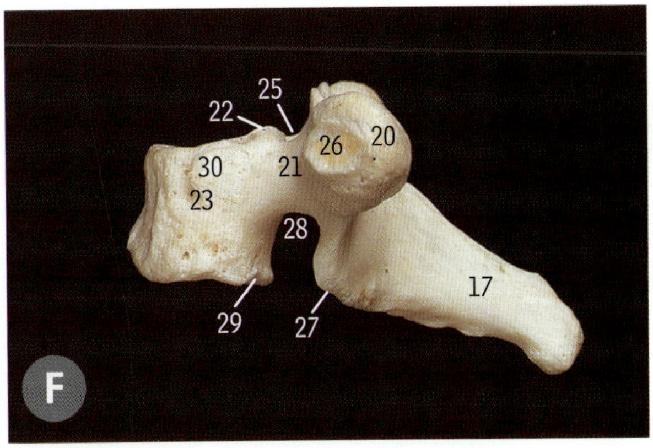

Ⓔ **첫째등뼈, 위에서 본 모습**

Ⓕ **왼쪽에서 본 모습**

첫째등뼈와 함께 척주의 목부분을 A-C에 표시하였다. D는 옆에서 본 모습으로 척추뼈사이구멍(intervertebral foramen)의 경계를 잘 보여주고 있으며, E와 F에서는 첫째등뼈의 상세한 부위를 보여주고 있다.

> 척주의 목굽이(cervical curvature)는 C와 같이 앞으로 볼록하다(허리굽이[lumbar curvature]도 앞으로 볼록하나, 등굽이[thoracic curvature]와 엉치굽이[sacral curvature]는 앞으로 오목하다).
>
> 일곱째목뼈의 가시돌기(spinous process of seventh cervical vertebra, B와 C, 8)는 전형적인 목뼈의 가시돌기 끝이 둘로 갈라진 것과는 달리 돌기가 하나의 둥근 결절로 끝난다. 이것은 목 뒤로 상당히 돌출되어 있기 때문에 목 뒤에 있는 정중고랑(median furrow)에서 목의 가시돌기 중 가장 높게 튀어나와 있다(이 때문에 일곱째목뼈를 솟을뼈[vertebra prominens]라고 부른다).
>
> 척추뼈사이구멍(intervertebral foramen, D13)은 위아래로는 인접한 척추뼈고리뿌리(pedicles, D11)에 의해서, 앞으로는 척추뼈사이원반(intervertebral disc)과 인접한 척추뼈몸통(vertebral body, D9)부분에 의해서, 뒤로는 돌기사이관절(zygapophyseal joint, D12)에 의해서 경계된다.
>
> 전형적인 등뼈(여섯째등뼈에서 아홉째등뼈까지, 그림에 표시되지 않음)에는 특징적으로 몸통의 양쪽에 갈비뼈의 머리(heads of the ribs)와 관절을 이루는 위관절면(upper articular facets)과 아래관절면(lower articular facets)이 반관절면(demifacets) 형태로 나타나고, 각각의 가로돌기(transverse process)의 앞쪽에 갈비뼈결절과 관절을 이루는 관절면(an articular facet)과 둥근 척추뼈구멍(vertebral foramen), 뒤아래쪽으로 돌출된 가시돌기(a spinous process) 및 양쪽 척추뼈고리의 가쪽에서 수직으로 편평하게 뒤로 돌출된 위관절돌기(superior articular processes)가 나타난다.
>
> 첫째등뼈(first thoracic vertebra)는 전형적인 등뼈와 다른 점이 있는데, 첫째등뼈에는 몸통 위면의 양쪽 가에 갈고리(uncus, E22)가 있고, 척추뼈구멍이 삼각형 모양이며(E24에서는 약간 둥글게 나타나있지만, 대개는 삼각형으로 전형적인 목뼈의 척추뼈구멍과 비슷하다), 몸통의 양쪽에 둥근(반관절면[demifacet]이 아닌 반원의) 위갈비오목(superior costal facet, F30)이 나타난다.

1 가쪽고리중쇠관절(Lateral atlanto-axial joint)
2 다섯째목뼈갈고리이랑(Uncus of fifth cervical vertebra)
3 여섯째목뼈목결절(Carotid tubercle of sixth cervical vertebra)
4 중쇠뼈치아돌기(Dens of axis)
5 고리뼈뒤고리(Posterior arch of atlas)
6 중쇠뼈가시돌기(Spinous process of axis)
7 돌기사이관절(Zygapophyseal joint)
8 일곱째목뼈가시돌기(Spinous process of seventh cervical vertebra)
9 몸통(Body)
10 갈고리이랑(Uncus)
11 척추뼈고리뿌리(Pedicle)
12 인접한 위아래 관절면 사이의 돌기사이관절(Zygapophyseal joint between adjacent inferior and superior articular facets)
13 가로돌기척추뼈사이구멍(Intervertebral foramen of tranverse process)
14 가로돌기뒤결절(Posterior tubercle of tranverse process)
15 가로돌기결절사이층판(Intertubercular lamella of transverse process)
16 가로돌기앞결절(Anterior tubercle of transverse process)
17 가시돌기(Spinous process)
18 척추뼈고리판(Lamina)
19 위관절돌기(Superior articular process)
20 가로돌기(Transverse process)
21 척추뼈고리뿌리(Pedicle)
22 몸통갈고리이랑(Uncus of body)
23 몸통(Body)
24 척추뼈구멍(Vertebral foramen)
25 위척추뼈패임(Superior vertebral notch)
26 가로돌기갈비오목(Costal facet of transverse process)
27 아래관절돌기(Inferior articular process)
28 아래척추뼈패임(Inferior vertebral notch)
29 몸통아래갈비오목(Inferior costal facet of body)
30 몸통위갈비오목(Superior costal facet of body)

기타 뼈(Other bones) 첫째갈비뼈, 오른쪽(First rib, right)

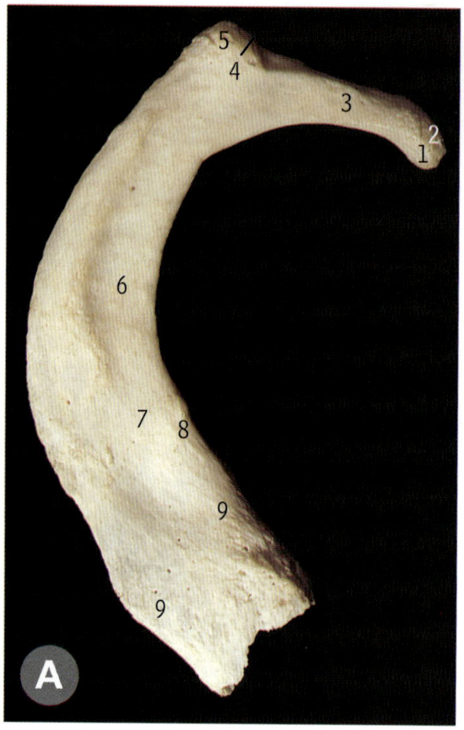

A 위에서 본 모습

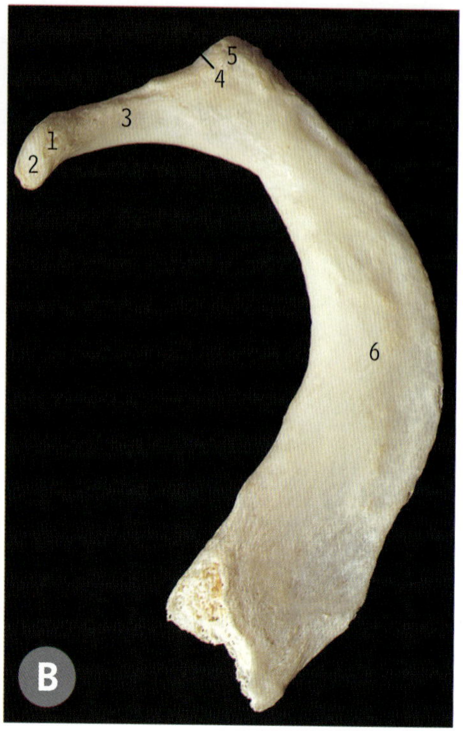

B 아래에서 본 모습

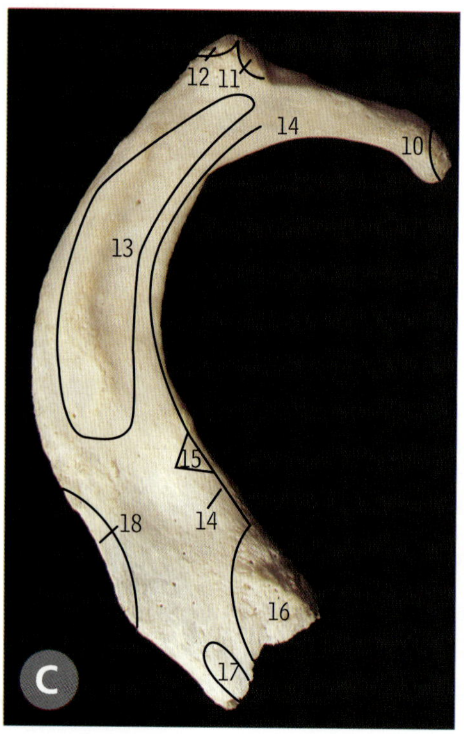

C 위에서 본 모습 및 부착물 표시

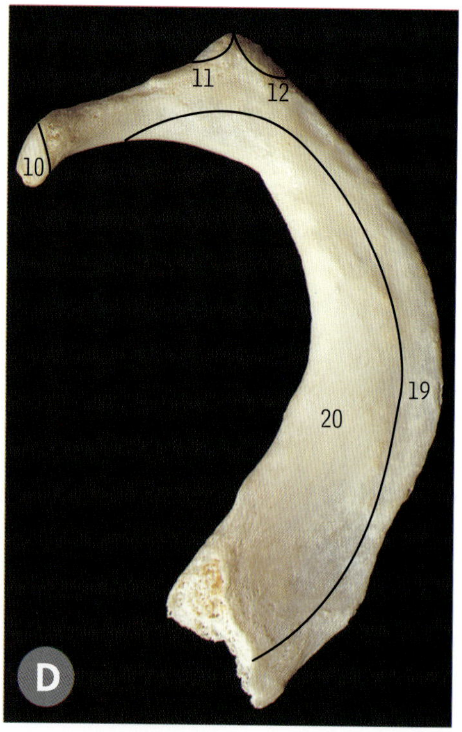

D 아래에서 본 모습 및 부착물 표시

12쌍의 갈비뼈는 가슴우리(흉곽, thorax) 뼈골격의 많은 부분을 형성한다. 여기에서는 단지 첫째갈비뼈만을 나타냈는데, 이는 첫째갈비뼈가 목과 가슴의 경계부분에서 위가슴우리문(thoracic inlet, 88쪽) 부분이기 때문이다.

1 갈비뼈머리(Head)
2 갈비뼈머리관절면(Articular surface of head)
3 갈비뼈목(Neck)
4 갈비뼈결절관절면(Articular surface of tubercle)
5 결절(Tubercle)
6 몸통(Body)
7 빗장밑동맥고랑(Groove for subclavian artery)
8 목갈비근결절(Scalene tubercle)
9 빗장밑정맥고랑(Groove for subclavian vein)
10 갈비머리관절주머니(Capsule of joint of head)
11 갈비가로돌기관절주머니(Capsule of costotransverse joint)
12 가쪽갈비가로돌기인대(lateral costotransverse ligament)
13 중간목갈비(Scalenus medius)
14 가슴막위막(Suprapleural membrane)
15 앞목갈비(Scalenus anterior)
16 갈비빗장인대(Costoclavicular ligament)
17 빗장밑근(Subclavius)
18 앞톱니근(Serratus anterior)
19 갈비사이근(Intercostal muscles)
20 가슴막으로 덮인 부분(Area covered by pleura)
21 목아래패임(Jugular notch)
22 빗장패임(Clavicular notch)
23 첫째갈비연골패임(Notch for first costal cartilage)
24 둘째갈비연골위패임(Notch for upper part of second costal cartilage)
25 복장뼈자루몸통관절 표면(Surface for manubriosternal joint)
26 큰가슴근(Pectoralis major)
27 목빗근(Sternocleidomastoid)
28 복장빗장관절주머니(Capsule of sternoclavicular joint)
29 복장목뿔근(Sternohyoid)
30 복장방패근(Sternothyroid)
31 가슴막으로 덮인 부분(Area covered by pleura)
32 가로돌기와 갈비오목(Transverse process and costal facet) } 갈비가로돌기관절 형성(forming costotransverse joint)
33 결절과 관절면(Tubercle and articular facet) } 갈비가로돌기관절 형성(forming costotransverse joint)
34 머리와 관절면(Head and articular surface) } 갈비머리관절 형성(forming joint of head of rib)
35 몸통갈비오목(Costal facet of body) } 갈비머리관절 형성(forming joint of head of rib)

복장뼈자루(Manubrium of the sternum)

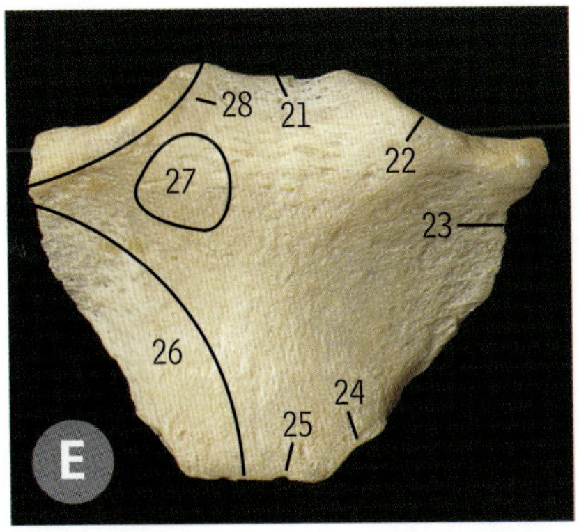

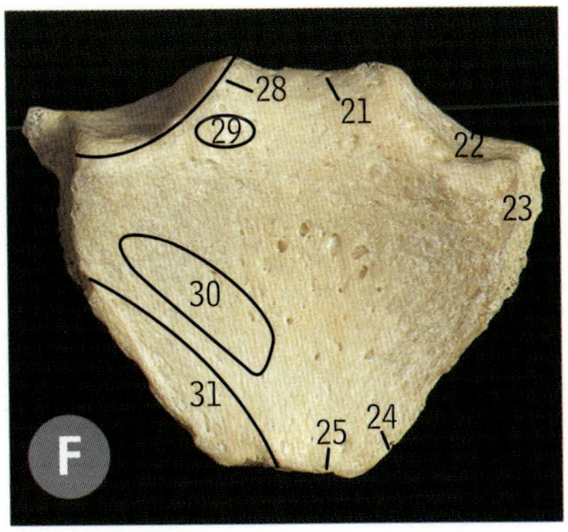

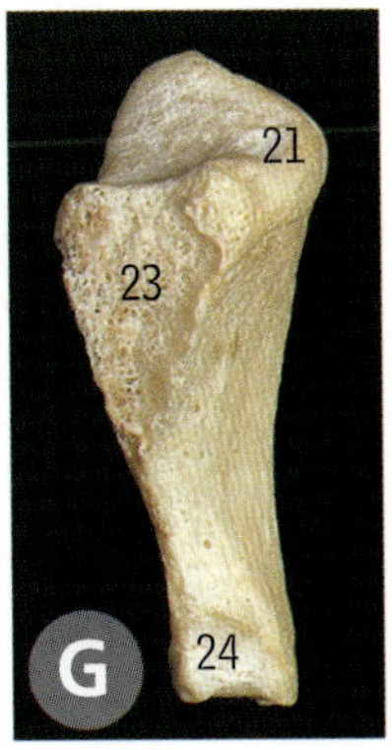

E 앞에서 본 모습과 부착물 표시

F 뒤에서 본 모습과 부착물 표시

G 오른쪽에서 본 모습

복장뼈자루(the manubrium of the sternum)는 복장뼈의 위부분을 형성하고, 자루몸통관절(manubriosternal joint, E25) 부분에서 복장뼈몸통과 만나며, 위가슴우리문(thoracic inlet)의 앞부분을 형성한다(88쪽).

갈비척주관절(Costovertebral joints)

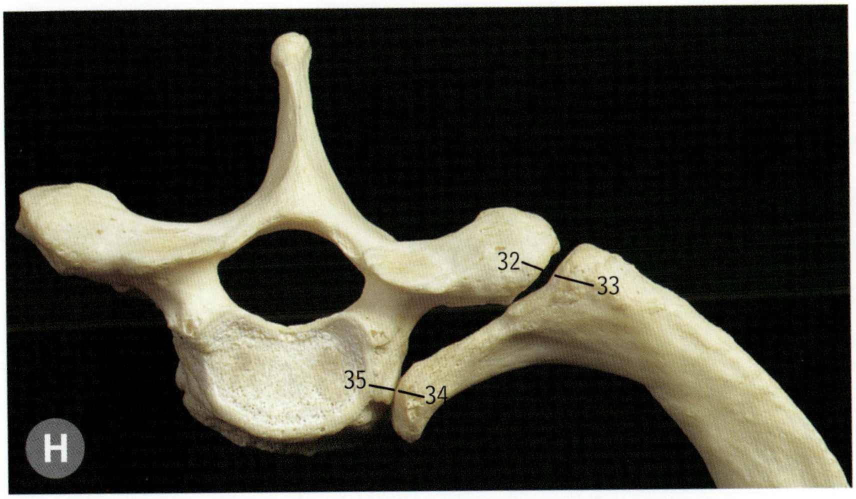

H 왼쪽 첫째갈비뼈와 첫째등뼈가 관절을 이루고 있는 것을 위에서 본 모습

갈비뼈의 머리(head of the rib, 34)는 척추뼈몸통의 위갈비오목(upper costal facet on the body of the vertebra, 35)과 만나면서 관절을 형성한다. 갈비뼈의 결절(tubercle of the rib, 33)은 척추뼈의 가로돌기에 있는 갈비오목(costal facet of the transverse process of the vertebra, 32)과 만나면서 갈비가로돌기관절(costotransverse joint)을 형성한다. 이들 관절이 모여서 갈비척주관절(costovertebral joints)을 형성한다.

***첫째갈비뼈(first rib)*의 주요 특징:**
- 머리(head, A1, A2)
- 목(neck, A3)
- 줄기(shaft) 또는 몸통(body, A6), 위면에 목갈비근결절(scalene tubercle, A8)이 나타난다.
- 결절(tubercle, A4, A5), 목과 몸통의 결합부위 뒤에 위치한다.

첫째갈비뼈의 머리는 첫째등뼈 몸통의 양쪽에 있는 위갈비오목(upper costal facet)과 함께 윤활관절(synovial joint)을 형성한다(H, 34와 35).

결절(tubercle)은 관절부분과 비관절부분으로 나뉜다. 관절부분(A4)은 첫째등뼈가로돌기(transverse process of T1)의 갈비오목(costal facet)과 함께 윤활관절을 형성한다(H, 32와 33).

첫째갈비뼈의 위면에는 특징적으로 앞목갈비근이 부착되는 목갈비근결절(scalene tubercle, A8)이 위치하고, 목갈비근결절의 뒤로는 빗장밑동맥(subclavian artery)이 지나가는 얕은 고랑(A7)이, 앞으로는 빗장밑정맥(subclavian vein)이 지나가는 얕은 고랑(A9)이 나타나며, 중간목갈비근이 부착되는 거친 부위도 위치한다.

첫째갈비뼈의 아래면은 위면에 비해서 상대적으로 매끄러우며(B6), 대부분이 가슴막(pleura)에 의해서 덮여 있다(D20).

***복장뼈자루(manubrium of sternum)*의 가장 윗부분에 위치한 목아래패임(jugular notch, E21)은 쉽게 보이며, 목의 맨 아래 중앙부분에서 쉽게 만져 볼 수 있는 경계표(palpable landmark)이다. 목아래패임의 양 옆은 빗장뼈(clavicle)의 복장끝(sternal end)과 복장빗장관절(sternoclavicular joint, 86쪽, A11)을 형성하는데, 이 부위 역시 잘 보이고 쉽게 만질 수 있다.

첫째갈비뼈의 앞쪽 끝은 복장뼈의 가쪽(E23)에 첫째갈비뼈연골(first costal cortilage, 89쪽, C23)을 통해서 연결되어, 첫째복장갈비관절(first sternocostal joint)을 형성한다.

팔이음뼈(Bones of shoulder girdle) *빗장뼈와 어깨뼈, 오른쪽(clavicle and scapula, right)*

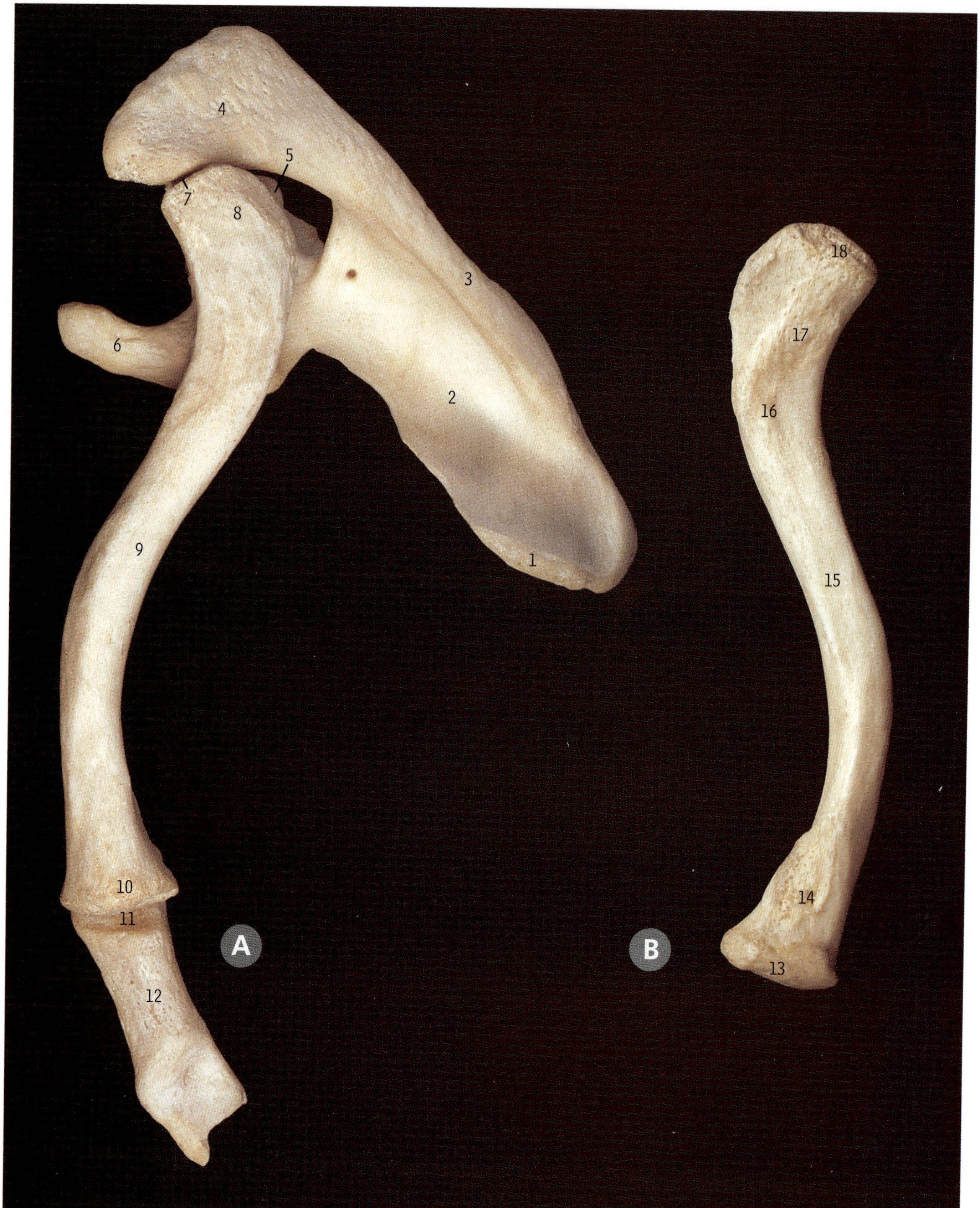

A 위에서 본 모습. 어깨뼈, 빗장뼈, 복장뼈자루가 관절을 이룬 모습

B 아래에서 본 빗장뼈의 모습

빗장뼈(clavicle)와 어깨뼈(scapula)는 팔(upper limb)을 몸통뼈대(axial skeleton)에 연결시켜주는 팔이음뼈(the bones of the shoulder girdle)이다. 빗장뼈는 목뿌리 부위에 위치한 명백한 경계표(landmark)로서, 전체 길이를 쉽게 만져볼 수 있다.

1 어깨뼈위각(Superior angle of scapula)
2 어깨뼈가시위오목(Supraspinous fossa of scapula)
3 어깨뼈가시(Spine of scapula)
4 어깨뼈봉우리(Acromion of scapula)
5 어깨뼈관절오목 위모서리(Upper margin of glenoid cavity of scapula)
6 어깨뼈부리돌기(Coracoid process of scapula)
7 봉우리빗장관절(Acromioclavicular joint)
8 빗장뼈봉우리끝(Acromial end of clavicle)
9 빗장뼈몸통(Body of clavicle)
10 빗장뼈복장끝(Sternal end of clavicle)
11 복장빗장관절(Sternoclavicular joint)
12 복장뼈자루목아래패임(Jugular notch of manubrium of sternum)
13 복장관절면(Sternal articular surface)
14 갈비빗장인대자국(Impression for costoclavicular ligament)
15 빗장밑근고랑(Groove for subclavius muscle)
16 원뿔인대결절(Conoid tubercle)
17 마름인대선(Trapezoid line)
18 봉우리관절면(Acromial articular surface)

***빗장뼈(clavicle)*의 주요 특징:**
- 망울모양의 안쪽(복장)끝(sternal end, A10)
- 납작한 가쪽(봉우리)끝(acromial end, A8)
- 아래면 중앙부위에 빗장밑근(subclavius muscle)이 부착되는 고랑부위(B15)
- 아래면 양쪽 끝부위 근처에 인대가 부착되는 거친 부위(B, 14, 16과 17)

복장끝(sternal end, A10)은 복장뼈자루의 빗장패임(clavicular notch, 85쪽, E22) 부위와 함께 복장빗장관절(sternoclavicular joint, A11)을 형성한다.

봉우리끝(acromial end, A8)은 어깨뼈봉우리(acromion of scapula, A4)와 함께 봉우리빗장관절(acromioclavicular joint, A7)을 형성한다.

복장끝에 가까운 거친 아래면(B14)은 갈비빗장인대(costoclavicular ligament, 88쪽, B12)가 부착되는 곳이다.

봉우리끝(원뿔인대결절[conoid tubercle, B16]과 마름인대선[trapezoid line, B17])에 가까이 위치한 아래면의 거친부분은 부리빗장인대(coracoclavicular ligament)의 원뿔인대(conoid ligament, 88쪽, B14)부분과 마름모인대(trapezoid ligament, 88쪽, B15)부분이 부착되는 곳이다.

빗장뼈의 몸통은 반듯하지 않고 위나 아래에서 보았을 때 S자 모양을 하고 있다; 빗장뼈의 안쪽부분은 앞쪽으로 만곡되어 있어, 목과 팔 사이에서 빗장밑혈관(subclavian vessels)과 팔신경얼기(brachial plexus) 구성물이 지날 수 있는 공간을 제공한다. 대체로 빗장뼈의 안쪽 2/3 부위는 앞으로 볼록하고, 가쪽 1/3 부위는 앞으로 오목하다.

***어깨뼈*봉우리(acromion of *scapula*, 4)**는 어깨뼈가시(scapular spine, 3)의 가쪽 끝 부위에 위치하는데, 빗장뼈봉우리끝(acromial end of clavicle, 8) 부위를 넘어서면 만져진다.

빗장뼈와 어깨뼈의 근육부착은 88쪽 참조.

팔이음뼈 및 위가슴뼈대(Shoulder girdle and upper thoracic skeleton)

빗장뼈, 어깨뼈 및 위가슴우리문(clavicle and scapula and thoracic inlet)

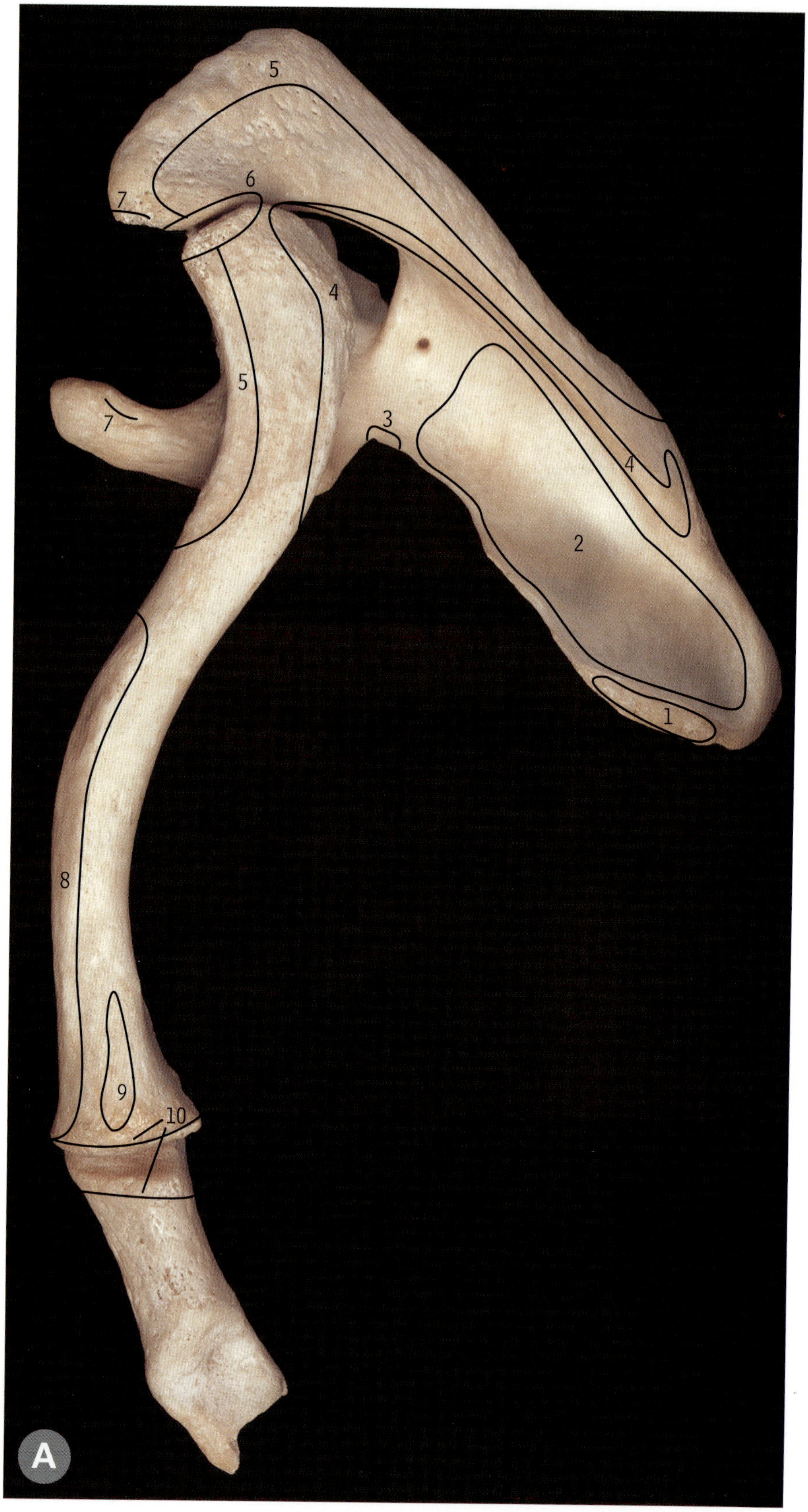

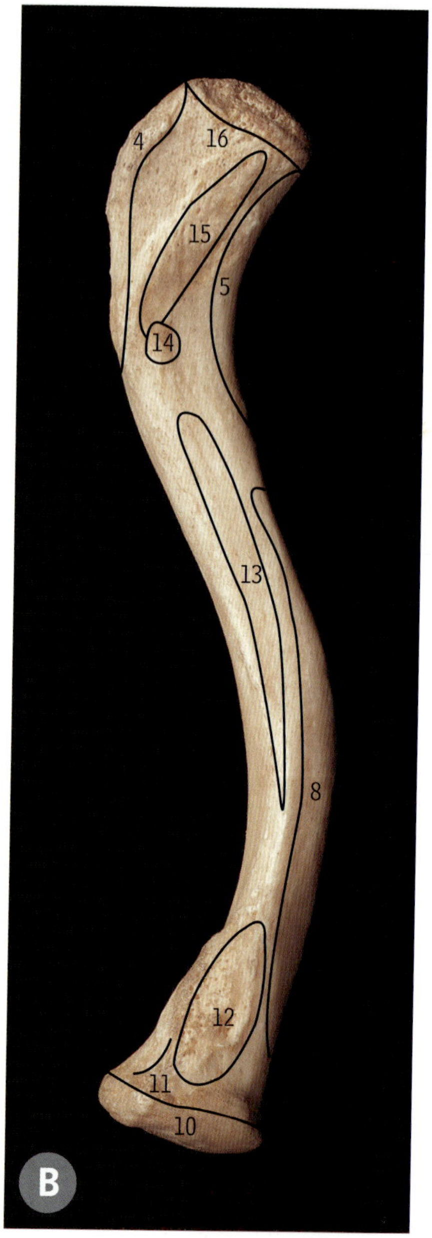

A 복장뼈자루와 관절을 이룬 오른쪽 빗장뼈와 어깨뼈, 위에서 본 모습, 부착물 표시

B 아래에서 본 빗장뼈, 부착물 표시

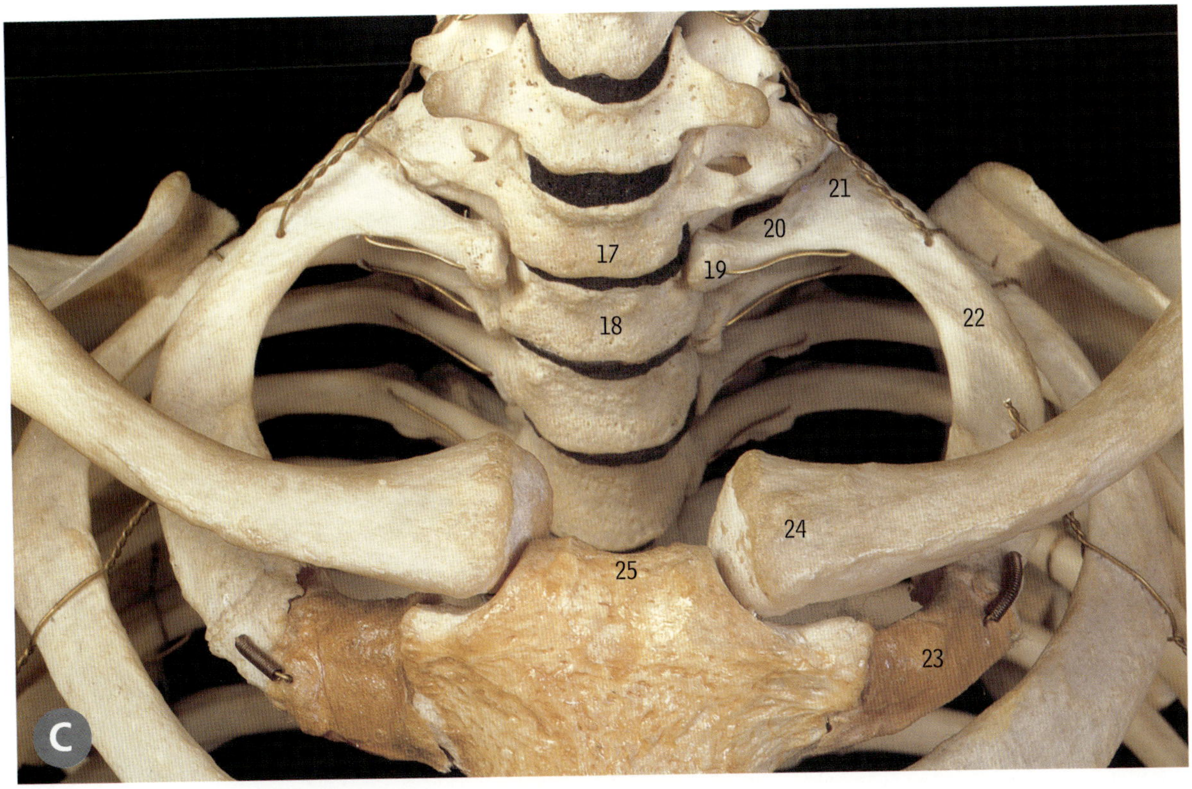

Ⓒ 관절을 이룬 뼈대에서의 위가슴우리문(thoracic inlet), 앞에서 본 모습

여기에 표시된 부착 근육 중에서 어깨세모근(deltoid, A5)과 가시위근(supraspinatus, A2) 및 큰가슴근(pectoralis major, A8)은 팔을 팔이음뼈(빗장뼈와 어깨뼈)와 연결하는 데 도움을 주고, 등세모근(trapezius, A4)은 작은빗장밑근(subclavius, B13)과 목빗근(sternocleidomastoid, A9)과 함께 팔이음뼈를 몸통뼈대(axial skeleton)와 연결한다.

1 어깨올림근(Levator scapulae)
2 가시위근(Supraspinatus)
3 어깨목뿔근아래힘살(Inferior belly of omohyoid)
4 등세모근(Trapezius)
5 어깨세모근(Deltoid)
6 봉우리빗장관절주머니(Capsule of acromioclavicular joint)
7 부리어깨봉우리인대(Coraco-acromial ligament)
8 큰가슴근(Pectoralis major)
9 목빗근(Sternocleidomastoid)
10 복장빗장관절주머니(Capsule of sternoclavicular joint)
11 복장목뿔근(Sternohyoid)
12 갈비빗장인대(Costoclavicular ligament)
13 빗장밑근(Subclavius)
14 원뿔인대(Conoid ligament) } 부리빗장인대(coracoclavicular ligament)
15 마름모인대(Trapezoid ligament) } 부리빗장인대(coracoclavicular ligament)
16 봉우리빗장관절주머니(Capsule of acromioclavicular joint)
17 일곱째목뼈(Seventh cervical vertebra)
18 첫째등뼈(First thoracic vertebra)
19 첫째갈비뼈머리(Head of first rib)
20 첫째갈비뼈목(Neck of first rib)
21 첫째갈비뼈결절(Tubercle of first rib)
22 첫째갈비뼈몸통(Body of first rib)
23 첫째갈비뼈연골(First costal cartilage)
24 빗장뼈복장끝(Sternal end of clavicle)
25 복장뼈자루목아래패임(Jugular notch of manubrium of sternum)

C에 위가슴우리문(thoracic inlet)의 경계를 형성하는 뼈가 나타나 있다. 첫째등뼈(first thoracic vertebra, T1, C18); 첫째갈비뼈(first rib, C22)와 갈비뼈연골(first costal cartilage, C23); 복장뼈자루(manubrium of sternum, C25).

임상적으로, 위가슴우리문(superior opening)을 가슴우리입구(thoracic inlet) 혹은 가슴우리출구(thoracic outlet)라고 부르기도 한다.

목(Neck)

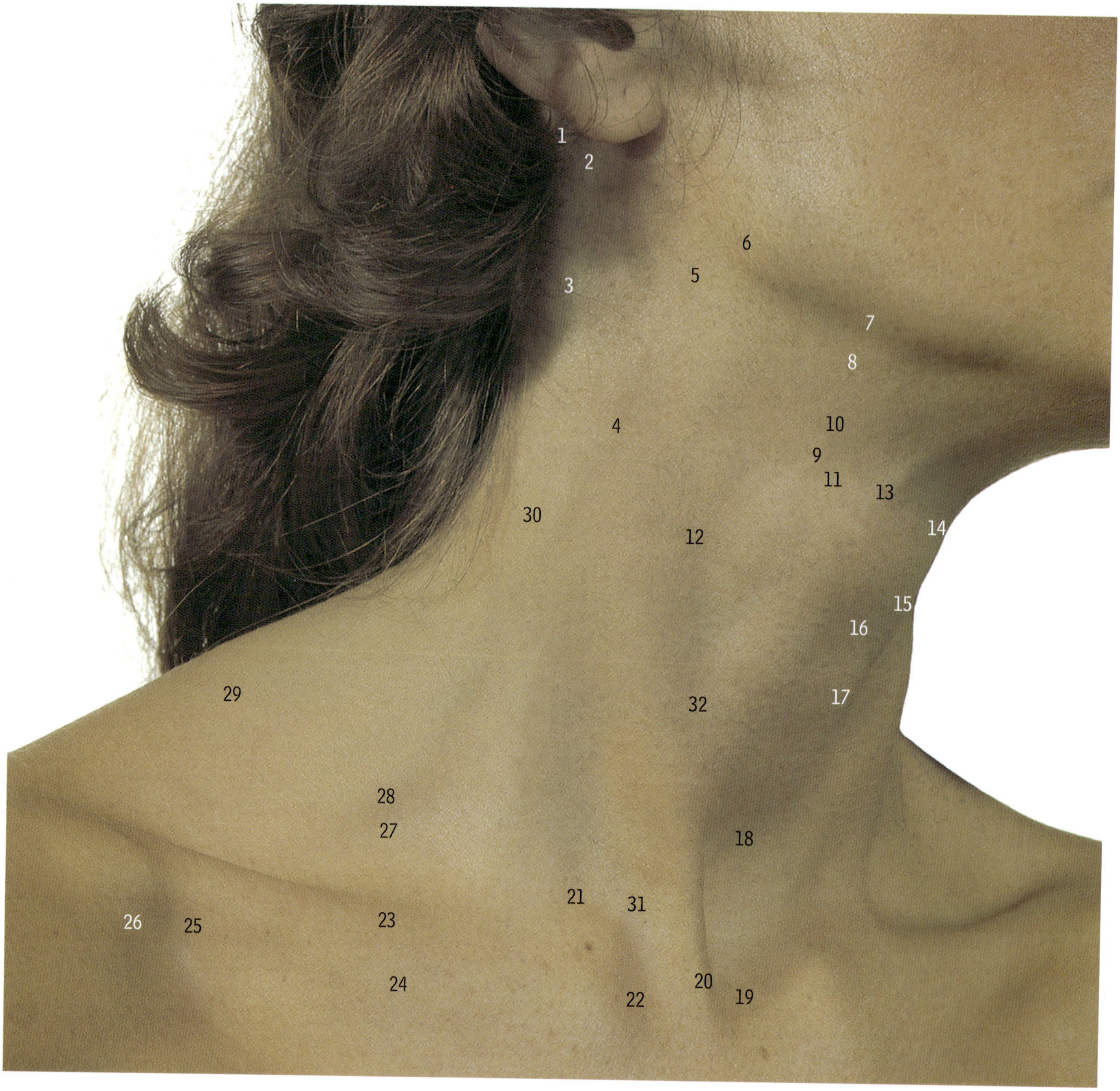
1
2
6
5
3
7
8
4
10
9
11
13
30
12
14
15
16
29
32
17
28
27
18
21
31
26
25
23
20
24
22
19

목(Neck) *목의 앞과 오른쪽 옆면에 나타난 표면 표지(surface markings on the front and right side of the neck)*

목빗근(sternocleidomastoid, 3)이 가장 분명하게 나타나는 구조물이다. 바깥목정맥(external jugular vein, 4)이 목빗근의 위부분을 가로질러 아래쪽으로 주행한다. 더부신경(accessory nerve, 30)은 목빗근(sternocleidomastoid, 3)의 위 1/3 부분과 중간 1/3 부분이 만나는 경계의 뒤모서리에서 나와서, 뒤목삼각을 가로질러 등세모근의 앞모서리 중 빗장뼈로부터 5cm 정도 위앞모서리의 밑을 통해서, 등세모근의 깊은부위로 들어간다. 팔신경얼기의 위줄기(upper trunk of brachial plexus, 28)는 빗장뼈(clavicle, 23)와 목빗근의 뒤모서리(posterior border of sternocleidomastoid, 21)가 이루는 각(angle) 부위에서 확인할 수 있다. 온목동맥의 맥박(pulsation of common cartotid artery[carotid pulse], 32)은 후두 옆면(side of laryux, 15)과 목빗근(sternocleidomastoid, 3)의 앞모서리가 이루는 각 부위에서 느낄 수 있다. 속목정맥의 아래끝(lower end of internal jugular vein, 31) 부분은 목빗근의 복장갈래(sternal head of sternocleidomastoid, 20)와 목빗근의 빗장갈래(clavicular head of sternocleidomastoid, 21) 사이에 있는 틈의 뒤쪽에 위치한다. 92-106쪽에 표시된 해부구조물과 비교해 보라.

1 꼭지돌기(Mastoid process)
2 고리뼈가로돌기끝(Tip of transverse process of atlas)
3 목빗근(Sternocleidomastoid)
4 바깥목정맥(External jugular vein)
5 귀밑샘 맨아래부분(Lowest part of parotid gland)
6 턱뼈각(Angle of mandible)
7 깨물근 앞모서리와 얼굴동맥(Anterior border of masseter and facial artery)
8 턱밑샘(Submandibular gland)
9 목뿔뼈큰뿔끝(Tip of Greater horn of hyoid bone)
10 혀밑신경(Hypoglossal nerve)
11 속후두신경(Internal laryngeal nerve)
12 온목동맥갈림(Bifurcation of common carotid artery)
13 앞목정맥(Anterior jugular vein)
14 목뿔뼈몸통(Body of hyoid bone)
15 후두융기(Laryngeal prominence)
16 성대주름(Vocal fold)
17 반지연골활(Arch of cricoid cartilage)
18 갑상샘잘룩(Isthmus of thyroid gland)
19 목아래패임과 기관(Jugular notch and trachea)
20 목빗근복장갈래(Sternal head of sternocleidomastoid)
21 목빗근빗장갈래(Clavicular head of sternocleidomastoid)
22 복장빗장관절 부위와 속목정맥과 빗장밑정맥이 만나서 팔머리정맥을 형성하는 부위(Sternoclavicular joint and union of internal jugular and subclavian veins to form the brachiocephalic vein)
23 빗장뼈(Clavicle)
24 큰가슴근(Pectoralis major)
25 빗장아래오목과 노쪽피부정맥(Infraclavicular fossa and cephalic vein)
26 어깨세모근(Deltoid)
27 어깨목뿔근아래힘살(Inferior belly of omohyoid)
28 팔신경얼기위줄기(Upper trunk of brachial plexus)
29 등세모근으로 더부신경이 들어가는 부위(Trapezius and entry of accessory nerve)
30 목빗근으로부터 더부신경이 나오는 부위(Accessory nerve emerging from sternocleidomastoid)
31 속목정맥아래끝(Lower end of internal jugular vein)
32 온목동맥 맥박의 촉진위치(Position for palpation of common carotid pulse)

목뿔뼈(hyoid bone, 14)는 셋째목뼈 높이에 위치한다.

후두융기(laryngeal prominence, 15)는 넷째목뼈와 다섯째목뼈 높이에 위치하는 방패연골의 중앙부분의 위모서리에 위치한다(170쪽, C22).

반지연골(cricoid cartilage, 17)은 여섯째목뼈 높이에 위치한다. 목의 시상면에서 이들 위치를 확인할 수 있다(150쪽, 18, 20과 11).

얼굴의 표면표지(surface markings)는 118쪽 참조.

머리, 목 및 어깨(Head, neck and shoulder)

왼쪽부위 얕은근육, 왼쪽 앞에서 본 모습(superficial muscles of the left side, from the left and front)

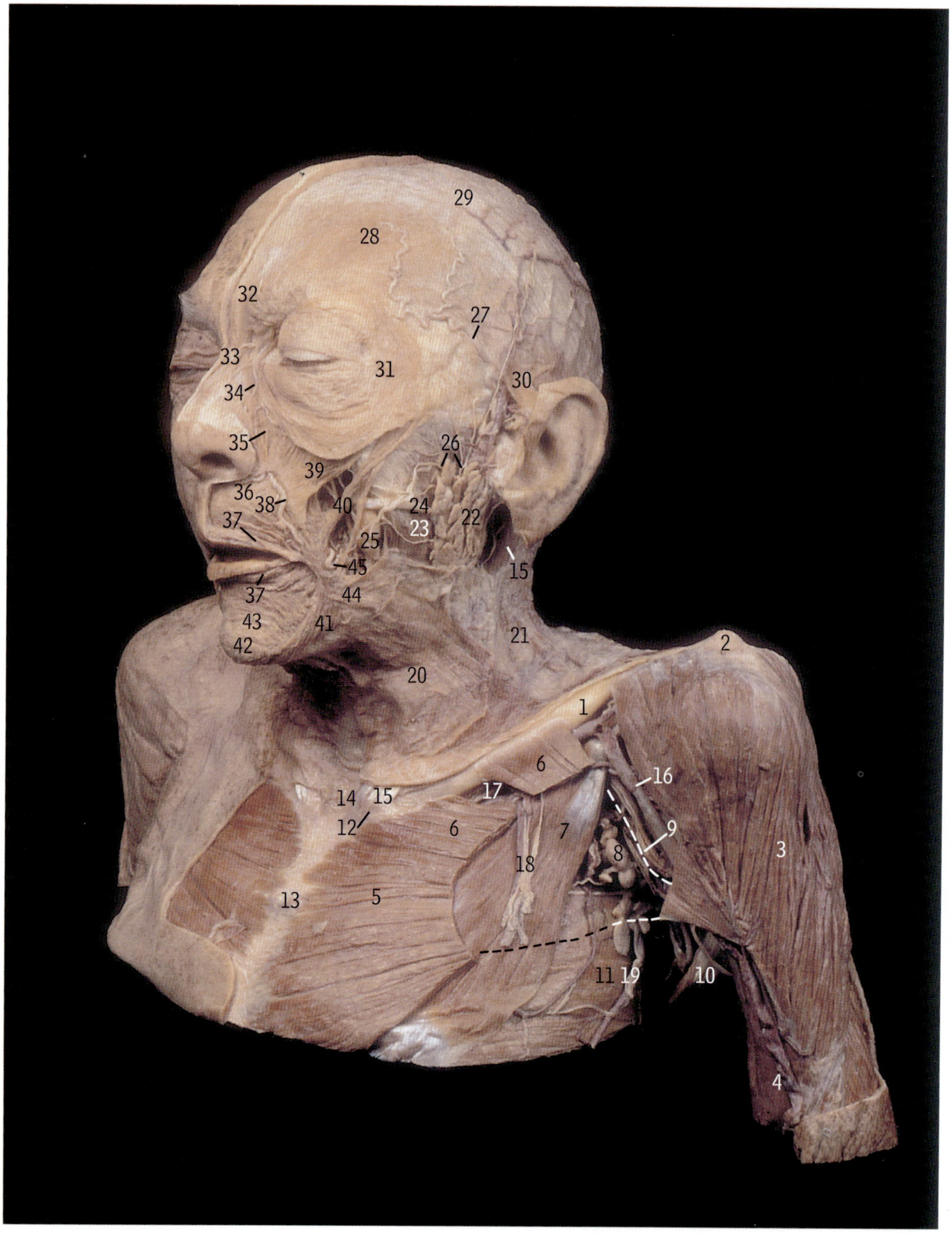

얼굴과 목 및 어깨부위의 표면 구조물을 나타내기 위하여 피부와 피부밑조직을 제거하였다. 큰가슴근(pectoralis major, 5-6)의 중앙부위(점선으로 표시된 부분)를 밑에 있는 작은가슴근(pectoralis minor, 7)과 겨드랑림프절(axillary lymph nodes, 8) 및 겨드랑동맥 위에 위치한 중간신경(median nerve overlying the axillary artery, 9)을 보여주기 위해서 제거하였다.

1 빗장뼈(Clavicle)
2 봉우리빗장관절(Acromioclavicular joint)
3 어깨세모근(Deltoid)
4 위팔두갈래근(Biceps)
5 큰가슴근 복장갈비부분(Sternocostal part of pectoralis major)
6 큰가슴근 빗장부분(Clavicular part of pectoralis major)
7 작은가슴근(Pectoralis minor)
8 겨드랑림프절(Axillary lymph nodes)
9 겨드랑동맥 위에 놓여있는 중간신경(Median nerve overlying the axillary artery)
10 넓은등근(Latissimus dorsi)
11 앞톱니근(Serratus anterior)
12 복장빗장관절(Sternoclavicular joint)
13 복장뼈몸통(Body of sternum)
14 목아래패임(Jugular notch)
15 목빗근(Sternocleidomastoid)
16 세모근가슴고랑 내에 위치한 노쪽피부정맥(Cephalic vein within deltopectoral groove)
17 빗장밑근(Subclavius)
18 가슴어깨혈관과 가쪽가슴근신경(Thoraco-acromial vessels and lateral pectoral nerve)
19 가슴등동맥과 신경(Thoracodorsal artery and nerve)
20 넓은목근(Platysma)
21 척주앞근막(Prevertebral fascia)
22 귀밑샘(Parotid gland)
23 깨물근(Masseter)
24 귀밑샘관(Parotid duct)
25 볼지방덩이(Buccal fat pad)
26 얼굴신경가지(Branches of facial nerve)
27 얕은관자동맥(Superficial temporal artery)
28 뒤통수이마근앞힘살(Frontal belly of occipitofrontalis)
29 머리덮개널힘줄(Epicranial aponeurosis[galea aponeurotica])
30 관자마루근(Temporoparietalis)
31 눈둘레근(Orbicularis oculi)
32 눈썹내림근(Depressor supercilii)
33 눈살근(Procerus)
34 코근(Nasalis)
35 위입술콧방울올림근(Levator labii superioris alaeque nasi)
36 위입술올림근(Levator labii superioris)
37 입둘레근(Orbicularis oris)
38 위입술동맥(Superior labial artery)
39 작은광대근(Zygomaticus minor)
40 큰광대근(Zygomaticus major)
41 입꼬리내림근(Depressor anguli oris)
42 턱끝근(Mentalis)
43 아래입술내림근(Depressor labii inferioris)
44 입꼬리당김근(Risorius)
45 얼굴동맥(Facial artery)

목(Neck) *얕은층 해부 I(superficial dissection I)*

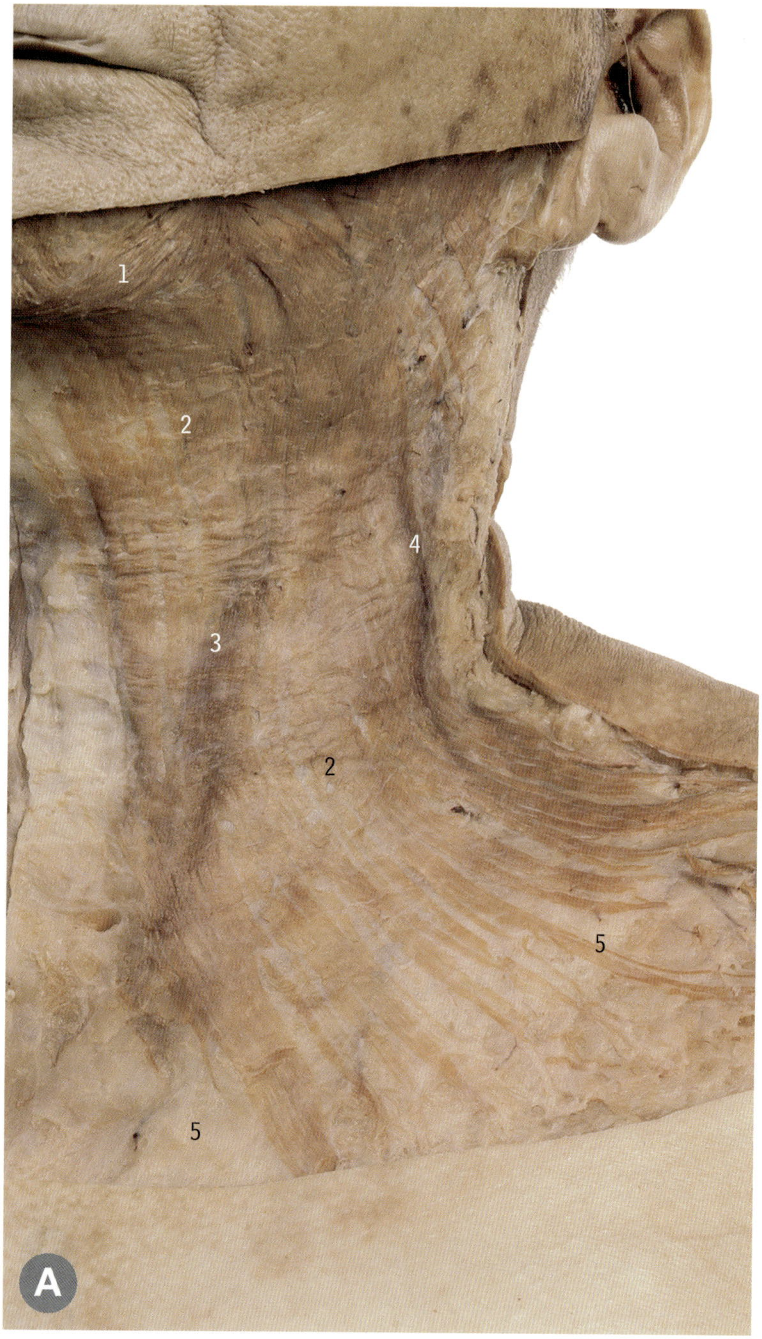

Ⓐ 넓은목근, 앞에서 본 모습.

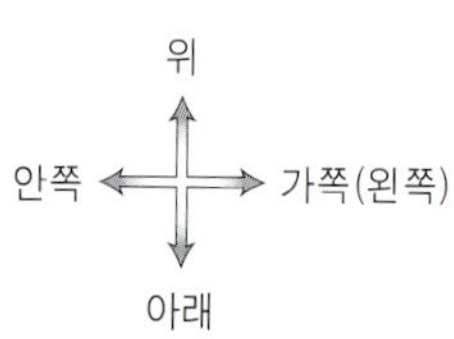

왼쪽 넓은목근과 얕은정맥(The left platysma and superficial veins)

A에서, 피부가 제거되었고, 넓은목근을 나타내기 위하여 피부밑조직이 박리되었다. B에서, 넓은목근의 안쪽과 목근막(deep cervical fascia)의 바깥쪽에 위치한 큰 얕은정맥과 신경들을 보여주기 위해 넓은목근이 제거되었다(98쪽과 99쪽에 같은 부위에 대한 자세한 설명을 기술하였다).

1 턱뼈몸통 아래모서리(Lower border of body of mandible)
2 넓은목근(Platysma)
3 앞목정맥(Anterior jugular vein)
4 바깥목정맥(External jugular vein)
5 빗장뼈(Clavicle)
6 귀밑샘(Parotid gland)
7 큰귓바퀴신경(Great auricular nerve)
8 더부신경(Accessory nerve)
9 등세모근(Trapezius)
10 등세모근목신경(Cervical nerves to trapezius)
11 얕은목정맥(Superficial cervical vein)
12 빗장위신경(Supraclavicular nerves)
13 목빗근(Sternocleidomastoid)
14 가로목신경(Transverse cervical nerve)
15 목근막얕은층(Investing layer of deep cervical fascia)
16 턱밑샘(Submandibular gland)

넓은목근(platysma, 2)의 가장 아래부위는 큰가슴근의 위와 세모근의 안쪽부분을 덮고 있는 근막에 부착된다.

넓은목근의 위부분은 아래턱의 아래모서리(lower border of mandible, 1)에 부착되고, 일부 근육섬유는 인접한 얼굴근육과 섞이며, 턱끝아래부위에서는 반대편 넓은목근섬유와 서로 손가락 깍지 끼는 형태로 섞인다.

넓은목근을 지배하는 운동신경은 얼굴신경의 목가지(cervical branch of facial nerve, 100쪽, 6)에서 나온다. 치아를 억지로 잘 보이도록 목근육을 수축시키면 넓은목근이 수축되는 것을 볼 수 있다.

큰 얕은정맥(앞목정맥[anterior jugular vein, 3]과 바깥목정맥[external jugular vein, 4])과 목신경얼기의 피부가지(cutaneous branchs of cervical plexus, 7, 12, 14) 및 얼굴신경의 목가지(cervical branch of facial nerve, 100쪽, 6)가 모두 넓은목근의 안쪽과 목근막(deep cervical fascia)의 바깥쪽 사이에 위치한다(99쪽 글상자 참조).

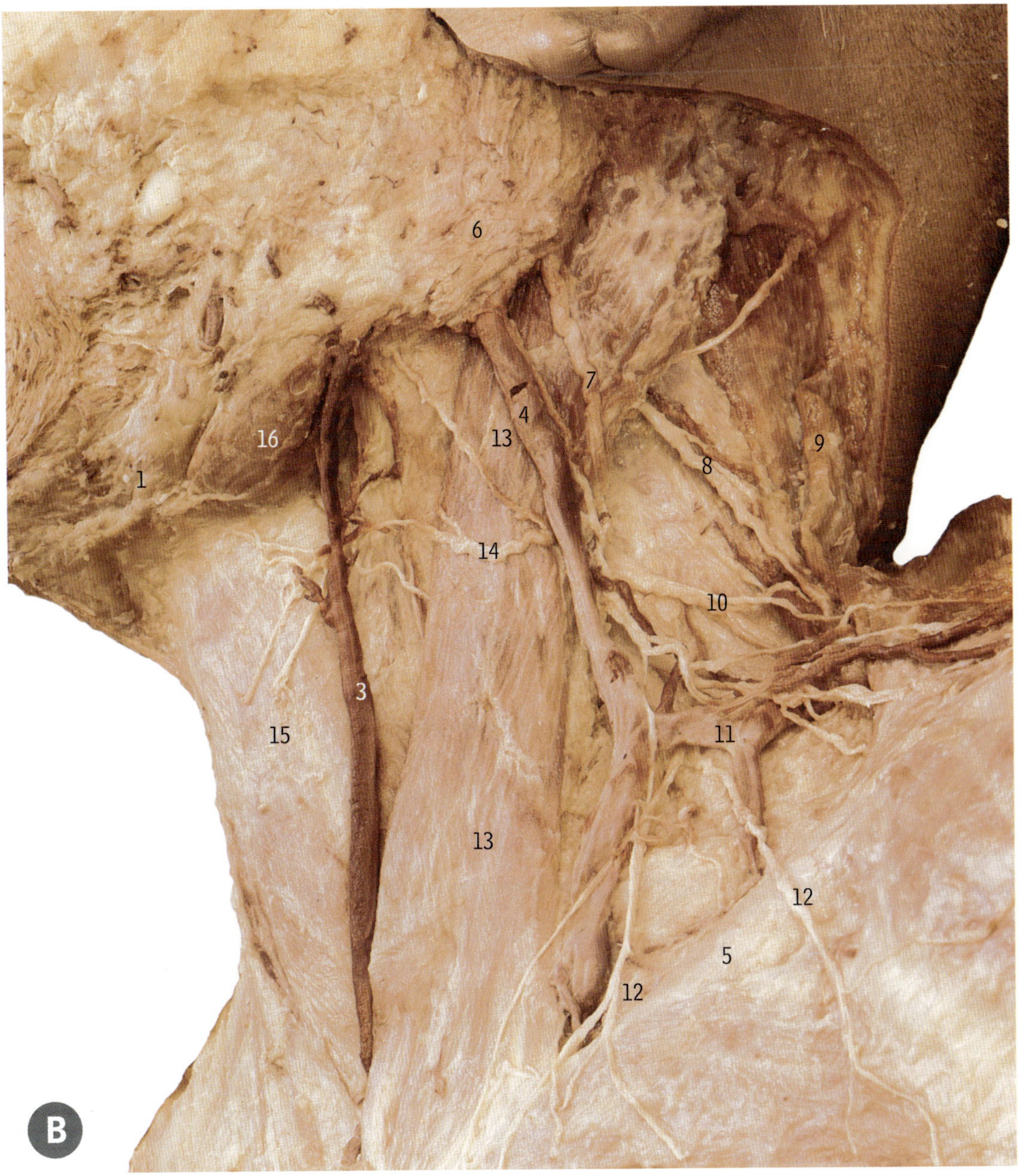

B 얕은정맥과 신경, 옆에서 본 모습

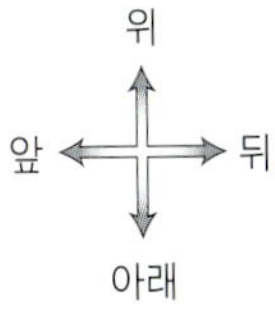

목(Neck) *혈액 공급과 정맥혈 배출(blood supply and venous drainage)*

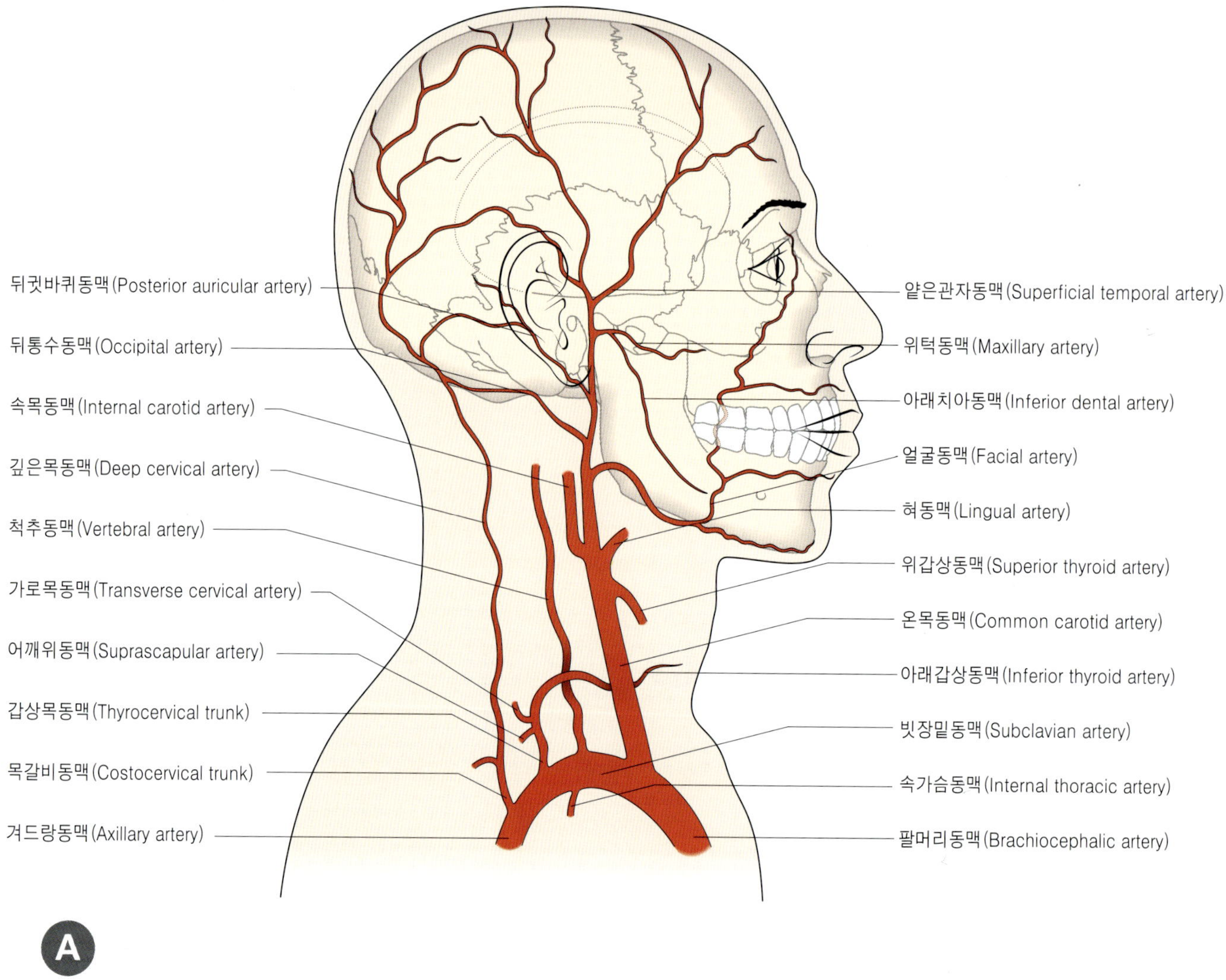

A 머리와 목의 주요 동맥(main arterial supply to the head and neck)

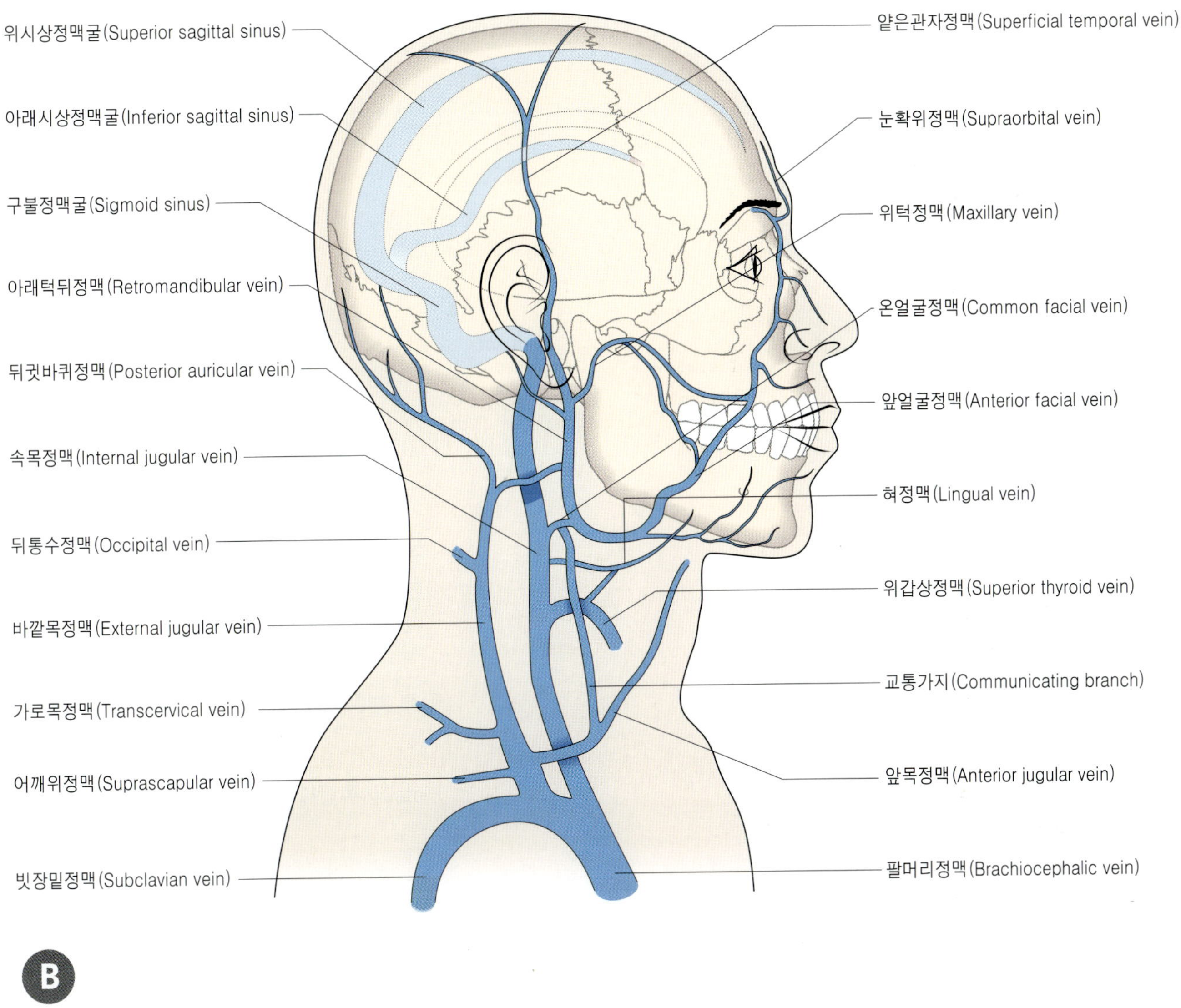

B **머리와 목의 정맥혈 배출(venous drainage from the head and neck)**

목(Neck) *얕은층 해부 II(superficial dissection II)*

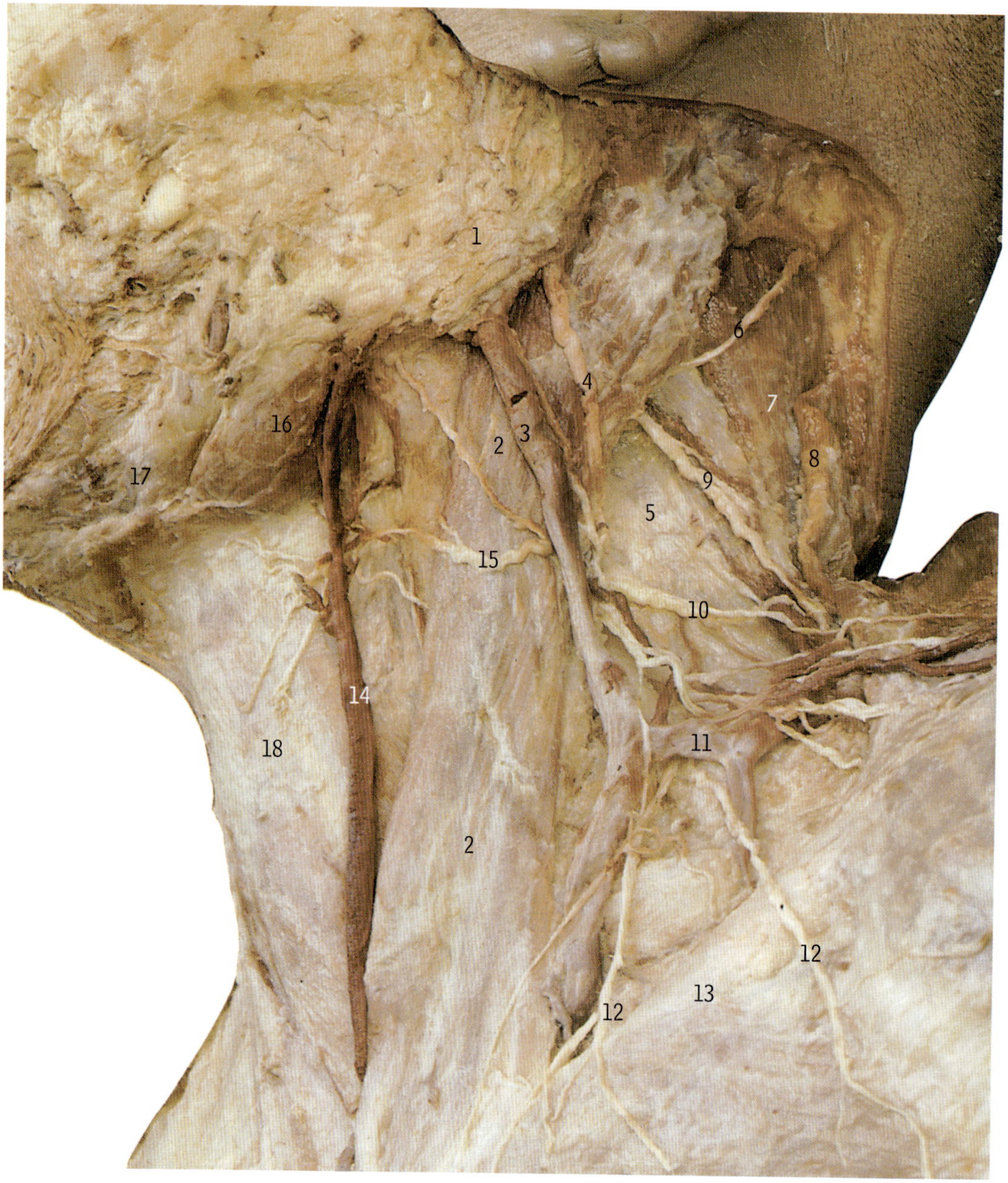

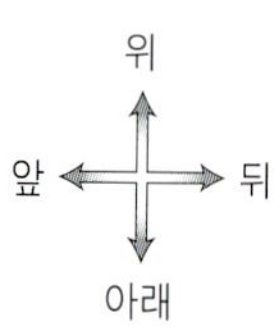

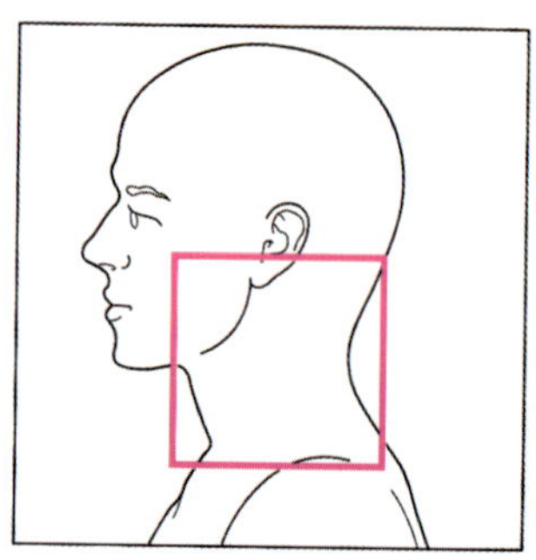

왼쪽 목빗근과 관련 구조물(The left sternocleidomastoid and related structures)

넓은목근과 목빗근(sternocleidomastoid, 2)의 뒤에 있는 목근막의 얕은층(investing layer of deep cervical fascia, 18)이 함께 제거되었으나, 목의 앞부분에 있는 목근막(앞목정맥[anterior jugular vein, 14]의 안쪽에 있는 근막)은 그대로 남아있다. 목빗근(sternocleidomastoid, 2)의 뒤모서리에서 나오는 목신경얼기의 피부가지 중에서, 가로목신경(transverse cervical nerve, 15)이 목빗근을 가로질러 앞으로 주행하고, 큰귓바퀴신경(great auricular nerve, 4)은 위로 주행하고, 작은뒤통수신경(lesser occipital nerve, 6)은 목빗근의 뒤모서리에서 뒤위쪽으로 주행하며, 빗장위신경(supraclavicular nerve, 12)은 빗장뼈(clavicle, 13) 위쪽에서 부채꼴모양으로 아래로 퍼져나간다. 더부신경(accessory nerve, 9)은 목빗근(sternocleidomastoid, 2)의 뒤모서리부위에서 빠져나와 목뒤삼각의 천장(roof)을 형성하는 목근막(deep cervical fascia)의 얕은층속에 파묻힌 상태로 아래로 주행(105쪽)하여 등세모근(trapezius, 8)의 앞모서리(빗장뼈[clavicle, 13] 위쪽 5cm 정도에 위치한 부위) 밑으로 들어간다. 목신경얼기의 가지(branches of cervical nerves, 10)도 등세모근(과 위쪽 목빗근, 이 그림에는 보이지 않음)으로 들어간다.

일반적인 영어용어로 accessory nerve(더부신경, 9)로 알려진 신경의 공식적인 해부학 명칭은 the nervus externus of the truncus nervi accessorii이다. 이들 신경세포는 척수(spinal cord)의 위쪽 다섯 개 또는 여섯 개의 목분절에서 기원하는데, 이들 신경은 목빗근과 등세모근으로 가는 운동신경이다. 두 근육에는 목신경얼기로부터 나온 일부 신경들도 분포하는데(10, 105쪽 글상자 참조), 이들 신경은 일반적으로 감각신경이다(더부신경의 *뇌부분*은 뇌줄기[brainstem]의 숨뇌[medulla oblongata]에 있는 의문핵[nucleus ambiguus]으로부터 기원하고, 미주신경[vagus nerve]과 합쳐져서 후두와 물렁입천장에 분포하는 근육을 지배한다[249쪽]).

목근막(deep cervical fascia)의 구성:
- 얕은층(the investing layer)
- 기관앞층(the pretracheal layer)
- 척주앞층(the prevertebral layer)
- 목혈관신경집(the carotid sheath)

얕은층(investing layer, 18)은 피부밑양말처럼 목을 감싼다. 이것은 목앞삼각과 목뒤삼각의 천장(101쪽)을 구성하고, 두 층으로 나뉘어 목빗근과 등세모근을 안팎으로 감싸며, 귀밑샘과 턱밑샘의 피막(capsules)을 형성한다.

기관앞층(pretracheal layer)은 갑상샘의 집(sheath)을 형성한다(110쪽).

척주앞층(prevertebral layer)은 척주(vertebral column)와 척주앞근육(prevertebral muscles, 5)의 앞에 위치하며 목뒤삼각의 바닥(floor)을 형성한다(114쪽).

목혈관신경집(carotid sheath)은 척주앞층과 기관앞층이 만나서 형성되며, 속목정맥(internal jugular vein)과 온목동맥(common carotid artery), 속목동맥(internal carotid artery), 미주신경(vagus nerve) 및 위뿌리와 아래뿌리를 갖는 목신경고리(ansa cervicalis)를 감싼다(106쪽). 머리뼈 바닥 바로 아래부위에서 아래쪽 4개의 뇌신경(혀인두신경, 미주신경, 더부신경 및 혀밑신경)이 목혈관신경집의 맨 위 부분을 짧게 주행한다.

1 귀밑샘(Parotid gland)
2 목빗근(Sternocleidomastoid)
3 바깥목정맥(External jugular vein)
4 큰귓바퀴신경(Great auricular nerve).
5 어깨올림근에 있는 척주앞근막(Prevertebral fascia overlying levator scapulae)
6 작은뒤통수신경(Lesser occipital nerve)
7 머리널판근(Splenius capitis)
8 등세모근(Trapezius)
9 더부신경(Accessory nerve)
10 등세모근목신경(Cervical nerves to trapezius)
11 얕은목정맥(Superficial cervical vein)
12 빗장위신경(Supraclavicular nerves)
13 빗장뼈(Clavicle)
14 앞목정맥(Anterior jugular vein)
15 가로목신경(Transverse cervical nerve)
16 턱밑샘(Submandibular gland)
17 아래턱뼈아래모서리(Lower border of mandible)
18 목근막 얕은층(Investing layer of deep cervical fascia)

목(Neck) *얕은층 해부 III(superficial dissection III)*

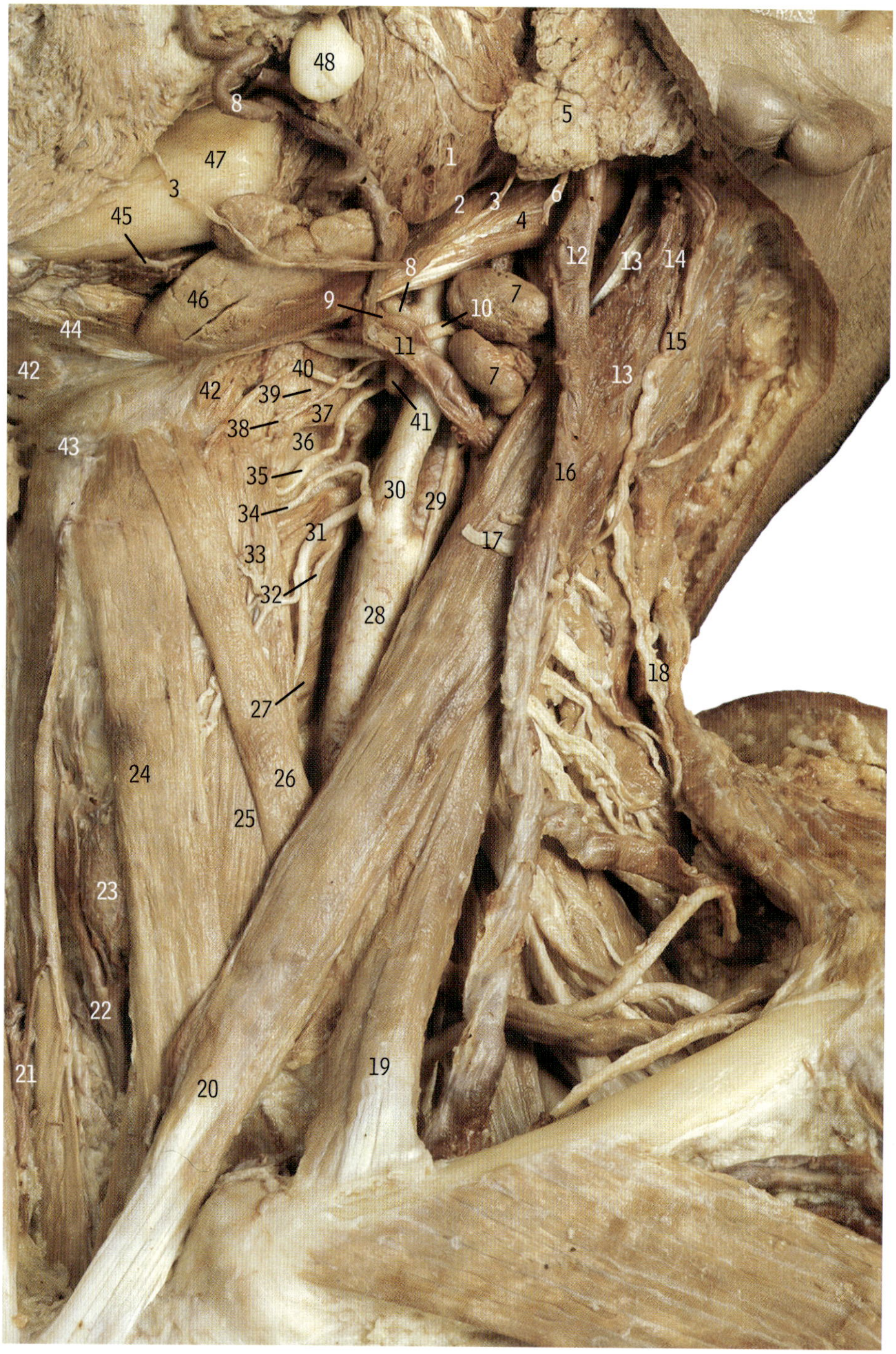

1 깨물근과 턱뼈각(Masseter and angle of mandible)
2 붓목뿔근(Stylohyoid)
3 얼굴신경 턱모서리가지(Marginal mandibular branch of facial nerve)
4 두힘살근뒤힘살(Posterior belly of digastric)
5 귀밑샘(아래극)(Parotid gland[lower pole])
6 얼굴신경 목가지(Cervical branch of facial nerve)
7 목정맥두힘살근림프절(Jugulodigastric lymph nodes)
8 얼굴동맥(Facial artery)
9 혀정맥(Lingula vein)
10 혀밑신경(Hypoglossal nerve)
11 얼굴정맥(Facial vein)
12 아래턱뒤정맥 뒤가지(Posterior branch of retromandibular vein)
13 목빗근(Sternocleidomastoid)
14 뒤귓바퀴정맥(Posterior auricular vein)
15 큰귓바퀴신경(Great auricular nerve)
16 바깥목정맥(External jugular vein)
17 가로목신경(Transverse cervical nerve)
18 목빗근더부신경(Accessory nerve of sternocleidomastoid)
19 목빗근빗장갈래(Clavicular head of sternocleidomastoid)
20 목빗근복장갈래(Sternal head of sternocleidomastoid)
21 앞목정맥(Anterior jugular vein)
22 아래갑상정맥(Inferior thyroid vein)
23 갑상샘잘룩(Isthmus of thyroid gland)
24 복장목뿔근(Sternohyoid)
25 복장방패근(Sternothyroid)
26 어깨목뿔근위힘살(Superior belly of omohyoid)
27 아래인두수축근(Inferior constrictor of pharynx)
28 온목동맥(Common carotid artery)
29 속목동맥과 목신경고리위뿌리(Internal carotid artery and superior root of ansa cervicalis)
30 바깥목동맥(External carotid artery)
31 위갑상동맥(Superior thyroid artery)
32 바깥후두신경(External laryngeal nerve)
33 방패목뿔근(Thyrohyoid)
34 위후두동맥(Superior laryngeal artery)
35 속후두신경(Internal laryngeal nerve)
36 방패목뿔막(Thyrohyoid membrane)
37 목뿔뼈큰뿔(Greater horn of hyoid bone)
38 방패목뿔근신경(nerve to thyrohyoid)
39 목뿔혀근(Hyoglossus)
40 목뿔위동맥(Suprahyoid artery)
41 혀동맥(Lingual artery)
42 턱목뿔근(Mylohyoid)
43 목뿔뼈몸통(Body of hyoid bone)
44 두힘살근앞힘살(Anterior belly of digastric)
45 턱끝동맥과 정맥(Submental artery and vein)
46 턱밑샘(Submandibular gland)
47 턱뼈몸통(Body of mandible)
48 볼지방덩이(Buccal fat pad)

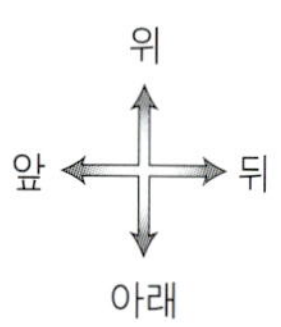

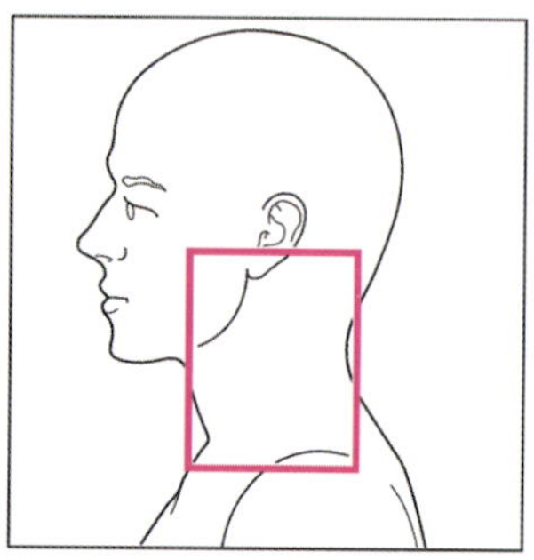

왼쪽 앞목삼각, 왼쪽에서 본 모습(The left anterior triangle, from the left)

피부와 근막 및 표면 구조물들이 모두 제거된 상태이다. 이 그림에서는 주로 목빗근(sternocleidomastoid, 13)의 앞쪽 구조물들을 표시하였고, 목빗근의 뒤쪽 구조물은 104쪽, A에 표시하였다. 목빗근(sternocleidomastoid, 13)의 앞모서리 부위에 온목동맥(common carotid artery, 28)의 위부분과 속목동맥(internal carotid artery, 29)과 바깥목동맥(external carotid artery, 30)의 아래부분이 보인다. 턱뼈몸통(body of mandible, 47)의 아래에 턱밑샘(submandibular gland, 46)이 위치하고, 귀밑샘의 아래극(lower pole parotid gland, 5)이 턱뼈각(angle of mandible, 1)의 뒤로 돌출되어 있다. 갑상샘잘룩(isthmus of thyroid gland, 23)이 아래쪽 목의 중심선(midline)에 놓여 있고, 갑상샘의 가쪽엽(lateral lobe)은 복장목뿔근(sternohyoid, 24)과 복장방패근(sternothyroid, 25)에 의해 덮여있다.

목을 삼각부위로 구분하는 것은 복잡한 부위를 쉽게 알아볼 수 있도록 근육들과 연관된 몇 개의 작은 부위로 나누고, 각각에 포함된 특정 구조물을 설명하기 위함이다.

온목동맥(common carotid artery, 28)의 갈림부위가 목동맥삼각에서 보이는 반면, 속목정맥은 좀 더 뒤쪽에 위치하고 목빗근(sternocleidomastoid, 13)에 의해서 덮여있다. 속목정맥(internal jugular vein)은 목빗근을 젖히거나 제거했을 때만 보인다(106쪽, 14). 목정맥파(jugular venous pulse)를 특정한 상황에서 목의 아래부분에서 관찰할 수 있는데, 이는 정맥 자체가 보여서 그런 것이 아니라 위에 놓인 근육을 통해서 맥박이 전해지기 때문이다.

목삼각(triangles of neck)
- 앞목삼각(anterior triangle)
  - 턱끝삼각(submental triangle)
  - 두힘살삼각(digastric triangle)
  - 근육삼각(muscular triangle)
  - 목동맥삼각(carotid triangle)
- 뒤목삼각(posterior triangle)(104쪽과 105쪽 참조)

앞목삼각(anterior triangle)
- *경계:* 목빗근앞모서리(anterior border of sternocleidomastoid, 20), 아래턱아래모서리(lower border of mandible, 47), 정중선(midline)

턱끝삼각(submental triangle)
- *경계:* 두힘살근앞힘살(anterior belly of digastric, 44), 목뿔뼈몸통(body of hyoid bone, 43), 정중선
- *바닥:* 턱목뿔근(mylohyoid, 42)
- *내용물:* 앞목정맥(anterior jugular vein, 98쪽, 14), 턱끝림프절(submental lymph nodes)

두힘살삼각(digastric triangle)
- *경계:* 두힘살근앞힘살(anterior belly of digastric, 44)과 두힘살근뒤힘살(posterior belly of digastric, 4), 아래턱아래모서리(lower border of mandible, 47)
- *바닥:* 턱목뿔근(mylohyoid, 160쪽, 23), 목뿔혀근(hyoglossus, 160쪽, 26), 가운데인두수축근(middle constrictor of pharynx, 160쪽, 28)
- 내용물: 턱밑샘(submandibular gland, 46), 림프절, 귀밑샘 아래부분(lower part of parotid gland posteriorly, 5); 얼굴동맥(facial artery, 8), 얼굴정맥(facial vein, 11), 턱끝밑혈관(submental vessels, 45), 목혈관신경집(4 아래구조물을 싸는); 혀밑신경(hypoglossal nerve, 108쪽, A14), 턱목뿔근신경(nerve to mylohyoid, 108쪽, A6)과 혈관, 붓인두근과 혀인두신경(stylopharyngeus and glossopharyngeal nerve, 124쪽, C49).

근육삼각(muscular triangle)
- *경계:* 목빗근앞모서리(anterior border of sternocleidomastoid, 20), 어깨목뿔근위힘살(superior belly of omohyoid, 26), 정중선
- *바닥:* 복장목뿔근(sternohyoid, 24), 복장방패근(sternothyroid, 25)
- *내용물(바닥 아래):* 갑상샘, 후두, 기관, 식도

목동맥삼각(carotid triangle)
- *경계:* 목빗근앞모서리(anterior border of sternocleidomastoid, 20), 두힘살근뒤힘살(posterior belly of digastric, 4), 어깨목뿔근위힘살(superior belly of omohyoid, 26)
- *바닥:* 방패목뿔근(thyrohyoid, 33), 목뿔혀근(hyoglossus, 39), 중간인두수축근(middle constrictor, 번호 표시되어 있지 않음, 37 위쪽), 아래인두수축근(inferior constrictor, 27)
- *내용물:* 온목동맥(common carotid artery, 28)의 갈림부위; 바깥목동맥(external carotid artery, 30)의 위갑상동맥(superior thyroid artery, 31), 혀동맥(lingual artery, 41), 얼굴동맥(facial artery, 8), 뒤통수동맥(occipital artery, 124쪽, C52)과 오름인두동맥(Ascending pharyngeal artery, 124쪽, C50); 혀밑신경(hypoglossal nerve, 10)과 혀밑신경의 가지방패목뿔근신경(nerve to thyrohyoid, 38)과 목신경고리위뿌리(superior root of ansa cervicalis, 29); 속후두신경(internal laryngeal nerve, 35)과 바깥후두신경(external laryngeal nerve, 32).

턱밑샘에 관한 설명은 157쪽 참조.

목(Neck) *림프계(lymphatic system)*

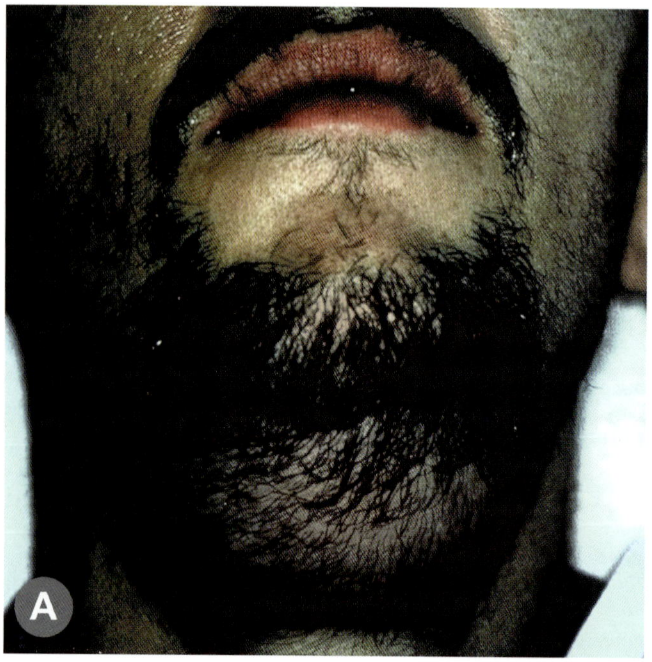

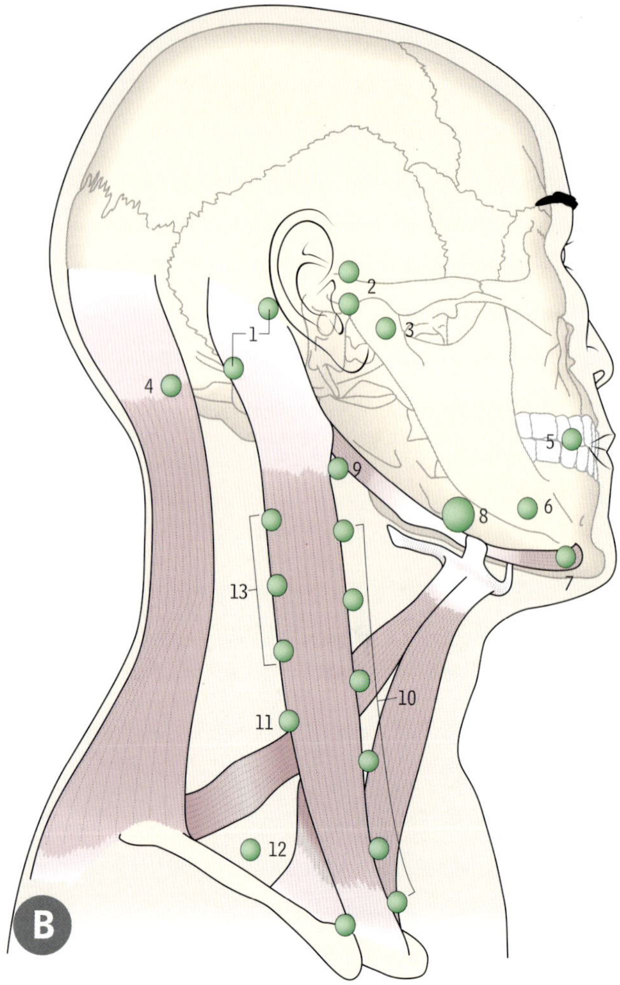

Ⓐ 입안(oral cavity)으로부터의 감염이 턱밑공간과 턱끝밑공간으로 퍼져나가 턱밑부위와 목에 생명에 위협을 줄만한 부종이 야기된 상태.

1 뒤귓바퀴림프절(Posterior auricular nodes)
2 귓바퀴앞림프절(Preauricular nodes)
3 귀밑샘림프절(Parotid node)
4 뒤통수림프절(Occipital node)
5 볼림프절(Buccal node)
6 얼굴림프절(Facial node)
7 턱끝밑림프절(Submental nodes)
8 턱밑림프절(Submandibular nodes)
9 목정맥두힘살근림프절(Jugulodigastric node)
10 깊은목림프절사슬(Deep cervical chain)
11 목정맥어깨목뿔근림프절(Jugulo-omohyoid node)
12 앞빗장위림프절(Anterior supraclavicular node)
13 뒤깊은목림프절(Posterior deep cervical nodes)

Ⓑ 머리와 목의 림프계

머리와 목의 림프 배출(흐름) 경로는 이 부위로부터의 급성 및 만성감염과 악성종양이 퍼져나갈 때 매우 중요하다.

머리와 목의 림프 배출(흐름) 경로

구조물	위치	림프절
얼굴과 두피	앞	얼굴림프절 → 턱밑림프절 → 깊은목림프절
	가쪽	귀밑샘림프절 → 깊은목림프절
두피	뒤	뒤통수림프절 → 깊은목림프절
눈꺼풀	안쪽	턱밑림프절 → 깊은목림프절
	가쪽	귀밑샘림프절 → 깊은목림프절
턱		턱끝밑림프절 → 턱밑림프절 → 깊은목림프절
바깥귀	앞	귀밑샘림프절 → 깊은목림프절
	뒤	뒤귓바퀴림프절 → 깊은목림프절
가운데귀		귀밑샘림프절 → 깊은목림프절
목	얕은쪽	얕은목림프절(앞쪽, 가쪽, 뒤쪽) → 깊은목림프절
	깊은쪽	깊은목림프절
입안바닥	앞, 아래앞니	턱끝밑림프절 → 턱밑림프절 → 깊은목림프절 또는
	가쪽, 앞니를 제외한 치아	턱끝밑림프절 → 깊은목림프절
입천장편도		목정맥두힘살근림프절 → 깊은목림프절
인두편도		뒤인두림프절 → 깊은목림프절
코인두		
코곁동굴		
물렁입천장		
코안	앞	턱밑림프절 → 깊은목림프절
	뒤	후두 및 기관림프절 → 아래깊은목림프절
후두	성대위부분	위깊은목림프절
	성대아래부분	후두 및 기관림프절 → 아래깊은목림프절
입인두		깊은목림프절
식도		
갑상샘	위부분	후두림프절 → 깊은목림프절
	아래부분	기관림프절 또는 위세로칸림프절
혀	혀끝앙쪽	턱끝밑림프절 → 턱밑림프절 → 깊은목림프절과 목정맥어깨목뿔근림프절
	가쪽모서리	턱밑림프절 → 깊은목림프절과 목정맥어깨목뿔근림프절

C 머리와 목의 림프 배출(흐름) 경로

목(Neck) *얕은층 해부 IV(superficial dissection IV)*

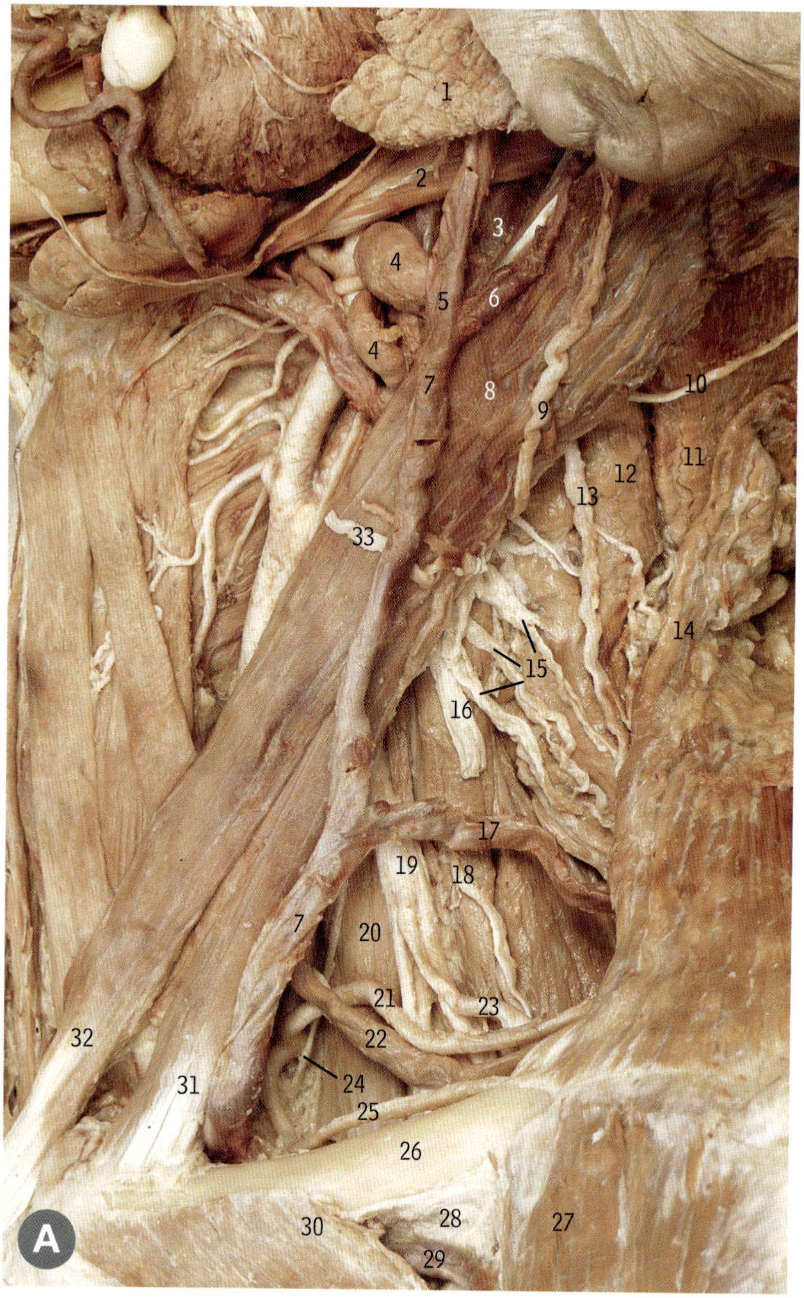

1 귀밑샘(Parotid gland)
2 두힘살근뒤힘살(Posterior belly of digastric)
3 속목정맥(Internal jugular vein)
4 목정맥두힘살근림프절(Jugulodigastric lymph nodes)
5 아래턱뒤정맥뒤가지(Posterior branch of retromandibular vein)
6 뒤귓바퀴정맥(Posterior auricular vein)
7 바깥목정맥(External jugular vein)
8 목빗근(Sternocleidomastoid)
9 큰귓바퀴신경(Great auricular nerve)
10 작은뒤통수신경(Lesser occipital nerve)
11 머리널판근(Splenius capitis)
12 어깨올림근(Levator scapulae)
13 더부신경(Accessory nerve)
14 등세모근(Trapezius)
15 등세모근목신경(Cervical nerves to trapezius)
16 빗장위신경(Supraclavicular nerve)
17 얕은목정맥(Superficial cervical vein)
18 등쪽어깨신경과 중간목갈비근(Dorsal scapular nerve and scalenus medius)
19 팔신경얼기위줄기(Upper trunk of brachial plexus)
20 앞목갈비근(Scalenus anterior)
21 얕은목동맥(Superficial cervical artery)
22 어깨목뿔근아래힘살(Inferior belly of omohyoid)
23 어깨위신경(Suprascapular nerve)
24 가로막신경(Phrenic nerve)
25 어깨위동맥(Suprascapular artery)
26 빗장뼈(Clavicle)
27 어깨세모근(Deltoid)
28 빗장가슴근막(Clavipectoral fascia)
29 노쪽피부정맥(Cephalic vein)
30 큰가슴근(Pectoralis major of sternocleidomastoid)
31 목빗근빗장갈래(Clavicular head of Sternocleidomastoid)
32 목빗근복장갈래(Sternal head of Sternocleidomastoid)
33 가로목신경(Transverse cervical nerve)
34 뒤통수정맥(Occipital vein)
35 뒤통수이마근뒤통수힘살(Occipital belly of occipitofrontalis)
36 큰뒤통수신경(Greater occipital nerve)
37 뒤통수동맥(Occipital artery)
38 머리반가시근(Semispinalis capitis)
39 셋째뒤통수신경(Third occipital nerve)

A 왼쪽에서 본 모습

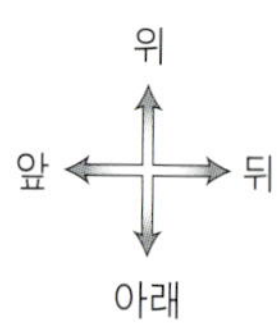

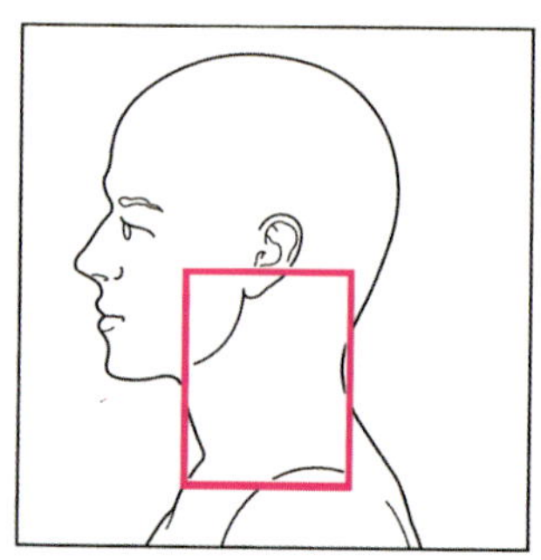

왼쪽 뒤목삼각(The left posterior triangle)

A는 100쪽에서 보여준 구조물 중 주로 목빗근의 뒤에 위치하고 있는 구조물들을 설명하기 위해서 표시하였다. 뒤목삼각 중앙부위 가까이에 위치한 가장 중요한 구조물은 더부신경(accessory nerve, 13)이다. 뒤목삼각의 아래부분에서 팔신경얼기의 위줄기(upper trunk of brachial plexus, 19)로부터 어깨위신경(suprascapular nerve, 23)이 분지되는데, 이 신경은 얕은목동맥(superficial cervical artery, 21)과 어깨위동맥(suprascapular artery, 25)과 함께 가쪽으로 주행한다. B는 뒤목삼각의 꼭지부위를 보여주고 있는데, 삼각부위의 맨 위에 뒤통수동맥(occipital artery, 37)이 보이고, 뒤목삼각의 바닥에는 반가시근(semispinalis, 38)의 일부와 널판근(splenius, 11)이 보인다.

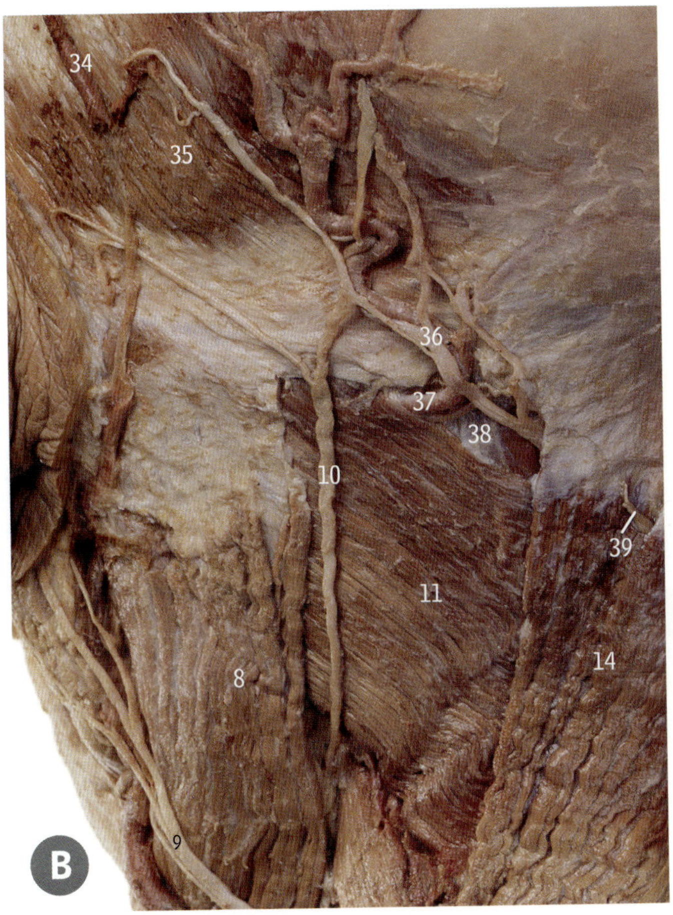

B 뒤목삼각의 위부분, 뒤에서 본 모습

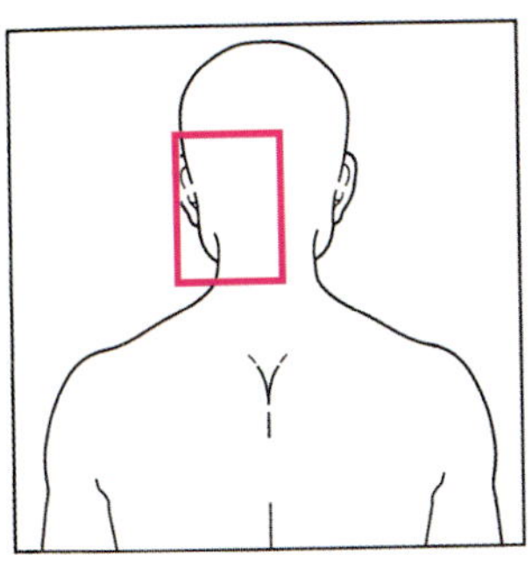

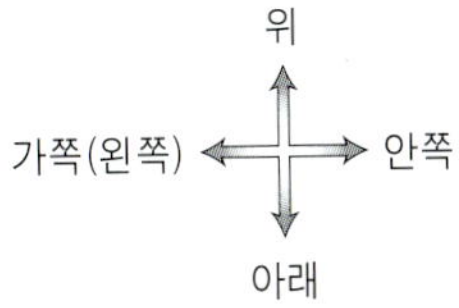

뒤목삼각:

- *경계:* 목빗근(sternocleidomastoid, A8)의 뒤모서리; 등세모근(trapezius, A14)의 앞모서리; 빗장뼈(clavicle, A26)의 중앙 1/3.
- *천장:* 깊은 목근막의 얕은층(investing layer of deep cervical fascia), 깊은 목근막에 더부신경(accessory nerve, A13)이 묻혀있다.
- *내용물:* 동맥 – 뒤통수동맥(occipital artery, B37); 얕은목동맥(superficial cervical artery, A21); 어깨위동맥(suprascapular artery, A25); 빗장밑동맥(A에서 21과 25가 기원하는 부위 바로 아래와 24의 끝부위 뒤에서 시야에서 사라짐).
  - 정맥 – 바깥목정맥(external jugular vein, A7의 아래부분); 얕은목정맥(superficial cervical vein, A17), 어깨위정맥(제거됨)
  - 신경 – 목신경얼기가지(큰귓바퀴신경[great auricular nerve, A9]; 작은뒤통수신경[lesser occipital nerve, A10]; 가로목신경[transverse cervical nerve, A33]; 빗장위신경[supraclavicular nerve, A16]; 근육신경가지[muscular nerve, A15]); 팔신경얼기줄기(trunk of brachial plexus, A19; 다른 부위는 목빗근에 의해서 가려져 있다); 위줄기가지–빗장밑근신경(제거됨)과 어깨위신경(suprascapular nerve, A23); 등쪽어깨신경(dorsal scapular nerve, A18, 팔신경얼기의 가장 위쪽 뿌리에서 나옴); 더부신경(accessory nerve, A13, 천장을 이루는 근막에 묻혀 있다)
  - 근육 – 어깨목뿔근아래힘살(inferior belly of omohyoid, A22)
  - 림프절과 지방(제거됨, 특히 아래부분에 위치한 것이 제거됨)
- *바닥:* 깊은 목근막의 척주앞층(prevertebral layer, 98쪽, 5), 머리반가시근(semispinalis capitis, B38); 머리널판근(splenius capitis, A와 B, 11); 어깨올림근(levator scapulae, A12); 중간목갈비근(scalenus medius, A18); 앞목갈비근(scalenus anterior, A20), 여기에서는 잘 보이나 대개 목빗근에 가려져 있다).

뒤목삼각의 맨위 구조물은 뒤통수동맥(occipital artery, B37)으로, 목빗근(sternocleidomastoid, 8)과 등세모근(trapezius, 14) 사이에서, 그리고 머리반가시근(semispinalis capitis, 38) 가장 위쪽구석에서 바로 위로 주행한다.

빗장밑동맥은 뒤목삼각의 아래부분에 포함된 내용물의 하나로 분류되지만(A에서는 표시되지 않았지만 24 지시선 끝 뒤에 위치), 첫째갈비뼈가 아래로 기울어져 있기 때문에 일반적으로 빗장밑정맥이 너무 아래에 위치하며 뒤목삼각에 위치한다고 말하기 어렵다(비록 106쪽, 42에서 겨우 보이기는 하지만).

등세모근(trapezius, 14)으로 들어가는 더부신경(accessory nerve, 13)과 이 근육으로 들어가는 목신경얼기의 가지(branch of cervical plexus to muscle, 15)를 혼동해서는 안 된다: 더부신경은 목빗근(sternocleidomastoid, 8) *안*에서 나오는 반면, 목신경얼기는 목빗근의 *뒤*에서 나온다.

뒤목삼각의 아래부분에서, 팔신경얼기의 위줄기(upper trunk of brachial plexus, 19)에서 분지된 어깨위신경(suprascapular nerve, 23)은 빗장뼈 바로 위에서 얕은목동맥(superficial cervical artery, 21)과 어깨위동맥(suprascapular artery, 25) 가까이에서 주행하고 눈에 잘 띄는 신경이다. 등어깨신경(dorsal scapular nerve, 18)은 좀 더 작은 신경으로 중간목갈비근에서 나온다.

어깨목뿔근의 아래힘살(inferior belly of omohyoid, 22)은 이 표본에서 보다 더욱 더 가늘게 나타날 수 있는데, 그러한 경우 혈관이나 신경으로 착각할 수 있다.

일반적으로 얕은목동맥(superficial cervical artery, 21)과 얕은목정맥(superficial cervical vein, 98쪽, 11)이라고 알려진 혈관은 정확히 말하면 가로목동맥과 가로목정맥으로 뒤목삼각의 아래부분에서 볼 수 있다. 가로목*신경*(transverse cervical *nerve*, 33)은 좀 더 위쪽 부분에서 앞목삼각을 향하여 앞으로 주행하는 것에 주의하라.

목(Neck) *깊은층 해부 I(deep dissection I)*

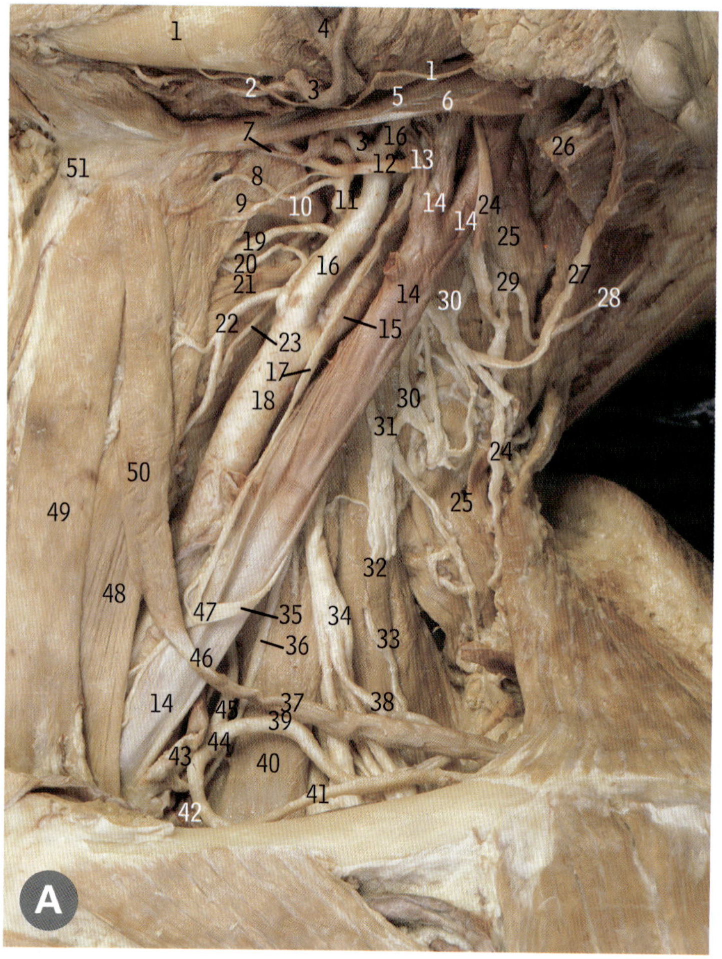

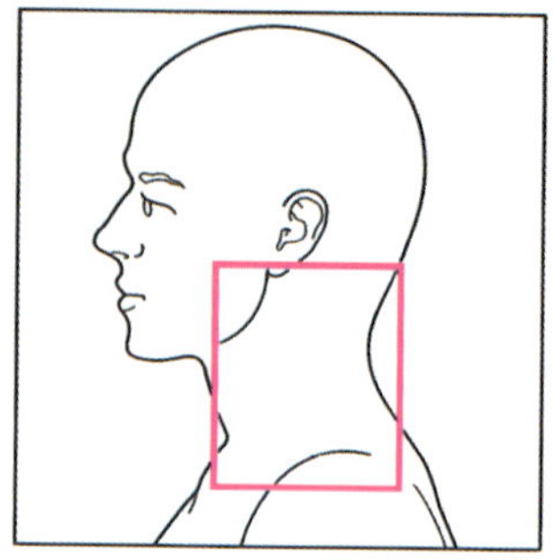

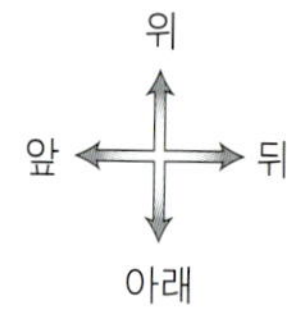

Ⓐ 왼쪽부위 혈관과 신경, 왼쪽에서 본 모습

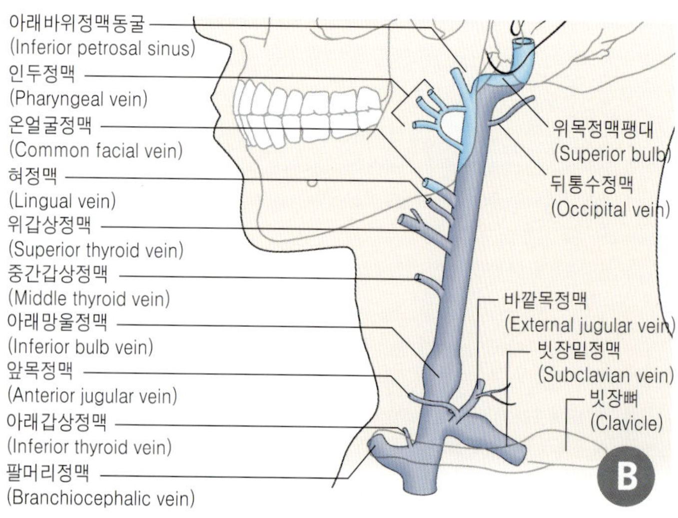

Ⓑ 속목정맥의 주요 가지

Ⓐ Ⓒ

1 얼굴신경 턱모서리가지(Marginal mandibular branch of facial nerve)
2 턱끝동맥(Submental artery)
3 얼굴동맥(Facial artery)
4 얼굴정맥(Facial vein)
5 붓목뿔근(Stylohyoid)
6 두힘살근뒤힘살(Posterior belly of digastric)
7 혀밑신경동반정맥(Vena comitans of hypoglossal nerve)
8 목뿔위동맥과 목뿔혀근(Suprahyoid artery and hyoglossus)
9 방패목뿔근(과 신경, A)(Thyrohyoid[and nerve in A])
10 목뿔뼈큰뿔(Greater horn of hyoid bone)
11 혀동맥(Lingual artery)
12 혀밑신경(Hypoglossal nerve)
13 혀정맥(Lingual vein)
14 속목정맥(A에서는 위부위가 둘로 나뉘어 있음)(Internal jugular vein[double at upper end in A])
15 속목동맥과 목동맥팽대(Internal carotid artery and carotid sinus)
16 바깥목동맥(External carotid artery)
17 목신경고리위뿌리(Superior root of ansa cervicalis)
18 온목동맥(Common carotid artery)
19 속후두신경과 방패목뿔막(Internal laryngeal nerve and thyrohyoid membrane)
20 위후두동맥(Superior laryngeal artery)
21 아래인두수축근(Inferior constrictor of pharynx)
22 위갑상동맥(Superior thyroid artery)
23 바깥후두신경(External laryngeal nerve)
24 더부신경(Accessory nerve)
25 어깨올림근(Levator scapulae)
26 목빗근(Sternocleidomastoid)
27 큰귓바퀴신경(Great auricular nerve)
28 작은뒤통수신경(Lesser occipital nerve)
29 둘째목신경앞가지(Second cervical nerve ventral rami)
30 셋째목신경앞가지(Third cervical nerve ventral rami)
31 넷째목신경앞가지(Fourth cervical nerve ventral rami)
32 중간목갈비근(Scalenus medius)
33 등쪽어깨신경(Dorsal scapular nerve)
34 팔신경얼기위줄기(Upper trunk of brachial plexus)
35 목신경고리아래뿌리(Inferior root of ansa cervicalis)
36 가로막신경(Phrenic nerve)
37 어깨목뿔근아래힘살(Inferior belly of omohyoid)
38 어깨위신경(Suprascapular nerve)
39 얕은목동맥(Superficial cervical artery)
40 앞목갈비근(Scalenus anterior)
41 어깨위동맥(Suprascapular artery)
42 빗장밑정맥(Subclavian vein)
43 가슴림프관(Thoracic duct)
44 갑상목줄기(Thyrocervical trunk)
45 아래갑상동맥(Inferior thyroid artery)
46 어깨목뿔근힘줄(Omohyoid tendon)
47 목신경고리(Ansa cervicalis)
48 복장방패근(Sternothyroid)
49 복장목뿔근(Sternohyoid)
50 어깨목뿔근위힘살(Superior belly of omohyoid)
51 목뿔뼈(Hyoid bone)
52 후두융기(Laryngeal prominence[Adam's apple])
53 반지방패근(Cricothyroid)
54 갑상샘 가쪽엽(Lateral lobe of thyroid gland)
55 중간갑상정맥(Middle thyroid vein)
56 기관(Trachea)
57 아래갑상정맥(Inferior thyroid vein)
58 갑상샘잘룩(Isthmus of thyroid gland)

큰 혈관과 신경 및 갑상샘(Great vessels and nerves and thyroid gland)

A에서, 목빗근(sternocleidomastoid, 26)의 대부분과 그 위에 위치한 피부신경들이 제거되어 속목정맥(internal jugular vein, 14)과 인접구조물들이 잘 보인다. 속목정맥은 목동맥(18, 16, 15)의 뒤가쪽에 위치한다. 이 표본에서는 속목정맥의 위끝부분이 둘로 나뉘어 있고, 그 사이로 더부신경(accessory nerve, 24)이 빠져나오고 있다. 위갑상동맥(superior thyroid artery, 22)과 혀동맥(lingual artery, 11) 및 얼굴동맥(facial artery, 3)이 바깥목동맥(external carotid artery, 16)으로부터 분지되어 앞으로 주행하고 있다. 목신경고리의 위뿌리(superior root of ansa cervicalis, 17)와 목신경고리의 아래뿌리(inferior root of ansa cervicalis, 35)가 속목정맥(internal jugular vein, 14)의 아래부분을 감싸면서 목신경고리(ansa cervicalis, 47)의 고리 자체를 형성하는데, 이 부위는 어깨목뿔근의 힘줄(omohyoid tendon, 46) 바로 위에 위치한다. 가로막신경(phrenic nerve, 36)은 비스듬히 아래로 주행하여 앞목갈비근(scalenus anterior, 40)의 표면 위로 내려간다. 갑상목줄기(thyrocervical trunk, 44)로부터 아래갑상동맥(inferior thyroid artery, 45)과 얕은목동맥(superficial cervical artery, 39) 및 어깨위동맥(suprascapular artery, 41)이 나오고, 가슴림프관(thoracic duct, 43)이 아래로 구부러지면서 속목정맥(internal jugular vein, 14)과 빗장밑정맥(subclavian vein, 42)의 경계부위로 들어간다.

C에서는 갑상샘(thyroid gland, 54)의 왼쪽 가쪽엽을 보여주기 위하여 왼쪽부분 띠 모양 근육(48, 49)을 제거하였다. 여기에서 아래갑상정맥(inferior thyroid vein, 57)은 비정상적으로 크고, 그것의 위쪽 끝부위가 갑상샘의 잘룩부분 위에 위치하고 있다.

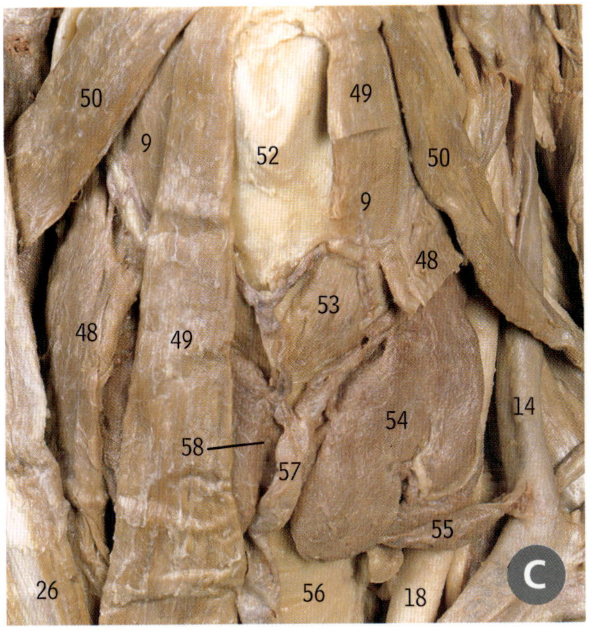

C 갑상샘, 앞에서 본 모습

허밑신경(hypoglossal nerve, 12)은 목뿔뼈의 큰뿔(greater horn of hyoid bone, 10) 끝부위 위에서 앞을 향하여 주행하는 반면, 속후두신경(internal laryn-geal nerve, 19)은 목뿔뼈 아래에서 아래앞을 향하여 주행한다.

온목동맥(common carotid artery, 18)은 대개 방패연골의 위모서리 높이(넷째목뼈 높이)에서 속목동맥(internal carotid artery, 15)과 바깥목동맥(external carotid artery, 16)으로 갈라진다.

바깥목동맥(external carotid artery, 16)은 목부위에서 여러 개의 가지를 내므로 속목동맥(internal carotid artery, 15)과 쉽게 구분된다. 속목동맥은 목에서 가지를 내지 않는다.

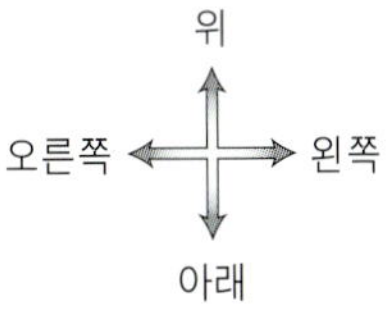

목신경고리(ansa cervicalis, 47)의 위뿌리(superior root, 17)는 온목동맥(common carotid artery, 18)과 속목정맥(internal jugular vein, 14) 사이에 위치한 혀밑신경(hypoglossal nerve, 12)으로부터 나와 아래로 주행하며, 아래뿌리(inferior root, 35, 목신경얼기에서 나옴)는 속목정맥의 뒤에서 위뿌리와 만나서 고리를 형성한다.

위갑상동맥(superior thyroid artery, 22)은 바깥목동맥(external carotid artery, 16)의 시작부위에서 분지되어 아래쪽으로 주행하는데, 이 동맥의 바로 뒤로 바깥후두신경(external laryngeal nerve, 23)이 주행한다.

위후두동맥(superior laryngeal artery, 20, 위갑상동맥의 가지[branch of superior thryoid artery, 22])은 속후두신경(Internal laryngeal nerve, 19)의 아래에서 앞으로 주행한다.

어깨목뿔근의 힘줄(omohyoid tendon, 46)은 속목정맥(internal jugular vein, 14) 위에 놓여 있어, 목아래부분에 대한 수술 시 목정맥의 위치를 찾는데 안내역할을 한다.

목동맥*굴(carotid sinus)*은 속목동맥의 시작부위 혈관벽 내에 위치하는 *압수용체(baroreceptor*, pressure receptor)로, 혀인두신경과 미주신경의 신경섬유가 분포하고, 혈압의 변화를 감시하는 역할을 한다.

목동맥*토리(carotid body)*는 온목동맥이 바깥목동맥과 속목동맥으로 나뉘는 부위의 갈라진 사이, 또는 뒤쪽에 위치하는 *화학수용체(chemoreceptor)*이다. 난원형의 토리는 그 길이가 수 mm 정도 되고, 결합조직피막에 싸인 토리세포를 함유하며, 혀인두신경과 미주신경의 신경섬유가 분포하고, 혈액내 산소분압을 감시하는 역할을 한다.

목(Neck) *깊은층 해부 II(deep dissection II)*

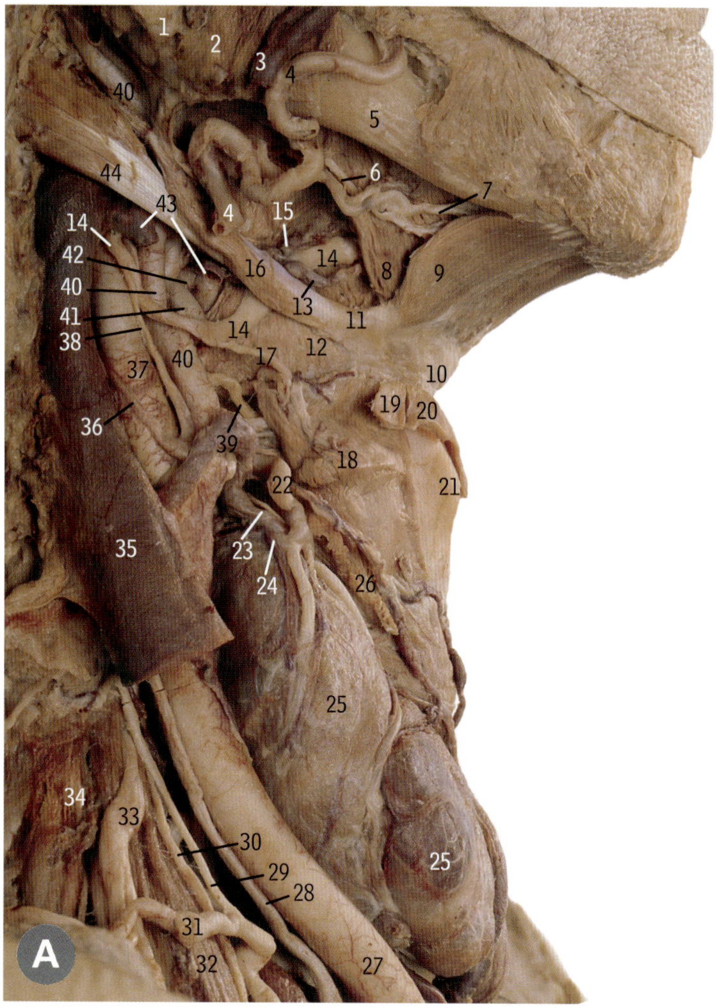

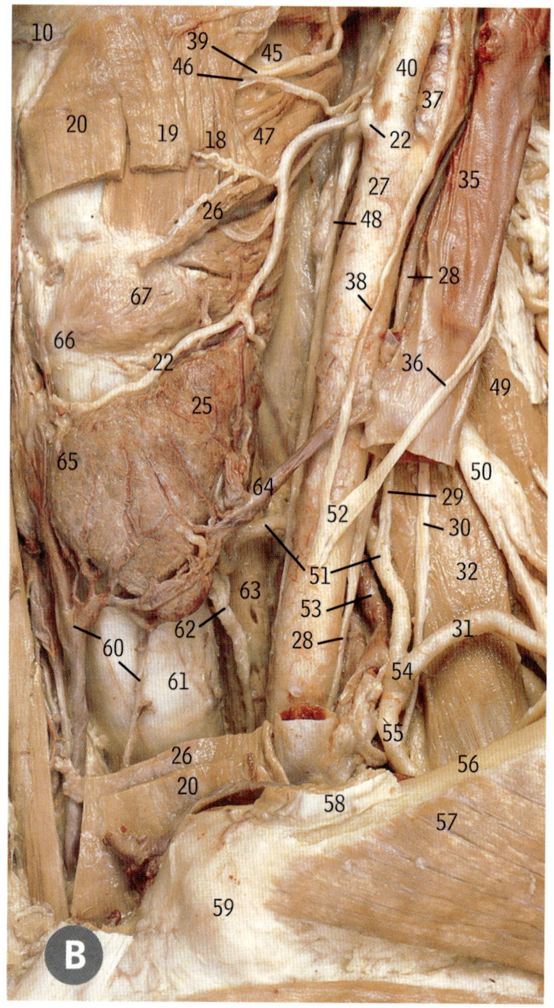

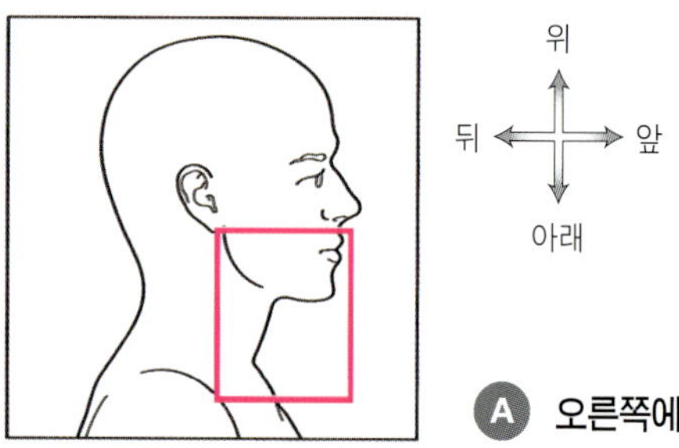

A 오른쪽에서 본 모습

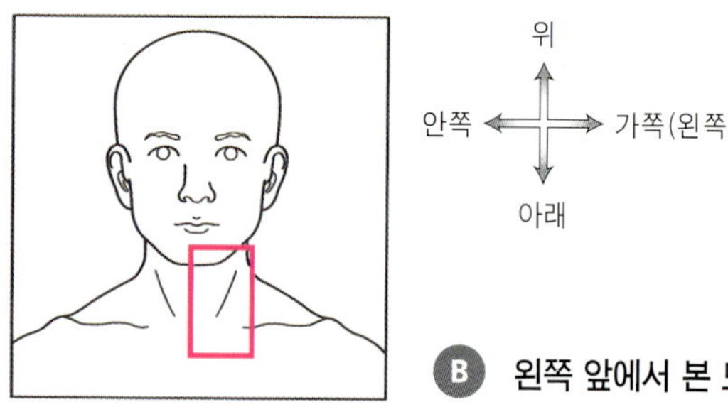

B 왼쪽 앞에서 본 모습

1 귀밑샘(Parotid gland)
2 깨물근(Masseter)
3 얼굴정맥(Facial vein)
4 얼굴동맥(Facial artery)
5 턱뼈몸통(Body of mandible)
6 턱목뿔근신경(Nerve to mylohyoid)
7 턱끝밑동맥(Submental artery)
8 턱목뿔근(Mylohyoid)
9 두힘살근앞힘살(Anterior belly of digastric)
10 목뿔뼈몸통(Body of hyoid bone)
11 두힘살근힘줄(Digastric tendon)
12 목뿔혀근(Hyoglossus)
13 혀밑신경동반정맥(Vena comitans of hypoglossal nerve)
14 혀밑신경(Hypoglossal nerve)
15 혀밑신경동반정맥 지류(A tributary of vena comitans of hypoglossal nerve)
16 붓목뿔근(Stylohyoid)
17 방패목뿔근신경(Nerve to thyrohyoid)
18 방패목뿔근(Thyrohyoid)
19 어깨목뿔근위힘살(Superior belly of omohyoid)
20 복장목뿔근(Sternohyoid)
21 후두융기(Laryngeal prominence)
22 위갑상동맥(Superior thyroid artery)
23 바깥후두신경(External laryngeal nerve)
24 위갑상정맥(Superior thyroid vein)
25 갑상샘가쪽엽(Lateral lobe of thyroid gland)
26 복장방패근(Sternothyroid)
27 온목동맥(Common carotid artery)
28 미주신경(Vagus nerve)
29 오름목동맥(Ascending cervical artery)
30 가로막신경(Phrenic nerve)
31 얕은목동맥(Superficial cervical artery)
32 앞목갈비근(Scalenus anterior)
33 다섯째목신경앞가지(Ventral ramus of fifth cervical nerve)
34 중간목갈비근(Scalenus medius)
35 속목정맥(Internal jugular vein)
36 목신경고리아래뿌리(Inferior root of ansa cervicalis)
37 속목동맥(Internal carotid artery)
38 목신경고리위뿌리(Superior root of ansa cervicalis)
39 안쪽후두신경(Internal laryngeal nerve)
40 바깥목동맥(External carotid artery)

41 혀얼굴동맥(Linguofacial trunk)
42 혀동맥(Lingual artery)
43 혀정맥(Lingual vein)
44 두힘살근뒤힘살(Posterior belly of digastric)
45 방패목뿔막(Thyrohyoid membrane)
46 위후두동맥(Superior laryngeal artery)
47 아래인두수축근(Inferior constrictor of pharynx)
48 교감신경줄기(Sympathetic trunk)
49 중간목갈비근(Scalenus medius)
50 팔신경얼기위줄기(Upper trunk of brachial plexus)
51 아래갑상동맥(Inferior thyroid artery)
52 목신경고리(Ansa cervicalis)
53 가슴림프관(Thoracic duct)
54 갑상목동맥(Thyrocervical trunk)
55 어깨위동맥(Suprascapular artery)
56 빗장뼈(Clavicle)
57 큰가슴근(Pectoralis major)
58 목빗근(Sternocleidomastoid)
59 복장빗장관절주머니(Capsule of sternoclavicular joint)
60 아래갑상정맥(Inferior thyroid veins)
61 기관(Trachea)
62 되돌이후두신경(Recurrent laryngeal nerve)
63 식도(Oesophagus)
64 중간갑상정맥(Middle thyroid vein)
65 갑상샘잘록(Isthmus of thyroid gland)
66 반지연골활(Arch of cricoid cartilage)
67 반지방패근(Cricothyroid)
68 갑상샘피라밋엽과 올림근육(Pyramidal lobe of thyroid gland and levator muscle)

큰 혈관과 갑상샘(Great vessels and thyroid gland)

A의 위부분에서, 얼굴동맥(facial artery, 4)이 턱뼈몸통(body of mandible, 5)을 감아 돌아 얼굴로 올라가는 것을 보여주기 위하여 턱밑샘이 제거되었다. 얼굴동맥의 바로 뒤에 얼굴정맥(facial vein, 3, 끝이 잘림)이 위치한다. 아래로, 속목정맥(internal jugular vein, 35)의 아래부분이 제거되어 속목정맥과 온목동맥(common carotid artery, 27) 사이로 주행하는 미주신경(vagus nerve, 28)이 잘 보인다. 여기서 보이는 갑상샘(thyroid gland, 25)은 정상적인 경우보다 더 크다. 복장목뿔근(sternohyoid, 20)과 어깨목뿔근(omohyoid, 19) 및 복장방패근(sternothyroid, 26)의 가장 위부분을 제외한 나머지 부분이 제거됨으로써 갑상샘이 잘 보인다.

B에서 갑상샘(thyroid gland, 25와 65)은 A와는 대조적으로 크기가 정상이며, 역시 세 개의 띠모양 근육(19, 20, 26)의 대부분이 제거되어 잘 보인다. 속목정맥(internal jugular vein, 35)의 잘린 두 끝부분 사이의 틈새에서 가로막신경(phrenic nerve, 30)이 앞목갈비근(scalenus anterior, 32) 표면 위에서 아래로 주행하는 것이 보인다. 갑상목동맥(thyrocervical trunk, 54, 아래에 위치한 빗장밑동맥에서 나옴)에서 세 개의 동맥이 분지된다(아래갑상동맥[inferior thyroid artery, 51], 얕은목동맥[superficial cervical artery, 31], 어깨위동맥[suprascapular artery, 55]). 가슴림프관(thoracic duct, 53)이 온목동맥(common carotid artery, 27)의 뒤에서 나와 속목정맥과 빗장밑정맥이 만나는 경계부위로 들어간다(112쪽, A14 참조). C는 한 개의 피라밋엽과 올림근육(pyramidal lobe of thyroid gland and levator muscle, 68)을 부가적으로 가진 갑상샘을 보여준다.

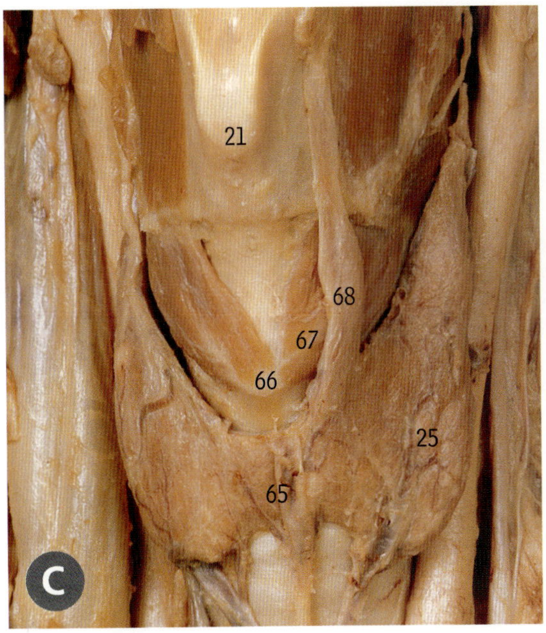

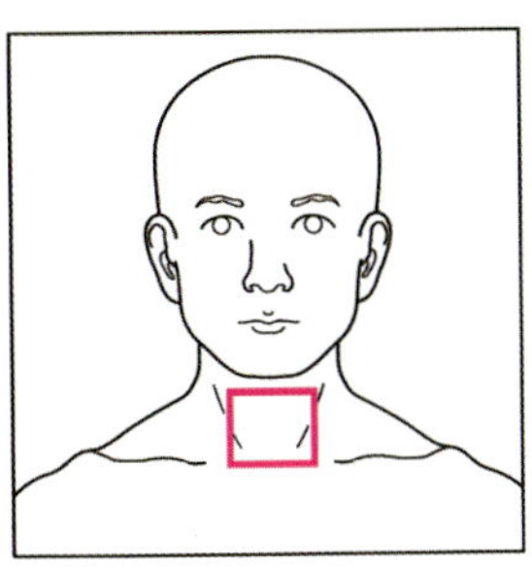

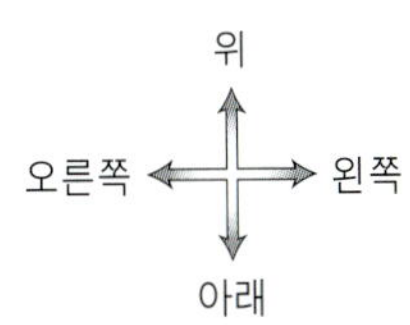

C 앞에서 본 모습

갑상샘(thyroid gland)은 중앙의 잘록부분(isthmus, B65)과 두 개의 가쪽엽(lateral lobe, B25)으로 구성되고, 목근막의 기관앞층에서 기원한 결합조직피막에 의해 둘러싸여 있으며, 결합조직에 의해 후두에 부착된다(이로써 음식물을 삼킬 때 갑상샘이 후두와 함께 움직인다).

갑상샘은 다섯째목뼈(C5)에서 첫째등뼈(T1) 높이에 걸쳐 위치한다.

갑상샘잘록(isthmus of thyroid gland, B, C, 65)은 둘째와 셋째기관연골 앞에 있으며, 위모서리를 따라 양쪽 위갑상동맥(superior thyroid artery, B22)과 서로 연결되고, 아래모서리에서 아래갑상정맥(inferior thyroid veins, B60)이 나온다.

간혹 나타나는 피라밋엽(pyramidal lobe, C68)이 대개 왼쪽에서 발견된다. 이는 발생시기에 나타나는 갑상혀관(thyroglossal duct)의 일부가 남은 것이다(152쪽, C45 참조).

가쪽엽의 인접구조물과의 관계:

- 가쪽으로 – 복장방패근(갑상샘의 위쪽 확장을 제한)과 복장목뿔근, 어깨목뿔근 및 목빗근(107쪽, C48, 49, 50, 26)이 위치한다.
- 안쪽으로 – 후두 아래부분과 기관 위부분이 인두 아래부분과 식도 위부분의 앞에 위치하고(108쪽, B61과 63), 반지방패근(108쪽, B67), 아래인두수축근(172쪽, A17), 바깥후두신경과 되돌이후두신경(172쪽, A16과 23)이 위치한다.
- 뒤가쪽으로 – 목혈관신경집에 들어있는 온목동맥(C27)과 부갑상샘(111쪽, B41, 44, 47), 아래갑상동맥(B51), 가슴림프관(108쪽, B53)이 위치한다.

바깥후두신경은 위갑상동맥이 갑상샘의 가쪽엽의 위끝(upper pole)을 향하여 접근할 때 이 동맥의 바로 뒤에 위치한다(110쪽, A5와 4). 갑상샘절제술을 시행하기 위해서 동맥을 묶고자 할 때는 바깥후두신경의 손상을 피하기 위해서 보통 갑상샘의 위끝부위에서 동맥결찰을 시행한다.

되돌이후두신경(recurrent laryngeal nerve, B62)(이 신경은 고리방패관절 바로 뒤부분에서 아래인두수축근의 아래모서리 밑을 지나 후두로 들어간다, 172쪽, B23)은 아래갑상동맥(inferior thyroid artery, B51)이 갑상샘의 가쪽엽 뒤에서 안쪽으로 활처럼 휘어질 때, 이 동맥의 앞이나 뒤에 위치한다. 아래갑상동맥 결찰은 보통은 갑상샘과 분리되어 잘 시행된다.

후두신경손상은 175쪽 참조.

목(Neck) *깊은층 해부 III(deep dissection III)*

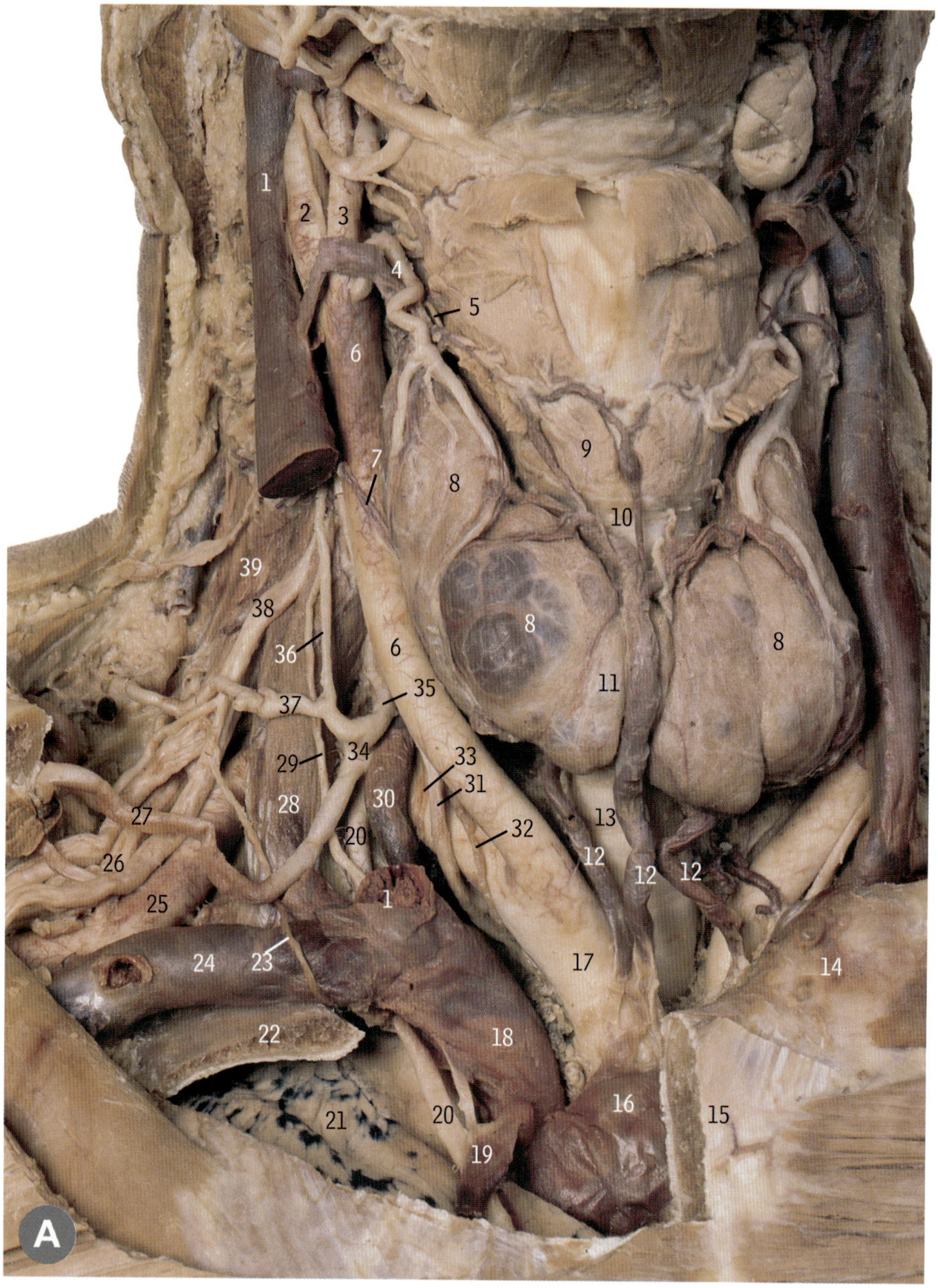

1 속목정맥(Internal jugular vein)
2 속목동맥(Internal carotid artery)
3 바깥목동맥(External carotid artery)
4 위갑상동맥과 정맥(Superior thyroid artery and vein)
5 바깥후두신경(External laryngeal nerve)
6 온목동맥(Common carotid artery)
7 중간갑상정맥(Middle thyroid vein)
8 갑상샘가쪽엽(Lateral lobe of thyroid gland)
9 반지방패근(Cricothyroid)
10 반지연골활(Arch of cricoid cartilage)
11 갑상샘잘룩(Isthmus of thyroid gland)
12 아래갑상정맥(Inferior thyroid veins)
13 기관(Trachea)
14 복장빗장관절주머니(Capsule of sternoclavicular joint)
15 복장뼈자루(Manubrium of sternum)
16 왼팔머리정맥(Left brachiocephalic vein)
17 팔머리동맥(Brachiocephalic artery)
18 오른팔머리정맥(Right brachiocephalic vein)
19 속가슴정맥(Internal thoracic vein)
20 속가슴동맥(Internal thoracic artery)
21 허파(폐, Lung)
22 첫째갈비뼈(First rib)
23 덧가로막신경(Accessory phrenic nerve)
24 빗장밑정맥(Subclavian vein)
25 빗장밑동맥(Subclavian artery)
26 팔신경얼기(Brachial plexus)
27 어깨위동맥(Suprascapular artery)
28 앞목갈비근(Scalenus anterior)
29 가로막신경(Phrenic nerve)
30 척추정맥(Vertebral vein)
31 미주신경(Vagus nerve)
32 목림프관줄기(Jugular lymphatic trunk)
33 빗장밑신경고리(Ansa subclavia)
34 갑상목동맥(Thyrocervical trunk)
35 아래갑상동맥(Inferior thyroid artery)
36 오름목동맥(Ascending cervical artery)
37 얕은목동맥(Superficial cervical artery)
38 다섯째목신경앞가지(Ventral ramus of fifth cervical nerve)
39 중간목갈비근(Scalenus medius)
40 위갑상동맥과 정맥(Superior thyroid artery and vein)
41 오른위부갑상샘(Right superior parathyroid gland)
42 갑상샘가쪽엽 뒤모서리(Posterior border of right lateral lobe of thyroid gland)
43 아래갑상동맥가지(Branches of inferior thyroid artery)
44 오른아래부갑상샘(Right inferior parathyroid gland)
45 아래갑상정맥(Inferior thyroid veins)
46 갑상샘잘룩(Isthmus of thyroid gland)
47 왼위부갑상샘(Left superior parathyroid gland)

Ⓐ 목의 중앙부위와 오른쪽부위

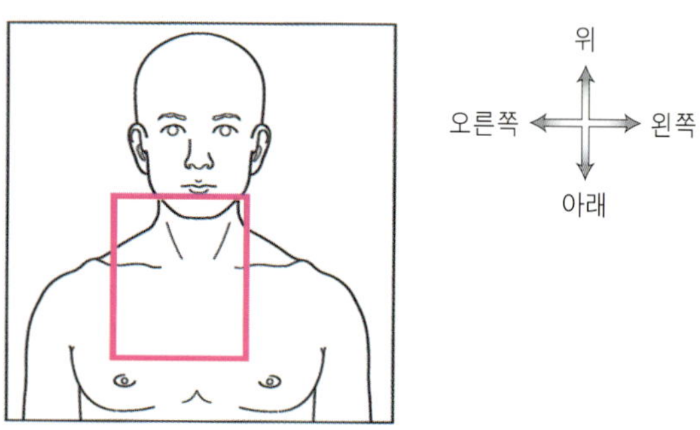

갑상샘과 부갑상샘 및 목의 뿌리(The thyroid gland, parathyroid glands and the root of the neck)

A에서, 오른쪽 빗장뼈의 일부와 첫째갈비뼈(first rib, 22) 및 복장뼈자루(manubrium of sternum, 15)가 제거되었고, 속목정맥(internal jugular vein, 1)의 아래부분과 목뿔아래근육들도 함께 제거되었다. 이 표본에서 갑상샘은 커져 있는데, B에 있는 정상 크기의 갑상샘과 비교해보라. 위갑상동맥(superior thyroid artery, 4)은 갑상샘가쪽엽(lateral lobe of thyroid gland, 8)의 위부분의 앞을 향해 주행하고, 동맥 바로 뒤에서 바깥후두신경(external laryngeal nerve, 5)이 같은 방향으로 주행한다. 아래갑상동맥(inferior thyroid artery, 35)은 갑상샘엽 아래부분의 뒤로 올라간다. 위갑상정맥(superior thyroid vein, 4)과 중간갑상정맥(middle thyroid vein, 7)은 가쪽으로 속목정맥(internal jugular vein, 1)으로 유입되나, 아래갑상정맥(inferior thyroid veins, 12)은 기관(trachea, 13) 앞으로 내려가서 왼팔머리정맥(left brachiocephalic vein, 16)으로 들어간다. 빗장밑정맥(subclavian vein, 24)은 앞목갈비근(scalenus anterior, 28)의 앞쪽에서 첫째갈비뼈(first rib, 22)의 위를 지나 안쪽으로 주행하여 속목정맥(internal jugular vein, 1)과 만나서 오른팔머리정맥(right brachiocephalic vein, 18)을 형성한다. 빗장밑동맥(subclavian artery, 25)은 앞목갈비근(scalenus anterior, 28)의 뒤로 빗장밑정맥보다 약간 위에 위치하며 가쪽으로 주행한다. 척추정맥(vertebral vein, 30)과 척추동맥은 앞목갈비근의 안쪽 깊은부위에 위치한다.

B는 갑상샘을 뒤에서 바라본 모습으로, 3개의 부갑상샘(parathyroid gland, 41, 44, 47)이 보인다.

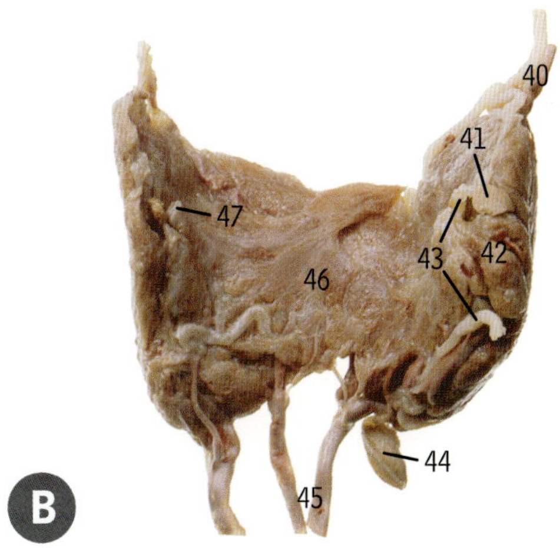

B 분리된 갑상샘, 뒤에서 본 모습.

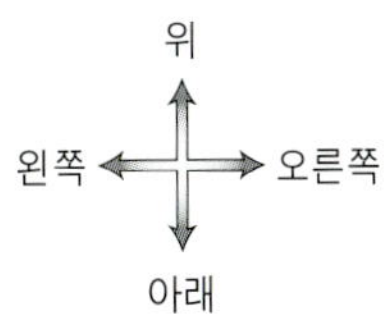

앞목갈비근(scalenus anterior, 28)의 앞쪽에서, 가로막신경(phrenic nerve, 29)과 오름목동맥(ascending cervical artery, 36, 여기에서는 얕은목동맥의 가지, 37, 대개 아래갑상동맥에서 분지된다, 35)이 구별된다. 이 표본과 112쪽, A5와 6을 비교해보라.

부갑상샘(parathyroid glands)은 전형적으로 네 개이나(90% 정도), 그보다 많거나 적게 나타나기도 한다. B에서는 부갑상샘이 세 개이다(B41, 44, 47).

부갑상샘은 보통 갑상샘가쪽엽의 뒤면과 갑상샘의 얇은 주머니 사이에 놓여 있다(부갑상샘은 기관앞근막으로부터 유래한 근막집 안에 놓여 있다).

위부갑상샘(B41, 47)은 대개 갑상샘잘룩부분의 위모서리 높이에 있고, 아래부갑상샘은 갑상샘가쪽엽의 아래끝(lower pole) 뒤에 위치한다(B44의 경우는 아래끝 밑에 위치한다).

아래갑상동맥(inferior thyroid artery, A35)이 위부갑상샘과 아래부갑상샘에 혈액을 공급한다. 만일 부갑상샘을 찾기가 쉽지 않으면 아래갑상동맥의 작은 가지를 따라가면 부갑상샘에 이른다.

목(Neck) *깊은층 해부 IV(deep dissection IV)*

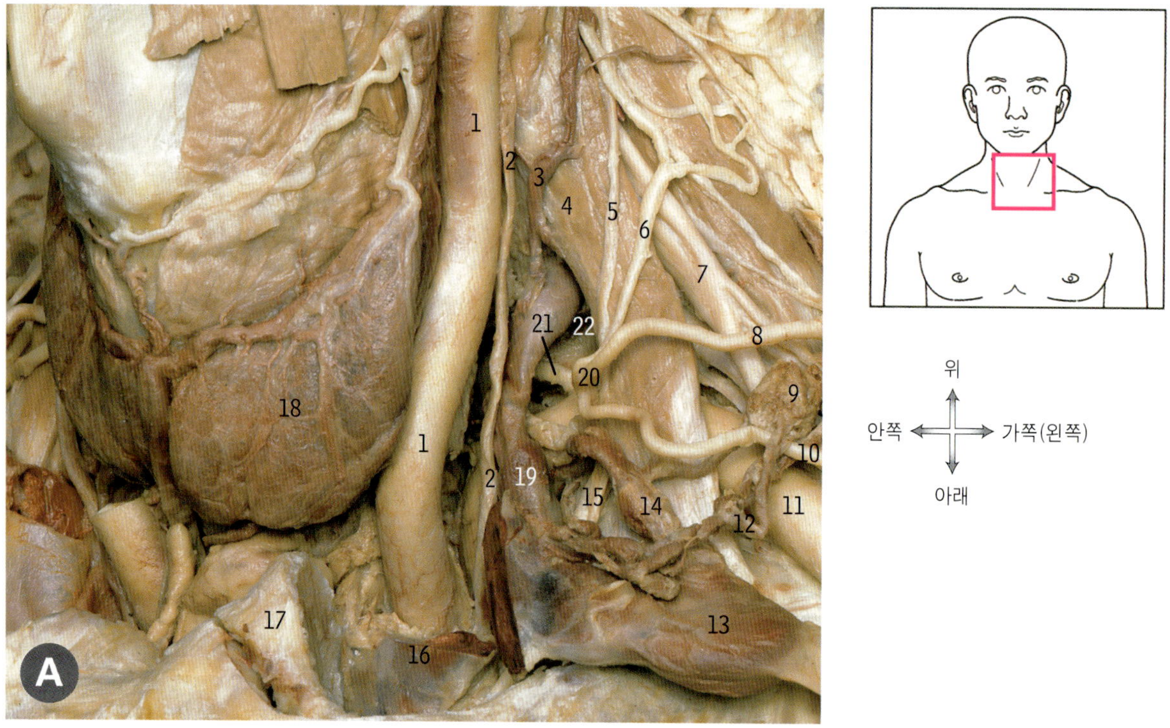

A 목 왼쪽 부위, 왼쪽 앞에서 본 모습

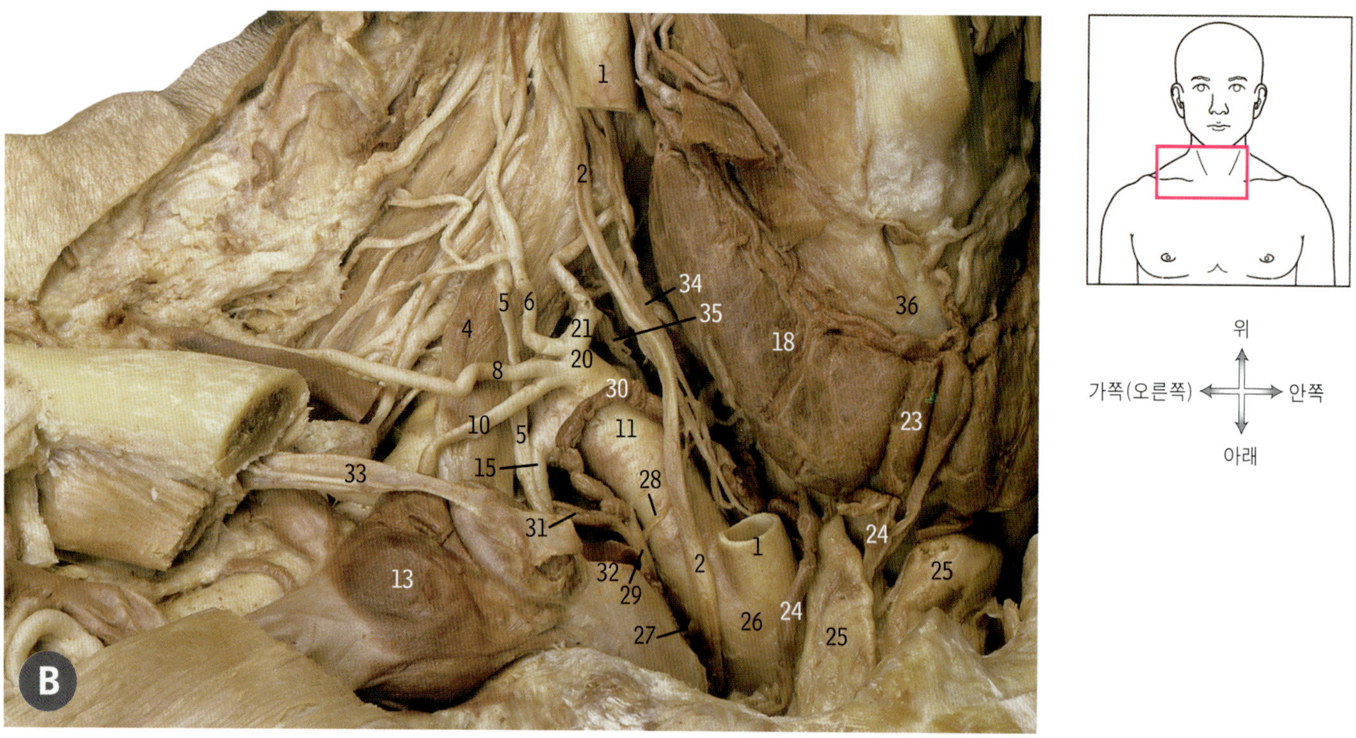

B 목 오른쪽 부위, 오른쪽 앞에서 본 모습

갑상샘과 가슴샘 및 목의 뿌리(The thyroid gland, thymus and the root of the neck)

목의 왼쪽부위를 보여주는 A에서, 빗장뼈가 복장빗장관절부위(sternoclavicular joint, 17)에서 제거되어 속목정맥이 빗장밑정맥(subclavian vein, 13)과 결합하여 팔머리정맥(brachiocephalic vein, 16)을 형성하는 것이 보인다. 척추정맥(vertebral vein, 19)이 빗장밑정맥(subclavian vein, 13)과 합류하는 것이 보이고, 가슴림프관(thoracic duct, 14)이 빗장밑정맥으로 유입되는 것이 보인다. 이 경우 가슴림프관이 일반적인 경우보다 약간 가쪽으로 유입되고 있다(106쪽, 43 참조). 하나의 림프절(lymph node, 9)과 작은 림프관줄기(lymphatic trunk, 12)가 보존되어 있다.

목의 오른쪽부위를 보여주는 B는 A(또는 110쪽, A)와 비슷하게 해부한 모습으로, 단지 온목동맥(common carotid artery, 1)의 일부가 제거되었다. 세로칸림프관줄기(mediastinal lymphatic trunk, 30)가 빗장밑동맥(subclavian artery, 11)의 위로 감아돌면서 빗장밑림프관줄기(subclavian lymphatic trunk, 31)와 합쳐져 오른림프관(right lymphatic duct, 29)을 형성한다. 이것은(왼쪽부위의 가슴림프관과 같이, 114쪽, 37) 속목정맥(jugular vein, 32)과 빗장밑정맥(subclavian vein, 13)이 만나는 경계부위로 유입된다. 되돌이후두신경(recurrent laryngeal nerve, 27)은 미주신경(vagus nerve, 2)으로부터 분지되자마자 빗장밑동맥(subclavian artery, 11) 바로 아래를 감싸고 돌면서 위로 주행한다.

1 온목동맥(Common carotid artery)
2 미주신경(Vagus nerve)
3 오름목정맥(Ascending cervical vein)
4 앞목갈비근(Scalenus anterior)
5 가로막신경(Phrenic nerve)
6 오름목동맥(Ascending cervical artery)
7 팔신경얼기위줄기(Upper trunk of brachial plexus)
8 얕은목동맥(Superficial cervical artery)
9 아래깊은목림프절(A lower deep cervical lymph node)
10 어깨위동맥(Suprascapular artery)
11 빗장밑동맥(Subclavian artery)
12 빗장밑림프관줄기(A subclavian lymph trunk)
13 빗장밑정맥(Subclavian vein)
14 가슴림프관(Thoracic duct)
15 속가슴동맥(Internal thoracic artery)
16 팔머리정맥(Brachiocephalic vein)
17 복장빗장관절원반(Disc of sternoclavicular joint)
18 갑상샘가쪽엽(Lateral lobe of thyroid gland)
19 척추정맥(Vertebral vein)
20 갑상목동맥(Thyrocervical trunk)
21 아래갑상동맥(Inferior thyroid artery)
22 척추동맥(Vertebral artery)
23 갑상샘잘룩(Isthmus of thyroid gland)
24 아래갑상정맥(Inferior thyroid veins)
25 잔존하는 가슴샘엽(Lobes of persistent thymus gland)
26 팔머리동맥(Brachiocephalic artery)
27 되돌이후두신경(Recurrent laryngeal nerve)
28 빗장밑신경고리(Ansa subclavia)
29 오른림프관(Right lymphatic duct)
30 세로칸림프관줄기(Mediastinal lymphatic trunk)
31 빗장밑림프관줄기(Subclavian lymphatic trunk)
32 속목정맥 절단면(Cut end of internal jugular vein)
33 어깨위정맥(Suprascapular vein)
34 교감신경줄기와 중간목신경절(Sympathetic trunk and middle cervical ganglion)
35 아래갑상동맥기관가지(Tracheal branch of inferior thyroid artery)
36 반지연골(Cricoid cartilage)

여섯째목뼈(C6) 높이에서:

- 반지연골(cricoid cartilage, B36)이 위치한다.
- 후두가 기관으로 이어진다.
- 인두가 식도로 이어진다.
- 중간목신경절(middle cervical ganglion, B34)이 위치한다.
- 척추동맥(vertebral artery, A와 B, 22)이 여섯째목뼈가로돌기의 구멍으로 들어간다.
- 아래갑상동맥(inferior thyroid artery, B21)이 안쪽으로 활처럼 휘어진다.

목부위 교감신경계는 교감신경줄기와 위목신경절, 중간목신경절 및 아래목신경절과 이들 신경절에서 나가는 신경가지로 구성된다.

약간 크고 길게 늘어진 ***위목신경절(superior cervical ganglion,*** 114쪽, 19)은 둘째목뼈와 셋째목뼈 높이에서 (뒤쪽으로) 긴머리근과 (앞쪽으로) 목혈관신경집 속에 있는 속목동맥(internal carotid artery, 114쪽, 5) 사이에 있다. 위목교감신경절의 위쪽 끝에서 속목신경이 나오는데, 이 신경이 교감신경계의 머리부분을 담당하며, 속목동맥과 함께 머리뼈 공간으로 들어간다. 이 신경절의 다른 가지에는 위쪽 네 개의 목신경으로 가는 회색교통가지(grey rami communicantes)와 위목심장가지 및 목의 내장과 혈관 및 목동맥토리로 가는 가지가 있다.

중간목신경절(middle cervical ganglion, B34, 목신경절 중 가장 작다)은 여섯째목뼈 높이에서 대개는 아래갑상동맥의 앞과 척추동맥의 앞에 위치한다. 중간목신경절에서는 다섯째목신경과 여섯째목신경으로 가는 회색교통가지와 빗장밑신경고리(ansa subclavia, B28), 중간목심장가지와 목의 내장 및 혈관으로 가는 신경가지가 나온다.

아래목신경절(inferior cervical ganglion, 114쪽, 53)은 첫째갈비뼈의 목 앞과 척추동맥의 뒤에 놓여있다; 이 신경절은 흔히 첫째가슴신경절과 합쳐져 목가슴(별)신경절을 형성한다. 아래목신경절에서 일곱째목신경과 여덟째목신경으로(그리고 첫째가슴신경절과 합쳐진 경우에는 첫째가슴신경으로) 가는 회색교통가지와 아래목심장가지와 인접 혈관으로 가는 신경가지들이 나온다.

중간목신경절(middle cervical ganglion, B34)은 척추동맥의 앞에 위치하고; 아래목신경절(inferior cervical ganglion, 114쪽, 53)은 척추동맥(vertebral artery, 114쪽, 39)의 뒤에 위치한다.

목(Neck) *깊은층 해부 V(deep dissection V)*

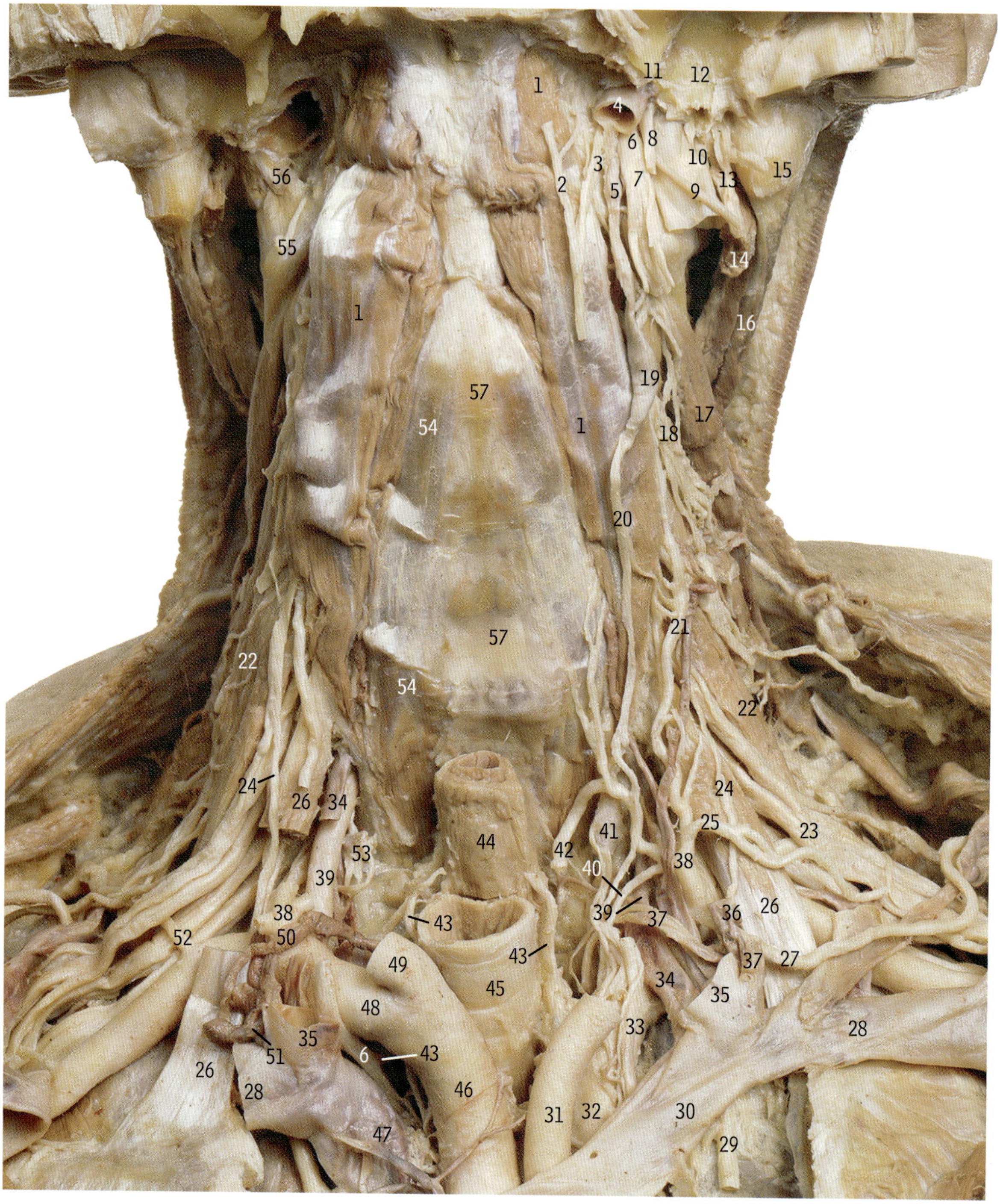

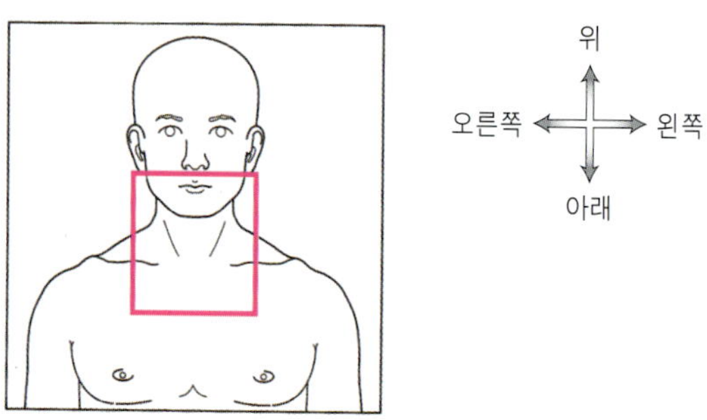

척주앞근육(The prevertebral muscles)

기관(trachea, 45)과 식도(oesophagus, 44), 속목정맥(internal jugular vein, 35) 및 왼온목동맥(left common carotid artery, 31)과 오른온목동맥(right common carotid artery, 49)의 아래 끝부분을 제외한 모든 내장과 일부 큰 혈관들이 제거되었다. 척주앞근육 중 좀 더 안쪽에 위치하는 근육으로 긴머리근(longus capitis, 1)과 긴목근(longus colli, 54)이 있고, 좀 더 바깥쪽으로 위치하는 근육으로 어깨올림근(levator scapulae, 17)과 중간목갈비근(scalenus medius, 22) 및 앞목갈비근(scalenus anterior, 26)이 있다. 속목신경(internal carotid nerve, 5)은 위목신경절(superior cervical ganglion, 19)로부터 나와 위로 뻗어나가는데, 위목신경절은 긴 교감신경줄기(sympathetic trunk, 20)에 의해서 중간목신경절(middle cervical ganglion, 41)과 연결되어 있다. 아래갑상동맥(inferior thyroid artery, 42)은 갑상목동맥(thyrocervical trunk, 38)으로부터 나와 안쪽으로 활처럼 휘어지고, 목의 아래부분에서 가슴림프관(thoracic duct, 37)이 척추혈관(vertebral vessel, 34, 39) 앞에서 가쪽으로 활처럼 휘어진다. 미주신경(vagus nerve, 6)으로부터 오른되돌이후두신경(right recurrent laryngeal nerve, 43)이 기시하는 부위가 오른빗장밑동맥(right subclavian artery, 48) 바로 아래에 보인다.

1 긴머리근(Longus capitis)
2 오름인두동맥(Ascending pharyngeal artery)
3 오름인두동맥뇌척수막가지(Meningeal branch of ascending pharyngeal artery)
4 속목동맥(Internal carotid artery)
5 속목신경(Internal carotid nerve)
6 미주신경(Vagus nerve)
7 아래미주신경절(Inferior vagal ganglion)
8 혀인두신경(Glossopharyngeal nerve)
9 더부신경(척수뿌리)(Accessory nerve[spinal root])
10 속목정맥(Internal jugular vein)
11 나비뼈가시(Spine of sphenoid bone)
12 관자뼈 고막틀부분(Tympanic part of temporal bone)
13 뒤통수동맥(Occipital artery)
14 두힘살근뒤힘살(Posterior belly of digastric)
15 꼭지돌기(Mastoid process)
16 목빗근(Sternocleidomastoid)
17 어깨올림근(Levator scapulae)
18 셋째목신경앞가지(Ventral ramus of third cervical nerve)
19 위목신경절(Superior cervical ganglion)
20 교감신경줄기(Sympathetic trunk)
21 오름목동맥과 정맥(Ascending cervical artery and vein)
22 중간목갈비근(Scalenus medius)
23 팔신경얼기위줄기(Upper trunk of brachial plexus)
24 가로막신경(Phrenic nerve)
25 얕은목동맥(Superficial cervical artery)
26 앞목갈비근(Scalenus anterior)
27 어깨위동맥(Suprascapular artery)
28 빗장밑정맥(Subclavian vein)
29 속가슴동맥(Internal thoracic artery)
30 왼팔머리정맥(Left brachiocephalic vein)
31 왼온목동맥(Left common carotid artery)
32 왼빗장밑동맥(Left subclavian artery)
33 미주신경(Vagus nerve)
34 척추정맥(Vertebral vein)
35 속목정맥(Internal jugular vein)
36 목림프관줄기(Jugular lymphatic trunk)
37 가슴림프관(Thoracic duct)
38 갑상목동맥(Thyrocervical trunk)
39 척추동맥(Vertebral artery)
40 아래갑상동맥큰식도가지(A large oesophageal branch of inferior thyroid artery)
41 중간목신경절(Middle cervical ganglion)
42 아래갑상동맥(Inferior thyroid artery)
43 되돌이후두신경(Recurrent laryngeal nerve)
44 식도(Oesophagus)
45 기관(Trachea)
46 팔머리동맥(Brachiocephalic artery)
47 오른팔머리정맥(Right brachiocephalic vein)
48 오른빗장밑동맥(Right subclavian artery)
49 오른온목동맥(Right common carotid artery)
50 세로칸림프관줄기(Mediastinal lymphatic trunk)
51 오른림프관(Right lymphatic duct)
52 등쪽어깨동맥(Dorsal scapular artery)
53 아래목신경절(Inferior cervical ganglion)
54 긴목근(Longus colli)
55 고리뼈가로돌기(Transverse process of atlas)
56 가쪽머리곧은근(Rectus capitis lateralis)
57 앞세로인대(Anterior longitudinal ligament)

목의 가장 아래부분에서 가슴림프관이 식도의 왼쪽모서리 뒤에 위치한다. 가슴림프관(thoracic duct)은 일곱째목뼈(C7) 높이에서 활처럼 휘어지면서 가쪽으로 주행하여(37), 온목동맥(common carotid artery, 31)과 속목정맥(internal jugular vein, 35)(여기에서는 가슴림프관 바로 아래부위에서 잘려 있음)의 뒤와 척추동맥(vertebral artery, 39)과 척추정맥(vertebral vein, 34)의 앞을 지나 속목정맥(internal jugular vein, 35)과 빗장밑정맥(subclavian vein, 28)이 만나는 부위로 들어간다. 오른림프관(right lymphatic duct, 51)은 오른쪽에서 가슴림프관과 유사한 경로를 통해 오른쪽 속목정맥과 빗장밑정맥이 만나는 부위로 들어간다.

되돌이후두신경(recurrent laryngeal nerve, 43)은 기관과 식도 사이의 양쪽 고랑을 통해 위로 주행한다. 오른되돌이후두신경은 목의 아래부분에서 미주신경(vagus nerve, 6)으로부터 분지되어 오른빗장밑동맥(right subclavian artery, 48)을 감싸고 돌면서 위로 주행하고, 왼되돌이후두신경은 가슴부분에서 대동맥활을 감싸고 돌면서 위로 올라간다.

3

얼굴, 눈확 및 눈
Face, orbit and eye

얼굴(Face) 표면표지점(Surface markings)

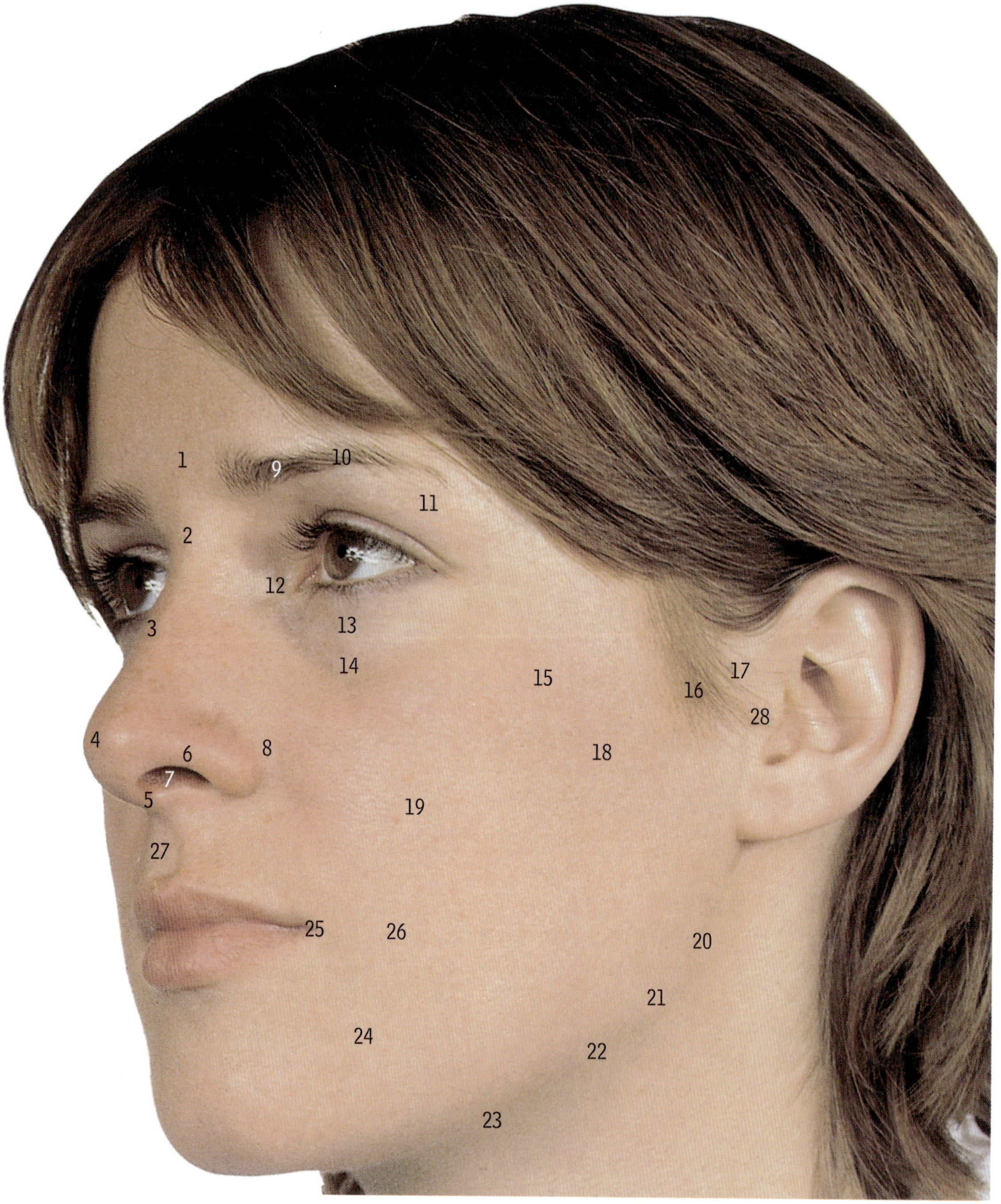

앞면과 옆면의 몇 가지 표면표지점
(Some surface markings of the front and left side)

얼굴의 주요 표면표지점은 얕은관자동맥(superficial temporal artery, 17), 귀구슬(tragus of ear, 28)의 앞, 턱뼈머리(head of mandible, 16) 뒤면, 얼굴동맥(facial artery, 22)의 맥박을 위한 점이며, 이들은 깨물근(masseter muscle) 앞모서리와 턱뼈각(angle of mandible, 20) 2.5cm 앞을 목으로부터 얼굴을 지난다. 귀밑샘관(parotid duct, 18, 19)은 귀구슬(tragus of ear, 28)과 코 아래와 위입술의 위쪽 두 개의 능선 사이의 직사각형 형태의 영역인 인중(philtrum, 27)의 중심점 사이에 그은 선의 중간 1/3 아래에 놓인다.

1 미간(Glabella)
2 코뿌리(Root of nose)
3 콧등(Dorsum of nose)
4 코끝대기(Apex of nose)
5 코사이막(Septum of nose)
6 콧방울(Alar of nose)
7 앞콧구멍(Anterior naris of nose)
8 코날개고랑(Alar groove of nose)
9 이마패임, 도르레위신경과 동맥(Frontal notch and supratrochlear nerve and artery)
10 눈확위패임, 신경, 동맥(Supra-orbital notch[or foramen], nerve and artery)
11 눈확위모서리 가쪽부분(Lateral part of supra-orbital margin)
12 안쪽눈꺼풀인대와 눈물주머니(Medial palpebral ligament and lacrimal sac)
13 눈확아래모서리(Infra-orbital margin)
14 눈확아래구멍, 신경, 혈관(Infra-orbital foramen, nerve and vessel)
15 광대활(Zygomatic arch)
16 턱뼈머리(Head of mandible)
17 귓바퀴관자신경과 얕은관자동맥(Auriculotemporal nerve and superficial temporal artery)
18 귀밑샘에서 나온 귀밑샘관(Parotid duct emerging from gland)
19 깨물근 앞모서리에서 안쪽으로 도는 귀밑샘관(Parotid duct turning medially at anterior border of masseter)
20 턱뼈각(Angle of mandible)
21 턱뼈가지 아래모서리(Lower border of ramus)
22 깨물근 앞모서리와 얼굴동맥과 정맥(Anterior border of masseter and facial artery and vein)
23 턱뼈몸통 아래모서리(Lower border of body of mandible)
24 턱끝구멍, 신경, 동맥(Mental foramen, nerve and artery)
25 입꼬리(Lateral angle of mouth)
26 볼굴대(Modiolus)
27 인중(Philtrum)
28 귀구슬(Tragus of ear)

눈확위(supra-orbital foramen, 10), 눈확아래(infra-orbital foramen, 14) 턱끝구멍(mental foramen, 24)은 앞으로 똑바로 보았을 때 앞에서 관찰하면, 동공과 같은 선상의 수직면에 자리 잡고 있다. 2, 6, 12, 16쪽과 비교해 보라.

눈썹의 안쪽 끝(9에서 볼 수 있는 것처럼)은 눈확위모서리(supra-orbital margin)와 같은 높이에 위치해 있지만 바깥쪽 끝은 이 모서리 위에 있다(11 위).

더 자세한 설명은 128쪽의 눈과 164쪽의 귀를 참조하라.

앞콧구멍(anterior naris, 7)은 흔히 콧구멍(nostril)으로 불린다.

(볼근[buccinator]을 포함한) 얼굴근육과 넓은목근(platysma)은 모두 얼굴신경(facial nerve)에 의해 지배된다(120쪽).

얼굴신경 마비(Bell's palsy):

- 아래눈꺼풀이 늘어지고(그러나 눈돌림신경[oculomotor nerve]에 의해 지배되는 위눈꺼풀은 쳐지지 않는다) 눈이 제대로 감기지 않으므로, 각막(cornea)이 건조되어 손상된다.
- 입꼬리가 쳐지며 침을 흘리고 손상을 받은 쪽으로 치아를 보여주는 입모양('show the teeth')을 만들 수 없다.
- 휘파람을 부는 동작이 불가능하며, 음식이 치아와 볼 사이로 모인다(볼근[buccinator]의 마비 때문).

얼굴마비는 손상의 위치에 따라 다음과 같은 부가적인 특징들을 동반한다:

- 교뇌(pons, 갓돌림신경핵[abducent nucleus] 위에 누어있는 얼굴신경섬유)가 손상된 경우, 바깥곧은근(lateral rectus)이 손상될 수 있다.
- 얼굴신경과 속귀신경(vestibulocochlear nerve)이 함께 놓인 소뇌다리뇌각(cerebellopontine angle)이나 속귀길(internal acoustic meatus)에 손상이 생긴 경우 청각장애가 올 수 있다.
- 손상이 등자근(stapedius)으로 가는 신경과 연관된 경우, 등자뼈(stapes)의 울림을 부드럽게 완화시키는 기능을 상실하여 청각과민(hyperacusis)이 발생할 수 있다.
- 고실끈신경(chorda tympani)과 연관된 손상이 일어나면, 혀앞 2/3 부위의 미각이 상실될 수 있다(턱밑샘[submandibular]과 혀밑샘[sublingual]의 침분비의 기능 상실은 일어나지 않는다).

위에서 언급한 얼굴신경마비는 핵하마비(infranuclear paralysis)로 불린다. 즉, 교뇌(pons)의 얼굴신경핵에서 유래된 신경 축삭(axon)의 손상을 의미한다.

핵상마비(supranuclear paralysis)는 대뇌겉질에서 얼굴신경핵으로 가는 경로에 장애가 생겨 일어난 마비를 의미한다. 즉, 겉질핵섬유(corticonuclear fibers)의 손상이다. 얼굴신경핵(교뇌에 위치)의 위부분의 세포체에서 나온 축삭은 이마의 근육(머리덮개근의 이마힘살[frontal belly of occipitofrontalis])으로 제공되며, 대뇌겉질의 두 측 모두에서 겉질핵섬유를 받는다. 다시 말해, 겉질핵 공급에 두 개의 원천(source)이 있다. 얼굴근육과 목넓은근(platysma)을 지배하는 얼굴신경핵의 아래부분의 경우에는 오직 반대편 대뇌겉질에서 나온 겉질핵섬유만 받는다(즉 하나의 겉질핵 원천만 제공). 따라서 한쪽 핵상 병변(예, 피질핵 섬유를 포함하는 속피막[internal capsule]의 출혈로부터 오는)은 반대쪽(contralateral)의 아래 얼굴근육의 마비를 초래하나, 그쪽 이마의 움직임에는 영향을 주지 않는다. 왜냐하면, 이마근육의 신경세포 공급은 여전히 같은 쪽(ipsilateral)에서 공급된 인접한 겉질핵으로부터 유래하기 때문이다.

얼굴(Face) *얕은층 해부(superficial dissection)*

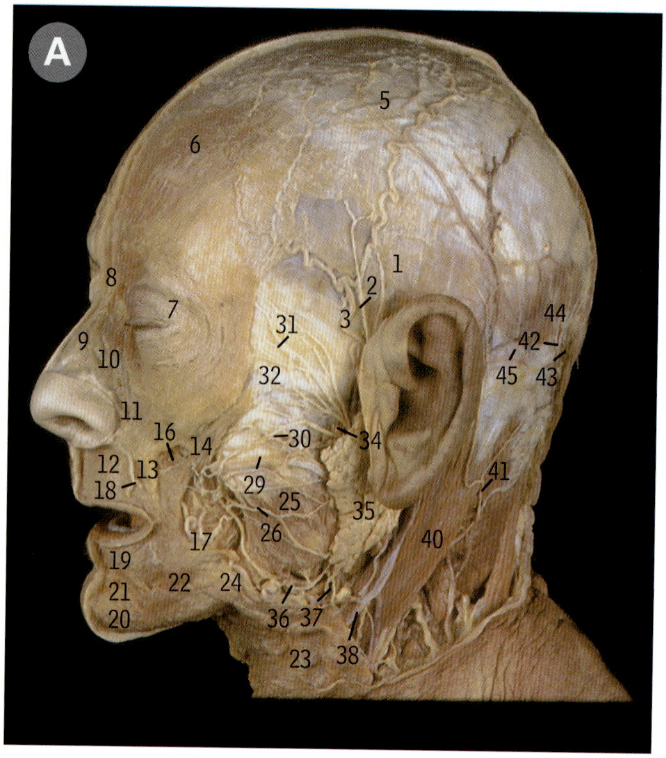

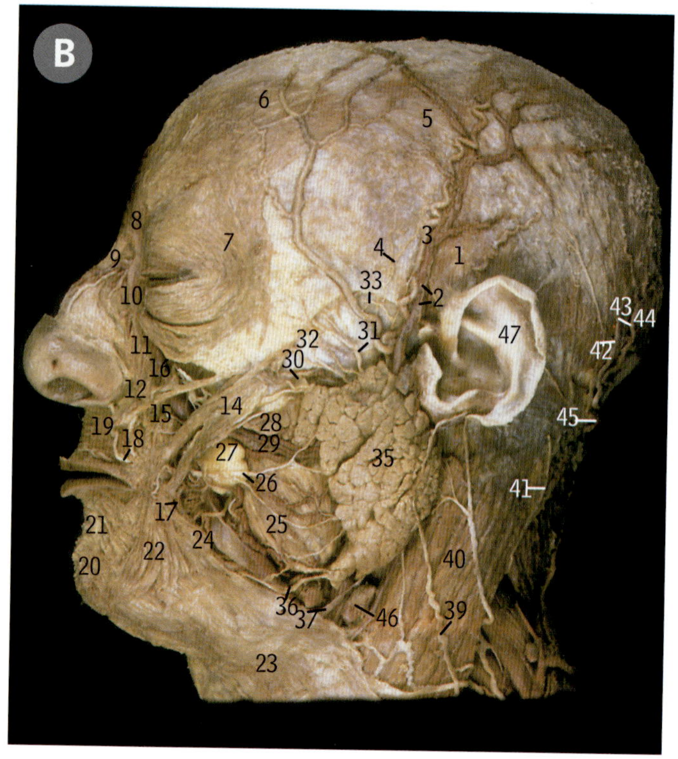

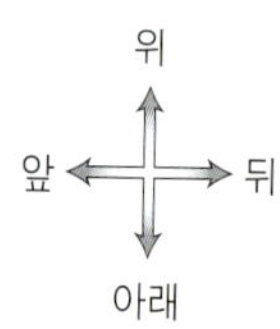

왼쪽 귀밑샘, 얼굴신경 및 근육 (the left parotid gland, facial nerve and muscles)

귀밑샘과 얼굴표정근의 형태와 크기에서 종종 나타나는 변이와, 얼굴신경과 얕은 정맥의 작은 정맥 가지들의 분포를 보여주는 두 가지 예를 보여주고 있다.

피부와 피하조직은 얼굴의 얕은층 구조를 보여주기 위해 제거되었다. 얼굴신경가지의 다섯 그룹은 귀밑샘(parotid gland, 35)의 앞모서리 아래로부터 들어내 제거하였다. 관자가지(temporal, 33), 광대가지(zygomatic, 31), 볼가지(buccal, 26), 턱모서리가지(mar-ginal mandibular, 36), 목가지(cervical, 37), 얼굴동맥(facial artery, 17)과 얼굴정맥(facial vein, 16)은 넓은목근(platysma, 23)과 입꼬리당김근(risorius, 24), 큰광대근(zygomaticus major, 14)과 작은광대근(zygomatic minor, 13)이 아래 깊이 놓여있다.

얼굴신경의 턱모서리가지(marginal mandibular branch of facial nerve, 36)는 보통 아래턱뼈의 경계면 근처를 주행하나(입 주변의 얼굴근육에 공급하기 위해), 아래턱뼈 밑에 담기기도 하고(100쪽, 3 참조), 턱밑샘(submandibular gland) 위에 놓여있기도 한다. 턱뼈 아래로 2cm의 절개가 이루어지지 않을 경우, 턱밑샘을 드러내기 위한 절개술 시에 신경이 다칠 위험이 있다.

귀밑샘관(parotid duct, 35)은 앞으로 아래턱의 턱뼈가지(ramus of mandible, 8쪽, 30, 바깥쪽으로 깨물근[masseter], 안쪽으로는 안쪽날개근[medial pterygoid]이 부착됨)에 의해, 뒤로는 꼭지돌기(mastoid process, 8쪽 13, 바깥쪽으로 목빗근[sternocleidomastoid], 안쪽으로는 두힘살근의 뒤힘살[posterior belly of digastric]이 부착됨)에 의해, 안쪽으로는 붓돌기(styloid process, 8쪽, 18, 붓목뿔근[stylohyoid], 붓혀근[styloglossus], 붓인두근[stylopharyngeus]으로 구성된 세 개의 근육이 부착됨)에 의해 경계되는 불규칙한 형태의 공간에 퍼져있다. 이는 깊은목근막(deep cervical fascia)의 얕은층에서 유래된 주머니에 의해 둘러싸여 있다.

귀밑샘 안에 놓여있는 구조물은 다음과 같다:

- 얼굴신경(facial nerve)의 다양한 얼굴가지(facial branch, 33, 31, 26, 36, 37)
- 아래턱뒤정맥(retromandibular vein, 156쪽, C64와 65)
- 바깥목동맥(external carotid artery, 156쪽, C62)의 위쪽 끝과 그 두 개의 종말가지(얕은관자동맥[superficial temporal, 3]과 위턱동맥[maxillary, 156쪽, 60])의 시작.
- 림프절(lymph nodes)
- 귓바퀴관자신경(auriculotemporal nerve, 2)의 미세섬유.

A B

1 관자마루근(Temporoparietalis)
2 귓바퀴관자신경(Auriculotemporal nerve)
3 얕은관자동맥(Superficial temporal artery)
4 관자근막을 관통한 광대관자신경(Zygomaticotemporal nerve piercing temporalis fascia)
5 머리덮개널힘줄(Epicranial aponeurosis [galea aponeurotica])
6 머리덮개근이마힘살(Frontal belly of occipitofrontalis)
7 눈둘레근(Orbicularis oculi)
8 눈썹내림근(Depressor supercili)
9 눈살근(Procerus)
10 코근(Nasalis)
11 위입술콧방울올림근(Levator labii superioris alaeque nasi)
12 위입술올림근(Levator labii superioris)
13 작은광대근(Zygomaticus minor)
14 큰광대근(Zygomaticus major)
15 입꼬리올림근(Levator anguli oris)
16 얼굴정맥(Facial vein)
17 얼굴동맥(Facial artery)
18 위입술동맥(Superior labial artery)
19 입둘레근(Orbicularis oris)
20 턱끝근(Mentalis)
21 아래입술내림근(Depressor labii inferioris)
22 입꼬리내림근(Depressor anguli oris)
23 넓은목근(Platysma)
24 입꼬리당김근(Risorius)
25 깨물근(Masseter)
26 얼굴신경볼가지(Buccal branches of facial nerve)
27 볼지방덩이(Buccal fat pad)
28 덧귀밑샘(Accessory parotid gland)
29 귀밑샘관(Parotid duct)
30 가로얼굴동맥(Transverse facial artery)
31 얼굴신경광대가지(Zygomatic branch of facial nerve)
32 광대활(Zygomatic arch)
33 얼굴신경관자가지(Temporal branches of facial nerve)
34 귀밑샘 깊은부분(Deep part of parotid gland)
35 귀밑샘 얕은부분(Superficial part of parotid gland)
36 얼굴신경턱모서리가지(Marginal mandibular branch of facial nerve)
37 얼굴신경목가지(Cervical branch of facial nerve)
38 바깥목정맥(External jugular vein)
39 큰귓바퀴신경(Great auricular nerve)
40 목빗근(Sternocleidomastoid)
41 작은뒤통수신경(Lesser occipital nerve)
42 큰뒤통수신경(Greater occipital nerve)
43 뒤통수동맥(Occipital artery)
44 머리덮개근뒤통수힘살(Occipital belly of occipitofrontalis)
45 뒤통수정맥(Occipital vein)
46 목림프절(Cervical lymph node)
47 귀연골(Cartilage of pina)

귀밑샘관(parotid duct) 분비의 경로: 다리뇌(pons)의 아래침신경핵(inferior salivary nucleus)으로부터 혀인두신경(glossopharyngeal nerve)과 그 고실가지(tympanic branch), 고실신경얼기(tympanic plexus), 귀신경절(otic ganglion[교감신경])로 가는 작은바위신경(lesser petrosal nerve)에 의해 시작되어, 귓바퀴관자신경(auriculotemporal nerve)의 섬유에 의해 귀밑샘으로 이어진다.

반대편면과 안쪽의 귀밑샘관(parotid duct)은 156쪽 참조.

머리덮개근(epicranius muscle)(잘 쓰이지 않는 용어임)의 주요 부분은 머리덮개널힘줄(epicranial aponeurosis[galea aponeurotica], 5)에 의해 중심이 모아진 머리덮개근의 이마힘살(frontal belly of occipitofrontalis, 6, 보통 이마근[frontalis]으로 불림)과 머리덮개근의 뒤통수힘살(occipital belly of occipitofrontalis, 44, 보통 뒤통수근[occipitalis]으로 불림)로 구성된다.
머리덮개근(epicranius)의 부분 중 하나로 분류되는 관자마루근(temporoparietalis, 1)은 이마근(frontalis)과 귓바퀴근(auricular muscles, 보통 작고 중요하지 않아 여기서는 그림에 표시하지 않았음) 사이의 머리덮개면에 존재하는 근육섬유(존재하는 경우)에 붙여진 이름이다.

머리덮개근의 뒤통수힘살(occipital belly of occipitofrontalis, 105쪽, B35 참조)은 맨위목덜미선(supreme nuchal line, 12쪽, A11)과 꼭지돌기(mastoid process)에 뼈 부착물을 가진다. 이마힘살(frontal belly)에는 뼈 부착물이 없다.

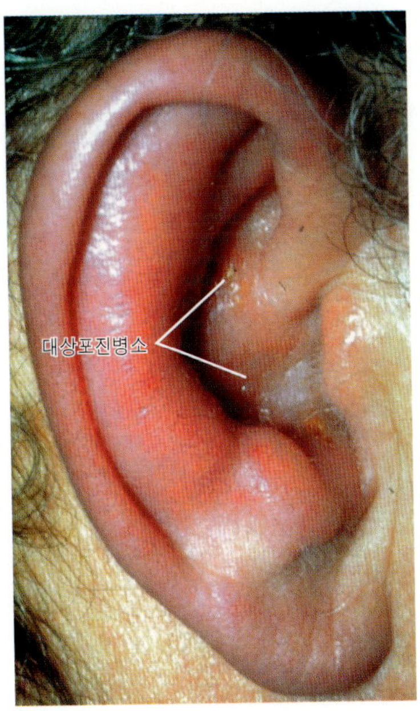

C 얼굴신경의 대상포진(Herpes zoster[shingles])은 얼굴마비(facial palsy) 증세와 함께 귓바퀴에 수포로 나타날 수 있다.

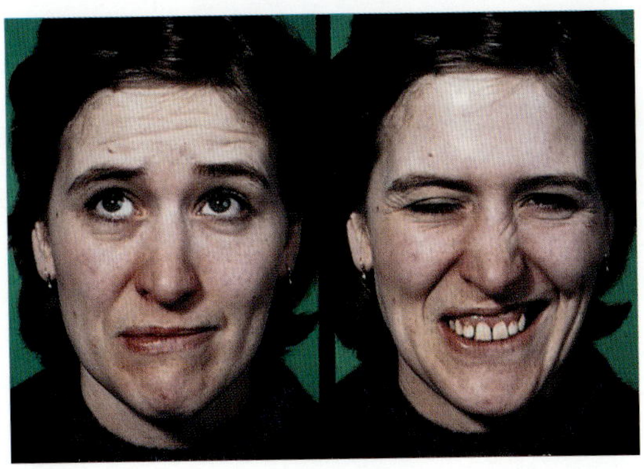

D 붓꼭지관(stylomastoid canal) 속에 있는 얼굴신경의 염증으로 인한 아래턱 운동신경마비

얼굴(Face) *깊은층 해부 I(deep dissection I)*

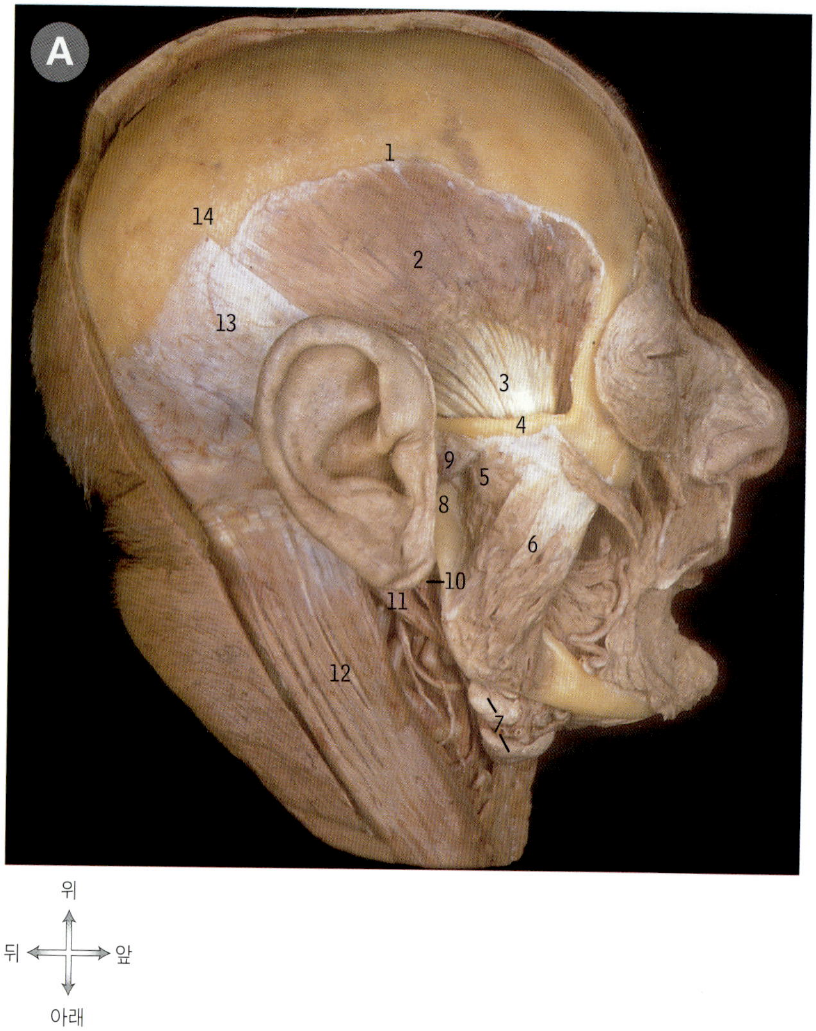

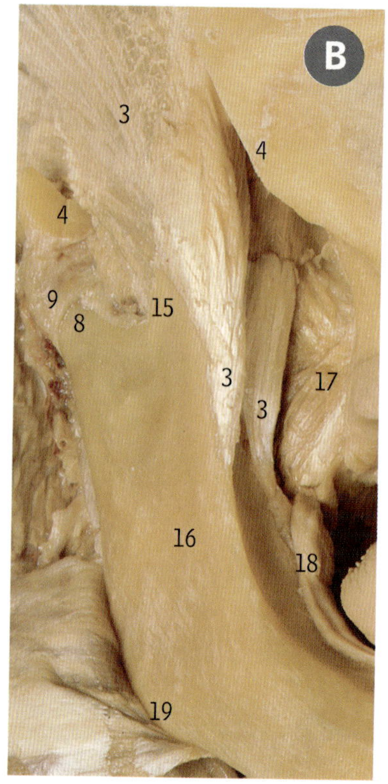

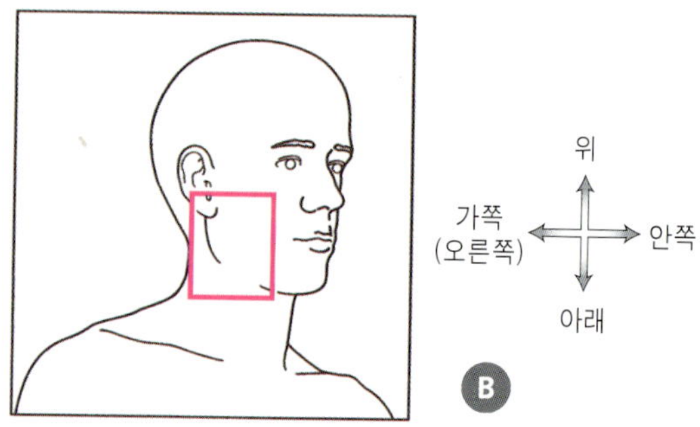

오른쪽 관자근, 깨물근 및 턱관절
(temporalis, masseter and temporomandibular joint)

Ⓐ 오른쪽에서 본 근육과 관절

Ⓑ 오른쪽 앞면에서 본 관자근의 부착

1 아래관자선(Inferior temporal line)
2 관자근(Temporalis muscle)
3 관자근힘줄(Temporalis tendon)
4 광대활(Zygomatic arch)
5 깨물근 중간층(Middle layer of masseter)
6 깨물근 얕은층(Superficial layer of masseter)
7 턱밑샘(Submandibular gland)
8 턱뼈목(Neck of mandible)
9 턱관절가쪽인대(Lateral ligament of temporomandibular joint)
10 붓돌기(Styloid process)
11 두힘살근뒤힘살(Posterior belly of digastric)
12 목빗근(Sternocleidomastoid)
13 관자근막(Temporalis fascia)
14 위관자선(Superior temporal line)
15 아래턱뼈근육돌기(Coronoid process of mandible)
16 턱뼈가지(Ramus of mandible)
17 안쪽날개근(Medial pterygoid)
18 입점막의 잘린 모서리(Cut edge of mucous membrane of mouth)
19 턱뼈각(Angle of mandible)

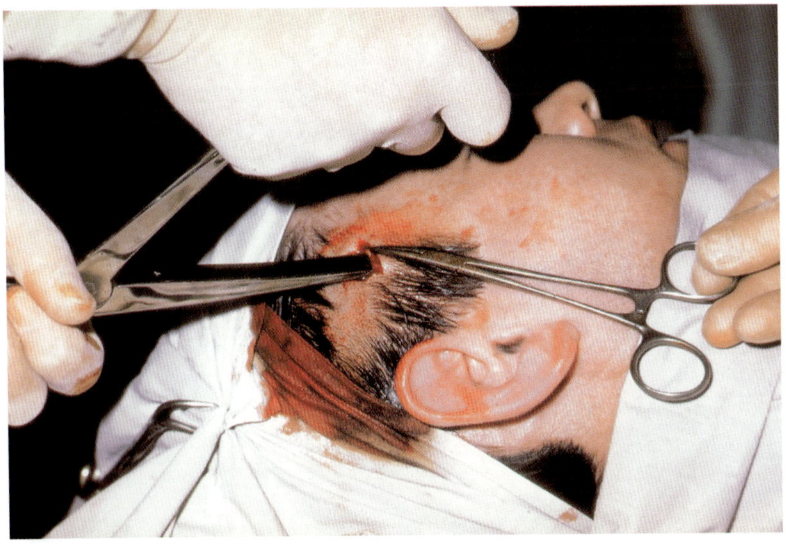

C 로위 지렛대(Rowe's elevator)를 이용하여 골절되어 어긋난 광대뼈(zygomatic bone)의 몸통부분을 헤어라인 위에서 관자 '길리스(Gillies)' 법을 통해 축소시키고 있다.

A에서, 관자근막(temporalis fascia, 13)의 일부와 함께 귀밑샘관(parotid duct), 얼굴근육(facial muscle), 모든 혈관과 신경들이 제거되었다. 광대활(zygomatic arch, 4) 아래와 바깥귀길(external acoustic meatus) 앞으로 턱관절주머니(capsule of temporomandibular joint)가 보인다(9). 두힘살근의 뒤힘살(posterior belly of digastric)이 턱뼈가지(ramus of mandible, 16)와 목빗근(sternocleidomastoid, 12) 사이로 보이며, 붓돌기(styloid process, 10)가 더 깊이 위치한다.

B에서, 관자근힘줄(tendon of temporalis, 3)이 턱뼈가지(ramus of mandible, 16)의 앞까지 광범위하게 부착된 상태를 보여주기 위해 광대활(zygomatic arch, 4)과 깨물근(masseter) 전체가 제거되었다.

표면에 위치하고 있지만, 관자근(temporalis)과 깨물근(masseter)(안쪽, 바깥날개근[medial and lateral pterygoids]과 마찬가지로)은 얼굴근이 아닌 저작근으로 분류된다.

관자근(temporalis, 2)은 관자선(superior temporal line)에서 광대활(zygomatic arch)을 지나는 관자오목(temporal fossa)과 관자근막(temporalis fascia, 13)으로부터 나온다. 근육의 부착은 아래관자선(inferior temporal line) 위로 제한된다.

관자근(temporalis)의 부착은 근육돌기(coronoid process, 16)의 꼭대기, 앞과 뒤 경계, 안쪽면, 턱뼈가지(ramus, 16)의 안쪽 경계쪽으로 거의 셋째큰어금니까지 확장된다.

깨물근(masseter)은 위를 덮고 있는 3개의 층으로 구성된다:
- 위턱뼈의 광대돌기(zygomatic process)와 광대활(zygomatic arch)의 아래모서리의 앞 2/3로부터 올라오는 얕은층(6)
- 광대활의 앞 2/3의 깊은 표면과 뒤 1/3의 아래 경계에서 올라오는 중간층
- 광대활의 깊은 표면으로부터 올라오는 깊은층

이 세 층은 앞에서 융합되어 아래턱의 턱뼈각(angle, 19), 턱뼈가지(ramus, 16), 근육돌기(coronoid process, 15)의 바깥면에 부착된다.

관자근(temporalis)과 깨물근(masseter) 모두, 안쪽날개근(medial pterygoid muscles)과 가쪽날개근(lateral pterygoid muscles)(통칭하여 저작근[the' muscles of mastication' group]이라 부름)과 마찬가지로 삼차신경의 아래턱가지(mandibular branch of trigeminal nerve)가 지배한다.

삼차신경마비(trigeminal nerve paralysis)의 경우, 관자근과 깨물근의 소모증(wasting)으로 인해 광대활(zygomatic arch)의 위아래에 패임이 생기는 증상을 동반하며 저작근에 마비가 발생한다.

얼굴(Face) *깊은층 해부 II(deep dissection II)*

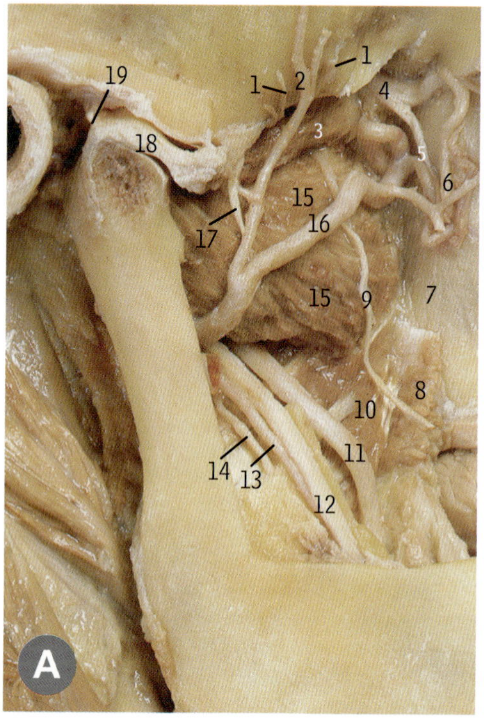

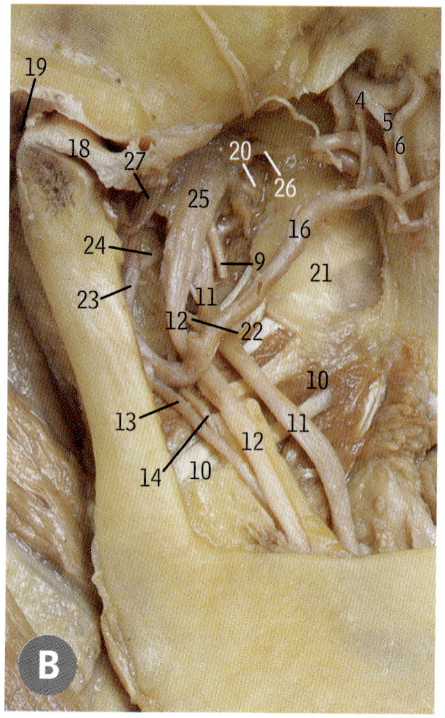

오른쪽 관자아래우묵 및 턱관절
(the right infratemporal fossa and temporomandibular joint)

- **A** 관자근(temporalis)과 광대활(zygomatic arch), 깨물근(masseter), 턱뼈의 일부를 제거한 후
- **B** 가쪽날개근(lateral pterygoid)을 제거한 후
- **C** 턱뼈와 인접한 목구조물을 제거한 후
- **D** 위에서 본 것으로, 중간머리뼈우묵(middle cranial fossa) 바닥의 일부를 제거한 후

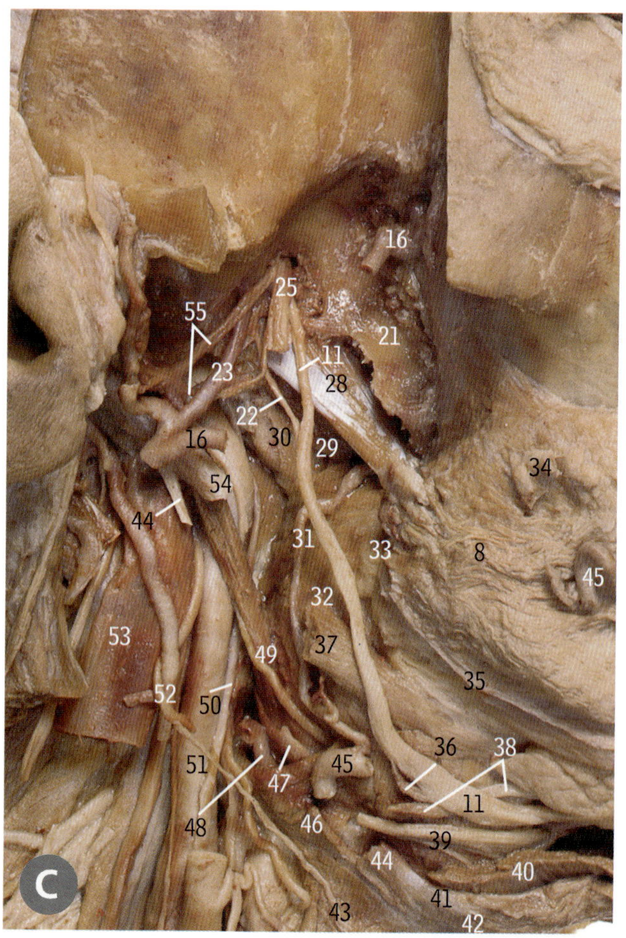

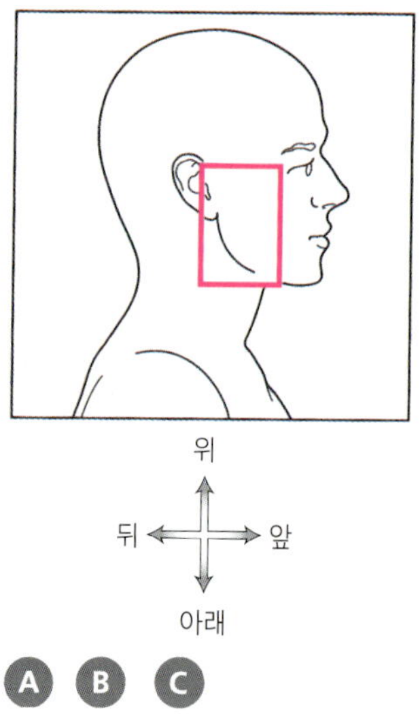

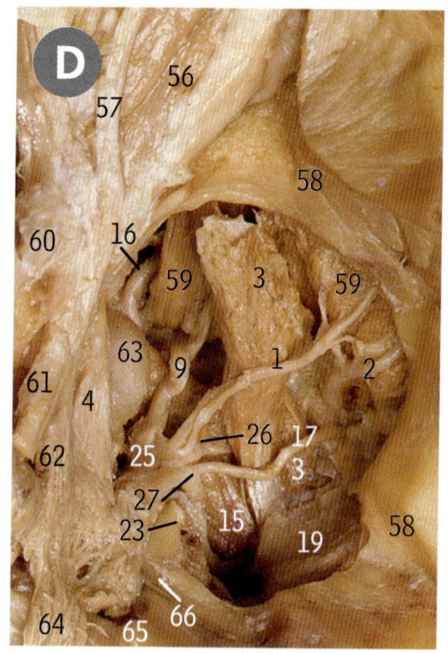

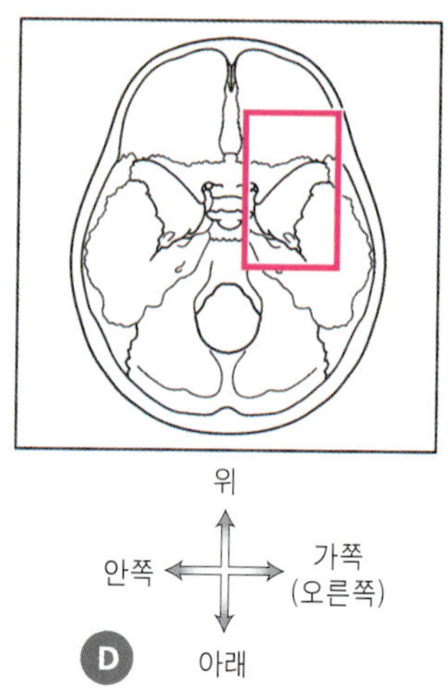

A에서 턱뼈가지의 상당 부분을 제거하면 두 개의 날개근(pterygoid muscles)과 그와 연관된 구조물을 볼 수 있다. 위턱동맥(maxillary artery, 16)은 가쪽날개근(lateral pterygoid, 15)을 가로질러 비스듬히 위로 주행하고, 혀신경(lingual nerves, 11)과 아래이틀신경(inferior alveolar nerves, 12)은 안쪽날개근(medial pterygoid, 10) 위아래로 비스듬히 지난다. 더 앞에서는 볼신경(buccal nerve, 9)이 가쪽날개근(lateral pterygoid, 3, 15)의 두 머리 사이에서 나타난다.

B에서 가쪽날개근(lateral pterygoid)의 제거 후 혀신경(lingual nerve, 11)과 합쳐진 고실끈신경(chorda tympani, 22)과 함께 아래턱신경(mandibular nerve, 25)이 타원구멍(foramen ovale)으로부터 나온 직후의 모습이 보인다. C에서 보이는 바와 같이 모든 아래턱뼈와 안쪽날개근이 제거된 후 더욱 확실히 관찰할 수 있다.

D는 중간머리뼈우묵(middle cranial fossa)의 가쪽 부분의 바닥을 제거한 후 위에서 본 턱관절(temporomandibular joint, 19)이다. 이 그림은 관자신경(temporal nerve, 1)과 깨물근신경(masseteric nerve, 17)을 보여준다. 이들은 가쪽날개근(lateral pterygoid, 3)의 위갈래 위의 가쪽으로 주행하며, 볼신경(buccal nerve, 9)과 가쪽날개근신경(nerve to lateral pterygoid, 26)이 바로 이 위갈래 아래로 지난다. 즉, 두 개의 갈래 사이를 의미한다(3, 15).

관자아래우묵(infratemporal fossa)의 경계(16쪽, A와 26쪽):

- 천장 – 나비뼈큰날개의 관자아래면(infratemporal surface of the greater wing of the sphenoid bone)(바깥으로 관자아래능선[infratemporal crest, 16쪽, A15]에 의해 경계지어짐), 타원구멍(foramen ovale, 16쪽, A44)과 뇌막동맥구멍(foramen spinosum, 16쪽, A43)을 포함하는, 관절융기(articular tubercle, 16쪽, A17) 앞 관자뼈의 비늘부분(squamous part of temporal bone)의 작은 일부, 머리뼈의 옆면과 광대활(zygomatic arch, 16쪽, A16) 사이에 가쪽으로 틈(관자우묵과 관자아래우묵 사이의 교통을 형성함)
- 안쪽 – 가쪽날개판(lateral pterygoid plate, 16쪽, A14와 20, A2)
- 가쪽 – 턱뼈가지(ramus of mandible, 8쪽, 30)
- 앞 – 위턱뼈의 관자아래(뒤쪽)면(infratemporal[posterior] surface of maxilla, 20쪽, A5)
- 뒤 – 붓돌기(styloid process, 8쪽, 18)와 관자뼈의 고막틀부분(tympanic part of temporal bone, 8쪽, 14)

관자아래우묵(infratemporal fossa)의 구조물은 다음과 같다:

- 관자근과 이의 근육돌기로의 부착부위(temporalis and its insertion into the coronoid process, 122쪽, B3과 16)
- 안쪽, 가쪽날개근(medial and lateral pterygoid muscles, A10과 15)
- 정맥의 날개얼기(pterygoid plexus)
- 위턱동맥(maxillary artery, B16)과 그 가지
- 아래턱신경(mandibular nerve, B25)과 그 가지
- 고실끈신경(chorda tympani, C22)

C에서, 위턱동맥(maxillary artery, 16 위)은 날개입천장오목(pterygopalatine fossa)으로 들어가기 위해, 가쪽날개판(lateral pterygoid plate, 21) 앞으로 날개위턱틈새(pterygomaxillary fissure, 20쪽, A4)를 통해 지난다. 69쪽 참조.

날개입천장오목(pterygopalatine fossa)의 구조물은 다음과 같다:

- 위턱동맥(maxillary artery, C, 16 위)
- 위턱신경(maxillary nerve, 158쪽, A2)
- 날개입천장신경절(pterygopalatine ganglion, 158쪽, A4)

안쪽, 가쪽날개근(medial and lateral pterygoid muscles, 18쪽, 4, 6)은 둘 다 *가쪽날개판*(*lateral* pterygoid plate) 각각의 양쪽에서 기원한다.

가쪽날개근(lateral pterygoid)은 턱관절오목(mandibular fossa) 앞에서 관절결절(articular tubercle, 16쪽 A17) 쪽으로 턱뼈머리(head of mandible)를 밀어 넣어 입을 *벌리는* 데 도움을 준다. 다른 저작근군(안쪽날개근[medial pterygoid], 관자근[temporalis], 깨물근[masseter])은 입을 *다무는* 데 도움을 준다.

1 깊은관자신경(Deep temporal nerve)
2 깊은관자동맥(Deep temporal artery)
3 가쪽날개근위갈래(Upper head of lateral pterygoid)
4 위턱신경(Maxillary nerve)
5 뒤위이틀신경(Posterior superior alveolar nerve)
6 뒤위이틀동맥(Posterior superior alveolar artery)
7 위턱뼈 관자아래면(Infratemporal surface of maxilla)
8 볼근(Buccinator)
9 볼신경(Buccal nerve)
10 안쪽날개근(Medial pterygoid)
11 혀신경(Lingual nerve)
12 아래이틀신경(Inferior alveolar nerve)
13 아래이틀동맥(Inferior alveolar artery)
14 턱목뿔근신경(Nerve to mylohyoid)
15 가쪽날개근아래갈래(Lower head of lateral pterygoid)
16 위턱동맥(Maxillary artery)
17 깨물근신경(Masseteric nerve)
18 턱관절관절원반과 턱뼈머리(Articular disc head of mandible of temporomandibular joint)
19 턱관절주머니(Capsule of temporomandibular joint)
20 안쪽날개근신경(Nerve to medial pterygoid)
21 가쪽날개판(Lateral pterygoid plate)
22 고실끈신경(Chorda tympani)
23 중간뇌막동맥(Middle meningeal artery)
24 덧뇌막동맥(Accessory meningeal artery)
25 아래턱신경(Mandibular nerve)
26 가쪽날개근신경(Nerve to lateral pterygoid)
27 귓바퀴관자신경(Auriculotemporal nerve)
28 입천장긴장근(Tensor veli palatini)
29 입천장올림근(Levator veli palatini)
30 인두결절근막(Pharyngobasilar fascia)
31 오름입천장동맥(Ascending palatine artery)
32 위인두수축근(Superior constrictor of pharynx)
33 날개아래턱솔기(Pterygomandibular raphe)
34 귀밑샘관(Parotid duct)
35 아래턱뼈점막뼈막(Mucoperiosteum of mandible)
36 혀밑신경절(Submandibular ganglion)
37 붓혀근(Styloglossus)
38 턱밑샘관(Submandibular duct)
39 혀밑신경(Hypoglossal nerve)
40 턱목뿔근(Mylohyoid)
41 두힘살근힘줄(Tendon of digastric)
42 목뿔뼈(Hyoid bone)
43 방패목뿔근과 신경(Thyrohyoid and nerve)
44 붓목뿔근(Stylohyoid)
45 얼굴동맥(Facial artery)
46 목뿔혀근(Hyoglossus)
47 붓목뿔인대(Stylohyoid ligament)
48 혀동맥(Lingual artery)
49 붓인두근과 혀인두신경(Stylopharyngeus and glossopharyngeal nerve)
50 오름인두동맥(Ascending pharyngeal artery)
51 속목동맥(Internal carotid artery)
52 뒤통수동맥과 목빗근신경을 거는 혀밑신경(Hypoglossal nerve hooking round occipital artery and sternocleidomastoid branch)
53 속목정맥(Internal jugular vein)
54 붓돌기(Styloid process)
55 귓바퀴관자신경뿌리(Roots of auriculotemporal nerve)
56 눈확 뒤부분(Posterior part of orbit)
57 이마신경(Frontal nerve)
58 중간머리뼈우묵 가쪽부분 바닥(Floor of lateral part of middle cranial fossa)
59 관자근(Temporalis)
60 시각신경(Optic nerve)
61 눈돌림신경(Oculomotor nerve)
62 눈신경(Ophthalmic nerve)
63 나비굴(Sphenoidal sinus)
64 삼차신경과 삼차신경절(Trigeminal nerve and ganglion)
65 관자뼈 바위부분(Petrous part of temporal bone)
66 큰바위신경(Greater petrosal nerve)

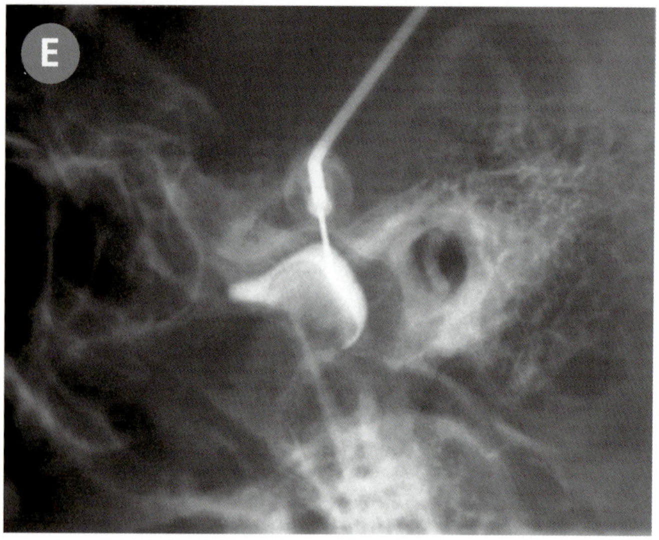

(i)

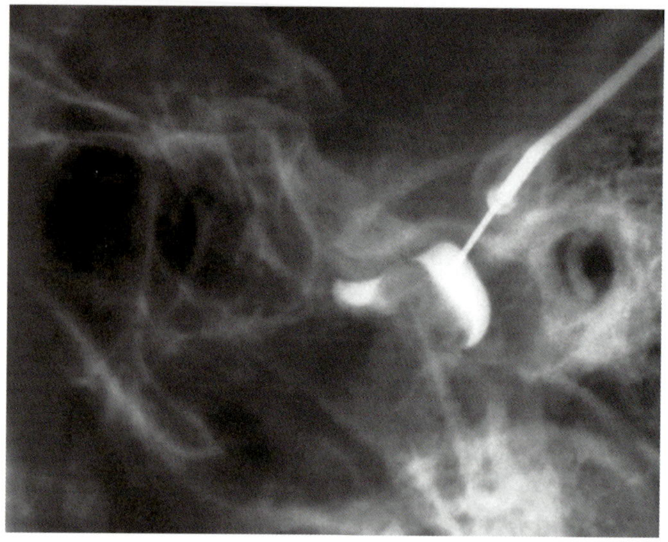

(ii)

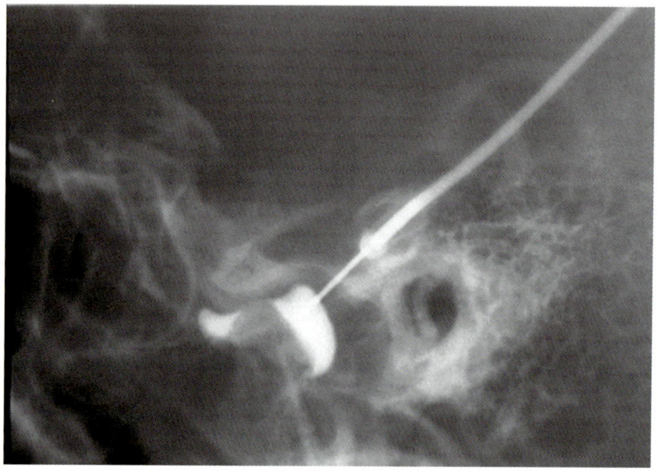

(iii)

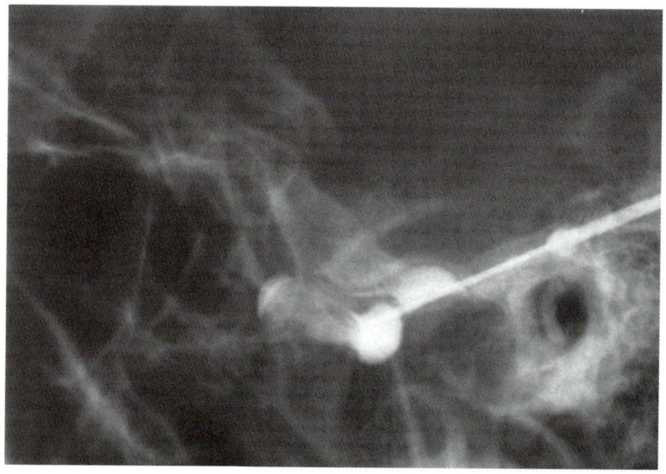

(iv)

E 방사선 불투과성 염색안료를 턱관절(temporomandibular joint, TMJ)의 아래 관절 영역에 주입하였다. 이 4장의 필름은 염색된 관절돌기의 (i) 닫힘(closed), (ii) 회전운동(rotation), (iii) 병진운동(translation), (iv) 탈구된형태(dislocated)가 위쪽 관절 공간으로 완전히 벗어나 있는 것을 보여준다.

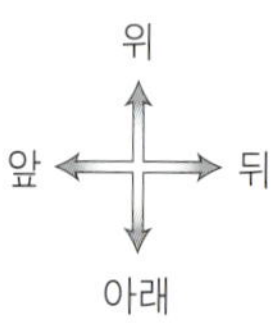

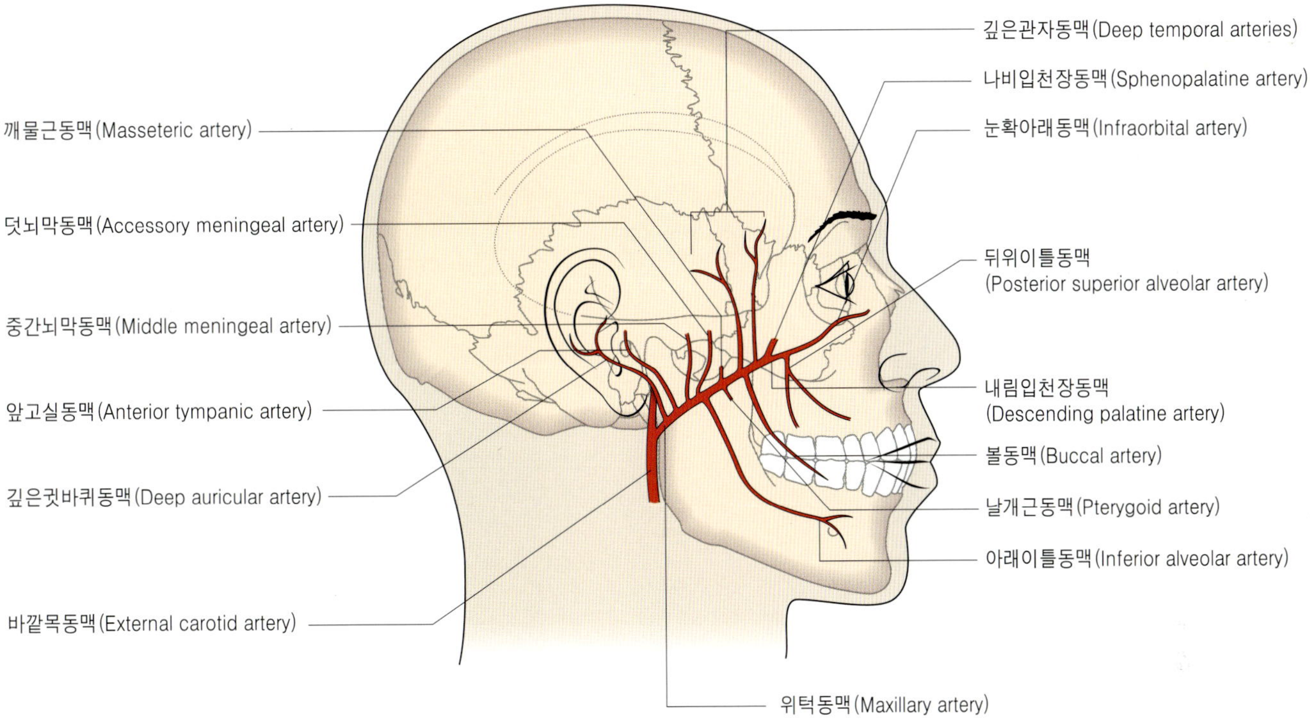

F **위턱(maxillae)으로의 혈류 공급을 보여주는 위턱동맥(maxillary artery)가지의 그림. 아래턱(mandibular), 날개근(pterygoid), 날개입천장(pterygopalatine)의 세 부분으로 나뉜다.**

눈확 및 눈(Orbit and eye) 눈과 눈물기관(eye and lacrimal apparatus)

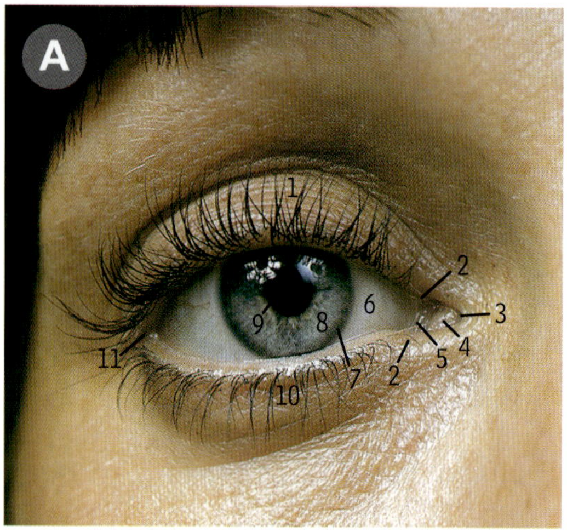

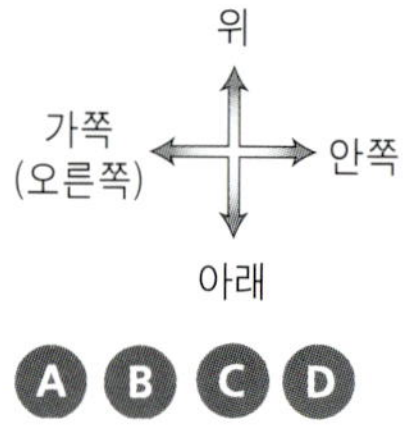

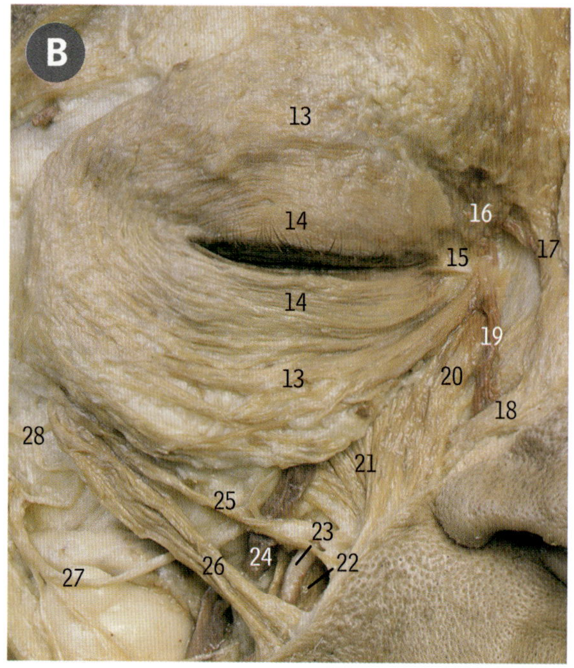

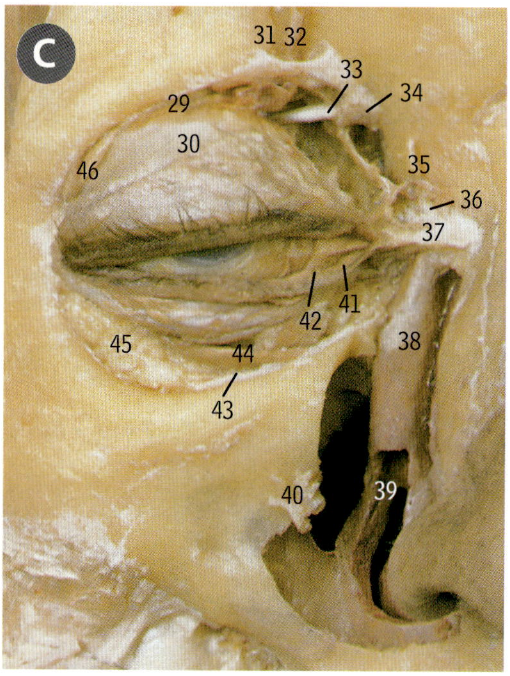

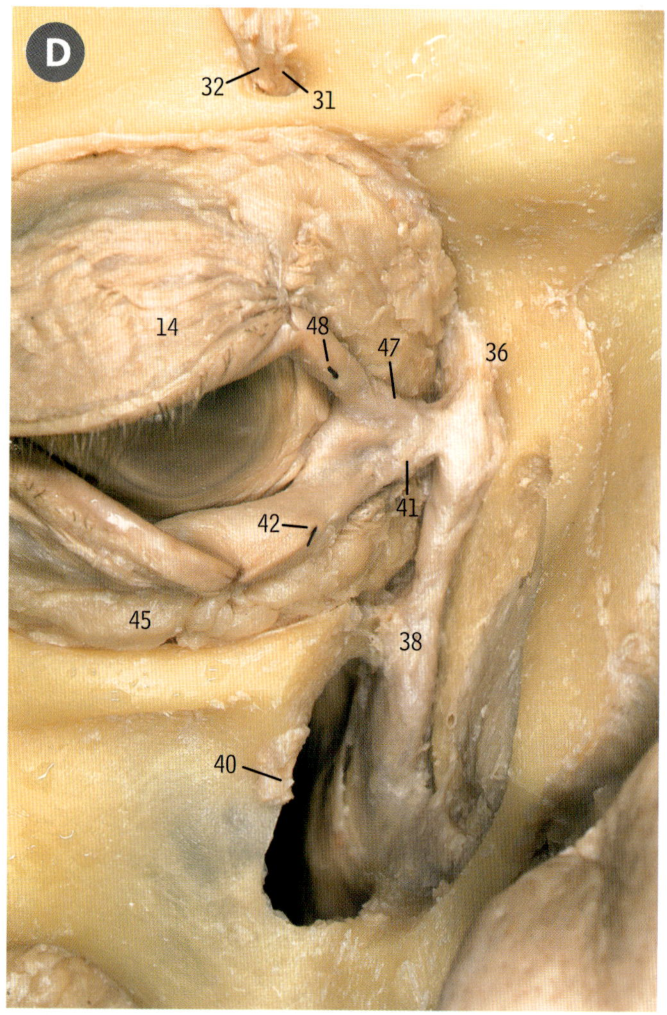

눈(The eye)

A 표면의 특징(surface features)

B 눈둘레근(orbicularis oculi muscle)

C D 코눈물관(nasolacrimal duct)

A와 같이 정면에서 바라보면 아래눈꺼풀(lower eyelid, 10)이 각막가장자리(sclerocorneal junction, 7)와 거의 수평하게 위치해있으나, 위눈꺼풀(upper eyelid, 1)은 각막가장자리 아래에 있다.

B에서, 피부와 피부밑조직이 눈둘레근(orbicularis oculi, 13, 14)과 안쪽눈꺼풀인대(medial palpebral ligament, 15) 가까이에서 시작하는 눈구석정맥(angular vein, 19)을 보여주기 위해 제거되었다.

C에서, 얼굴근육과 두개골의 일부가 코의 아래콧길(inferior meatus of nose)로 열리는 코눈물관(nasolacrimal duct, 38)을 보여주기 위해 절개되었다(39; 142쪽의 B17과 비교해 볼 것).

D에서(확대), 가는 검은색의 강모가 위눈물점(upper lacrimal puncta, 48)과 아래눈물점(lower lacrimal puncta, 42)의 구멍에 위치해 있다.

눈물기관(lacrimal apparatus)은 다음과 같이 구성되어 있다:

- 눈물샘(lacrimal gland, C46; 132쪽, A1)
- 눈물소관(lacrimal canaliculi, C와 D, 41, 47)으로 열리는 위눈물점(upper lacrimal puncta, C와 D, 48)과 아래눈물점(lower lacrimal puncta, C와 D, 42)
- 세관의 배출관인 눈물주머니(lacrimal sac, C와 D, 36)
- 눈물주머니로부터 시작하여 아래로 연속되며, 아래콧길(inferior meatus of the nose; 142쪽, B17)로 열리는 코눈물관(nasolacrimal duct, C와 D, 38)

눈과 눈확(eye and orbit)의 결합조직:

- 눈확중격(orbital septum) – 눈확경계(orbital margin)에서 뼈막(periosteum)으로 이어지는 얇은 한겹의 조직(C43)으로, 위눈꺼풀올림근의 널힘줄(aponeurosis of levator palpebrae superioris, C30) 표층에서 위눈꺼풀과 합쳐지며, 아래눈꺼풀에서는 눈꺼풀판(tarsus)의 앞 표면과 융합된다.
- 눈물근막(lacrimal fascia) – 안쪽눈꺼풀인대(medial palpebral ligament, C37) 뒤에서 앞쪽과 뒤쪽 눈물능선(lacrimal crests) 사이를 뻗어나가며, 눈물소관(lacrimal canaliculi, C41)에 의해 뚫어지면서 눈물주머니(lacrimal sac, C36)를 덮는다.
- 안구의 근막집(fascial sheath of the eyeball[Tenon's capsule]) – 시각신경(optic nerve)으로부터 결막공막연결(sclerocorneal junction)에 이르기까지 안구를 감싼다. 각각의 근육이 집(sheath)과 같은 형태로 접히면서 섬모체혈관(ciliary vessel)과 신경, 안구근육의 힘줄에 의해 관통된다.
- 안쪽제한인대(medial check ligament)와 가쪽제한인대(lateral check ligament) – 안쪽으로 뒤눈물능선(posterior lacrimal crest, 28쪽, A26)과 가쪽으로 모서리결절(marginal tubercle, 28쪽, A9)에 부착되어 있는 안쪽곧은근(medial rectus)과 가쪽곧은근(lateral rectus) 집(sheath)의 확장.
- 안구의 걸이인대(suspensory ligament) – 안쪽제한인대(medial check ligament)와 가쪽제한인대(lateral check ligament) 사이의 안구집의 아래쪽 부분.
- 안쪽눈꺼풀인대(medial palpebral ligament, B15; C37) – 두 개의 눈꺼풀판(tarsi)의 안쪽 끝으로부터 앞눈물능선(anterior lacrimal crest, 28쪽, A23)과 위턱의 이마돌기(frontal process)의 인접한 부분에 이른다. 눈물근막(lacrimal fascia)이 끼어들고 눈물주머니(lacrimal sac, C36)의 앞쪽에 위치해 있다.
- 가쪽눈꺼풀인대(lateral palpebral ligament) – 두 개의 눈꺼풀판의 바깥쪽 끝으로부터, 제한인대의 앞부분과 가쪽눈꺼풀솔기(lateral palpebral raphe) 뒤쪽으로 붙어있는 모서리결절(marginal tubercle, 28쪽, A9)에 이른다. 안쪽눈꺼풀인대보다 분명한 구조이다.
- 가쪽눈꺼풀솔기(lateral palpebral raphe) – 눈둘레근의 눈꺼풀부분(palpebral part of orbicularis oculi, B14)의 교차하는 섬유에 의해 구성된다.

눈구석정맥(angular vein, 19, 얼굴정맥[facial vein]의 가장 위쪽 끝에 주어진 이름)은 안쪽눈꺼풀인대(medial palpebral ligament, B15, C37)의 *앞쪽*에 놓여있으며, 눈물주머니(lacrimal sac, C36)를 드러내는 인대 *뒤면*에 위치하여 그 인대를 나누기 위한 절개시에 출혈을 일으킬 수 있다.

1 위눈꺼풀(Upper eyelid)
2 눈물유두(Lacrimal papilla)
3 안쪽눈구석(안쪽각)(Medial angle[inner canthus])
4 눈물언덕(Lacrimal caruncle)
5 반달주름(Plica semilunaris)
6 결막으로 덮여있는 공막(Sclera with overlying conjunctiva)
7 각막가장자리(각막둘레)(Sclerocorneal junction [limbus])
8 홍채(Iris)
9 동공(Pupil)
10 아래눈꺼풀(Lower eyelid)
11 가쪽눈구석(가쪽각)(lateral angle[outer canthus])
12 머리덮개근이마힘살(Frontal belly of occipitofrontalis)
13 눈둘레근 눈확부분(Orbital part of orbicularis oculi)
14 눈둘레근 눈꺼풀부분(Palpebral part of orbicularis oculi)
15 안쪽눈꺼풀인대(Medial palpebral ligament)
16 눈썹내림근(Depressor supercilii)
17 눈살근(Procerus)
18 코근(Nasalis)
19 눈구석정맥(Angular vein)
20 위입술콧방울올림근(Levator labii superioris alaque nasi)
21 위입술올림근(Levator labii superioris)
22 입꼬리올림근(Levator anguli oris)
23 얼굴동맥(Facial artery)
24 얼굴정맥(Facial vein)
25 작은광대근(Zygomaticus minor)
26 큰광대근(Zygomaticus major)
27 얼굴신경볼가지(Buccal branch of facial nerve)
28 얼굴신경광대가지(Zygomatic branch of facial nerve)
29 위눈꺼풀올림근근육섬유(Muscle fibres of levator palpebrae superioris)
30 위눈꺼풀올림근널힘줄(Aponeurosis of levator palpebrae superioris)
31 눈확위신경(Supra-orbital nerve)
32 눈확위동맥(Supra-orbital artery)
33 위빗근힘줄(Tendon of superior oblique)
34 도르래근(Trochlea)
35 콧등동맥(Dorsal nasal artery)
36 눈물주머니(위끝부분)(Lacrimal sac[upper extremity])
37 안쪽눈꺼풀인대(Medial palpebral ligament)
38 코눈물관(Nasolacrimal duct)
39 아래콧길 속의 코눈물관(앞쪽벽이 제거된 상태) 구멍(Opening of nasolacrimal duct[anterior wall removed] in inferior meatus of nose)
40 눈확아래신경(Infra-orbital nerve)
41 아래눈물소관(Lower lacrimal canaliculus)
42 아래눈물유두와 눈물점(Lower lacrimal papilla and punctum)
43 눈확사이막과 뼈막의 자른 경계면(Cut edge of orbital septum and periosteum)
44 아래빗근(Inferior oblique)
45 눈확지방덩이(Orbital fat pad)
46 눈물샘(Lacrimal gland)
47 위눈물소관(Upper lacrimal canaliculus)
48 위눈물유두와 눈물점(Upper lacrimal papilla and punctum)

눈과 눈물기관(Eye and lacrimal apparatus)

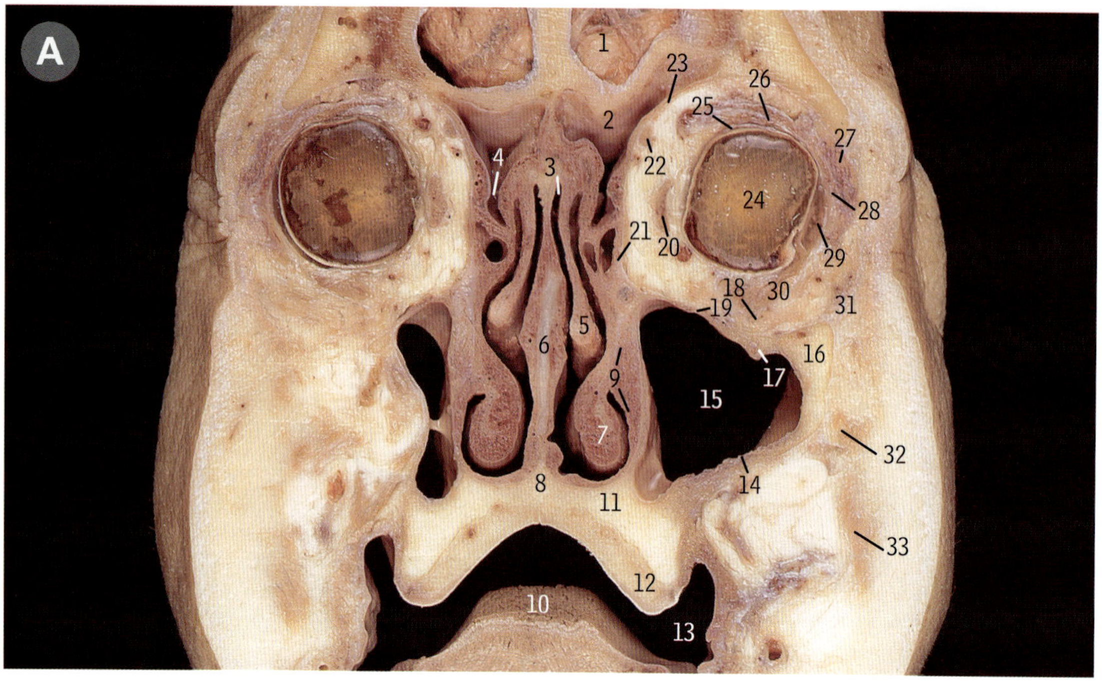

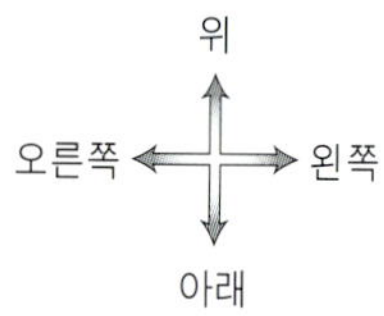

A 앞에서 본 눈 높이에서의 머리의 관상절단

B A와 같은 면(중앙부분을 확대)

C 역절단의 표면(중앙부분을 확대)

D **E** 오른쪽 눈물통로

A-B의 절단면은 얼굴에서부터 머리 뒤쪽으로의 전면을 보여주며, C는 머리 뒤에서부터 얼굴로의 절단면을 보여준다. 각 절단면들은 동일하게 1mm씩 톱으로 자른 것이며, 마치 책을 펼쳐 놓은 것 같은 모양으로 분리되었다. 2mm 지름의 노란 표지를 코눈물관(nasolacrimal duct)의 열리는 길(개구로, opening track)에 놓았다.

1 대뇌이마엽(Frontal lobe of brain)
2 이마굴(Frontal sinus)
3 코안뿌리(Root of nasal cavity)
4 이마굴로 개수되는 깔때기(Infundibulum draining frontal sinus)
5 중간코선반(Middle nasal concha)
6 코중격(Nasal septum)
7 아래코선반(Inferior nasal concha)
8 단단입천장(Hard palate)
9 코눈물관 - 아래콧길로 열리는 아래부분(Nasolacrimal duct - lower part opening into the inferior meatus)
10 혀등(Dorsum of tongue)
11 위턱뼈입천장돌기(Palatine process of maxilla)
12 위턱뼈혀돌기(Alveolar process of maxilla)
13 입안뜰(Vestibule of mouth)
14 위턱뼈(Maxilla)
15 위턱굴(Maxillary sinus)
16 광대뼈 눈확모서리(Orbital margin of zygomatic bone)
17 위턱뼈눈확아래관속의 눈확아래동맥과 신경(Infra-orbital artery and nerve within Infra-orbital canal of maxilla)
18 아래곧은근(Inferior rectus)
19 위턱뼈 눈확면(Orbital surface of maxilla)
20 안쪽곧은근(Medial rectus)
21 눈물뼈(Lacrimal bone)
22 위빗근힘줄(Tendon of superior oblique)
23 이마뼈 눈확부분(Orbital part of frontal bone)
24 유리체액(Vitreous humor)
25 위곧은근(Superior rectus)
26 위눈꺼풀올림근(Levator palpebrae superioris)
27 눈물샘(눈확부분)(Lacrimal gland[orbital part])
28 눈물샘(눈꺼풀부분)(Lacrimal gland[palpebral part])
29 바깥곧은근(Lateral rectus)
30 아래빗근(Inferior oblique)
31 눈둘레근(Orbicularis oculi)
32 작은광대근(Zygomaticus minor)
33 큰광대근(Zygomaticus major)
34 중간콧길(Middle meatus)
35 아래콧길(Inferior meatus)
36 코눈물관구멍(Opening of nasolacrimal duct)
37 벌집(Ethmoid air cells)
38 눈물주머니(Lacrimal sac)
39 위눈물소관(Upper lacrimal canuliculus)
40 위눈물유두와 눈물점(Upper lacrimal papilla and punctum)
41 아래눈물유두와 눈물점(Lower lacrimal papilla and punctum)
42 아래눈물소관(Lower lacrimal canuliculus)
43 눈물관(Lacrimal duct)
44 코눈물관 - 눈물관속 눈물주머니와 합류되는 위부분(Nasolacrimal duct - upper part merging with the lacrimal sac within the lacrimal canal).

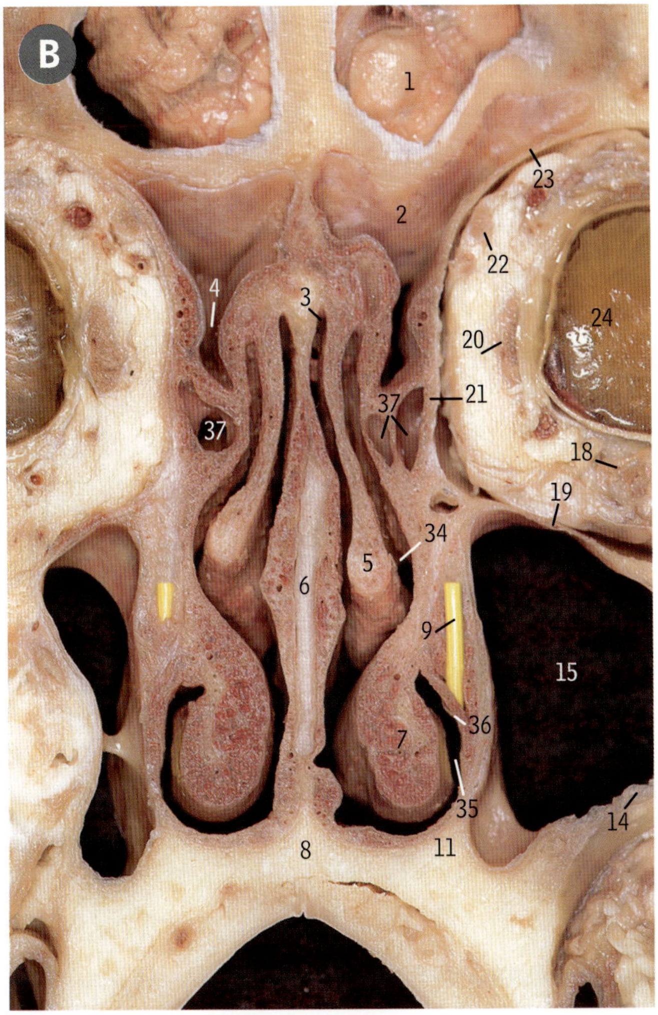

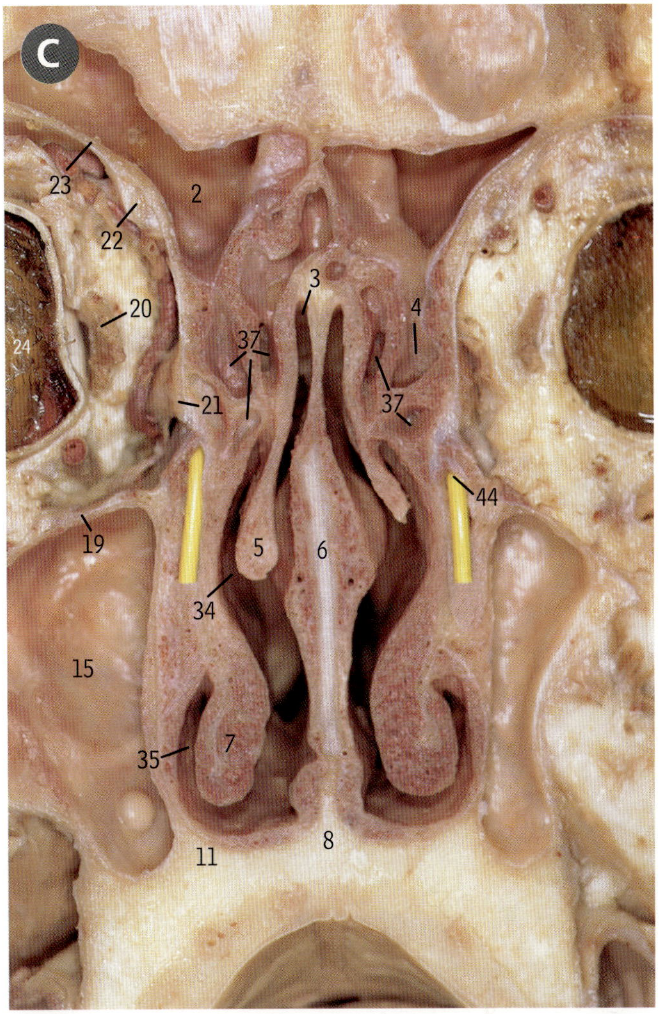

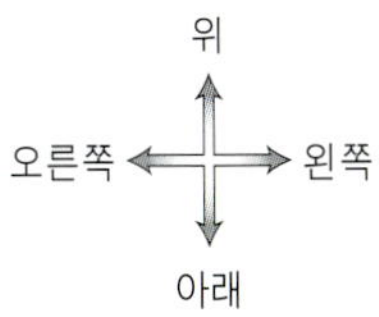

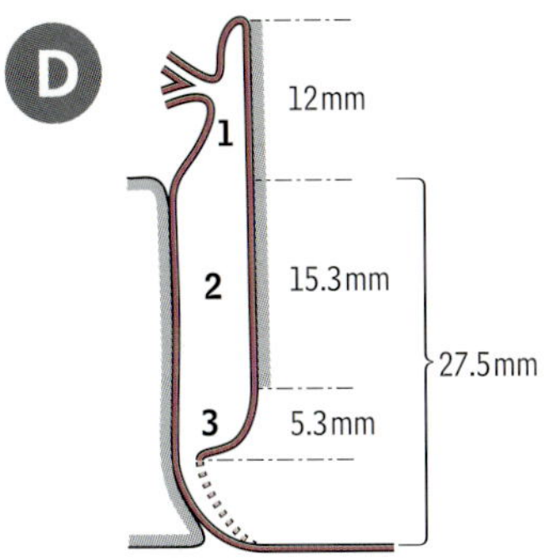

외부적인 관련성에 의거하여 세 부분으로 나눈 코눈물관(nasolacrimal duct) 도표. 측정크기 표시(Power와 Aubaret에 의해)

1 눈물주머니(Lacrimal sac)
2 코눈물관(뼈 내부에 위치한 부분)(Nasolacrimal duct[interosseous part])
3 코눈물관(콧길 부분)(Nasolacrimal duct[meatal part])

드문 경우인, 열리는 구멍 아래의 연장된 통로 부분은 점선으로 표시해두었다.

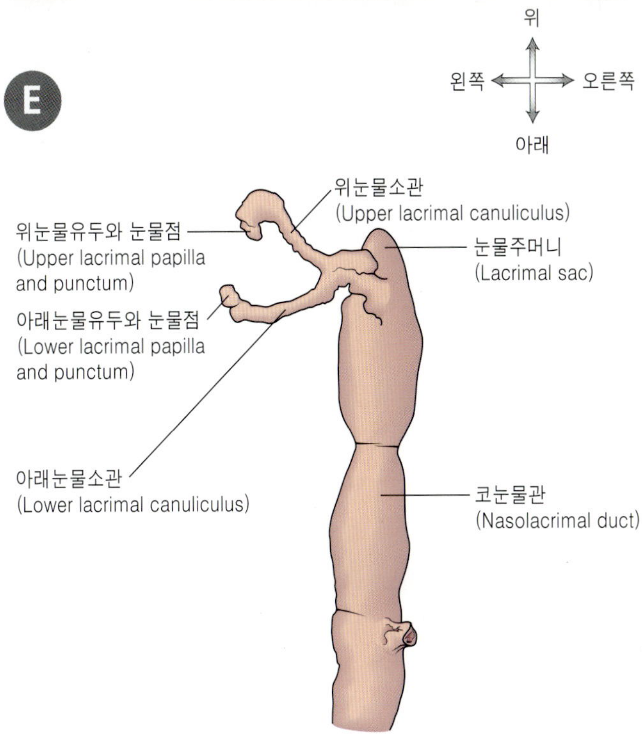

눈확과 눈(Orbit and eye) *눈확 내용물 I(orbital contents I)*

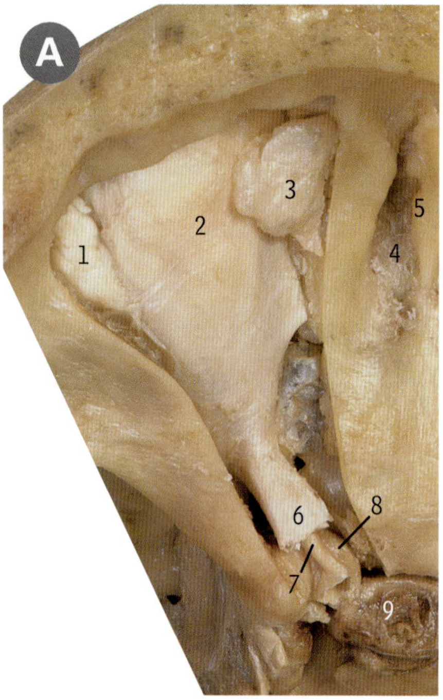

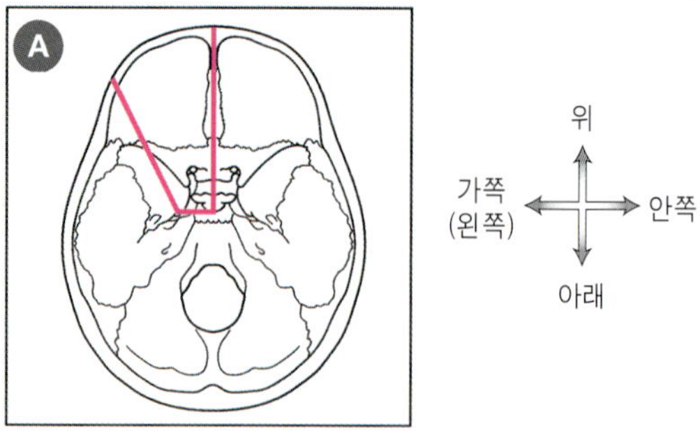

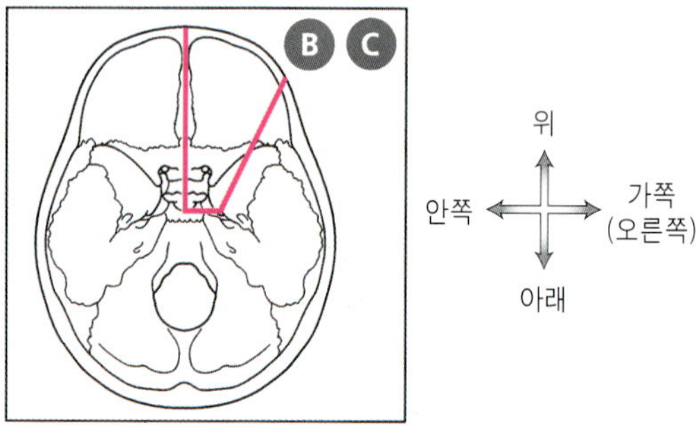

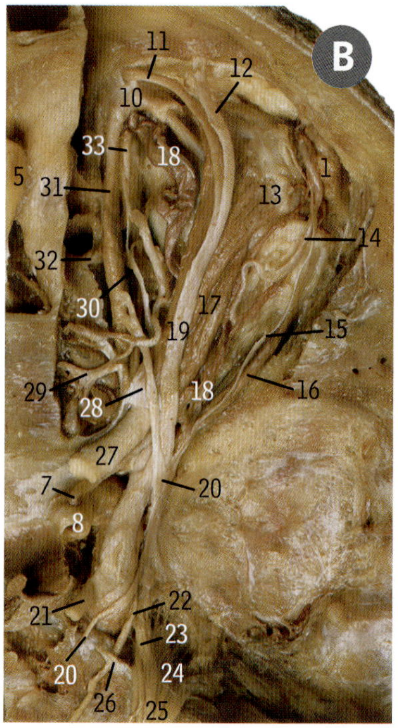

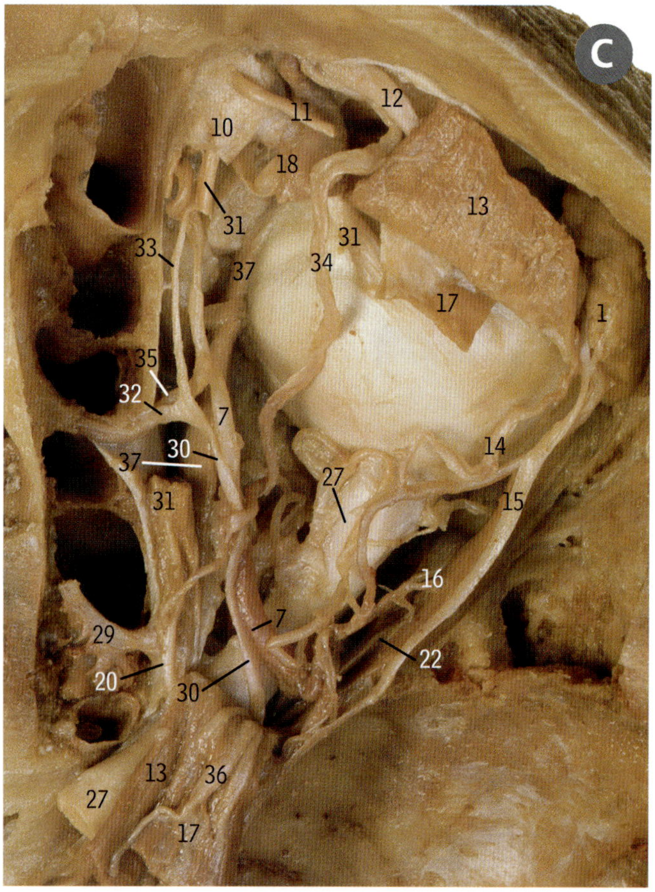

위에서 본 눈확과 안구바깥근육
(The orbits from above, and the extraocular muscles)

A 천장을 제거한 왼쪽 눈확

B 오른쪽 눈확의 얕은 절개

C 오른쪽 눈확의 절개(확대)

A는 앞머리뼈우묵(anterior cranial fossa)의 바닥면의 뼈 일부분을 제거한 후 앞머리뼈우묵으로부터 아래로 내려다본 것이다. 즉, 눈확의 천장이다. 눈확의 구성물은 다량의 눈확지방(orbital fat, 2)과 눈확의 앞가쪽 구석에 있는 눈물샘(lacrimal gland, 1)에 함몰되어 있다.

B에서 눈확지방을 제거한 뒤 눈확의 구조물들을 위로부터 보여주고 있다. 이마신경(frontal nerve, 19)이 위눈꺼풀올림근(levator palpebrae superioris, 13)의 위에 위치하고, 위곧은근(superior rectus, 17)과 대부분 차례로 겹쳐있다. 신경과 함께 안쪽 벽에 높이 위치한 위빗근(superior oblique, 31), 도르래신경(trochlear nerve, 20)과 도르래(trochlea, 10)를 통해 걸려있는 힘줄이 안쪽곧은근(medial rectus)을 가리고 있는데, 낮게 위치하고 있어 위빗근(superior oblique)이 제거되었을 때만 볼 수 있다(C37에서 확인할 수 있다). 가쪽곧은근(lateral rectus, 16)은 그 위에 있는 눈물신경(lacrimal nerve, 15)과 함께 가쪽 벽에 위치해 있으며, 눈물동맥(lacrimal artery, 14)과 함께 눈물샘(lacrimal gland, 1) 쪽으로 주행한다.

C에서는 위눈꺼풀올림근(levator palpebrae superioris, 13)과 위곧은근(superior rectus, 17)이 제거되었으며, 코섬모체신경

D

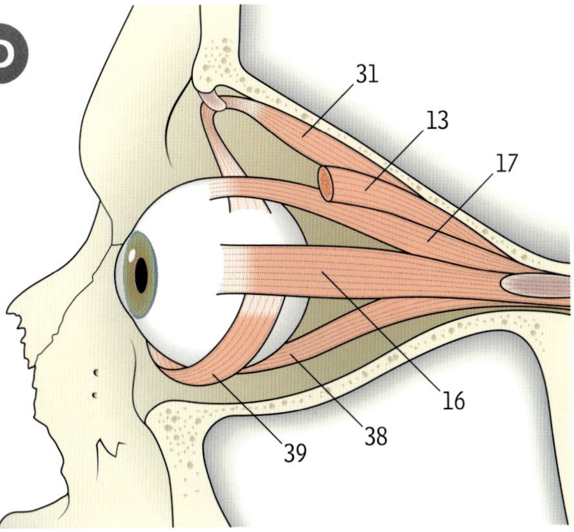

D 왼쪽에서 본 왼쪽 안구 바깥근육의 모습.

(nasociliary nerve, 30)과 눈동맥(ophthalmic artery, 7)에 의해 표면에서 교차된 시각신경(optic nerve, 27)을 보여주기 위해 접혀있다. 눈확의 안쪽면을 따라 중간쯤 가면 코섬모체신경(nasociliary nerve, 30)이 앞벌집신경(anterior ethmoidal nerve, 32)으로 갈라지고 앞쪽으로 도르래밑신경(infratrochlear nerve, 33)으로 연속된다. 그림의 바닥에서, 눈돌림신경의 위가지(superior branch of oculomotor nerve, 36)의 가장 큰 가지는 위곧은근(superior rectus, 17)의 가까이 접혀있는 부분의 표면 아래에 위치해 있으며, 갓돌림신경(abducent nerve, 22)의 가쪽에서 가쪽곧은근(lateral rectus, 16)의 깊은 면으로 들어간다.

D는 왼쪽에서 본 안구바깥근을 보여준다(안쪽곧은근[medial rectus]은 눈과 가쪽곧은근[lateral rectus]에 의해 가려져 있다).

1 눈물샘(Lacrimal gland)
2 눈확지방(Orbital fat)
3 벌집(Ethmoidal air cell)
4 벌집체판(Cribriform plate of ethmoid bone)
5 볏돌기(Crista galli)
6 시각신경경질막집(Dural sheath of optic nerve)
7 눈동맥(Ophthalmic artery)
8 속목동맥(Internal carotid artery)
9 뇌하수체(Pituitary gland)
10 도르래(Trochlea)
11 도르래위신경(Supratrochlear nerve)
12 눈확위신경(Supra-orbital nerve)
13 위눈꺼풀올림근(Levator palpebrae superioris)
14 눈물동맥(Lacrimal artery)
15 눈물신경(Lacrimal nerve)
16 가쪽곧은근(Lateral rectus)
17 위곧은근(Superior rectus)
18 위눈정맥(Superior ophthalmic vein)
19 이마신경(Frontal nerve)
20 도르래신경(Trochlear nerve)
21 눈돌림신경(Oculomotor nerve)
22 갓돌림신경(Abducent nerve)
23 눈신경(Ophthalmic nerve)
24 삼차신경절(Trigeminal ganglion)
25 삼차신경(Trigeminal nerve)
26 바위날개인대(Petrosphenoidal ligament)
27 시각신경(Optic nerve)
28 온힘줄고리(Common tendinous ring)
29 뒤벌집동맥(Posterior ethmoidal artery)
30 코섬모체신경(Nasociliary nerve)
31 위빗근(Superior oblique)
32 앞벌집신경(Anterior ethmoidal nerve)
33 도르래밑신경(Infratrochlear nerve)
34 눈확위동맥(Supra-orbital artery)
35 앞벌집동맥(Anterior ethmoidal artery)
36 눈돌림신경위가지(Superior branch of oculomotor nerve)
37 안쪽곧은근(Medial rectus)
38 아래곧은근(Inferior rectus)
39 아래빗근(Inferior oblique)

C34처럼, 일반적으로 눈확(orbit) 뒤면 근처의 눈동맥(ophthalmic artery)으로부터 나오는 눈확위동맥(supra-orbital artery)은 B에서는 보이지 않는다.

눈과 눈근육의 신경지배는 다음과 같다:
눈근육으로의 운동신경(motor):

- 갓돌림신경(abducent nerve, C22)에 의해 지배되는 가쪽곧은근(lateral rectus, C16)
- 도르래신경(trochlear nerve, B20)에 의해 지배되는 위빗근(superior oblique, B31)
- 눈돌림신경(oculomotor nerve)에 의해 지배되는 다른 모든 근육: 눈돌림신경의 위가지(superior branch of oculomotor nerve, C36, 위눈꺼풀올림근[levator palpebrae superioris, B와 C, 13]도 지배함)가 지배하는 위곧은근(superior rectus, B와 C, 17), 눈돌림신경의 아래가지(inferior branch of oculomotor nerve, 134쪽, A19)가 지배하는 아래곧은근(inferior rectus, 134쪽, A17), 아래빗근(inferior oblique, 134쪽, A18), 안쪽곧은근(medial oblique, 134쪽, A15)

감각신경(sensory):

- 각막(cornea)으로 가는 신경: 짧은섬모체신경(short ciliary nerve, 134쪽, A28)
- 결막(conjunctiva)으로 가는 신경: 눈물신경(lacrimal), 눈확위신경(supra-orbital), 도르래위신경(supra-trochlear), 도르래아래신경(infratrochlear), 눈확아래신경(infra-orbital)(피부와 눈꺼풀을 지배하는 신경과 동일하다)

다음의 개별 눈근육은 눈을 다음과 같이 회전시킨다:

- 가쪽곧은근(lateral rectus): 밖으로
- 안쪽곧은근(medial rectus): 안으로
- 위곧은근(superior rectus): 위와 안으로
- 아래곧은근(inferior rectus): 아래와 안으로
- 위빗근(superior oblique): 밖과, 안으로 회전 시 아래로
- 아래빗근(inferior oblique): 밖과, 안으로 회전 시 위로

위, 아래곧은근은 눈을 위나 아래로 회전시킬 뿐만 아니라 안쪽곧은근이 안쪽으로 눈을 회전시키는 것을 돕는다. 이것은 눈에서 위, 아래 곧은근의 신경지배가 세로축에서 안쪽에 위치하고 있기 때문이다.

위, 아래빗근은 눈을 아래와 위뿐 아니라 바깥으로 회전시킨다. 이는 신경지배가 세로축에서 바깥으로 위치하고 있기 때문이다. 그러나, 위빗근의 *내림* 동작과 아래빗근의 *올림* 동작은 눈이 안쪽으로 회전할 때만 일어남을 주의해야 한다.

위눈꺼풀올림근(levator palpebrae superioris)은 교감신경지배를 받는 약간의 평활근을 포함한다.

눈을 움직이는 6개의 근육(4개의 곧은근과 2개의 빗근)과 위눈꺼풀올림근(levator palpebrae superioris)을 제외하면, 눈확 내에 8번째 근육이 있는데, 바로 눈확근(orbitalis)이다. 눈확근은 눈확아래고랑(infra-orbital groove, 28쪽, A15)과 아래눈확틈새(inferior orbital fissure, 28쪽, A11) 사이를 연결하는 평활근으로 구성되며, 어떤 동물에서는 크기가 크지만 사람의 눈확에서는 중요하지 않은 흔적 구조이다.

눈근육으로 가는 운동신경의 병변은 모두 다양한 정도의 겹보임(물체가 두 개로 보임)과 사시(strabismus, squint)를 동반한다.
눈돌림신경(oculomotor nerve)의 마비 시:

- 위눈꺼풀올림근(levator palpebrae superioris)의 마비로 인해(교감신경의 지배를 받는 올림근 중 일부가 눈을 뜬 상태를 유지할 수 있을 만큼 충분하지 않음), 눈을 감을 때 위눈꺼풀이 쳐진다(안검하수, ptosis).
- 가쪽곧은근(갓돌림신경 지배)과 아래, 안쪽곧은근(도르래신경 지배)의 반대작용이 없어, 위눈꺼풀이 올라갈 때 눈이 바깥과 약간 아래로 보인다.
- 위, 아래, 안쪽곧은근의 마비로 인해, 눈이 똑바로 위, 아래, 안쪽 방향으로 보이지 않는다.
- 눈돌림신경으로 흐르는 덧눈돌림신경핵(edinger-Westphal)으로부터 섬모체신경절(ciliary ganglion)까지 분포하며, 일반적으로 동공을 축소시키는 데 기여하는 부교감신경의 방해로 인해, 동공(pupil)이 확장되지 않고, 빛이나 조절 반사에 반응이 없다.

도르래신경(trochlear nerve)의 마비 시:

- 위빗근의 마비로 인해, 눈을 안으로 회전하며 아래로 내려다보기 어렵다.

갓돌림신경(abducent nerve)의 마비 시:

- 가쪽곧은근의 마비로 인해 바깥쪽으로 볼 수 없고, 안, 위, 아래곧은근(눈돌림신경지배)의 반대작용이 없어 안쪽으로 빗나간다.

눈확과 눈(Orbit and eye) *눈확 내용물 II(orbital contents II)*

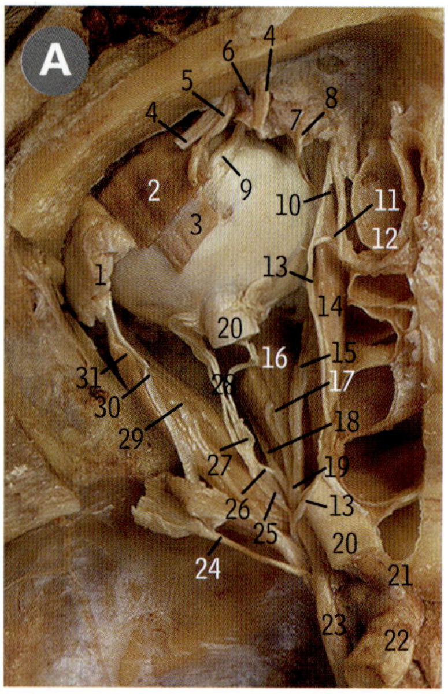

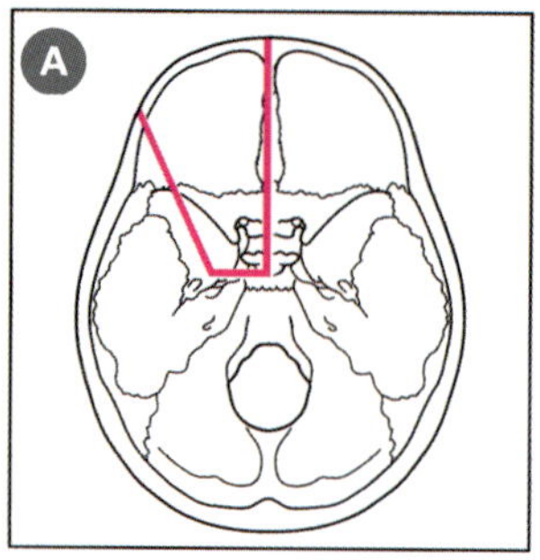

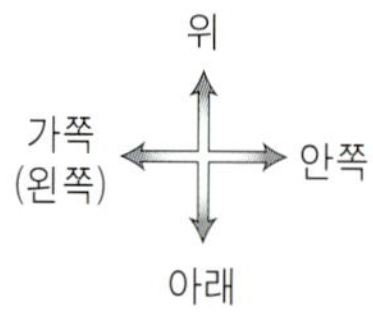

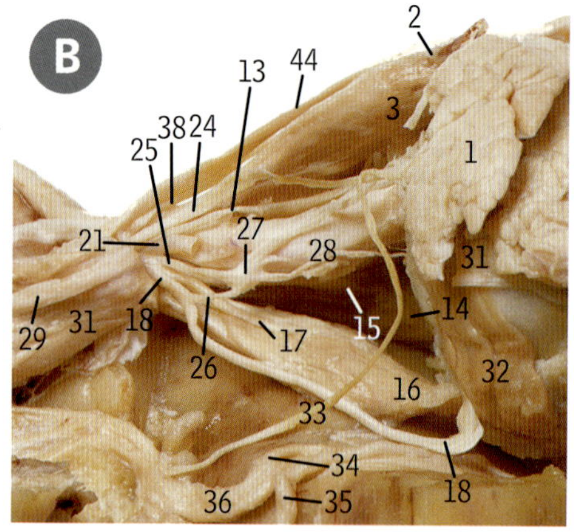

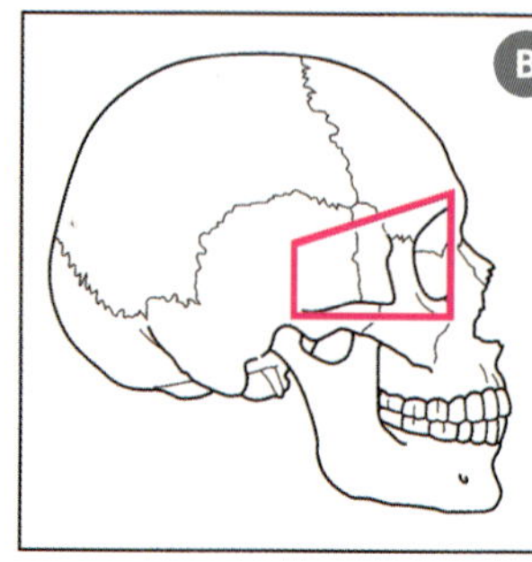

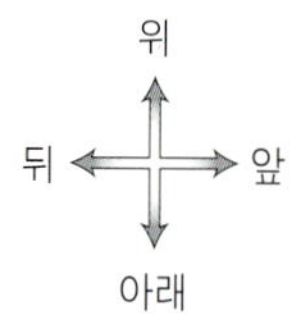

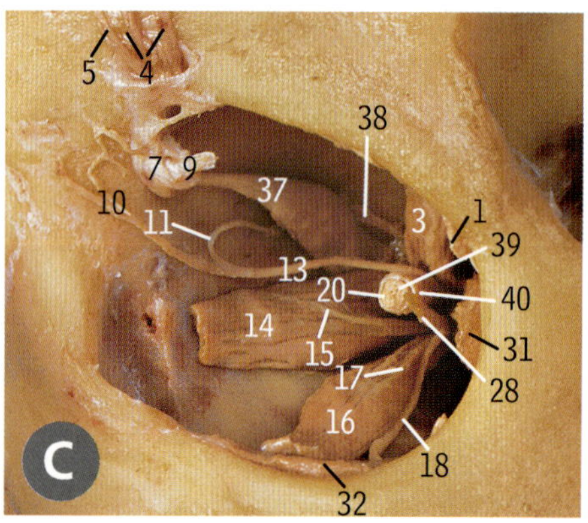

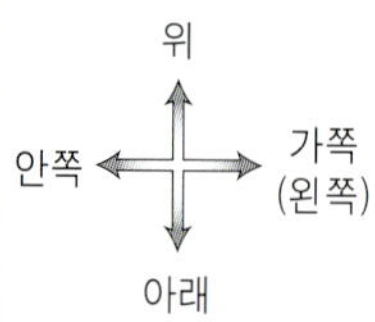

C D

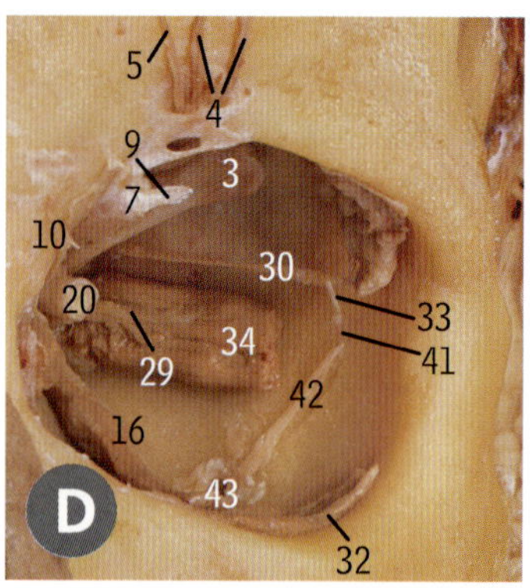

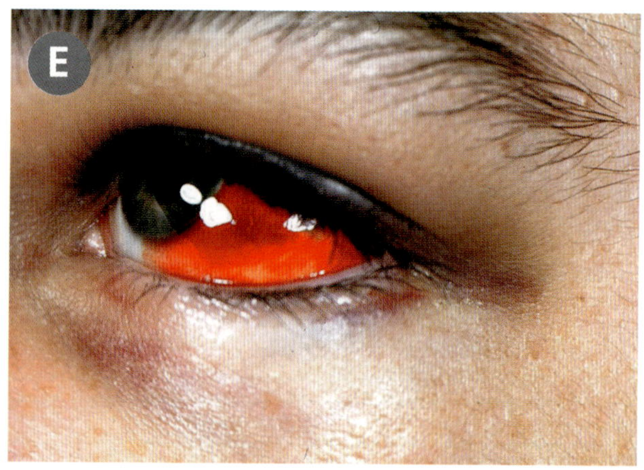

섬모체신경절과 눈확전면절단(The ciliary ganglion and dissection from the front)

A 위에서 본 왼쪽 눈확과 섬모체신경절

B 오른쪽에서 본 오른쪽 눈확과 섬모체신경절

C 앞왼쪽에서 본 왼쪽 눈확

D 앞오른쪽에서 본 왼쪽 눈확

E 눈확테두리(orbital rim)의 골절과 뼈막(periostium)의 파괴는 안구 뒤쪽으로 연장되는 결막밑출혈(subconjunctival haemorrhage)을 일으킬 수 있다. 결막을 통해 확산되는 산소에 의해 붉게 나타난다.

A에서 위빗근(superior oblique, 바깥벽쪽을 위에서 본 것, C37)을 제거하면 가쪽곧은근(lateral rectus, 31)과 그 신경인 갓돌림신경(abducent nerve, 29)을 볼 수 있다. 시각신경(optic nerve, 20)의 대부분을 제거하면 아래곧은근(inferior rectus, 16)과 그 신경(nerve to inferior rectus, 17), 그리고 안쪽곧은근(medial rectus, 15)과 아래빗근신경(nerve to inferior oblique, 18)을 관찰할 수 있다. 이 세 가지 신경은 눈돌림신경의 아래가지(inferior branch of oculomotor nerve, 19)의 모든 가지들이다.

눈확의 바깥쪽 벽이 제거된 B에서는 섬모체신경절(ciliary ganglion, 27)이 보이는데, 이는 눈확의 뒤부분에서 시각신경(optic nerve, 20)의 바깥으로 놓여있다.

C와 D는 눈이 제거된 후 눈확의 벽과 관련된 근육과 신경을 보여준다. C에서 거미막밑공간(subarachnoid space, 39)의 확장과 경질막집(dural sheath, 40)이 시각신경(optic nerve, 20)을 둘러싸 모아주고 있음을 주시하라. B에서, 위턱신경의 광대가지(zygomatic branch of maxillary nerve)가 제거되었으며, 연결가지(communicating branch, 33)와 눈물신경(lacrimal nerve, 30)이 위턱신경(maxillary nerve, 36)으로부터 직접 나온다.

1 눈물샘(Lacrimal gland)
2 위눈꺼풀올림근(Levator palpebrae superioris)
3 위곧은근(Superior rectus)
4 위눈확신경(Supra-orbital nerve)
5 위눈확동맥(Supra-orbital artery)
6 위눈정맥(Superior ophthalmic vein)
7 도르래(Trochlea)
8 위도르래신경(Supratrochlear nerve)
9 위빗근힘줄(Tendon of superior oblique)
10 아래도르래신경(Infratrochlear nerve)
11 앞벌집신경(Anterior ethmoidal nerve)
12 벌집(Ethmoidal air cell)
13 코섬모체신경(Nasociliary nerve)
14 안쪽곧은근(Medial rectus)
15 안쪽곧은근신경(Nerve to medial rectus)
16 아래곧은근(Inferior rectus)
17 아래곧은근신경(Nerve to inferior rectus)
18 아래빗근신경(Nerve to inferior oblique)
19 눈돌림신경아래가지(Inferior branch of oculomotor nerve)
20 시각신경(Optic nerve)
21 눈동맥(Ophthalmic artery)
22 속목동맥(Internal carotid artery)
23 눈돌림신경(Oculomotor nerve)
24 눈돌림신경위가지(Superior branch of oculomotor nerve)
25 섬모체신경절코섬모체뿌리(Nasociliary root of ciliary ganglion)
26 섬모체신경절(부교감)눈돌림뿌리(Oculomotor[parasympathetic] root of ciliary ganglion)
27 섬모체신경절(Ciliary ganglion)
28 짧은섬모체신경(Short ciliary nerve)
29 갓돌림신경(Abducent nerve)
30 눈물신경(Lacrimal nerve)
31 가쪽곧은근(Lateral rectus)
32 아래빗근(Inferior oblique)
33 30, 36(B), 42(D)의 교통(Communication between 30 and 36 [in B] or 42 [in D])
34 눈확아래신경(Infra-orbital nerve)
35 눈확아래동맥(Infra-orbital artery)
36 위턱신경(Maxillary nerve)
37 위빗근(Superior oblique)
38 도르래신경(Trochlear nerve)
39 거미막밑공간(Subarachnoid space)
40 시각신경경질막집(Dural sheath of optic nerve)
41 광대눈확구멍(Zygomatico-orbital foramen)
42 광대신경(Zygomatic nerve)
43 아래눈확틈새(Inferior orbital fissure)
44 이마신경(Frontal nerve)

섬모체신경(ciliary nerve):
- 짧은섬모체신경(short ciliary nerve, A와 B, 28, 8-10개)은 동공근(pupillary muscle)과 섬모체근(ciliary muscle)에 분포하는 절후 부교감신경을 함유하는 섬모체신경절(ciliary ganglion, B27)에서 유래되는 가지이다. 각막을 포함한 눈으로부터 나오는 들신경섬유(afferent fibers)를 포함한다.
- 긴섬모체신경(long ciliary nerve, 2-3개, 여기서는 제거되어 있음)은 코섬모체신경(nasociliary nerve, A와 B, 13)의 가지이며, 각막을 포함한 눈으로부터 나오는 들신경섬유(afferent fibers)를 포함한다.

섬모체동맥(ciliary artery, 여기서는 더 중요한 신경들을 보여주기 위해 제거하였다):
- 앞섬모체동맥(*anterior* ciliary artery, 다양한 수로 존재)은 눈동맥의 근육가지(muscular branch)로부터 눈확 앞부분 근처에서 나오기 때문에 붙여진 이름으로, 곧은근(rectus muscle)의 힘줄을 따라 안구의 앞으로 흐른다.
- 뒤섬모체동맥(*posterior* ciliary artery)은 눈확의 뒤 근처에서 나와 붙여진 이름이다.
- *짧은뒤*섬모체동맥(*short posterior* ciliary artery, 7개 정도 존재)은 시각동맥의 경질막집(dural sheath)의 바깥면을 지나는 눈동맥으로부터 주행하며, 신경근처의 결막(sclera)을 통과하기 전 작은가지들로 갈라진다.
- *긴뒤*섬모체동맥(*long posterior* ciliary artery, 보통 2개)은 시각신경의 양측에서 결막을 통과하기 위해 눈동맥으로부터 지난다.

머리와 목의 4개의 부교감신경절(parasympathetic ganglion)은 다음과 같다:
- 시각신경관(optic canal) 구멍의 약 8mm 앞에 있는 시각신경의 바깥에 위치한 눈확의 뒤부분에 자리잡은 섬모체신경절(ciliary ganglion, B27)
- 위턱신경 아래의 날개입천장오목(pterygopalatine fossa)에 위치한 날개입천장신경절(pterygopalatine ganglion, 158쪽, A4)
- 타원구멍(foramen ovale) 바로 아래의 아래턱신경의 안쪽에 위치한 귀신경절(otic ganglion, 158쪽, A11)
- 목뿔혀근(hyoglossus)의 바깥면의 혀신경(lingual nerve) 아래에 위치한 턱밑신경절(submandibular ganglion, 158쪽, A40)

동공반사(pupillary light reflection):
- 직접동공반사(direct pupillary light reflection) - 눈에 빛을 비추면 빛을 비춘쪽 눈의 동공이 수축한다.
- 간접동공반사(indirect[consensual] pupillary light reflection) - 한쪽 눈에 빛을 비추면 반대쪽 눈의 동공이 수축한다.
- 동공반사의 경로: 망막(retina)에서 시각신경에 의해, 위둔덕(superior colliculus) 높이에서 덮개앞핵(pretectal nucleus)으로 교차(chiasma)와 길(tract)을 이루어(시냅스를 이룸), 섬모체신경절(시냅스를 이룸)로 가는 눈돌림신경과 그 가지의 아래쪽 분지에 의해 눈돌림신경핵(oculomotor nucleus)의 일부인 덧눈돌림신경핵(Edinger-Westphal nucleus)으로, 이후 짧은섬모체신경이 동공조임근(sphincter papillae)으로 간다. 두 눈의 동공은, (a) 시각교차(optic chiasma)의 섬유가 교차하기 때문에, (b) 덮개앞핵으로부터 유래한 섬유가 양쪽의 덧눈돌림신경핵(Edinger-Westphal nucleus)을 지나기 때문에 수축할 수 있다.

조절눈모음반사(accomodation-convergence[near] reflex):
가까운 물체를 보기 위해 눈은 섬모체근(ciliary muscle)(적응), 동공 축소에 의한 수정체의 조절을 통해 초점을 맞출 수 있으며, 눈은 양쪽의 안쪽곧은근(medial rectus)의 수축에 의해 모인다. 이 통합된 반사를 흔히 근접반사(near reflex)라 부르기도 한다.

근접반사(near reflex)의 가능한 경로:
- 조절(accomodation)반사: 시각겉질(visual cortex)로부터 속피막(internal capsule)의 뒤가장자리에 의해 덧눈돌림신경핵(Edinger-Westphal nucleus, 덮개앞핵을 통하는 것이 *아님*)로 가서, 섬모체신경절(ciliary ganglion)로 간 뒤, 동공반사를 위한 동공조임근(sphincter papillae)과 섬모체근(ciliary muscle)으로.
- 눈모음(convergence)반사: 시각겉질(visual cortex)로부터 연합섬유(association fibers)에 의해 앞눈영역(중간이마이랑, middle frontal gyrus)에서 시냅스를 이루어, 속주머니(internal capsule)의 앞가장자리에 의해 안쪽곧은근의 지배하는 눈돌림신경핵(oculomotor nucles)의 신경세포체로.

눈확과 눈(Orbit and eye) *눈확 내용물 III(orbital contents III)*

A

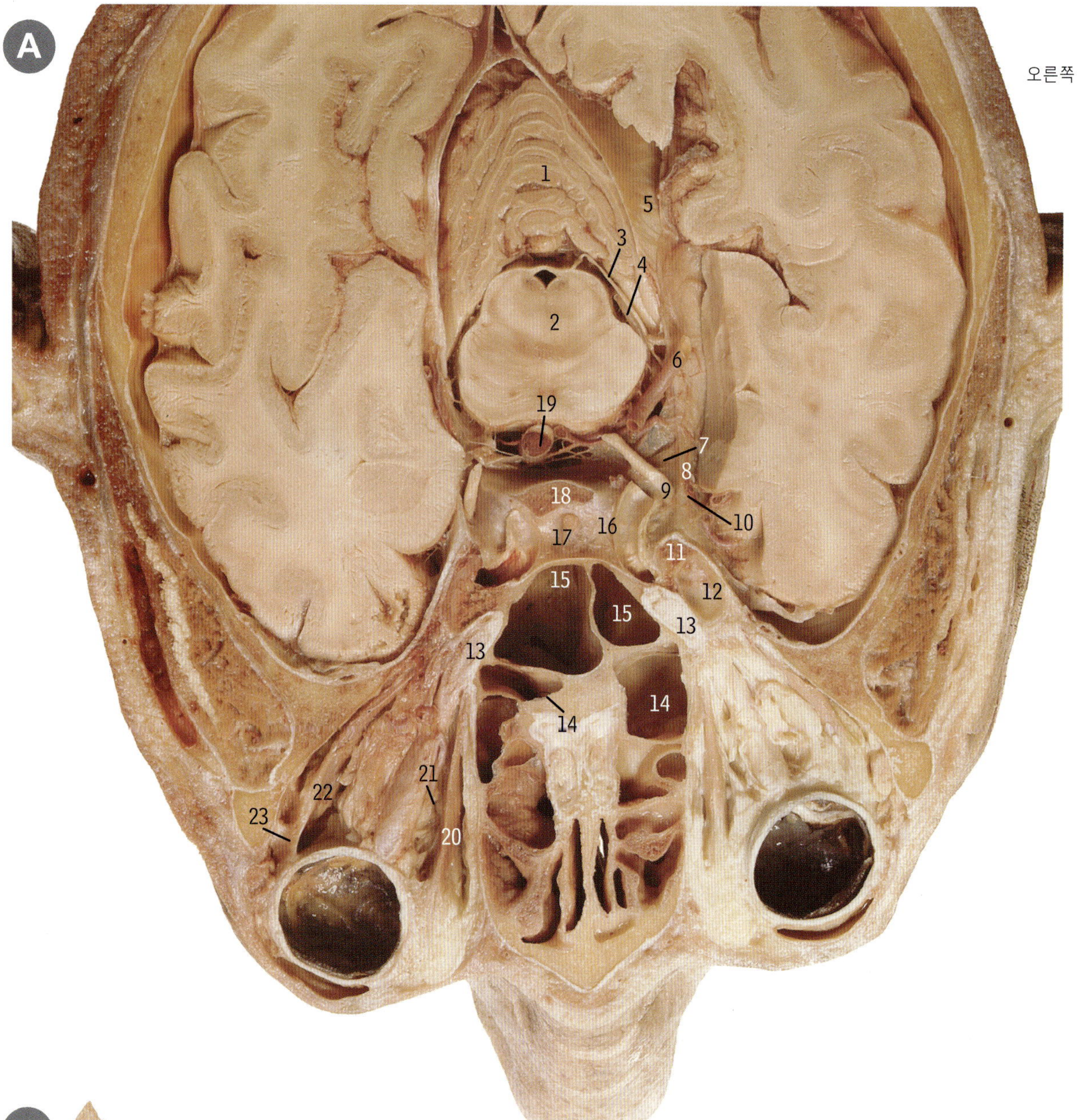

B

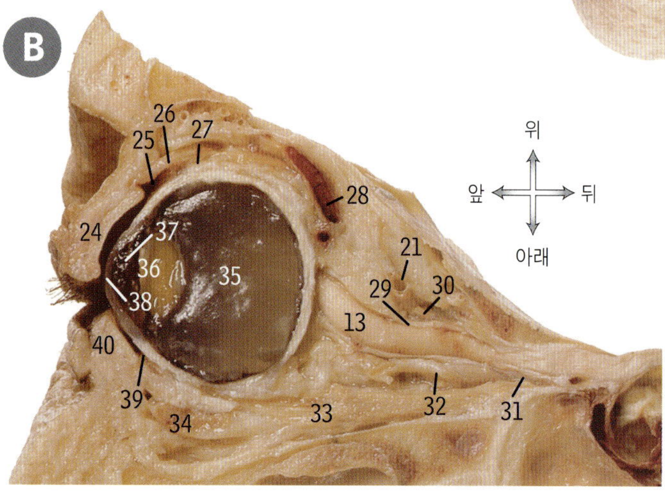

C

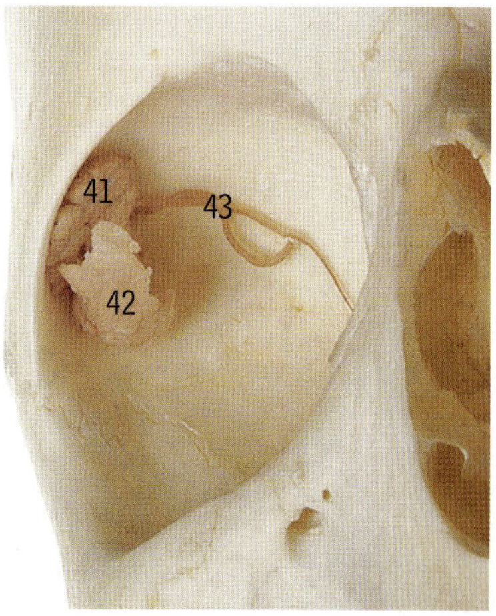

D

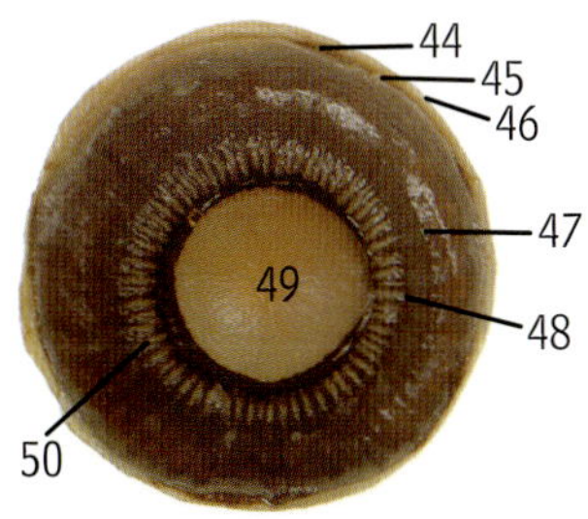

E

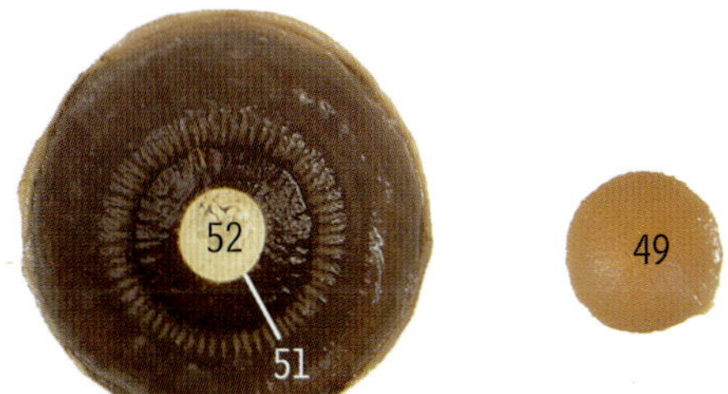

절단된 눈과 눈물샘(The eyes in section and the lacrimal gland)

- **A** 위에서 본 눈확과 비강(nasal cavity), 두개강(cranial cavity)의 수평 절단면
- **B** 왼쪽에서 본 오른쪽 눈확을 가로지르는 수직 절단면
- **C** 왼쪽 아래에서 본 분리된 오른쪽 눈물샘(lacrimal gland)으로, 눈확에 재배치 됨
- **D** 뒤에서 본 안구적도를 가로질러 절단한 앞쪽 절반의 눈(확대)
- **E** D의 절단부에서 수정체를 제거하여 옆에 놓은 것(확대)

A는 눈확의 뒤에서, 나비굴(sphenoidal sinus, 15)과 뒤벌집뼈벌집(posterior ethmoidal air cells, 14)에 바로 인접해 있는 시각신경(optic nerve, 13) 바로 위에서 눈을 통해 절단된 모습이다.

B는 수직으로 절단된 눈에서 눈꺼풀이 거의 닫힌 상태(24와 40)에서의 결막구석(conjunctival fornices, 25와 39)이 확장된 것을 보여준다.

C에서는 눈물동맥과 신경(lacrimal artery and nerve, 43)을 제외한 다른 모든 구조물들을 제거한 후의 오른쪽 눈물샘의 해부 모습을 보여주는데, 이는 눈확의 앞쪽 위, 바깥면에 자리 잡고 있는 눈물샘의 위치를 강조하기 위함이다.

D와 E에서는 눈이 안구적도를 가로질러 절단되었으며(즉, 관상면[coronal plane]에 있음) 앞쪽 절반은 뒷면에서 본 것이다. D에서 수정체(lens, 49)는 제자리에 위치하여 있고, E에서는 동공의 경계(margin of pupil, 51)와 각막 뒤면(posterior surface of cornea, 52)의 가장자리를 보여주기 위해 수정체를 제거하여 옆에 따로 두었다.

눈물샘(lacrimal gland)은 위쪽(큰) 눈확부분(orbital part, C41)과 아래쪽(작은) 눈꺼풀부분(palpebral part, C42)을 가지고, 위눈꺼풀올림근(levator palpebrae superioris) 널힘줄(aponeurosis)의 가쪽(오목한) 모서리 주위로 함께 이어진다.

- 눈확부분은 이마뼈(frontal bone)의 눈물오목(lacrimal fossa)에 위치하며, 올림근(levator)의 가쪽부분 속으로 연장된다(132쪽, A1).
- 눈꺼풀부분은 올림근(levator) 아래에 위치하며 위쪽 눈꺼풀의 가쪽부분 속으로 연장된다(128쪽, C46).
- 약 12개의 작은 관들이 위결막구석(superior conjunctival fornix, B25)으로 열린다. 눈확부분으로부터 눈썹부위를 통해 지난다.

눈물샘(lacrimal gland)의 분비: 위침신경핵(superior salivary nucleus)으로부터 얼굴신경의 중간신경부분(intermedius part of facial nerve), 큰바위신경(greater petrosal nerve)과 날개입천장신경절로 가는 날개관신경(시냅스를 이룸)(nerve of pterygoid canal to pterygopalatine ganglion[synapse]), 이후 위턱신경(maxillary nerve), 그의 광대가지(zygomatic branch of maxillary)와 눈물신경(lacrimal nerve)의 교통에 의해 눈물샘으로.

눈꺼풀판(tarsi)은 눈꺼풀 내의 치밀한 섬유성 조직의 판이다.

1 소뇌(Cerebellum)
2 다리뇌와 중간뇌 연접(Junction of pons and midbrain)
3 도르래신경(Trochlear nerve)
4 위소뇌동맥(Superior cerebellar artery)
5 소뇌천막(Tentorium cerebelli)
6 뒤소뇌동맥(Posterior cerebral artery)
7 소뇌천막부착모서리(Attached margin of tentorium cerebelli)
8 해면정맥굴뿌리(Root of cavernous sinus)
9 눈돌림신경(Oculomotor nerve)
10 소뇌천막자유모서리(Free margin of tentorium cerebelli)
11 앞침대돌기(Anterior clinoid process)
12 나비뼈작은날개 안으로 확장된 뒤벌집뼈벌집(Extension of posterior ethmoidal air cell into lesser wing of sphenoid bone)
13 시각신경(Optic nerve)
14 뒤벌집뼈벌집(Posterior ethmoidal air cell)
15 나비굴(Sphenoidal sinus)
16 안장가로막(Diaphragma sellae)
17 뇌하수체줄기(Pituitary stalk)
18 안장등(Dorsum sellae)
19 뇌바닥동맥(Basilar artery)
20 안쪽곧은근(Medial rectus)
21 눈동맥(Ophthalmic artery)
22 가쪽곧은근(Lateral rectus)
23 가쪽제한인대(Lateral check ligament)
24 위눈꺼풀판(Superior tarsus in upper eyelid)
25 위결막구석(Superior conjunctival fornix)
26 위눈꺼풀올림근(Levator palpebrae superioris)
27 위곧은근힘줄(Tendon of superior rectus)
28 위눈정맥(Superior ophthalmic vein)
29 시각신경경질막집(Dural sheath of optic nerve)
30 코섬모체신경(Nasociliary nerve)
31 망막중심동맥(Central artery of retina)
32 아래눈정맥(Inferior ophthalmic vein)
33 아래곧은근(Inferior rectus)
34 아래빗근(Inferior oblique)
35 유리체액(Vitreous humour)
36 수정체(Lens)
37 앞방(Anterior chamber)
38 각막(Cornea)
39 아래결막구석(Inferior conjunctival fornix)
40 아래눈꺼풀판(Inferior tarsus in lower eyelid)
41 눈물샘 눈확부분(Orbital part of lacrimal gland)
42 눈물샘 눈꺼풀부분(Palpebral part of lacrimal gland)
43 눈물동맥과 신경(Lacrimal artery and nerve)
44 망막(눈확부분)(Retina[optic part])
45 맥락막(Choroid)
46 결막(Sclera)
47 톱니둘레(Ora serrata)
48 망막 섬모체부분(Ciliary part of retina)
49 수정체 뒤면(Posterior surface of lens)
50 섬모체돌기(Ciliary processes)
51 동공모서리(Margin of pupil)
52 각막 뒤면(Posterior surface of cornea)

코, 입영역, 귀 및 후두

Nose, oral region, ear and larynx

4

코와 코곁굴(Nose and paranasal sinuses)

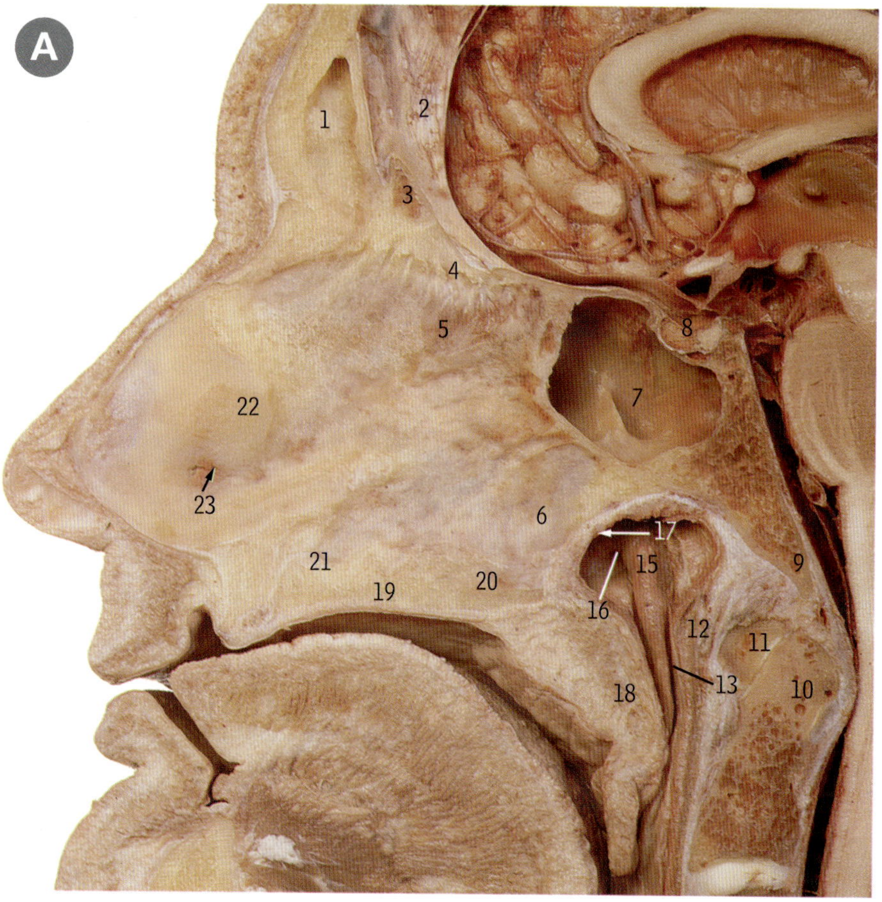

A 왼쪽에서 본 코중격

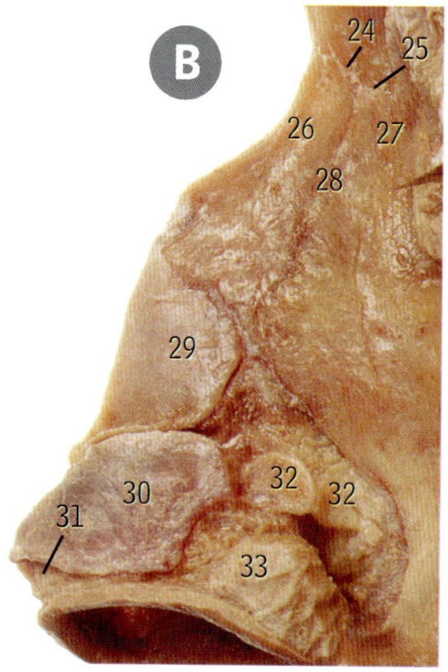

B 바깥코의 뼈대

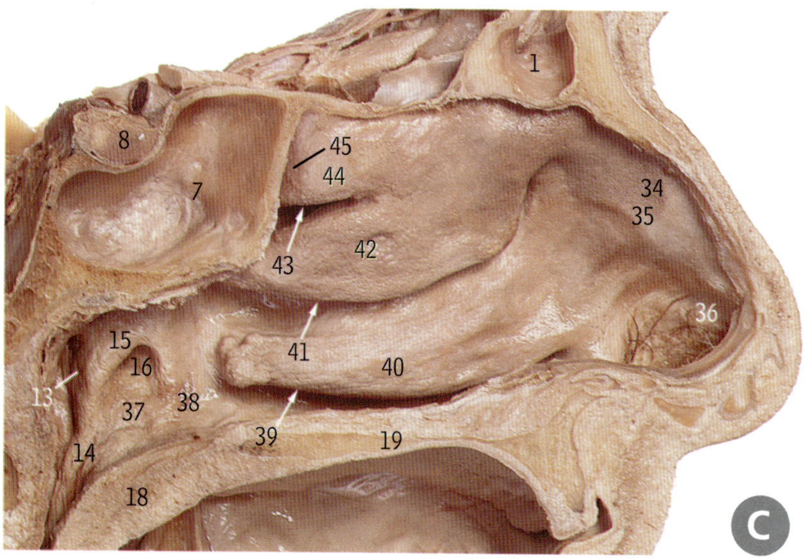

C 왼쪽 코안과 코인두의 가쪽벽

코안(비강, Nasal cavity) *코연골과 코안(the nasal cartilages and the nasal cavity)*

A에서 코중격(nasal septum)은 본래대로 있지만, C에서는 코선반(conchae, 44, 42, 40)이 있는 코안의 가쪽벽을 보기 위해 코중격이 제거되었다. 코선반은 아래에 콧길이 있다(43, 41, 39). D 표본은 맨위코선반(supreme nasal concha, 46)과 맨위콧길(supreme meatus, 47)을 보여준다. 코의 위쪽 뼈영역과 아래쪽의 연골영역이 B에 설명되어 있다.

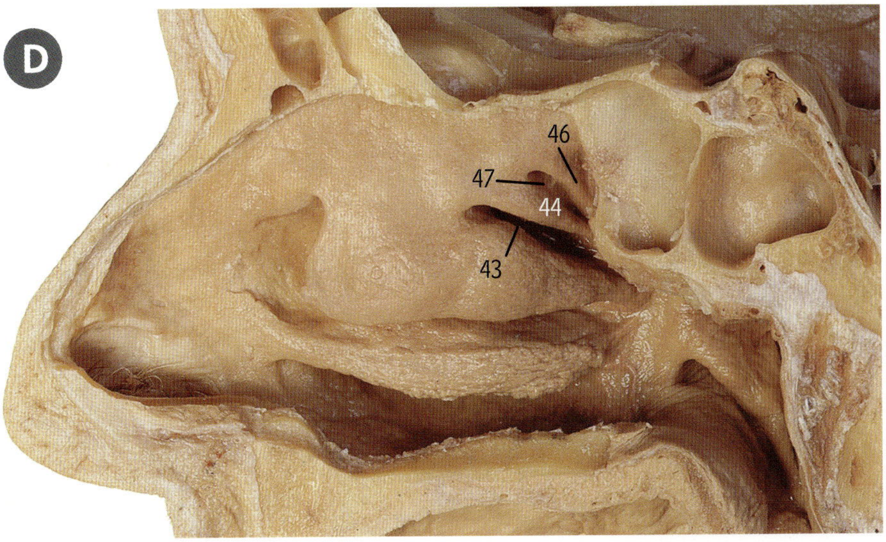

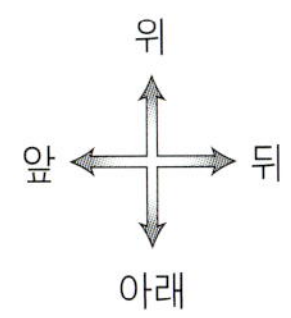

D 맨위코선반을 가지고 있는 오른쪽 코안의 가쪽벽

코는 바깥코(얼굴에 있는)와 코안으로 구성된다. 코안은 코중격에 의해 오른쪽과 왼쪽으로 나뉘고, 각각의 절반은 점막형태의 존재에 의존하여 후각영역, 안뜰영역, 호흡영역을 갖고 있다. 후각영역은 가쪽벽에 있는 위코선반 위의 영역과 코안천장과 위코선반 높이에 있는 코중격 영역에 위치한다. 이곳은 일반적인 감각에 대한 섬유뿐만 아니라 후각신경종말을 가진다. 안뜰영역은 콧구멍 안쪽의 작은 영역이며, 털이 난 피부로 채워져 있다. 나머지 큰 영역이 호흡영역이며, 거짓중층섬모원주상피와 점액샘을 가진 호흡 점막으로 채워져 있다.

코뼈대의 중요한 부분은 코뼈(nasal bone, B26), 가쪽코연골(lateral nasal cartilage, B29), 큰콧방울연골(greater alar cartilage, B30), 작은콧방울연골(lesser alar cartilages, B32)이다.

코중격의 주요한 부분은 보습뼈(vomer, A6)와 벌집뼈의 수직판(perpendicular plate of ethmoid bone, A5), 중격연골(septal cartilage, A22)이다.

코선반은 코안의 가쪽벽에 위치한다. 위코선반(superior nasal concha, 38쪽, C12)과 중간코선반(middle nasal concha, 38쪽, C10)은 벌집뼈의 영역이며, 아래코선반은 분리된 뼈다(47쪽, G-J).

1 이마굴(Frontal sinus)
2 대뇌낫(Falx cerebri)
3 볏돌기(Crista galli)
4 벌집체판과 후각신경(Cribriform plate of ethmoid bone and filaments of olfactory nerve)
5 벌집뼈수직판(Perpendicular plate of ethmoid bone)
6 보습뼈(Vomer)
7 나비굴(Sphenoidal sinus)
8 뇌하수체(Pituitary gland)
9 큰구멍 앞모서리(Anterior margin of foramen magnum)
10 중쇠뼈치아돌기(Dens of axis)
11 고리뼈앞고리(Anterior arch of atlas)
12 인두편도(Pharyngeal tonsil)
13 인두오목(Pharyngeal recess)
14 귀관인두주름(Salpingopharyngeal fold)
15 귀관융기(Tubal elevation)
16 귀(인두)관구멍(Opening of auditory tube)
17 오른쪽 뒤콧구멍(Right choana[posteior nasal aperture])
18 물렁입천장(Soft palate)
19 단단입천장(Hard palate)
20 입천장뼈코능선(Nasal crest of palatine bone)
21 위턱뼈코능선(Nasal crest of maxilla)
22 중격연골(Septal cartilage)
23 보습코기관(Vomeronasal organ)
24 이마코뼈봉합(Frontonasal suture)
25 이마위턱봉합(Frontomaxillary suture)
26 코뼈(Nasal bone)
27 위턱뼈이마돌기(Frontal process of maxilla)
28 코위턱봉합(Nasomaxillary suture)
29 가쪽코연골(Lateral nasal cartilage)
30 큰콧방울연골(Greater alar cartilage)
31 큰코연골중격돌기(Septal process[medial crus] of greater nasal cartilage)
32 작은콧방울연골(Lesser alar cartilages)
33 섬유지방조직(Fibrofatty tissue)
34 코방(Atrium)
35 코융기(Agger nasi)
36 코안뜰(Vestibule)
37 올림근융기(Levator elevation)
38 귀관입천장주름(Salpingopalatal fold)
39 아래콧길(Inferior meatus)
40 아래코선반(Inferior nasal concha)
41 중간콧길(Middle meatus)
42 중간코선반(Middle nasal concha)
43 위콧길(Superior meatus)
44 위코선반(Superior nasal concha)
45 나비벌집오목(Spheno-ethmoidal recess)
46 맨위코선반(Supreme nasal concha)
47 맨위콧길(Supreme meatus)

코안(Nasal cavity) *코안의 벽(the walls of the nasal cavity)*

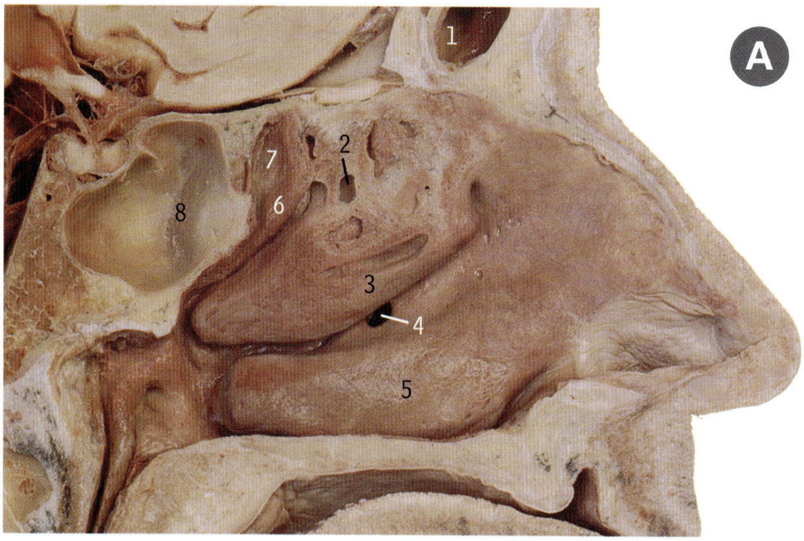

A

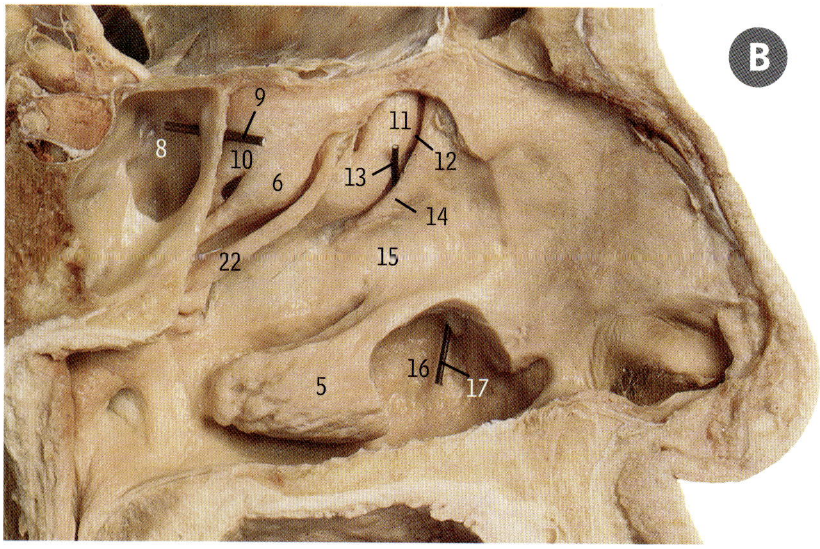

B

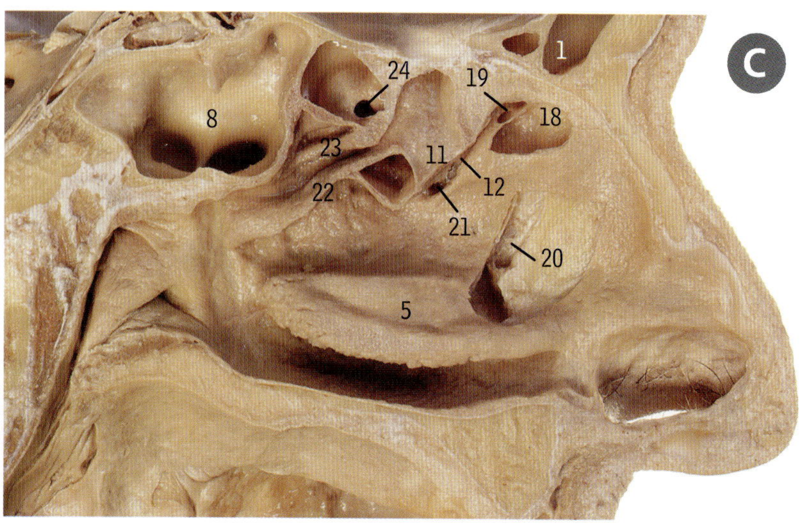

C

A 왼가쪽벽

B 왼가쪽벽과 반달틈새

C 왼가쪽벽과 굴구멍

D 오른가쪽벽과 코신경

1 이마굴(Frontal sinus)
2 중간벌집(A middle ethmoidal air cell)
3 중간코선반(Middle nasal concha)
4 덧위턱굴아래구멍(Unusually low aperture of maxillary sinus)
5 아래코선반(Inferior nasal concha)
6 위코선반(Superior nasal concha)
7 나비벌집오목(Spheno-ethmoidal recess)
8 나비굴(Sphenoidal sinus)
9 나비굴구멍 표식자(Bristle in aperture of sphenoidal sinus)
10 맨위코선반(Supreme nasal concha)
11 벌집뼈융기(Ethmoidal bulla)
12 반달틈새(Semilunar hiatus)
13 위턱굴구멍 표식자(Bristle in aperture of maxillary sinus)
14 벌집뼈갈고리돌기를 덮고 있는 점막(Mucous membrane overlying uncinate process of ethmoid bone)
15 중간콧길(Middle meatus)
16 아래콧길(Inferior meatus)
17 코눈물관구멍 표식자(Bristle in opening of nasolacrimal duct)
18 앞벌집(An anterior ethmoidal air cell)
19 이마코관(Frontonasal duct)
20 코눈물관아래끝(Lower end of nasolacrimal duct)
21 위턱굴구멍(Aperture of maxillary sinus)
22 중간코선반바닥(Base of middle nasal concha)
23 위코선반바닥(Base of superior nasal concha)
24 뒤벌집구멍(Aperture of a posterior ethmoidal air cell)
25 후각신경미세섬유(Olfactory nerve filaments)
26 나비입천장동맥과 구멍(Sphenopalatine artery and foramen)
27 날개입천장신경절(Pterygopalatine ganglion)
28 뒤위가쪽코신경(A lateral posterior superior nasal nerve)
29 큰입천장신경과 관(Greater palatine nerve and canal)
30 뒤아래코신경(A posterior inferior nasal nerve)
31 코안뜰(Vestibule of nose)
32 앞벌집신경(Anterior ethmoidal nerve)

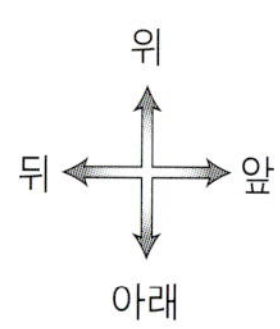

A B C

A 절단에서 위코선반과 중간코선반의 위쪽 영역은 제거되었다. 위턱굴(maxillary sinus, 4) 구멍은 보통과 다르게 낮은 높이에 위치하고 크다.

B에서 중간코선반은 위로는 벌집뼈융기(ethmoidal bulla, 11)에 의해서, 아래로는 벌집뼈의 갈고리돌기(uncinate process of ethmoid bone, 14)가 만든 능선에 의해서 경계되는 반달틈새(semilunar hiatus, 12)를 보기 위해 제거하였다(28쪽, D61과 46 비교). 아래코선반(inferior nasal concha, 5) 앞의 제거는 코눈물관구멍(opening of nasolacrimal duct, 17)을 보여준다.

C에서 세 개의 모든 코선반은 벌집구멍(ethmoidal air cell aperture, 24), 이마코관(frontonasal duct, 19) 및 코눈물관(nasolacrimal duct, 20)을 보여주기 위해 제거하였다.

D에서 가쪽벽 위쪽의 점막은 후각신경미세섬유(olfactory nerve filaments, 25)와 앞벌집신경(anterior ethmoidal nerve, 32)을 보여주기 위해 절개되고 없다. 가쪽벽 뒤의 몇몇 뼈들은 날개입천장신경절(pterygopalatine ganglion, 27)을 보기 위해 제거되었다. 나비입천장구멍(sphenopalatine foramen, 26)을 통해 관찰하면 날개입천장오목에서 큰입천장신경(greater palatine nerve, 29)이 신경절로부터 내려가는 것과 다른 코신경이 앞쪽으로 지나가는 것이 보인다(28, 30).

코곁굴(sinuses)에 대한 자세한 설명은 144-147쪽 참조.

코곁굴의 개구
- 이마굴(frontal sinus) – 이마코관(frontonasal duct, C19)을 지나서 중간콧길에 개구
- 벌집굴(ethmoidal sinus)
  - 앞벌집: 이마코관 혹은 깔대기(반달틈새[semilunar hiatus]의 앞위쪽 연속부분, B12)로 개구
  - 중간벌집: 중간콧길의 벌집융기(ethmoidal bulla, B11)상에 개구
  - 뒤벌집: 위콧길에 개구
- 나비굴(sphenoidal sinus) – 나비벌집오목(B9와 A7)에 개구
- 위턱굴(maxillary sinus) – 중간콧길에 있는 반달틈새(B13과 C21)에 개구

콧길의 배출:
- 위콧길(superior nasal meatus) – 뒤벌집(posterior ethmoidal air cell, C24)
- 중간콧길(middle nasal meatus) – 이마굴(frontal sinus, C1과 19), 앞벌집과 중간벌집(anterior and middle ethmoidal air cell, A2), 위턱굴(maxillary sinus, C21)
- 아래콧길(inferior nasal meatus) – 코눈물관(nasolacrimal duct, C20)
- 나비벌집오목(spheno-ethmoidal recess) – 나비굴(sphenoidal sinus, B8)

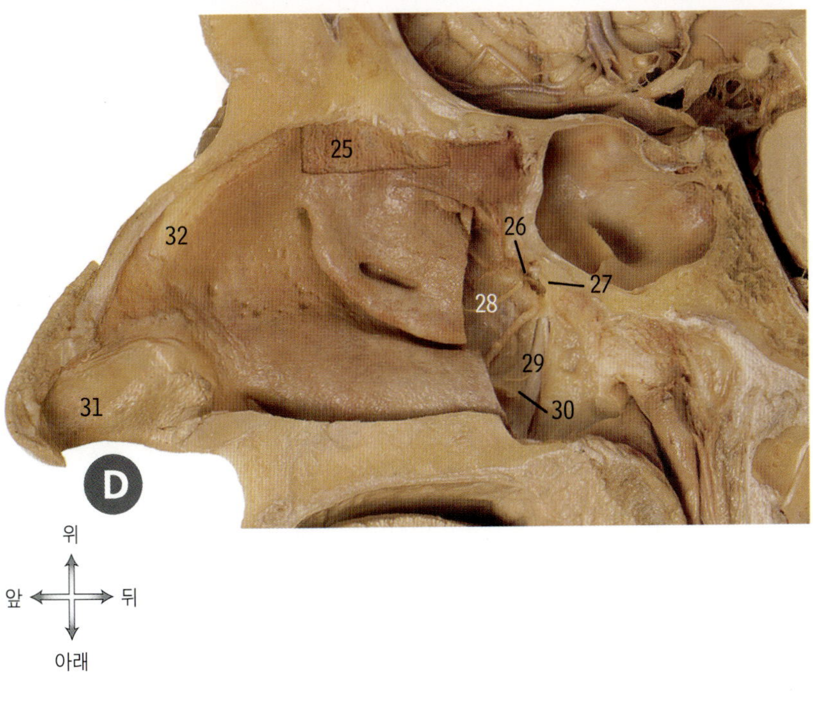

코곁굴(Paranasal sinuses)

머리뼈 절단면에서의 이마굴과 벌집굴(The frontal and ethmoidal sinuses, in sections of parts of the skull)

A

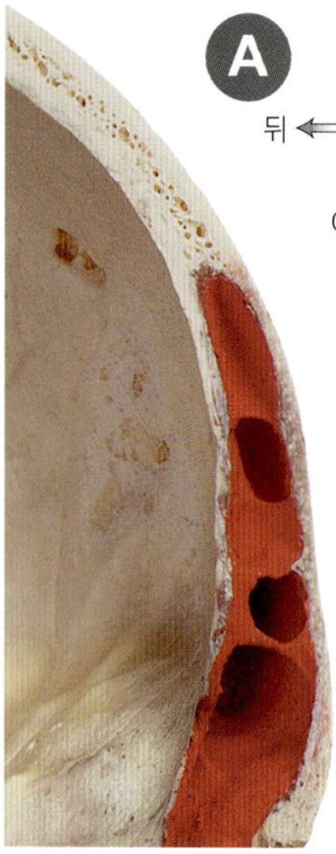

B

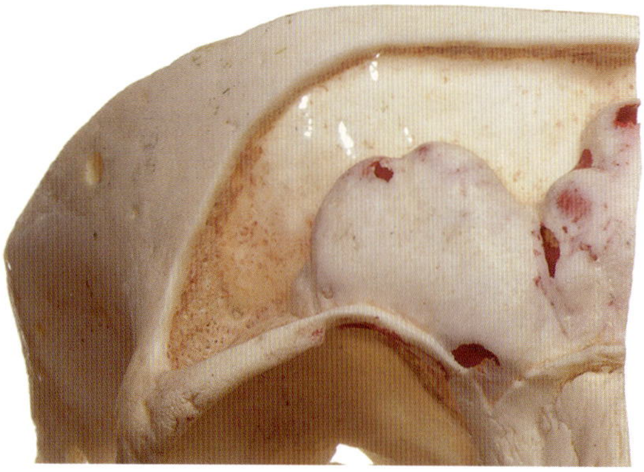

빨간색: 이마굴(frontal sinus)
노란색: 벌집굴(ethmoidal sinus)
짙은 파란색: 나비굴(sphenoidal sinus)
초록색: 위턱굴(maxillary sinus)
갈색: 중간코선반(middle nasal concha)
옅은 파란색: 아래코선반(inferior nasal concha)

C

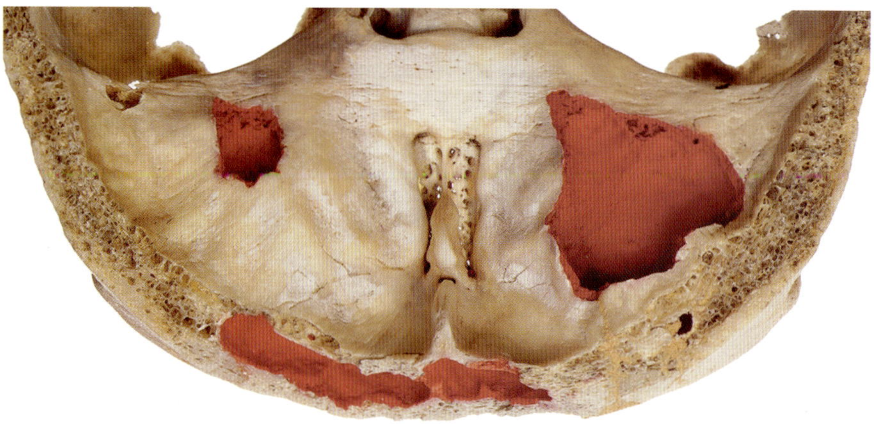

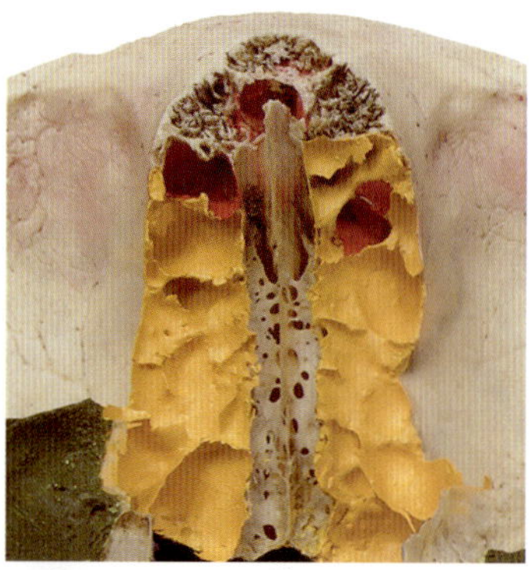

D

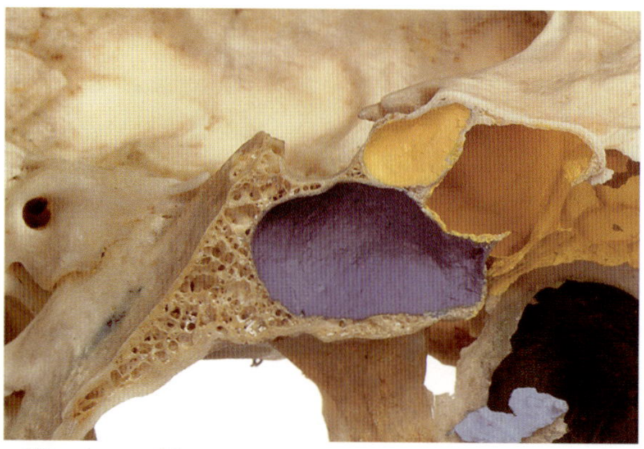

E

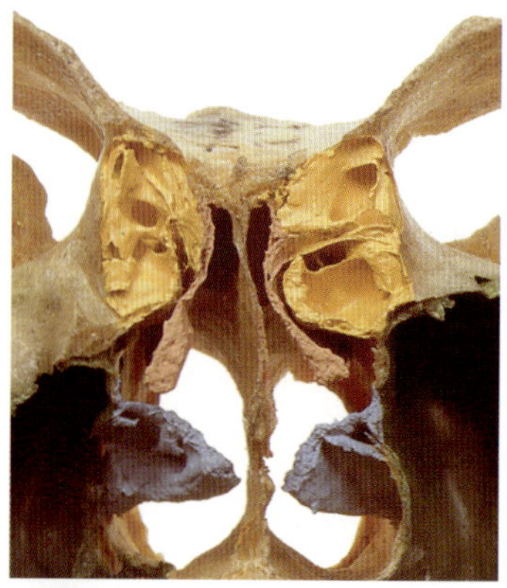

F

A에서 이마굴은 이마뼈의 비늘부분까지 뻗어있다.

B에서 굴의 뼈벽을 보여주기 위해 머리뼈 앞부분과 판사이층(diplöe)이 제거되었다.

C에서 이마뼈의 눈확부분이 훨씬 뒤까지 뻗은 이마굴을 보여주기 위해 앞머리뼈우묵의 바닥이 제거되었다(눈확의 천장을 넘어서).

D에서 벌집뼈의 벌집체판(코의 천장에 많은 구멍들을 가짐)은 벌집굴의 벌집에 인접해 있으며, 벌집굴의 천장은 이마뼈의 눈확부분에 의해 형성된다(36쪽, B19와 비교). 왼쪽 굴에서 일부 앞벌집들은 이마굴의 가장 아래부분의 앞쪽에 위치해 있다(빨간색).

E의 정중시상절단면에서는, 두 개의 큰 뒤벌집은 왼쪽 나비굴과 중첩되어있다(파란색).

F의 코안과 눈확공간의 중심을 관통하는 관상절단면에서는 머리뼈의 앞쪽에서 뒤쪽으로 보이며, 양쪽의 중간코선반(갈색)은 벌집뼈융기를 형성하는 부풀어 있는 벌집과 겹쳐 있다(38쪽, F13과 비교).

- **A** 오른쪽에서 본 큰 왼이마굴의 시상절단
- **B** 앞에서 본 판사이층(diplöe)을 제거한 오른이마굴
- **C** 위에서 본 큰 이마굴의 열린 모습
- **D** 아래에서 본 벌집굴의 천장
- **E** 머리뼈바닥을 통한 정중시상절단면에서의 흔하지 않은 큰 왼뒤벌집
- **F** 앞에서 본 벌집굴의 관상절단면
- **G** 얼굴뼈와 코곁굴의 방사선사진: 뒤통수이마 투사(occipitofrontal projection)
- **H** 얼굴뼈와 코곁굴의 방사선사진: 가쪽 투사(lateral projection)

4쌍의 ***코곁굴(paranasal air sinuses)***이 있다: 이마굴(frontal sinus), 벌집굴(ethmoidal sinus), 나비굴(sphenoidal sinus) 및 위턱굴(maxillary sinus). 각 쌍의 두 개(왼쪽과 오른쪽)는 거의 대칭적이지 않고 크기와 모양이 상당히 다양하다.

이마굴(frontal sinus)은 이마뼈의 비늘부분 아래부분에 있고(B), 비늘부분에서 더 높이 뻗으며(A) 뒤로는 눈확부분까지 이르기도 한다(C). 이마굴은 이마코관(frontonasal duct, 142쪽, C19)을 통해 중간콧길에 개구한다.

벌집굴(ethmoidal sinus)은 벌집뼈몸통에 자리잡고 있다(벌집뼈미로[ethmoidal labyrinth, 38쪽, A1]). 벌집굴은 뼈사이막에 의해 여러 개의 벌집으로 나누어진다(3-18개). 뒤벌집은 위콧길에 개구하고(142쪽, C24), 중간벌집과 앞벌집은 중간콧길에 개구한다(143쪽 글상자 참조). 벌집뼈로의 얇은 가쪽벽(38쪽, E8)은 눈확의 안쪽벽 부분을 형성한다(57쪽, D와 E, 20). 벌집뼈미로의 안쪽벽은 벌집뼈로부터 튀어 나온 위코선반(superior nasal concha, 38쪽, C와 D, 12)과 중간코선반(middle nasal concha, 38쪽, C와 D, 10)을 가진다.

나비굴(sphenoidal)과 ***위턱굴(maxillary)***에 대해서는 146쪽과 147쪽을 보시오.

코곁굴의 개구에 대한 요약은 143쪽을 보시오.

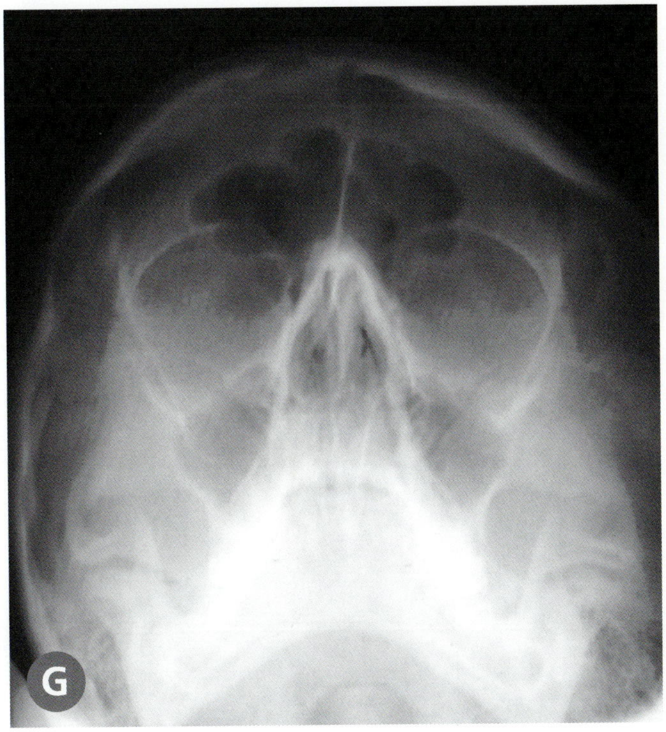
G

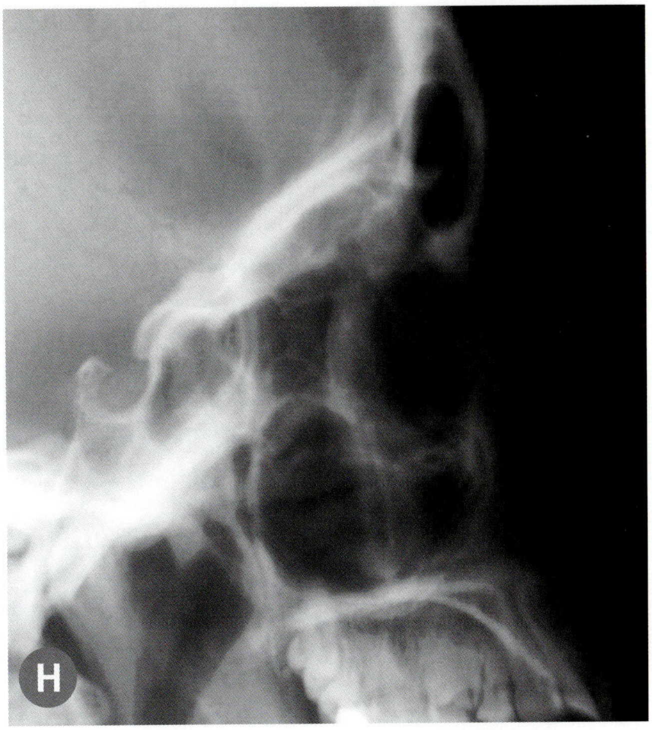
H

코곁굴(Paranasal sinuses)

머리뼈 절단면에서의 나비굴과 위턱굴(The sphenoidal and maxillary sinuses, in sections of parts of the skull)

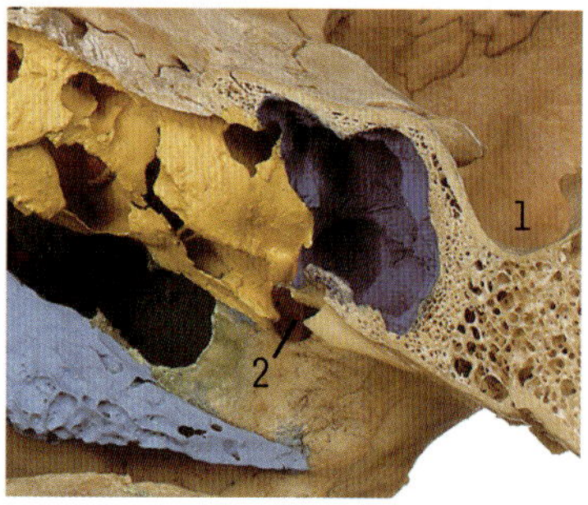

A

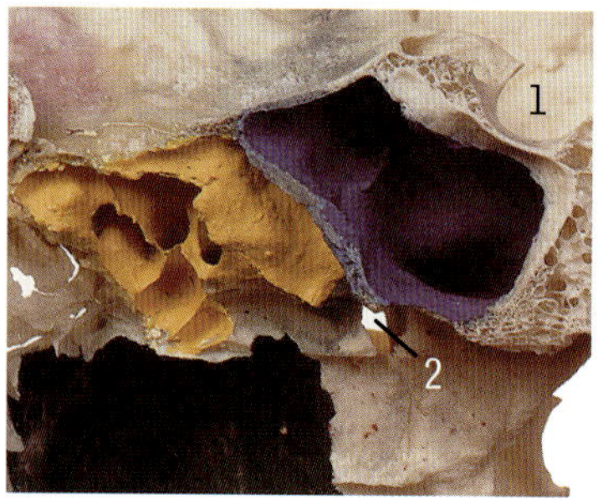

B

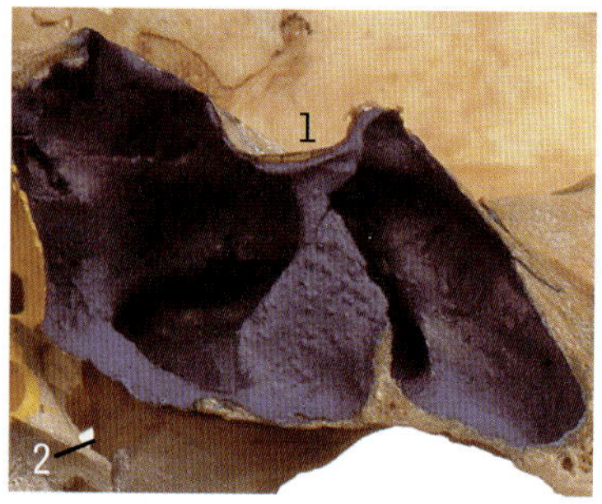

C

위
앞 뒤
아래

A B C

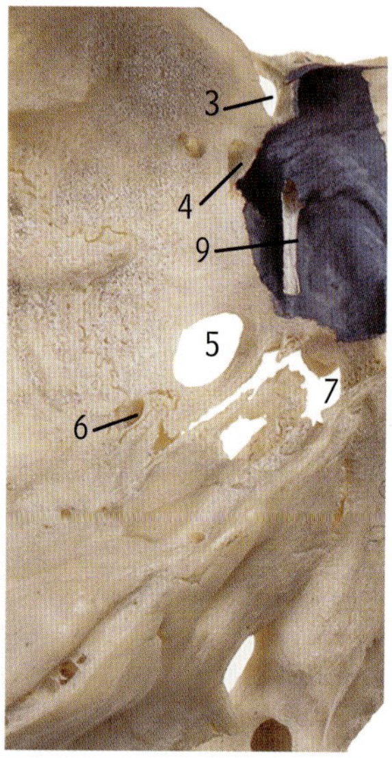

D

앞
가쪽 (왼쪽) 안쪽
뒤

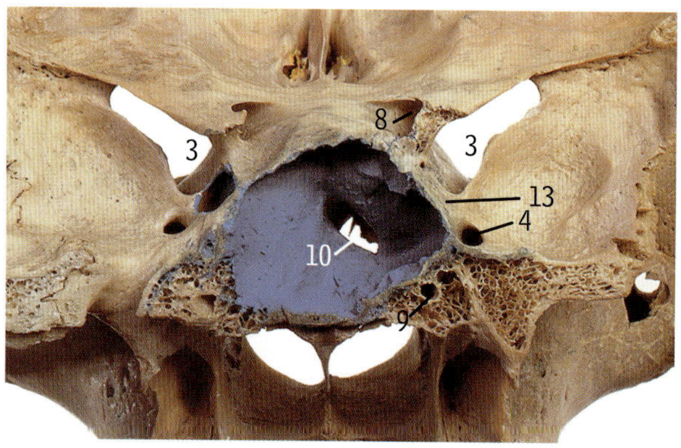

E

위
왼쪽 오른쪽
아래

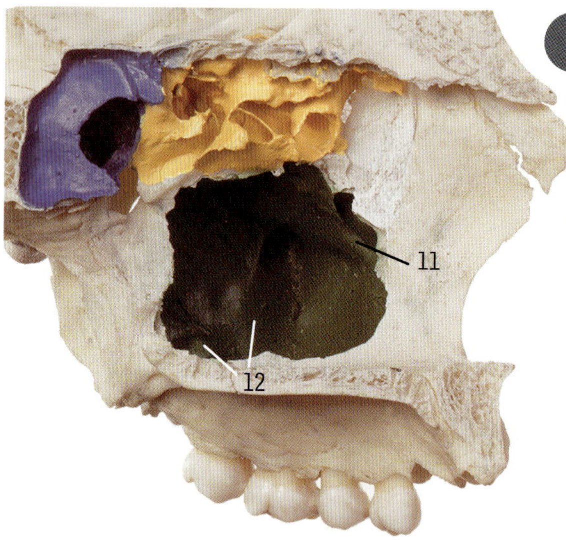

F

위
뒤 앞
아래

노란색: 벌집굴(ethmoidal sinus)
짙은 파란색: 나비굴(sphenoidal sinus)
초록색: 위턱굴(maxillary sinus)
갈색: 중간코선반(middle nasal concha)
옅은 파란색: 아래코선반(inferior nasal concha)

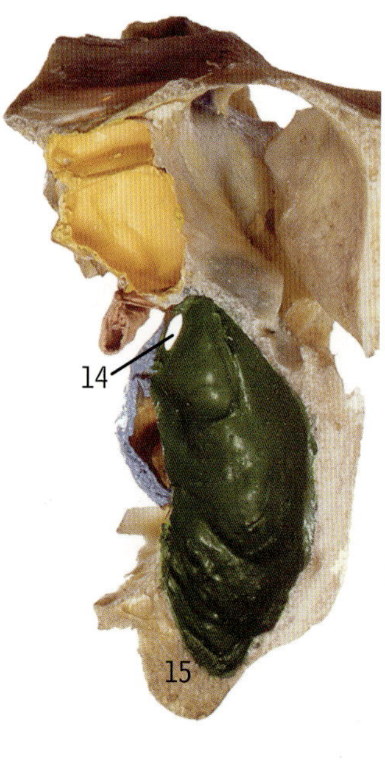

G

위
가쪽 (왼쪽) 안쪽
아래

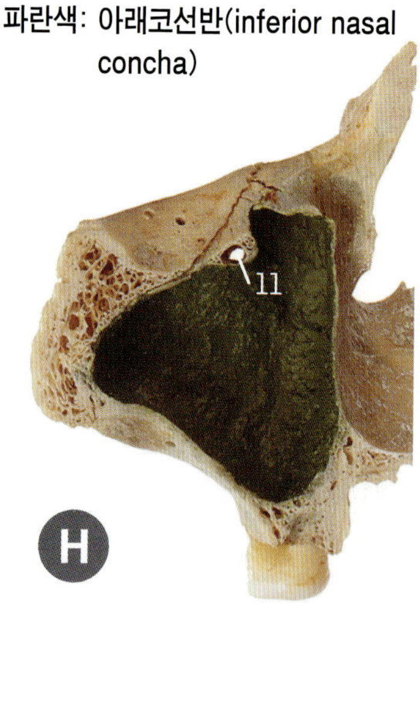

위
가쪽 (왼쪽) 안쪽
아래

H

작은 나비굴(A)이 일반적으로 뇌하수체오목(pituitary fossa, 1)의 앞쪽에 놓여있고, 오목의 아래쪽으로 큰 나비굴이 연장되어 있으며(B), 나비뼈바닥까지 뻗어 있다(C). D에서 큰 왼나비굴이 위쪽으로 열려있고, 바닥 아래에 위치하는 날개관(pterygoid canal, 9)을 보기 위해 바닥부분은 제거되었다. E에 있는 오른나비굴의 절단부분과 비교하라. E의 관상절단면에서는 앞쪽에서 볼 수 있는 구멍을 가진 큰 오른나비굴이 있고(10), 아주 작은 왼나비굴이 위눈확틈새(superior orbital fissure, 3)의 안쪽 끝 높이에서 보인다. F에서 위턱굴은 큰 어금니 뿌리에 의해 생긴 뼈벽의 함입을 보여 주고(12), 눈확아래관(infraorbital canal, 11)과 위턱굴 천장과의 위치관계를 관상절단면, H에서 볼 수 있다. G와 H에서 위턱굴은 위턱뼈의 이틀돌기(alveolar process of maxilla, 15)까지 뻗어 있지만, J에 있는 작은 위턱굴은 그렇지 않다. G 절단면은 안쪽 벽 위쪽방향으로 열려 있는 위턱굴구멍을 보여준다(14).

A 왼쪽에서 본 정중시상절단면에서의 작은 오른나비굴

B A와 같은 절단면에서 중간 크기의 오른나비굴

C A와 같은 절단면에서 큰 오른나비굴

D 위에서 본 왼나비굴 바닥

E 뒤에서 본 관상절단면에서의 나비굴

F 안쪽 벽을 제거하고 오른쪽에서 본 왼위턱굴

G 앞에서 본 관상절단면에서의 왼위턱굴

H 뒤에서 본 관상절단면에서의 왼위턱굴

J 앞에서 본 관상절단면에서의 작은 오른위턱굴

K 위턱굴에 폴립이 있는 환자에게 명백한 입-굴샛길(oro-antral fistula)이 있는 경우, 폴립이 샛길을 통해서 입안으로 빠질 수 있다.

1 뇌하수체오목(Pituitary fossa)
2 나비입천장구멍(Sphenopalatine foramen)
3 위눈확틈새(Superior orbital fissure)
4 원형구멍(Foramen rotundum)
5 타원구멍(Foramen ovale)
6 뇌막동맥구멍(Foramen spinosum)
7 파열구멍(Foramen lacerum)
8 시각신경관(Optic canal)
9 날개관(Pterygoid canal)
10 나비굴구멍(Aperture of sphenoidal sinus)
11 눈확아래관 돌출(Projection of infraorbital canal)
12 어금니융기(Elevation over molar tooth)
13 목동맥고랑(Carotid groove)
14 위턱굴구멍(Aperture of maxillary sinus)
15 위턱뼈이틀돌기(Alveolar process of maxilla)

나비굴(sphenoidal sinus, 왼쪽과 오른쪽)은 나비뼈몸통(body of sphenoidal bone, 40쪽, A14)에 위치하고 있다. 인접해 있음에도 불구하고 오른쪽과 왼쪽은 보통 서로 교통하지 않는다. 큰 굴(sinus)은, 뇌하수체오목에 있는 뇌하수체(pituitary gland in pituitary fossa, C1; 24쪽, A14; 178쪽, 50); 시각신경관에 있는 시각신경(optic nerve in optic canal, E8; 24쪽, A19; 188쪽, 4); 목동맥고랑에 있는 속목동맥(internal carotid artery in carotid, E13; 24쪽, A17; 186쪽, C38), 원형구멍에 있는 위턱신경(maxillary nerve in foramen rotundum, E4; 25쪽, B50; 158쪽, A2), 신경을 함유하고 있는 날개관(pterygoid canal with its nerve, D9; 40쪽, A18; 158쪽, A6)등에 의해 함입되기도 한다. 개개의 굴은 그 자신의 면에 있는 나비벌집오목으로 개구한다(142쪽, B9).

위턱굴(maxillary sinus, 44쪽, C25)은 위턱뼈몸통에 자리잡고 있다. 큰 굴은 광대뼈와 이틀돌기로 뻗어 있다. 그것의 안쪽 벽은 코안 가쪽 벽의 상당부분을 형성한다(60쪽). 천장은 눈확아래관에 의해 함입되고(F와 H, 11), 바닥은 몇 개의 어금니 뿌리에 의해(F12), 그리고 굴이 이틀돌기쪽으로 뻗어 있다면(G와 H에서처럼) 작은어금니와 송곳니에 의해서도 함입된다. 위턱굴은 굴의 안쪽벽에 높이 위치하고 있는 구멍(G14)에 의해 중간콧길의 반달틈새(142쪽, C21)로 개구한다.

이마굴(frontal sinus)이나 벌집굴(ethmoidal sinus)이 감염되면 위턱굴로 파급될 수 있다. 왜냐하면 그들은 모두 반달틈새(semiluuar hiatus, 142쪽, C12)로 개구되고 감염된 액체는 위턱굴구멍(aperture of maxillary sinus, 142쪽, C21)으로 들어가기 때문이다.

코곁굴의 배출에 대한 요약은 143쪽 참조.

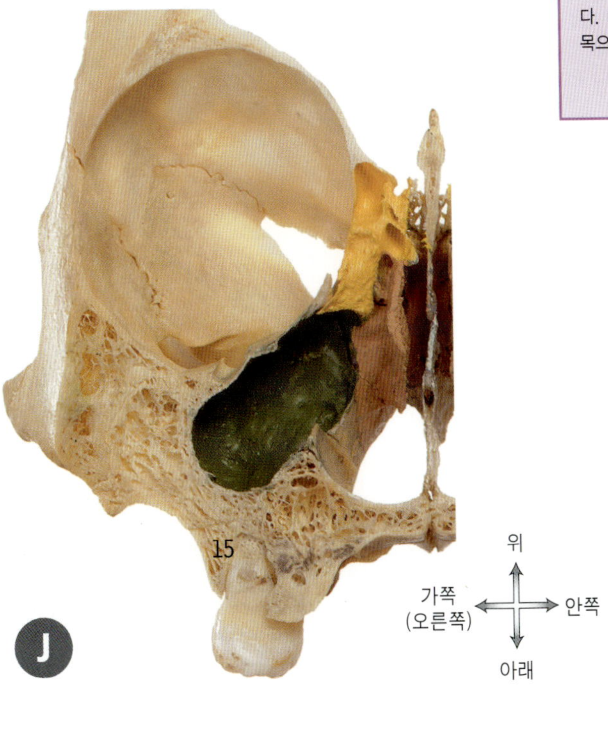

J

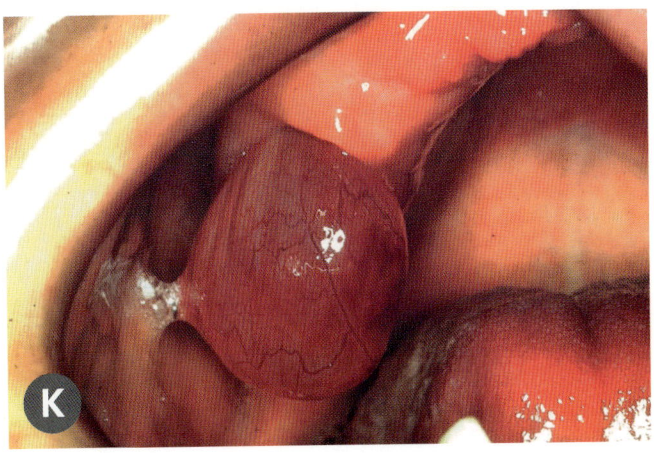

K

코곁굴과 코중격(Paranasal sinuses and nasal septum)

코중격의 가로절단면과 관상절단면 및 신경(Transverse and coronal sections and nerves of the nasal septum)

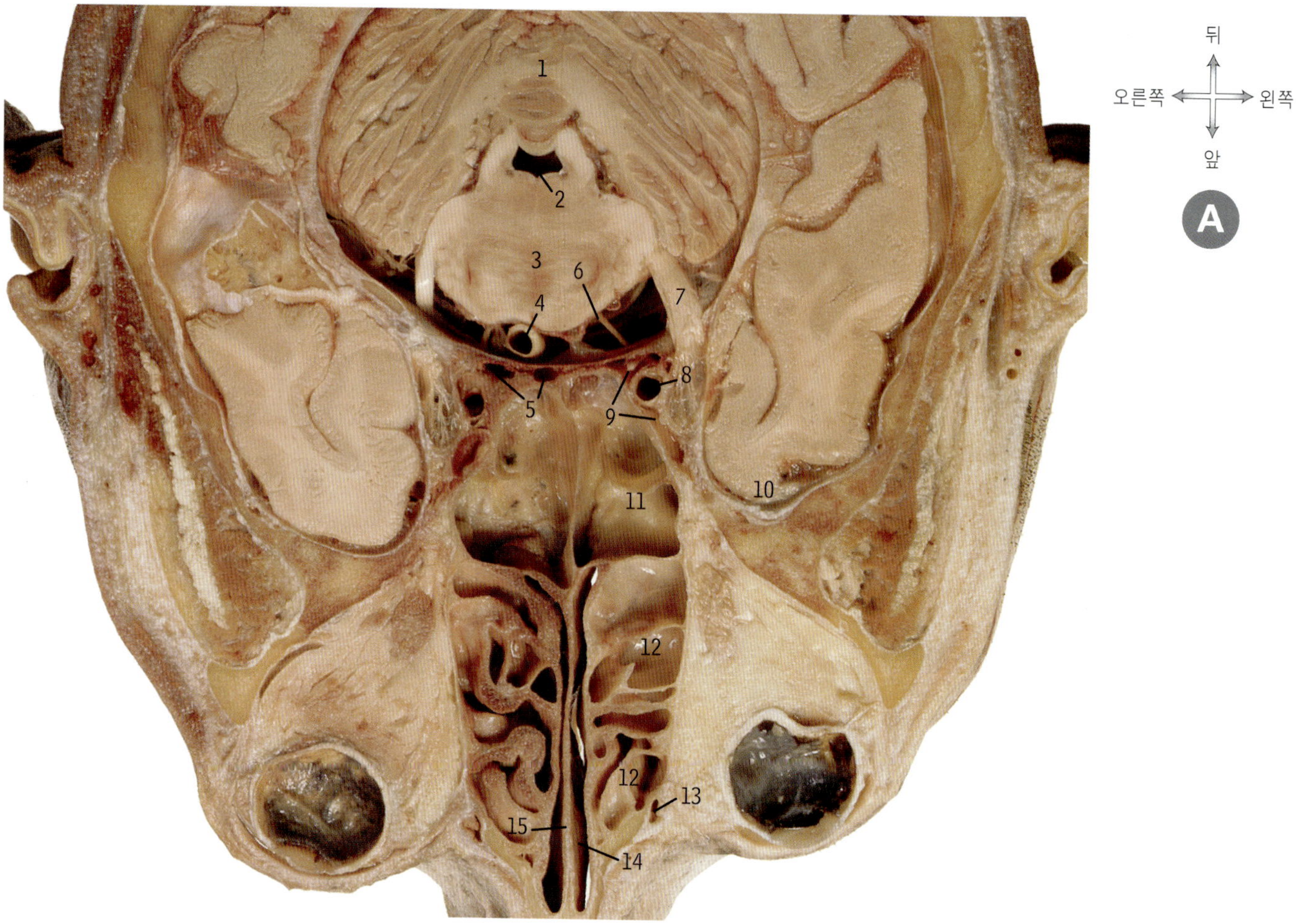

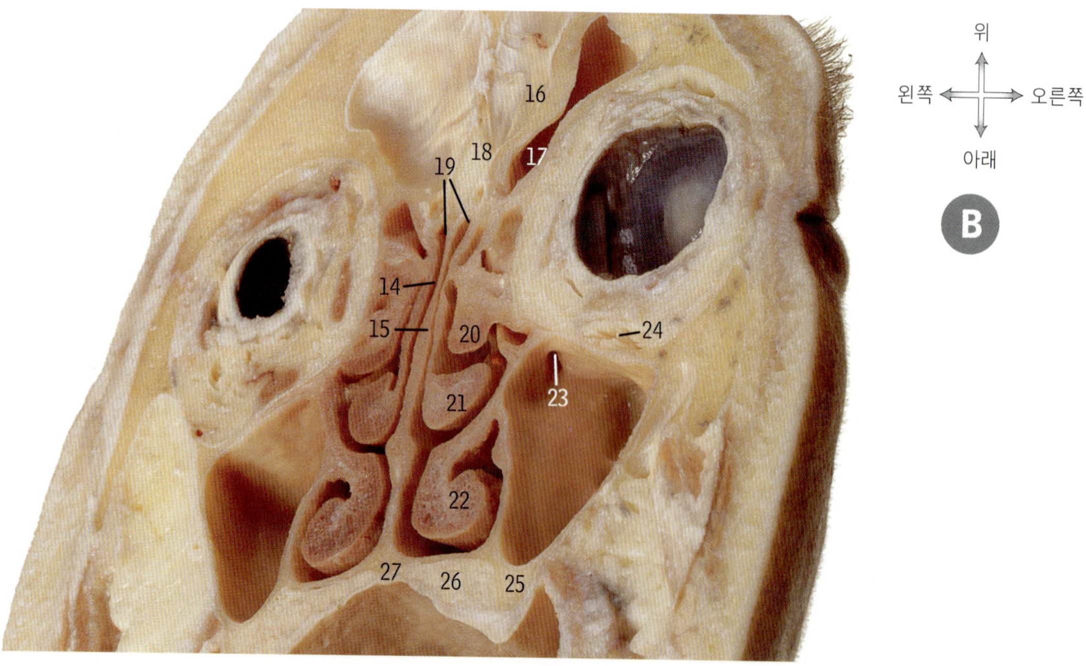

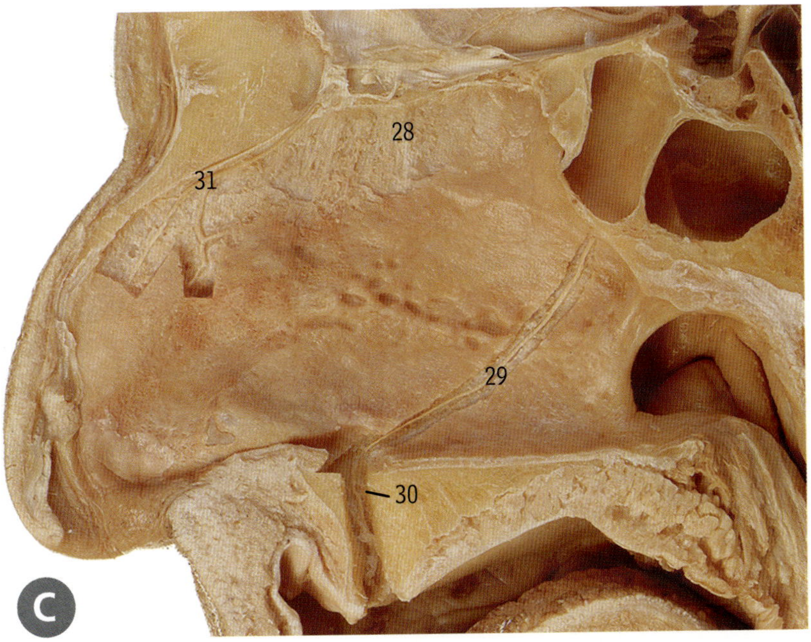

A 위에서 본 눈꺼풀틈새 높이 머리의 가로절단면

B 오른, 뒤아래쪽에서 본 눈 높이 머리의 비스듬관상절단

C 왼쪽 코중격의 신경

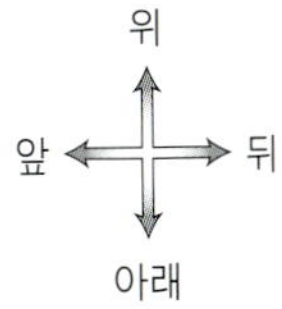

1 소뇌(Cerebellum)
2 넷째뇌실 위부분(Upper part of fourth ventricle)
3 다리뇌(Pons)
4 뇌바닥동맥(Basilar artery)
5 뇌바닥정맥굴(Basilar sinus)
6 갓돌림신경(Abducent nerve)
7 삼차신경(Trigeminal nerve)
8 속목동맥(Internal carotid artery)
9 해면정맥굴(Cavernous sinus)
10 관자극(Temporal pole)
11 나비굴(Sphenoidal sinus)
12 벌집뼈벌집(Ethmoidal air cells)
13 코눈물관(Nasolacrimal duct)
14 코안(Nasal cavity)
15 코중격(Nasal septum)
16 앞머리뼈우묵 앞쪽벽 경질막(Dura mater of anterior wall of anterior cranial fossa)
17 이마굴(Frontal sinus)
18 볏돌기(Crista galli)
19 코안천장(Roof of nasal cavity)
20 위코선반(Superior nasal concha)
21 중간코선반(Middle nasal concha)
22 아래코선반(Inferior nasal concha)
23 위턱굴구멍(Aperture of maxillary sinus)
24 눈확아래신경(Infra-orbital nerve)
25 위턱뼈이틀돌기(Alveolar process of maxilla)
26 위턱뼈입천장돌기(Palatine process of maxilla)
27 위턱뼈단단입천장(Hard palate of maxilla)
28 후각신경미세섬유(Olfactory nerve filaments)
29 코입천장신경(Nasopalatine nerve)
30 앞니관(Incisive canal)
31 앞벌집신경(Anterior ethmoidal nerve)

A, B절단면에서는 코중격(nasal septum)의 양쪽 부분에 있는 코안(nasal cavity)의 위부분(A와 B, 14와 15)과 천장의 좁은부분(B19)을 보여준다. B절단면은 약간 비스듬히 절단된 관상면이므로 뒤아래쪽에서 앞쪽을 바라볼 경우 오른위턱굴구멍(aperture of maxillary sinus, 23)이 굴의 안쪽벽 위에 높이 위치해 있음을 확인할 수 있다.

C절단면에 주요 신경인 후각신경(olfactory nerve, 28), 앞벌집신경(anterior ethmoidal nerve, 31), 코입천장신경(nasopalatine nerve, 29)을 보기 위해 코중격의 점막 부분을 제거하였다.

바닥의 폭(B26)이 1cm 정도 되는데 비해, 코안의 천장과 윗부분(A14; B14와 19)은 1-2mm 정도로 좁다는 사실에 유의하라.

코중격의 신경:
- 후각신경(olfactory nerve) - 위코선반의 맞은편부분 위쪽으로 지나간다(C28).
- 앞벌집신경(anterior ethmoidal nerve) - 앞쪽부분으로 향하고 있다(C31).
- 안쪽뒤위코신경(medial posterior superior nasal nerve) - 뒤쪽부분의 작은 영역으로 향하고 있다.
- 코입천장신경(nasopalatine nerve) - 뒤쪽부분으로 향하고 있다(C29).

코 가쪽벽의 신경:
- 후각신경(olfactory nerve) - 좁은 코안 천장부위와 위코선반을 덮고 있다(143쪽, D25).
- 눈확아래신경(infra-orbital nerve) - 코안뜰 피부로 향하고 있다(143쪽, D31)
- 앞벌집신경(anterior ethmoidal nerve) - 앞부분으로 향하고 있다(143쪽, D32)
- 앞위코신경의 코갈래(nasal branch of anterior superior nasal nerve) - 아래콧길의 작은 부분으로 향하고 있다.
- 가쪽뒤위코신경(lateral posterior superior nasal nerve) - 위쪽 뒷부분으로 향하고 있다(143쪽, D28).
- 뒤아래코신경(posterior inferior nasal nerve) - 아래쪽의 뒷부분으로 향하고 있다(143쪽, D30).

입, 입천장 및 인두(Mouth, palate and pharynx)

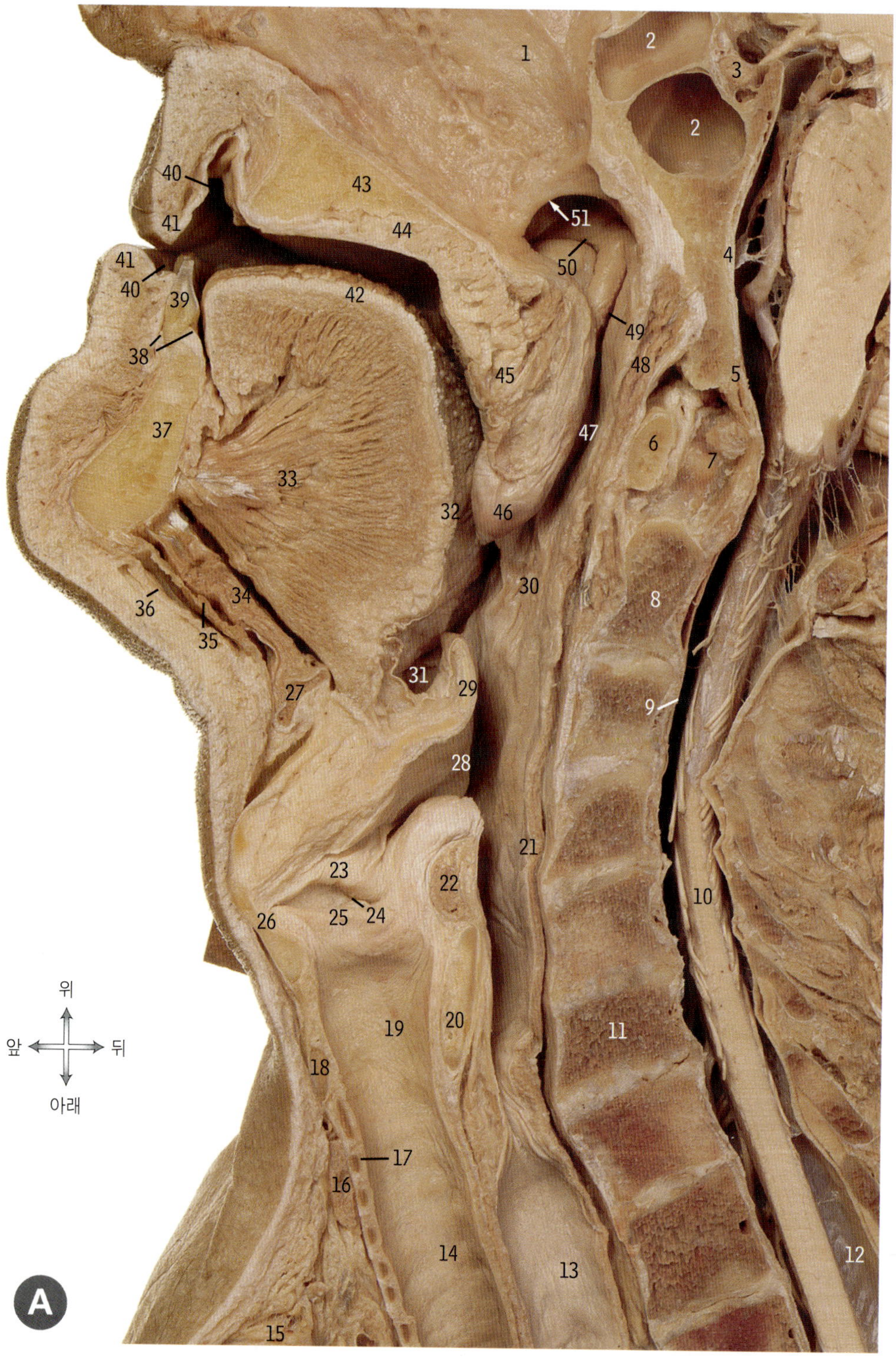

1 코중격(Nasal septum)
2 나비굴(Sphenoidal sinus)
3 뇌하수체(Pituitary gland)
4 비스듬틀(Clivus)
5 큰구멍 앞모서리(Anterior margin of foramen magnum)
6 고리뼈앞고리(Anterior arch of atlas)
7 중쇠뼈치아돌기(Dens of axis)
8 중쇠뼈몸통(Body of axis)
9 척수거미막밑공간(Spinal subarachnoid space)
10 척수(Spinal cord)
11 여섯째목뼈몸통(Body of sixth cervical vertebra)
12 거미막밑사이막(Subarachnoid septum)
13 식도(Oesophagus)
14 기관(Trachea)
15 복장뼈자루목아래패임(Jugular notch of manubrium of sternum)
16 갑상샘잘룩(Isthmus of thyroid gland)
17 둘째기관고리(Second tracheal ring)
18 반지연골활(Arch of cricoid cartilage)
19 후두 아래부분(Lower part of larynx)
20 반지연골판(Lamina of cricoid cartilage)
21 후두인두(Laryngeal part of pharynx)
22 가로모뿔근(Transverse arytenoid muscle)
23 안뜰주름(Vestibular fold)
24 후두실(Ventricle of larynx)
25 성대주름(Vocal fold[vocal cord])
26 방패연골판(Lamina of thyroid cartilage)
27 목뿔뼈몸통(Body of hyoid bone)
28 후두모뿔덮개주름과 어귀(Aryepiglottic fold and inlet of larynx)
29 후두덮개와 후두덮개연골(Epiglottis and epiglottic cartilage)
30 입인두(Oral part of pharynx)
31 후두덮개계곡(Vallecula)
32 혀등 고랑뒤부분(Postsulcal part of dorsum of tongue)
33 턱끝혀근(Genioglossus)
34 턱끝목뿔근(Geniohyoid)
35 턱목뿔근(Mylohyoid)
36 넓은목근(Platysma)
37 턱뼈몸통(Body of mandible)
38 잇몸(Gingiva)
39 왼아래첫째앞니(Left lower central incisor tooth)
40 입안뜰(Vestibule of mouth)
41 입술(Lip)
42 혀등 고랑앞부분(Presulcal part of dorsum of tongue)
43 단단입천장(Hard palate)
44 점막뼈막속의 입천장샘(Palatal glands in mucoperiosteum)
45 물렁입천장(Soft palate)
46 목젖(Uvula)
47 코인두(Nasal part of pharynx)
48 인두편도(Pharyngeal tonsil)
49 인두오목(Pharyngeal recess)
50 귀인두관구멍(Opening of auditory tube)
51 뒤콧구멍(Posterior nasal aperture [choana])

A 왼쪽에서 본 머리와 목을 지나는 시상절단면

B 자기공명영상으로 시상절단한 코인두와 입인두

C 이 사체는 부분틀니(국소의치)가 목으로 넘어가 기도가 막혀 사망했음을 보여준다.

입, 입천장, 인두 및 후두(Mouth, palate, pharynx and larynx)

이 절단면은 정중선의 바로 왼쪽(중쇠뼈 치아돌기[dens of axis, 7] 전체를 보여준다)이고, 머리는 약간 뒤쪽으로 젖힌 상태이다. 단단입천장(hard palate, 43)은 코의 바닥과 입안의 천장을 이루며, 또한 큰구멍(foramen magnum, 5)과 거의 같은 높이에 있다. 아래 끝부분에 목젖(uvula, 46)을 가진 물렁입천장(soft palate, 45)은 단단입천장(hard palate, 43)의 뒤쪽으로부터 아래로 쳐져있다. 턱끝목뿔근(geniohyoid muscle, 34)과 턱목뿔근(mylohyoid muscle, 35)은 입안의 바닥을 형성한다. 귀인두관구멍(opening of auditory tube, 50)은 뒤콧구멍(posterior nasal aperture, 51)의 뒤에, 뒤쪽벽에 인두편도(pharyngeal tonsil, 48)가 있는 코인두에 있다. 혀뒤(32)에서 입은 입인두(oral part of pharynx, 30)로 열려있다. 후두덮개(epiglottis, 29)의 아래와 뒤에서 후두가 후두인두(laryngeal part of pharynx, 28과 21)로 열려있다.

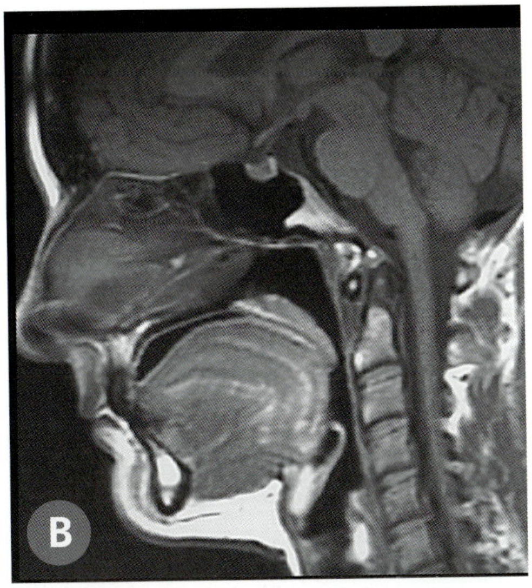

B

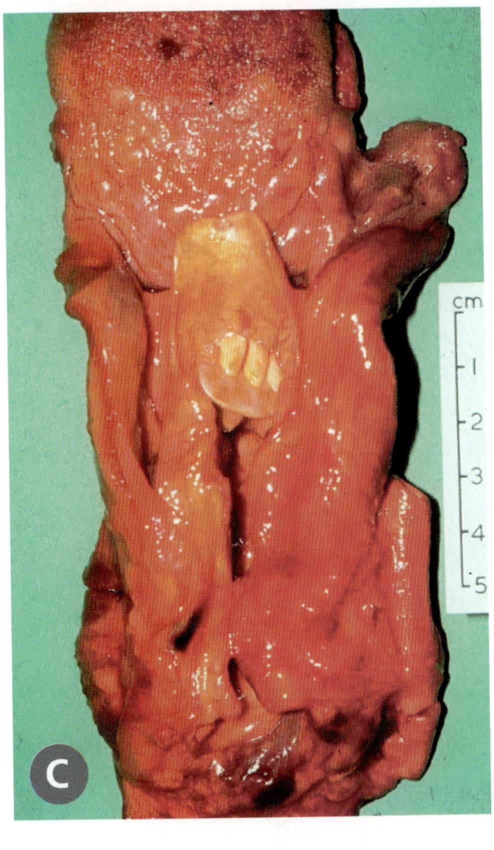

C

입 혹은 입안(구강, oral cavity)은 입안뜰(구강전정, vestibule of mouth, 40)과 고유입안(oral cavity proper)으로 이루어져 있다.

입안뜰은 바깥쪽으로는 입술과 뺨으로, 안쪽으로는 치아와 잇몸으로 경계되는 좁은 공간이다.

고유입안은 각 면에서 경계를 이루고 있는데 앞에서는 치아와 잇몸을 가진 이틀활(치조궁, alveolar arch)에 의해 경계를 이룬다. 뒤쪽으로는 입천장혀활(구개설궁, palatoglossal arch, 152쪽, B22) 사이에 있는 입인두잘룩(isthmus)에 의해 입인두(oral part of pharynx, 30)와 교통한다. 입천장혀활 뒤쪽에 놓여 있는 목구멍편도(palatine tonsil, 152쪽, B21)는 입안에 있는 것이 아니라 입인두에 있다.

인두는 머리뼈 바닥(5)에서부터 여섯째목뼈(C6 vertebra, 11)까지 이르며, 길이는 약 12cm 정도이다.

코부분(코인두)(nasal part[nasopharynx, 47])은 물렁입천장(연구개, soft palate, 45와 46)의 아래모서리 정도까지 아래로 뻗어 있다. 그것은 가쪽으로 귀인두관구멍(opening of auditory tube, 50)과 인두오목(pharyngeal recess, 49)을, 뒤쪽벽에는 인두편도(pharyngeal tonsil, 48)를 포함하고, 뒤콧구멍(posterior nasal aperture, 51)을 통과해서 앞쪽으로 코안으로 열려있다.

물렁입천장(soft palate, 45와 46)과 후두덮개(epiglottis, 29) 사이에 있는 입부분(입인두)(oral part[oropharynx, 30])은 목구멍편도와 가쪽벽에 있는 입천장인두활(여기서는 46에 가려짐)을 포함하고 있고, 앞쪽으로는 입인두잘룩(입천장혀활)을 통해 입으로 열린다.

후두부분(후두인두)(laryngeal part[laryngopharynx, 21])은 후두덮개(epiglottis, 29)의 위가장자리로부터 반지연골(cricoid cartilage, 20, 여섯째목뼈[C6 vertebra] 높이, 11)의 아래모서리까지 이르며, 식도(oesophagus, 13)와 함께 아래로 연속되어 있다. 후두는 뒤쪽으로 후두인두쪽으로 돌출되어 있는데, 그곳의 양면에 조롱박오목(piriform recess, 174쪽, A4)을 가지고 있다.

혀의 근육

- 바깥근육(혀 바깥의 구조물에 부착): 턱끝혀근(가장 큼), 목뿔혀근, 붓혀근, 입천장혀근. 이 근육들은 혀의 모양을 변형시키고 혀 전체를 움직일 수 있다.
- 속근육(혀 속): 세로근(위, 아래), 가로근, 수직근. 이 근육들은 혀를 전체적으로 움직이지 않고 혀의 모양을 변화시킬 수 있다.

물렁입천장의 근육

- 입천장혀근, 입천장인두근, 입천장긴장근, 입천장올림근, 목젖근

인두의 근육

- 세 개의 인두수축근과 기타 3개의 근육: 위, 중간, 아래인두수축근, 입천장인두근, 붓인두근, 귀관인두근

인두와 관련된 인대 또는 막

- 인두솔기, 붓목뿔인대, 날래아래턱솔기

인두의 층

- 점막, 점막밑층(위쪽 끝의 인두결절근막을 포함), 근육층, 볼인두근막

인두수축근과 관련된 틈과 그 틈을 통과하는 구조물

- 위인두수축근 위: 귀인두관과 오름입천장동맥(인두결절근막을 관통)
- 위인두수축근과 중간인두수축근 사이: 2개의 수축근 사이 아래로 지나는 붓인두근, 혀신경과 혀인두신경
- 중간인두수축근과 아래인두수축근 사이: 속후두신경과 위후두혈관(방패목뿔막을 관통)
- 아래인두수축근 아래: 되돌이후두신경과 아래후두혈관

목뿔뼈(hyoid bone, 27)는 셋째목뼈(C3 vertebra) 높이에 있다.

방패연골(thyroid cartilage, 26)은 넷째목뼈(C4 vertebra)와 다섯째목뼈(C5 vertebra) 높이에 있다.

반지연골(cricoid cartilage, 18과 20)은 여섯째목뼈(C6 vertebra, 11) 높이에 있다.

갑상선잘룩(isthmus of thyroid gland, 16)은 기관고리(tracheal ring, 17) 2-4 위에 놓여있다.

인두편도(pharyngeal tonsil, 48)의 림프조직이 비대되어 있는 것은 아데노이드(adenoid)라고 한다.

조롱박오목(piriform recesses)은 종종 piriform fossae라고도 불린다.

혀와 입의 바닥(Tongue and floor of mouth)

혀와 표면형태 해부(Dissections of the tongue and surface features)

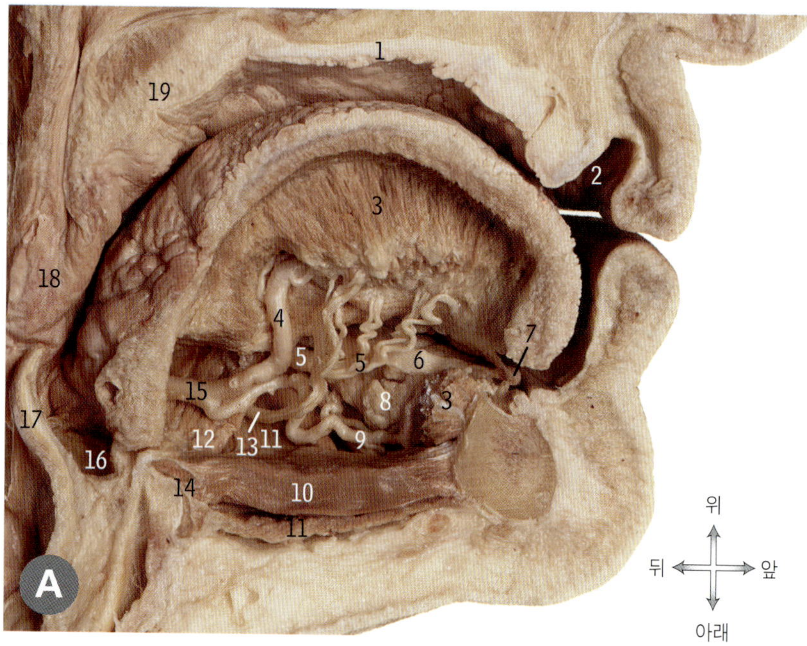

A 오른쪽에서 본 혀의 왼쪽 절반에 대한 깊은 해부

B 오른쪽에서 본 혀를 제거한 상태의 왼쪽 절반

C 위에서 본 후두 어귀를 포함하는 혀

A와 B는 오른쪽에서 본 왼쪽면의 구조물들이다. A에서는 혀 주변의 동맥과 신경을 보여주기 위해서 혀근육조직의 대부분을 제거하였다. 혀동맥(lingual artery, 15)이 두 개의 구불구불한 가지인 깊은혀동맥(deep lingual artery, 4)과 혀밑동맥(sublingual artery, 9)으로 나누어지는 것을 볼 수 있다. 또 혀신경(lingual nerve, 5)과 혀밑신경(hypoglossal nerve, 13)의 가지들도 볼 수 있다.

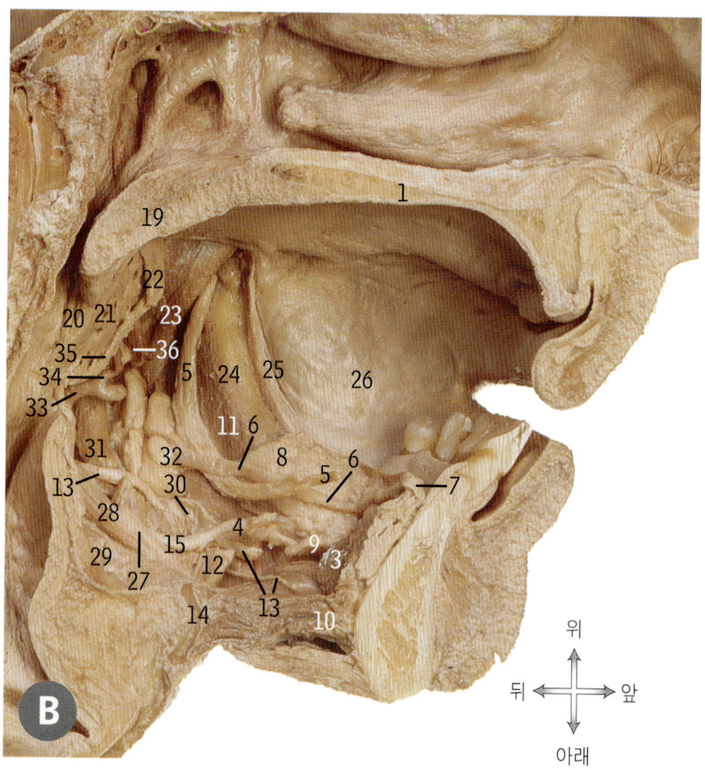

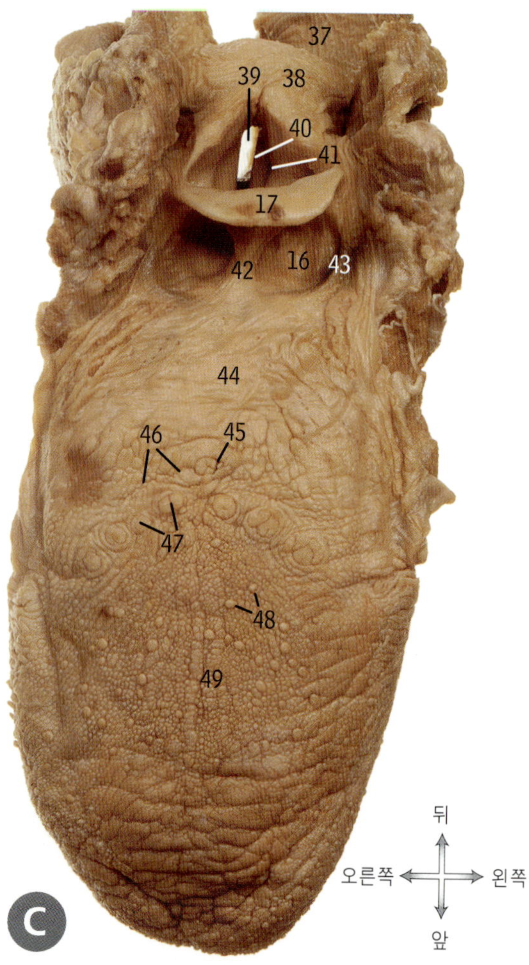

B에서 혀를 완전히 제거했을 때 혀신경(lingual nerve, 5)이 위에서부터 내려와서 턱밑샘관(submandibular duct, 6) 아래에서 갈고리 형태로 감고 돌아 주행하는 것을 볼 수 있다. 좀 더 아래에는 혀동맥(lingual artery, 15)과 혀밑신경(hypoglossal nerve, 13)이 목뿔혀근(hyoglossus, 12)에 의해 분리되어 있다. 혀밑신경은 목뿔혀근의 얕은층을 따라 가고 혀동맥은 목뿔혀근의 안쪽에서 깊게 주행한다(160쪽, A25와 29와 비교).

C에서 혀를 아래로 보면 성곽유두(vallate papillae, 47)는 V-형태의 선이 혀분계고랑(sulcus terminalis, 46) 앞에 놓여있다. 후두덮개계곡(vallecula, 16)은 후두덮개(epiglottis, 17) 앞에 있고, 그 뒤쪽으로 안뜰주름(vestibular fold, 41)과 성대주름(vocal fold, 40)이 보이는 후두어귀가 있다. 후두에 대한 자세한 내용은 172-175쪽을 보시오.

1 단단입천장(Hard palate)
2 입안뜰(Vestibule of mouth)
3 턱끝혀근(앞부분)(Genioglossus[anterior part])
4 깊은혀동맥(Deep lingual artery)
5 혀신경(Lingual nerve)
6 턱밑샘관(Submandibular duct)
7 혀밑유두 위 턱밑샘관구멍(Orifice of submandibular duct on sublingual papilla)
8 혀밑샘(Sublingual gland)
9 혀밑동맥(Sublingual artery)
10 턱끝목뿔근(Geniohyoid)
11 턱목뿔근(Mylohyoid)
12 목뿔혀근(Hyoglossus)
13 혀밑신경(Hypoglossal nerve)
14 목뿔뼈몸통(Body of hyoid bone)
15 혀동맥(Lingual artery)
16 후두덮개계곡(Vallecula)
17 후두덮개(Epiglottis)
18 입인두(Oral part of pharynx)
19 물렁입천장(Soft palate)
20 입천장인두활(Palatopharyngeal arch)
21 편도(Tonsil)
22 입천장혀활위끝(Upper end of palatoglossal arch)
23 안쪽날개근(Medial pterygoid)
24 치아가 없는 턱뼈몸통 위모서리(Upper border of body of edentulous mandible)
25 점막의 잘린 테두리(Cut edge of mucous membrane)
26 볼근위를 덮고 있는 점막(Mucous membrane overlying buccinator)
27 붓목뿔인대 아래끝(Lower end of stylohyoid ligament)
28 중간인두수축근(Middle constrictor of pharynx)
29 목뿔뼈큰뿔(Greater horn of hyoid bone)
30 혀밑신경동반정맥(Vena comitans of hypoglossal nerve)
31 붓목뿔근(Stylohyoid)
32 턱밑샘 깊은부분(Deep part of submandibular gland)
33 얼굴동맥(Facial artery)
34 오름입천장동맥(Ascending palatine artery)
35 바깥입천장정맥(External palatine[paratonsillar] vein)
36 붓혀근(Styloglossus)
37 인두뒤벽(Posterior wall of pharynx)
38 후두뒤벽(Posterior wall of larynx)
39 성대문틈새(Rima of glottis)
40 성대주름(Vocal fold)
41 안뜰주름(Vestibular fold)
42 정중혀덮개주름(Median glosso-epiglottic fold)
43 가쪽혀덮개주름(Lateral glosso-epiglottic fold)
44 혀등고랑 뒤부분(Postsulcal part of dorsum of tongue)
45 막구멍(Foramen caecum)
46 혀분계고랑(Sulcus terminalis)
47 성곽유두(Vallate papillae)
48 버섯유두(Fungiform papillae)
49 혀등고랑 앞부분(Presulcal part of dorsum of tongue)

인두신경얼기(pharyngeal plexus)에 의해 지배받는 입천장혀근을 제외하고는 혀의 모든 근육(151쪽)은 혀밑신경(hypoglossal nerve, A와 B, 13)에 의해 지배를 받는다.

혀등고랑 앞부분(presulcal part of dorsum of tongue, C49)(앞 2/3)의 점막은 맛봉오리에 공급하는 고실끈신경(chorda tympani, 얼굴신경)섬유(관자아래우묵에서 혀신경과 결합)를 가진 혀신경(lingual nerve, 일반감각)이 담당한다.

혀등고랑 뒤부분(postsulcal part of dorsum of tongue, C44)(뒤 1/3)의 점막은 (혀분계고랑, C46의 앞의 성곽유두[vallate papillae, C47] 포함) 혀인두신경(glossopharyngeal nerve, 일반감각과 맛)이 담당한다.

후두덮개계곡(vallecula, C16)의 앞벽을 형성하는 혀부분의 점막은(후두덮개계곡의 나머지 부분처럼) 미주신경의 속후두가지가 담당한다.

고실끈신경에 있는 맛섬유의 세포체는 얼굴신경의 무릎신경절(genicular ganglion)에 있다; 혀인두신경은 혀인두신경절에 있는 맛섬유의 세포체; 속후두신경(입천장에 있는 맛봉오리 담당)은 아래미주신경절에 있는 맛섬유의 세포체. 이 모든 신경절에서부터 나온 중심섬유는 고립로핵(nucleus of the tractus solitarius)의 세포체와 신경연접을 한다.

혀밑샘(sublingual gland, B8)은 입안 바닥의 점막 아래에 놓여있고, 아래턱뼈의 혀밑샘오목(sublingual fossa)과 접촉하고 있다(턱목뿔뼈선 위 – 30쪽, C23; 157쪽, D70). 주요 인접구조물과의 관계는 아래와 같다:
- 위: 입안바닥의 점막(mucous membrane of floor mouth, B25)
- 아래: 턱목뿔근(mylohyoid, B11)
- 앞: 반대쪽의 혀밑샘
- 뒤: 턱밑샘의 깊은부분(deep part of submandibular gland, B32)
- 가쪽: 아래턱뼈의 혀밑샘오목(sublingual fossa of mandible)(턱목뿔뼈선 위, 30쪽, C23)
- 안쪽: 혀신경(lingual nerve, B5)과 턱밑샘관(submandibular duct, B6)이 접촉하고 있는 턱끝혀근(genioglossus, 156쪽, B52)

20개 정도의 작은 혀밑샘관은 입안 바닥에 있는 혀밑주름(sublingual fold, 156쪽, B56)의 꼭대기부분에서 입안 바닥으로 개별적으로 열려 있다. 그러나 그들 몇몇은 턱밑샘관(submandibular duct, 156쪽, B48)으로 열려 있기도 한다.

턱밑샘과 혀밑샘의 분비 경로:
위침핵(superior salivary nucleus)에서 유래한 얼굴신경의 중간신경인 고실끈신경은 혀신경이 매달고 있는 턱밑신경절(submandibular ganglion)에서 신경연접을 하며, 혀신경섬유에 붙어서 샘에 도달한다.

귀밑샘에 대한 설명은 120쪽을, 턱밑샘에 대한 설명은 157쪽을 참조하시오.

막구멍(foramen cecum, C45)은 갑상샘이 아래로 성장하면서 발생할 때 형성되는 갑상샘곁주머니인 갑상혀관의 위쪽 끝 잔여물이다.

갑상샘의 피라밋엽(pyramidal lobe of thyroid gland, 108쪽, C68)은 갑상혀관의 잔유물 일부분이 분화한 것이다. 섬유성 또는 근섬유성의 띠가 갑상샘의 엽이나 잘룩을 목뿔뼈에 연결한다; 만약 근육성이라면 이것은 갑상샘올림근의 구성요소가 된다. 갑상혀관의 일부분은 지속적으로 남아서 갑상혀물혹(thyroglossal cyst)이나 갑상샘조직의 변형물을 형성하기도 한다; 예를 들면 혀 내부의 혀갑상샘(lingual thyroid)이 있다.

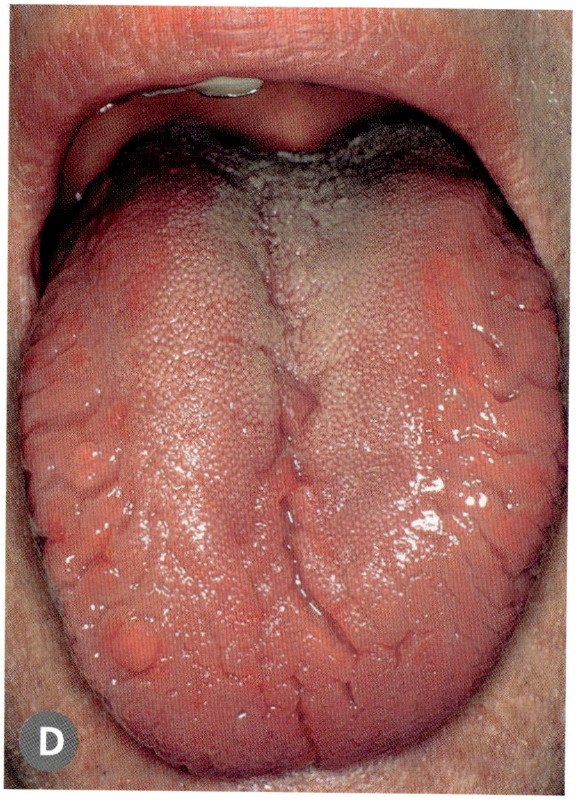

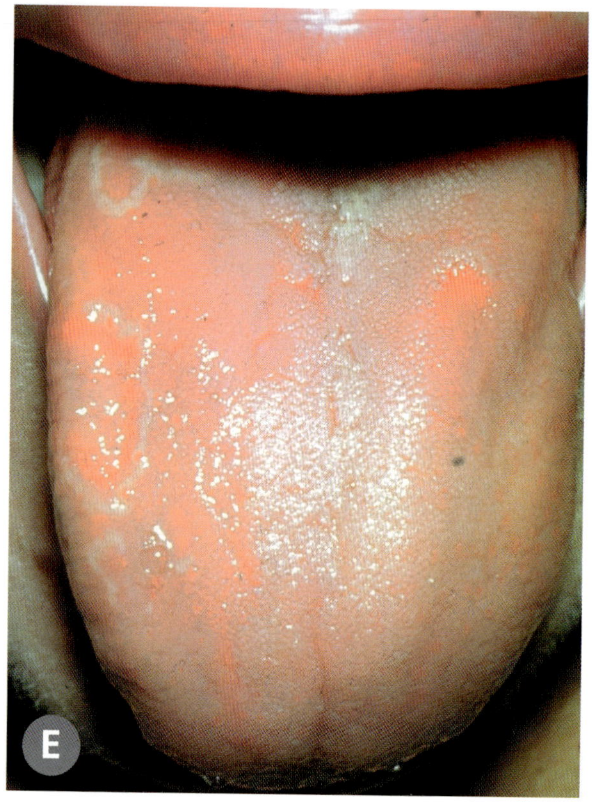

D 깊게 갈라진 혀(음낭혀라고도 불림)는 정상이지만 Heerfordt's syndrome(이하선유육종종염, 구강건조, 안면마비)과 관련이 있을 수 있다.

E 지도모양혀(geographic tongue)는 혀등에 존재한다. 세계지도를 닮은 유두의 불규칙적이지만 정상적인 재배열 때문에 그렇게 불린다.

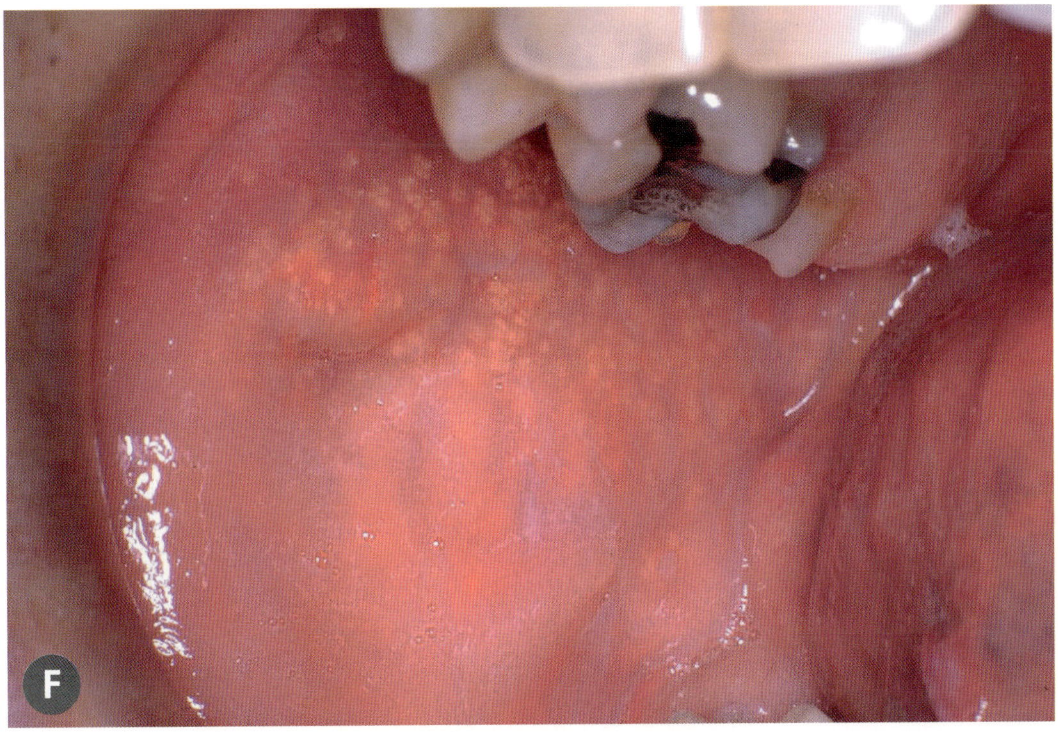

F 이 백반들은 정상적인, 종종 볼점막에 많이 발견되는 뚜렷한 기름샘이다.

입과 침샘(Mouth and salivary glands)

입의 천장과 바닥 및 침샘(The roof and floor of the mouth and the salivary glands)

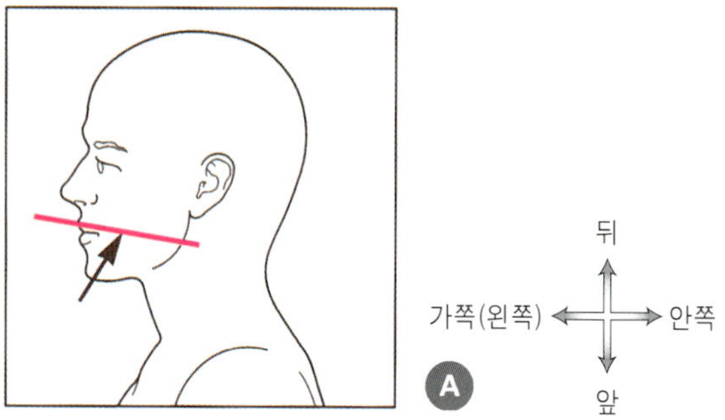

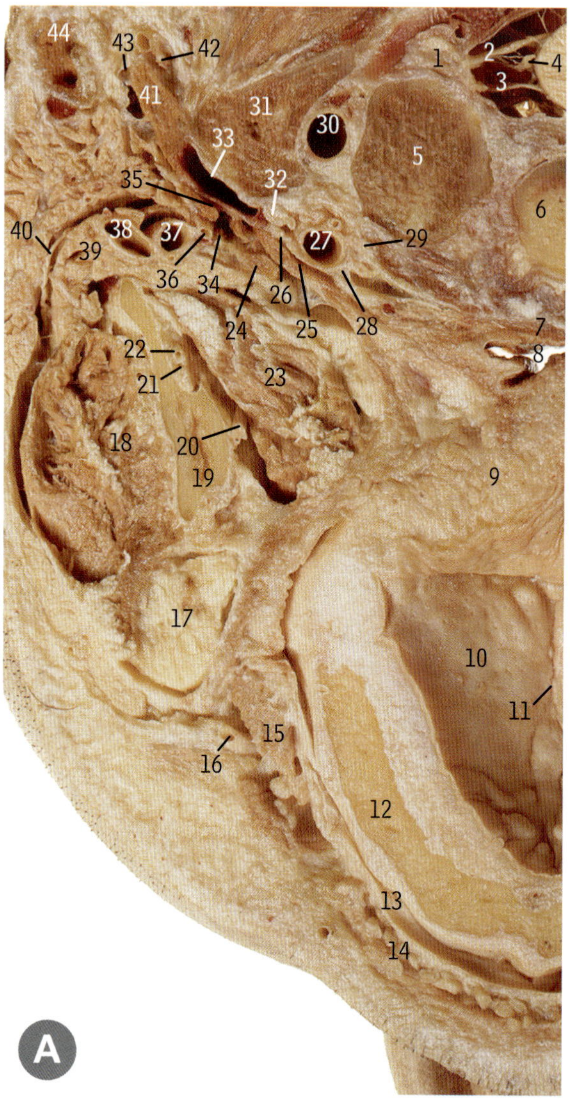

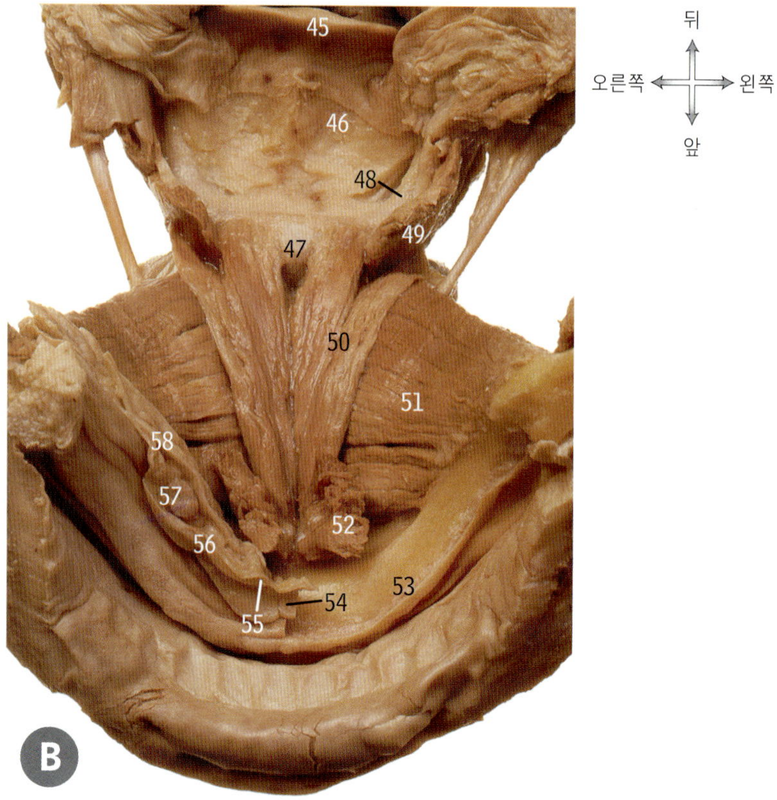

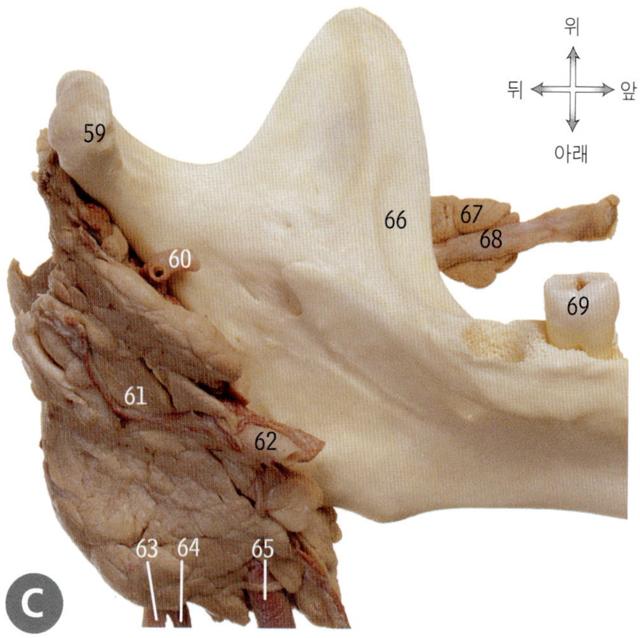

A 아래에서 본 머리 왼쪽 반의 가로절단면

B 위에서 본 혀가 제거된 후 입의 바닥

C 안쪽에서 본 왼쪽 귀밑샘과 아래턱뼈

D 안쪽에서 본 오른쪽 혀밑샘, 턱밑샘 및 아래턱뼈

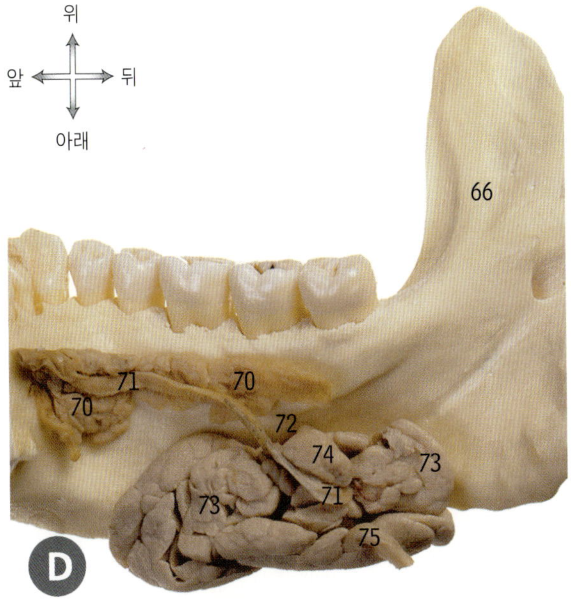

A에서, 절단면은 아래이틀신경(하치조신경, inferior alveolar nerve, 21)과 아래이틀동맥(하치조동맥, inferior alveolar artery, 22)을 포함하는 턱뼈구멍의 높이에서 위턱뼈의 이틀돌기(상악골치조돌기, alveolar process of maxilla, 12)와 턱뼈가지(ramus of mandible, 19)의 1/2 부위를 지난다. 혀신경(설신경, lingual nerve, 20)은 턱뼈구멍 밖에 있으며, 턱뼈구멍 1cm 정도 앞에 위치한다. 수평절단면에서, C형태를 한 귀밑샘(parotid gland, 39)은 턱뼈가지(하악지, ramus of mandible, 19)를 꽉 쥐고 있다. 턱뼈가지의 바깥쪽에는 깨물근(교근, masseter, 18)이 있으며, 안쪽에는 안쪽날개근(내측익돌근, medial pterygoid, 23)이 있다.

B에서, 혀는 제거되어 위에서 입의 바닥(턱목뿔근[mylohyoid], 51과 턱끝목뿔근[geniohyoid], 50)을 볼 수 있다.

C와 D에서, 분리된 침샘들(61, 73, 70)이 아래턱뼈의 적절한 위치에 있다.

턱밑샘은 큰 얕은부분(D73)과 작은 깊은부분(D74)을 가지며, 이는 턱목뿔근의 뒤모서리에 둥글게 연결되어 있다.

얕은부분은 두힘살근삼각(digastric triangle)에 놓여 있으며(100쪽, 46), 주요 인접구조물은 다음과 같다.
- 아래 – 피부, 넓은목근, 깊은목근막의 얕은층, 얼굴정맥, 얼굴신경의 목가지, 턱밑림프절
- 가쪽 – 아래턱뼈의 턱밑샘오목([submandibular fossa], 턱목뿔선 아래, 30쪽, C22), 안쪽날개근이 닿는 곳, 얼굴동맥
- 안쪽 – 턱목뿔근, 턱목뿔근신경과 혈관, 혀신경과 턱밑신경절, 혀밑신경, 깊은혀정맥, 목뿔혀근

턱밑샘의 깊은부분은 위에는 혀신경(lingual nerve, 160쪽, A7)이 있고 아래에는 혀밑신경(hypoglossal nerve, 160쪽, A25)과 턱밑샘관(submandibular duct, 160쪽, A21)이 있는 목뿔혀근(hyoglossus, 160쪽, A26) 위에 놓여 있다. 분비는 153쪽 참조.

턱밑샘관의 길이는 5cm이다. 턱목뿔근의 뒤모서리 근처에 있는 턱밑샘의 얕은부분(D71)에서 나오며, 턱목뿔근과 목뿔혀근 사이로 앞으로 나아가 혀밑샘과 턱끝혀근 사이로 지난다. 턱밑샘관은 혀주름띠(frenulum of tongue, B54)의 양쪽에 형성되어 있는 혀밑유두(sublingual papilla, B55)의 개구부를 통해서 입바닥으로 열린다.

1 둘째목신경뒤뿌리신경절(Dorsal root ganglion of second cervical nerve)
2 둘째목신경뒤뿌리(Dorsal root of second cervical nerve)
3 둘째목신경앞뿌리(Ventral root of second cervical nerve)
4 더부신경척수뿌리(Spinal root of accessory nerve)
5 고리뼈가쪽덩이(Lateral mass of atlas)
6 중쇠뼈치아돌기(Dens of axis)
7 위인두수축근(Superior constrictor of pharynx)
8 코인두(Nasal part of pharynx)
9 물렁입천장(Soft palate)
10 단단입천장(Hard palate)
11 입천장솔기(Palatal raphe)
12 위턱뼈이틀돌기(Alveolar process of maxilla)
13 입안뜰(Vestibule of mouth)
14 입술샘(Labial glands)
15 볼근(Buccinator)
16 얼굴동맥(Facial artery)
17 볼지방덩이(Buccal fat pad)
18 깨물근(Masseter)
19 턱뼈가지(Ramus of mandible)
20 혀신경(Lingual nerve)
21 아래이틀신경(Inferior alveolar nerve)
22 아래이틀동맥(Inferior alveolar artery)
23 안쪽날개근(Medial pterygoid)
24 붓혀근(Styloglossus)
25 붓인두근(Stylopharyngeus)
26 혀인두신경(Glossopharyngeal nerve)
27 속목동맥(Internal carotid artery)
28 혀밑신경(Hypoglossal nerve)
29 위목교감신경절(Superior cervical sympathetic ganglion)
30 척추동맥(Vertebral artery)
31 고리뼈가로돌기(Transverse process of atlas)
32 미주신경(Vagus nerve)
33 속목정맥(Internal jugular vein)
34 붓목뿔인대(Stylohyoid ligament)
35 붓목뿔근(Stylohyoid)
36 뒤귓바퀴동맥(Posterior auricular artery)
37 바깥목동맥(External carotid artery)
38 아래턱뒤정맥(Retromandibular vein)
39 귀밑샘(Parotid gland)
40 얼굴신경광대가지(A zygomatic branch of facial nerve)
41 두힘살근뒤힘살(Posterior belly of digastric)
42 더부신경(척수부분)(Accessory nerve[spinal part])
43 뒤통수동맥(Occipital artery)
44 목빗근(Sternocleidomastoid)
45 후두덮개(Epiglottis)
46 후두덮개계곡(Vallecula)
47 목뿔뼈몸통(Body of hyoid bone)
48 목뿔뼈큰뿔(Greater horn of hyoid bone)
49 목뿔혀근(Hyoglossus)
50 턱끝목뿔근(Geniohyoid)
51 턱목뿔근(Mylohyoid)
52 턱끝혀근(Genioglossus)
53 무치아 턱뼈몸통(Edentulous body of mandible)
54 혀주름띠(Frenulum of tongue)
55 혀밑유두(Sublingual papilla)
56 혀밑주름(Sublingual fold)
57 혀밑샘(Sublingual gland)
58 턱밑샘관(Submandibular duct)
59 아래턱뼈관절돌기(Condylar process of mandible)
60 위턱동맥(Maxillary artery)
61 귀밑샘(Parotid gland)
62 바깥목동맥(External carotid artery)
63 큰귓바퀴신경(Great auricular nerve)
64 아래턱뒤정맥뒤가지(Posterior division of retromandibular vein)
65 아래턱뒤정맥앞가지(Anterior division of retromandibular vein)
66 턱뼈가지(Ramus of mandible)
67 덧귀밑샘(Accessory parotid gland)
68 귀밑샘관(Parotid duct)
69 아래둘째큰어금니(Lower second molar tooth)
70 혀밑샘(Sublingual gland)
71 턱밑샘관(Submandibular duct)
72 턱목뿔근선(Mylohyoid line of body of mandible)
73 턱밑샘 얕은부분(Superficial part of submandibular gland)
74 턱밑샘 깊은부분(Deep part of submandibular gland)
75 얼굴동맥(Facial artery)

입과 입천장의 단면(Mouth and palate in sections)

입내부와 인접 구조물(The inside of the mouth and adjacent structures)

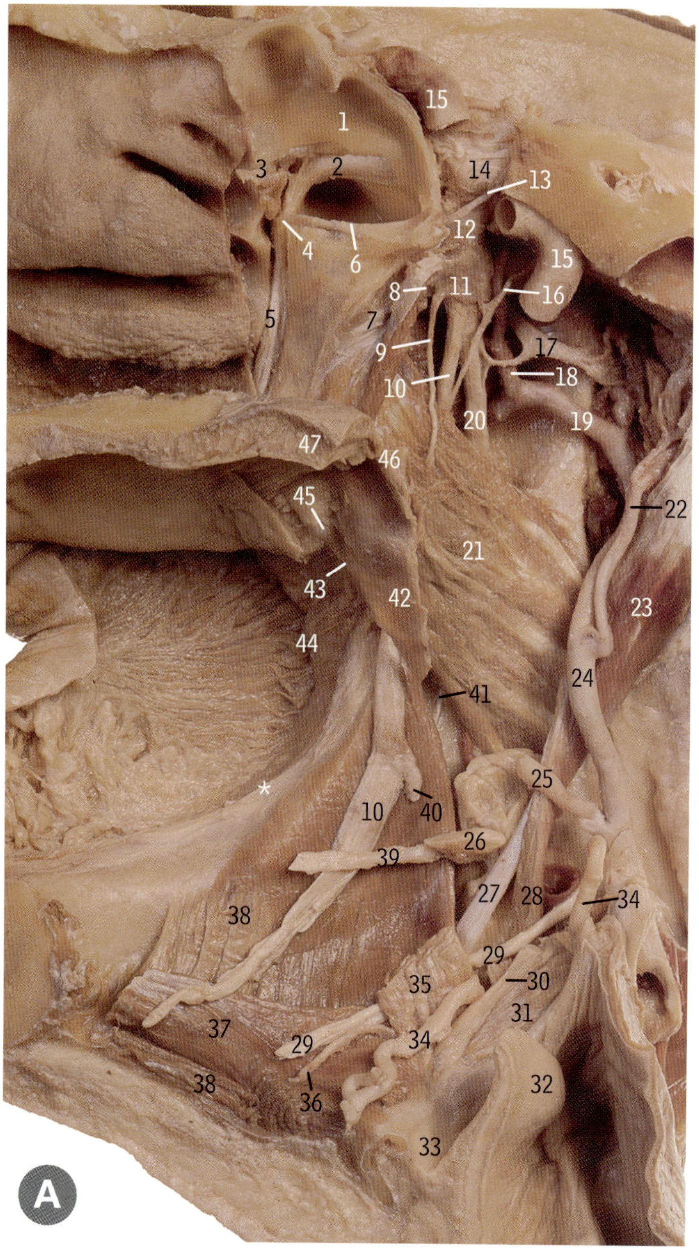

위
앞 뒤
아래

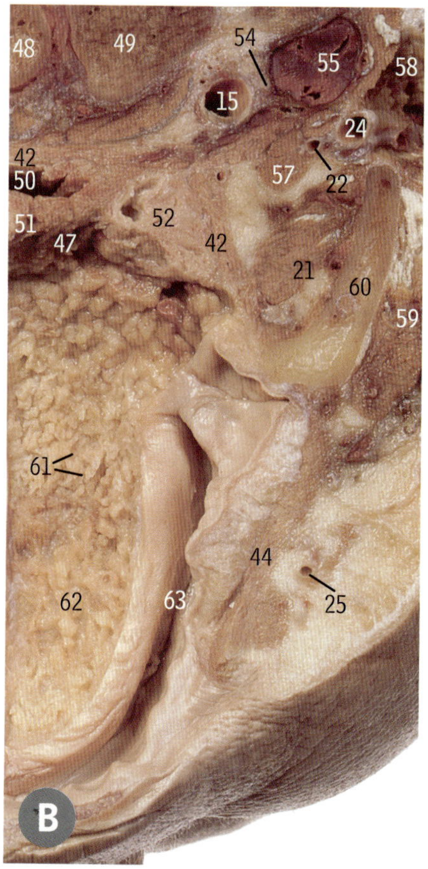

위
안쪽 가쪽 (오른쪽)
아래

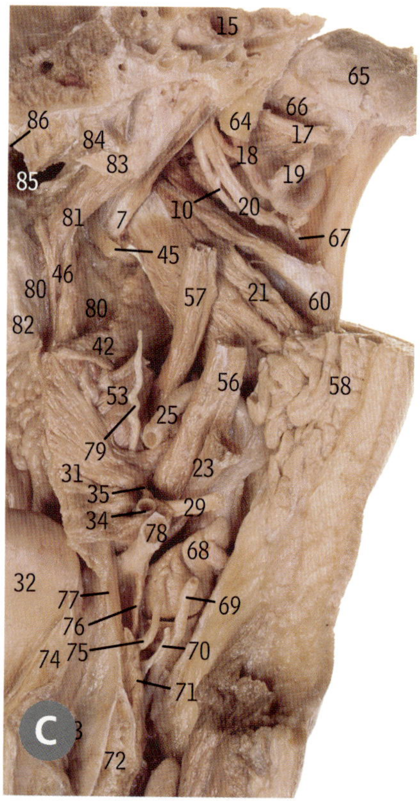

위
안쪽 가쪽 (오른쪽)
아래

A 왼쪽에서 본 입의 오른쪽 반

B 아래에서 본 입의 천장 왼쪽 반에 대한 가로절단면

C 뒤에서 본 물렁입천장의 오른쪽 반

복잡하지만 유익한 표본을 이해하기 위해서는 안쪽날개근(내측익돌근, medial pterygoid, 21)과 인접 구조물을 다른 관점에서 보는 것도 고려해 볼 만하다. A에서 오른쪽 근육은 안쪽으로부터 볼 수 있으며, 삼차신경절(trigeminal ganglion, 14)에서 분지되는 위턱신경(maxillary nerve, 2)과 아래턱신경(mandibular nerve, 12)을 보여주기 위해 일부 머리뼈는 제거되었다. 날개입천장신경절(익구개신경절, pterygopalatine ganglion, 4)은 위턱신경(maxillary nerve, 2)에 부착되어 있으며, 귀신경절(이신경절, otic ganglion, 11)은 아래턱신경(mandibular nerve, 12)에 붙어 있으며, 턱밑신경절(악하신경절, submandibular ganglion, 40)은 혀신경(설신경 lingual nerve, 10)에 붙어 있다. 별표(*)는 아래셋째큰어금니의 위치를 나타낸다.

B에서 가로단면은 단단입천장(경구개, hard palate, 62) 아래에서 위로 바라본 모습이다. 왼쪽 턱뼈가지(하악지, ramus of mandible, 60)는 그 속면에 안쪽날개근(medial pterygoid, 21)을 가지고 있다.

C의 해부는 뒤에서 앞을 보고 있다. 오른쪽에서 보면, 턱뼈가지 안쪽의 안쪽날개근(medial pterygoid, 21)과 오른쪽 턱뼈가지(ramus of mandible, 60)의 뒤모서리가 귀밑샘(이하선, parotid gland, 58)의 대부분을 제거함으로써 노출되었다. 왼쪽에서는 후두덮개(후두개, epiglottis, 32)의 뒤면이 보인다. 붓목뿔근(경돌설골근, stylohyoid, 56)은 아래 앞쪽으로 나아가 두힘살근(악이복근, digastric, 23)의 주위에서 갈라지며, 보다 앞쪽에는 붓혀근(styloglossus, 57)이 있다. 혀인두신경(설인신경, glossoph-ryngeal nerve, 79)은 붓인두근(경돌인두근, stylopharyngeus, 53)을 휘감고 있다. 입천장인두근(구개인두근, palatopharyngeus, 46)은 귀인두관(auditory tube, 83) 위가쪽에서 널힘줄에 이르는 입천장올림근(구개거근, levator veli palatini, 81)과 함께 입천장널힘줄(구개건막, palatine aponeurosis, 80)에 이르고, 아래쪽으로 주행한다.

입천장의 모든 근육(131쪽)은 인두신경얼기에 의하여 신경공급이 되며, 입천장긴장근은 예외로 그것은 안쪽날개근으로 가는 신경에 의하여 지배된다(아래턱신경).

입천장의 점막은 코입천장신경, 큰입천장신경, 작은입천장신경 및 혀인두신경에 의해 지배된다.

편도의 표면은 편도움을 형성하기 위해 아래쪽으로 증식한 상피에 의해 움푹파여 있다.

편도의 위끝 근처에 있는 깊은 움과 같은 구조물은 편도안틈새라고 하며, 배아 둘째인두주머니의 몸쪽 끝을 나타낸다.

편도의 점막은 작은입천장신경 및 혀인두신경에 의하여 지배된다.

혀신경(lingual nerve, A10)은 위인두수축근(superior constrictor of pharynx, A42)의 아래모서리 밑으로 지나서 입안으로 들어가며, 아래턱뼈의 뼈막과 접촉하거나 턱목뿔근(mylohyoid)의 위부분에 접촉(이 158쪽 처럼, A38)한다. 혀신경은 둘 중의 한 방법으로 셋째큰어금니 아래뒤에 위치한다(A에서 별표[*]로 표시된 부위).

1 나비굴(Sphenoidal sinus)
2 위턱신경(Maxillary nerve)
3 나비입천장구멍과 동맥(Sphenopalatine foramen and artery)
4 날개입천장신경절(Pterygopalatine ganglion)
5 큰입천장신경(Greater palatine nerve)
6 날개관신경(Nerve of pterygoid canal)
7 입천장긴장근(Tensor veli palatini)
8 입천장긴장근신경(Nerve to tensor veli palatini)
9 안쪽날개근신경(Nerve to medial pterygoid)
10 혀신경(Lingual nerve)
11 귀신경절(Otic ganglion)
12 아래턱신경(Mandibular nerve)
13 큰바위신경(Greater petrosal nerve)
14 삼차신경절(Trigeminal ganglion)
15 속목동맥(Internal carotid artery)
16 고실끈신경(Chorda tympani)
17 귓바퀴관자신경(Auriculotemporal nerve)
18 중간뇌막동맥(Middle meningeal artery)
19 위턱동맥(Maxillary artery)
20 아래이틀신경(Inferior alveolar nerve)
21 안쪽날개근(Medial pterygoid)
22 뒤통수동맥(Occipital artery)
23 두힘살근뒤힘살(Posterior belly of digastric)
24 바깥목동맥(External carotid artery)
25 얼굴동맥(Facial artery)
26 턱밑샘 깊은부분(Deep part of submandibular gland)
27 두힘살근힘줄(Tendon of digastric)
28 붓목뿔근(Stylohyoid)
29 혀밑신경(Hypoglossal nerve)
30 붓목뿔인대(Stylohyoid ligament)
31 중간인두수축근(Middle constrictor of pharynx)
32 후두덮개(Epiglottis)
33 후두덮개계곡(Vallecula)
34 혀동맥(Lingual artery)
35 목뿔혀근(Hyoglossus)
36 혀밑신경동반정맥(Vena comitans of hypoglossal nerve)
37 턱끝목뿔근(Geniohyoid)
38 턱목뿔근(Mylohyoid)
39 턱밑샘관(Submandibular duct)
40 턱밑신경절(Submandibular ganglion)
41 턱목뿔근신경(Nerve to mylohyoid)
42 위인두수축근(Superior constrictor of pharynx)
43 날개아래턱솔기(Pterygomandibular raphe)
44 볼근(Buccinator)
45 날개갈고리(Pterygoid hamulus)
46 입천장인두근(Palatopharyngeus)
47 물렁입천장(Soft palate)
48 중쇠뼈치아돌기(Dens of axis)
49 고리뼈가쪽덩이(Lateral mass of atlas)
50 코인두(Nasal part of pharynx)
51 목젖(Uvula)
52 편도(위끝)(Tonsil[upper end])
53 붓인두근(Stylopharyngeus)
54 미주신경(Vagus nerve)
55 속목정맥(Internal jugular vein)
56 붓목뿔근(Stylohyoid)
57 붓혀근(Styloglossus)
58 귀밑샘(Parotid gland)
59 깨물근(Masseter)
60 턱뼈가지(Ramus of mandible)
61 입천장샘(Palatal glands)
62 단단입천장(Hard palate)
63 입안뜰(Vestibule of mouth)
64 붓돌기바닥(Base of styloid process)
65 턱관절관절속원반(Intra-articular disc of temporomandibular joint)
66 가쪽날개근(Lateral pterygoid)
67 아래이틀동맥(Inferior alveolar artery)
68 턱밑샘 뒤부분(Posterior part of submandibular gland)
69 위갑상동맥(Superior thyroid artery)
70 위후두동맥(Superior laryngeal artery)
71 아래인두수축근(Inferior constrictor of pharynx)
72 방패연골판(Lamina of thyroid cartilage)
73 조롱박오목(Piriform recess)
74 모뿔덮개주름(Aryepiglottic fold)
75 속후두신경(Internal laryngeal nerve)
76 방패목뿔근(Thyrohyoid)
77 방패목뿔막(Thyrohyoid membrane)
78 목뿔뼈큰뿔(Greater horn of hyroid bone)
79 혀인두신경(Glossopharyngeal nerve)
80 입천장널힘줄(Palatine aponeurosis)
81 입천장올림근(Levator veli palatini)
82 목젖근(Musculus uvulae)
83 귀인두관 연골부분(Cartilaginous part of auditory tube)
84 긴머리근(Longus capitis)
85 뒤콧구멍(Posterior nasal aperture[choana])
86 코중격(보습뼈)(Nasal septum[vomer])

인두(Pharynx) *인두의 바깥면과 속면(external and internal surfaces of the pharynx)*

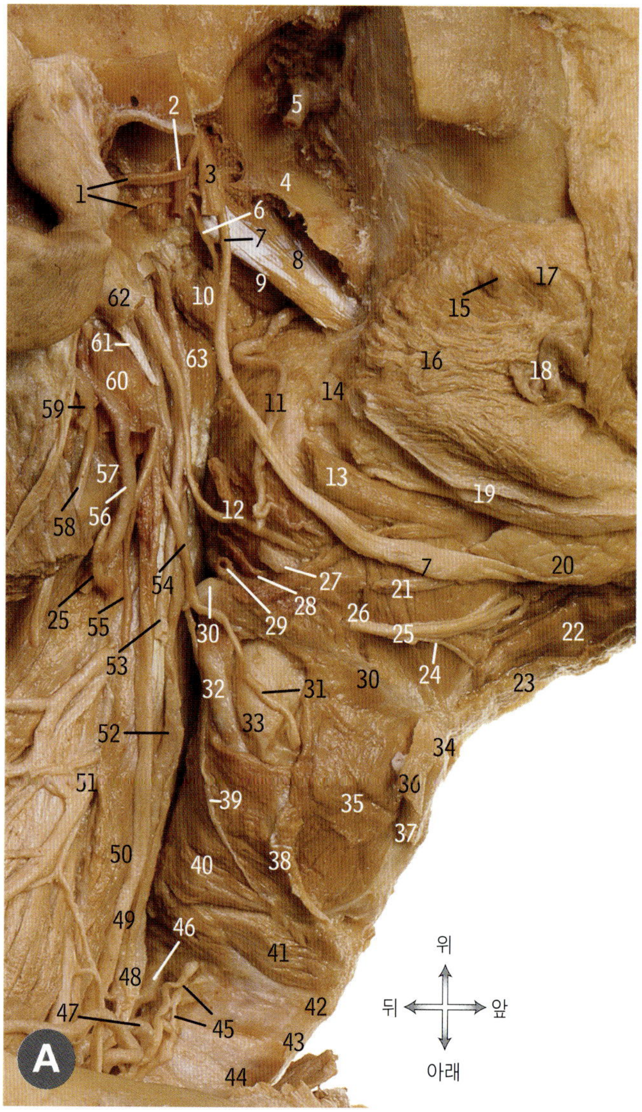

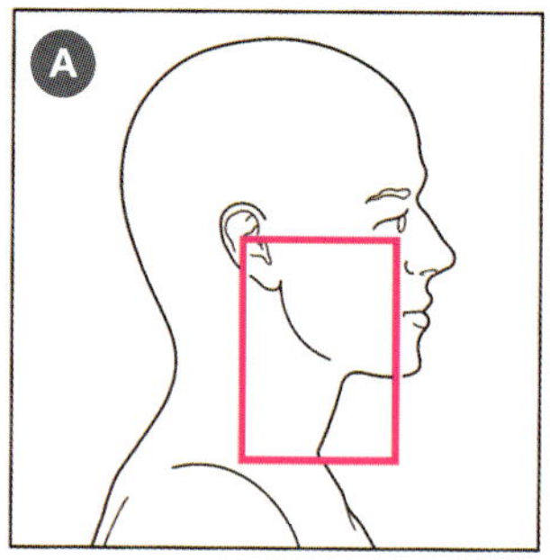

A 오른쪽에서 본 바깥면

B 왼쪽에서 본 오른쪽 속면

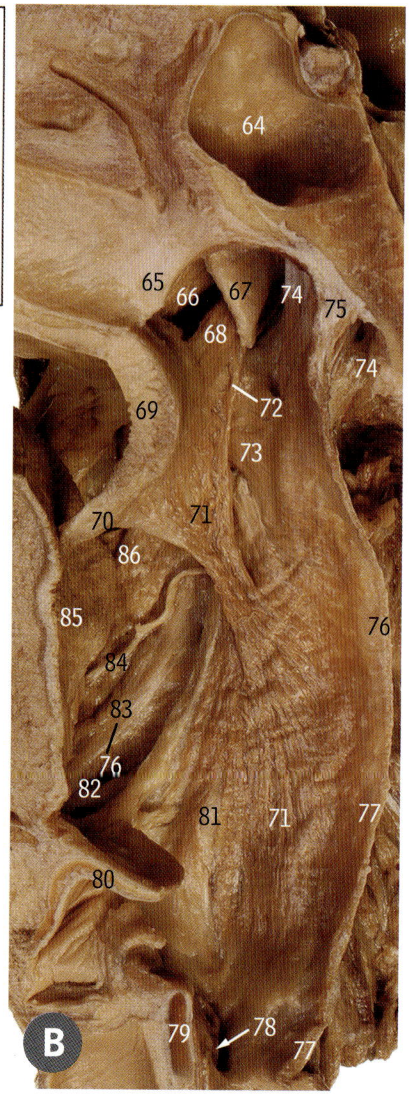

위
앞 뒤
아래

입천장인두근(palatopharyngeus, B71)(귀관인두근[salpingopharyngeus, B72]과 함께 만난다)은 인두수축근의 안쪽과 아래쪽으로 주행한다.

붓인두근(stylopharyngeus, 162쪽, B11)은 위인두수축근과 중간인두수축근 사이를 아래쪽으로 주행한다(162쪽, B32와 30).

입천장인두근과 붓인두근에서 나온 근섬유는 방패연골판의 뒤모서리(posterior border of lamina of thyroid cartilage, 162쪽, B38)까지 이르고, 아래인두수축근과 함께 연하시에 후두를 들어올리는 기능을 한다.

인두의 모든 근육(151쪽)은 혀인두신경(glossopharyngeal nerve, A12)의 근육가지의 지배를 받는 붓인두근을 제외하고는 인두신경얼기의 지배를 받는다. 아래인두수축근(inferior constrictor, A40)의 가장 아래쪽(반지인두근)부분은 바깥후두신경(external laryngeal nerve, A39)의 부가적인 지배를 받는다.

목뿔혀근(hyoglossus, A26)은 혀 가장자리의 중요한 경계표시이다:
- 목뿔혀근의 얕은층을 지나는 것 – 혀신경(lingual nerve, 7), 턱밑샘관(submandibular duct, 21), 혀밑신경(hypoglossal nerve, 25).
- 목뿔혀근 뒤모서리의 깊은층을 지나는 것 – 혀인두신경(glossopharyngeal nerve, 12), 붓목뿔인대(stylohyoid ligament, 27), 혀동맥(lingual artery, 29).

A에서 아래턱뼈, 씹기근육, 큰혈관이 제거되었다. 위인두수축근(상인두수축근, superior constrictor of pharynx, 11)은 날개아래턱솔기(익돌하악봉선, pterygomandibular raphe, 14)에서 뒤쪽으로 주행하며, 볼근(협근, buccinator, 16)은 솔기에서 앞쪽으로 주행한다. 가운데인두수축근(중인두수축근, middle constrictor of pharynx, 28)은 좁게 일어나서, 붓목뿔인대(경돌설골인대, stylohyoid ligament, 27, 위쪽의 끝부분은 제거되었다)와 목뿔뼈의 큰뿔(설골의 대각, greater horn of hyoid bone, 30) 사이의 각에서 뒤쪽으로 주행한다. 아래인두수축근(하인두수축근, inferior constrictor of pharynx, 40)은 복장방패근(흉골설골근, sternothyroid) 부착(38) 뒤 방패연골의 넓은 이는곳과 반지연골(윤상연골, cricoid cartilage, 42)의 옆면에서 뒤쪽으로 주행한다.

B는 인두의 오른쪽 근육층에서, 점막층을 제거하여 내부를 노출시켰다. 입천장인두근(구개인두근, palatopharyngeus, 71)은 가장 안쪽의 근육이다. 혀인두신경(설인두근, glossopharyngeal nerve, 84)은 '편도침대' 라는 입천장혀근(구개설근, palatoglossus, 86)의 앞쪽과 입천장인두근(palatopharyngeus, 71)의 위앞부분의 뒤 사이를 따라 아래로 주행한다.

1 귓바퀴관자신경뿌리(Roots of auriculotemporal nerve)
2 중간뇌막동맥(Middle meningeal artery)
3 아래턱신경(Mandibular nerve)
4 가쪽날개판(Lateral pterygoid plate)
5 날개위턱틈새로 들어가는 위턱동맥(Maxillary artery entering pterygomaxillary fissure)
6 고실끈신경(Chorda tympani nerve)
7 혀신경(Lingual nerve)
8 입천장긴장근(Tensor veli palatini)
9 입천장올림근(Levator veli palatini)
10 인두결절근막(Pharyngobasilar fascia)
11 위인두수축근과 오름입천장동맥(Superior constrictor of pharynx and ascending palatine artery)
12 붓인두근과 혀인두신경(Stylopharyngeus and glossopharyngeal nerve)
13 붓혀근(Styloglossus)
14 날개아래턱솔기(Pterygomandibular raphe)
15 귀밑샘관(Parotid duct)
16 볼근(Buccinator)
17 어금니샘(Molar glands)
18 얼굴동맥(Facial artery)
19 아래턱 점막뼈막(Mucoperiosteum of mandible)
20 혀밑샘(Sublingual gland)
21 턱밑샘관(Submandibular duct)
22 턱끝목뿔근(Geniohyoid)
23 턱목뿔근(Mylohyoid)
24 턱끝목뿔근신경(Nerve to geniohyoid)
25 혀밑신경(Hypoglossal nerve)
26 목뿔혀근(Hyoglossus)
27 붓목뿔인대(Stylohyoid ligament)
28 중간인두수축근(Middle constrictor of pharynx)
29 혀동맥(Lingual artery)
30 목뿔뼈큰뿔(Greater horn of hyoid bone)
31 안쪽후두신경(Internal laryngeal nerve)
32 방패연골위뿔(Superior horn of thyroid cartilage)
33 방패목뿔막(Thyrohyoid membrane)
34 목뿔뼈몸통(Body of hyoid bone)
35 방패목뿔근(Thyrohyoid)
36 어깨목뿔근위힘살(Superior belly of omohyoid)
37 복장목뿔근(Sternohyoid)
38 복장방패근(Sternothyroid)
39 바깥후두신경(External laryngeal nerve)
40 아래인두수축근(Inferior constrictor of pharynx)
41 반지방패근(Cricothyroid)
42 반지연골활(Arch of cricoid cartilage)
43 반지기관인대(Cricotracheal ligament)
44 기관(Trachea)
45 되돌이후두신경(Recurrent laryngeal nerve)
46 아래후두동맥(Inferior laryngeal artery)
47 아래갑상동맥(Inferior thyroid artery)
48 중간목교감신경절(Middle cervical sympathetic ganglion)
49 미주신경(Vagus nerve)
50 앞목갈비근(Scalenus anterior)
51 넷째목신경앞가지(Ventral ramus of fourth cervical nerve)
52 교감신경줄기(Sympathetic trunk)
53 오름인두동맥(Ascending pharyngeal artery)
54 위후두신경(Superior laryngeal nerve)
55 목신경고리위뿌리(Superior root of ansa cervicalis)
56 뒤통수동맥(Occipital artery)
57 고리뼈가로돌기(Transverse process of atlas)
58 더부신경(척수부분)(Accessory nerve[spinal part])
59 뒤귓바퀴동맥(Posterior auricular artery)
60 속목정맥(Internal jugular vein)
61 붓목뿔근(Stylohyoid)
62 붓돌기(Styloid process)
63 긴머리근(Longus capitis)
64 나비굴(Sphenoidal sinus)
65 보습뼈(코중격 뒤부분)(Vomer[posterior part of nasal septum])
66 입천장긴장근(Tensor veli palatini)
67 귀인두관 연골부분(Cartilaginous part of auditory tube)
68 입천장올림근(Levator veli palatini)
69 물렁입천장(Soft palate)
70 목젖(Uvula)
71 입천장인두근(Palatopharyngeus)
72 귀관인두근(Salpingopharyngeus)
73 위인두수축근(Superior constrictor)
74 긴머리근(Longus capitis)
75 인두결절의 인두솔기 부착(Attachment of pharyngeal raphe to pharyngeal tubercle)
76 중간인두수축근(Middle constrictor)
77 아래인두수축근(Inferior constrictor)
78 조롱박오목(Piriform recess)
79 반지연골판(Lamina of cricoid cartilage)
80 후두덮개(Epiglottis)
81 방패연골 위뿔을 덮는 인두벽(Pharyngeal wall overlying superior horn of thyroid cartilage)
82 목뿔뼈큰뿔(Greater horn of hyoid bone)
83 붓목뿔인대(Stylohyoid ligament)
84 혀인두신경(Glossopharyngeal nerve)
85 혀등고랑 뒤부분(Postsulcal part of dorsum of tongue)
86 입천장혀근(Palatoglossus)

연하의 과정

연하 과정	덩어리 조절	공기통로 보호
수의적 입안에 덩어리	1) 폐구 근육: 깨물근, 관자근, 안쪽날개근 2) 입술 폐쇄 근육: 입둘레근 3) 혀끝을 입천장으로 올려 덩어리를 수용 근육: 혀근, 턱끝혀근	공기통과 목구멍활(pillars of fauce)이 혀의 뒤면에서 수축 근육: 입천장혀근, 입천장인두근
불수의적 a) 덩어리가 입인두쪽으로 이동	1) 혀의 뒤부분이 위와 뒤쪽으로 움직임 근육: 턱목뿔근, 붓혀근 2) 덩어리 뒤에서 목구멍활(pillars of fauces) 수축	코인두폐쇄 물렁입천장이 긴장되고 올려짐 근육: 입천장긴장근, 입천장올림근, Passavent 융기
불수의적 b) 덩어리가 후두덮개를 지나 식도쪽으로 이동	인두가 올려짐 근육: 붓인두근, 입천장인두근, 귀관인두근	1) 후두가 혀의 뒤부분과 후두덮개 뒤쪽으로 올려져서 폐쇄 근육: 붓인두근, 입천장인두근, 귀관인두근, 방패목뿔근 2) 후두 입구 폐쇄 근육: 모뿔근
불수의적 c) 덩어리가 식도로 들어감	반지인두근의 이완	기도가 다시 열림 물렁입천장과 인두, 후두가 제자리로 돌아감

C 연하 과정

인두(Pharynx) *인두의 뒤면(posterior surface of the pharynx)*

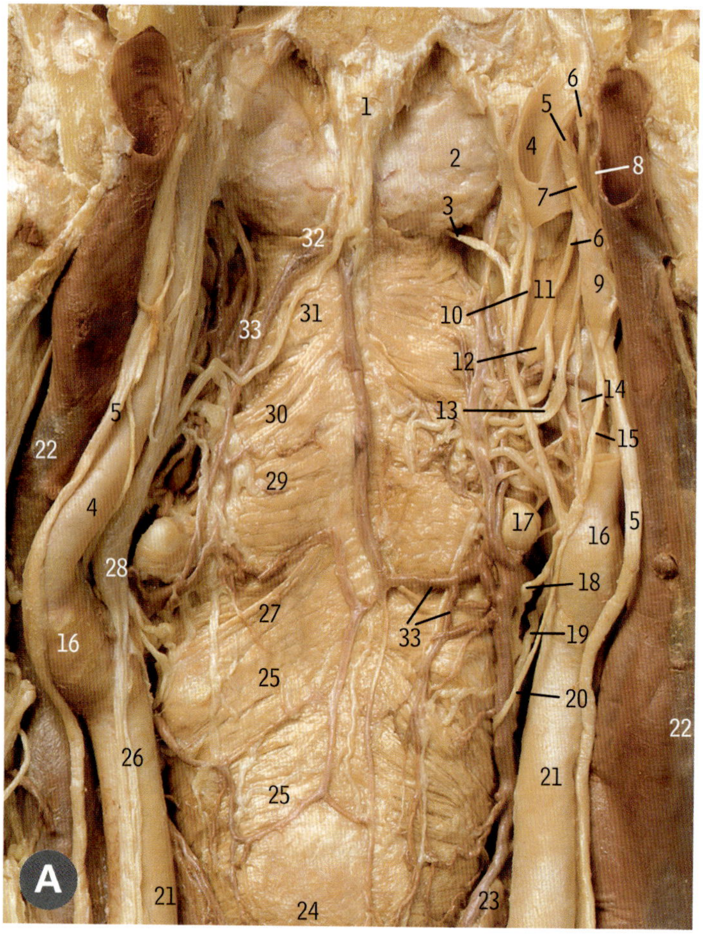

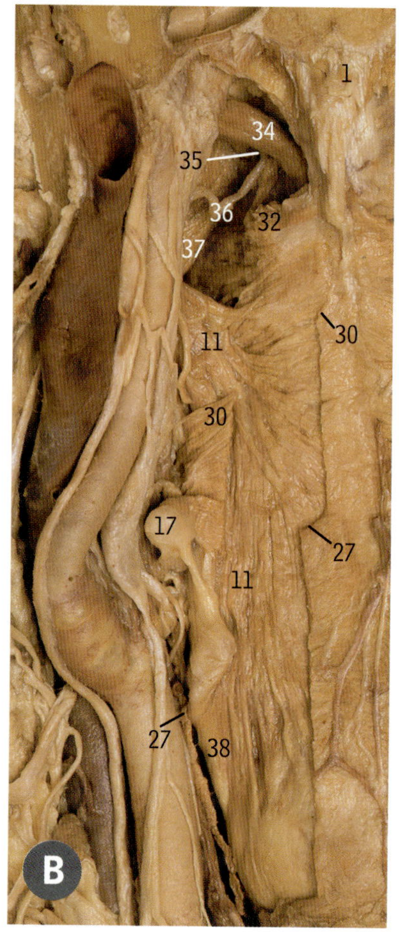

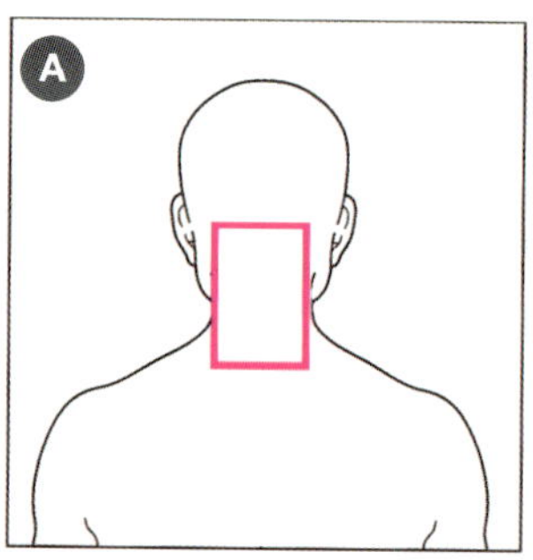

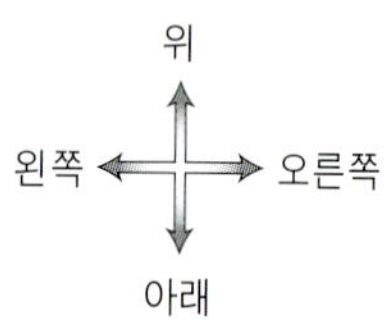

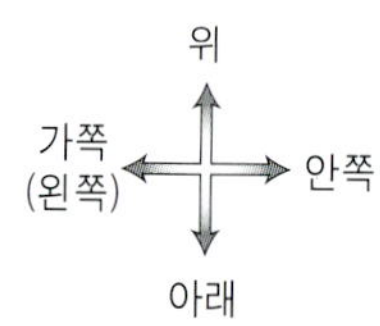

B 왼쪽 절반

A 전체 인두

A는 머리뼈를 인두결절(pharyngeal tubercle, 1)의 높이에서 관상절단한 면이다. 오른쪽에는 인두신경얼기를 만드는 혀인두신경의 인두가지(pharyngeal branch of glossopharyngeal nerve, 12)와 미주신경의 인두가지(pharyngeal branch of vagus nerve, 13)를 보여주기 위해서 속목동맥(internal carotid artery, 4)의 일부가 제거되었다. 인두정맥얼기(pharyngeal venous plexus, 33)는 오른쪽에서 두드러져 보인다.

B에서는 A에서 보이는 인두결절근막(pharyngobasilar fascia, 2)의 제거로, 입천장올림근((levator veli palatini, 34)과 입천장긴장근(tensor veli palatini, 35)의 일부를 볼 수 있다. 또한, 중간인두수축근(middle constrictor, 30)과 아래인두수축근(inferior constrictor, 27)의 제거로, 붓인두근(stylopharyngeus, 11)의 근섬유를 방패연골판의 뒤모서리(posterior border of lamina of thyroid cartilage, 38)를 따라 추적할 수 있다.

모든 세 개의 인두수축근의 섬유는 인두솔기(pharyngeal raphe, 1)에서 위쪽방향으로 모인다. 아래인두수축근의 중요성은 후두를 들어올리는 것이다(173쪽 참조).

인두결절근막(pharyngobasilar fascia, A2)은 인두의 점막밑층이 두꺼워진 것이며, 위인두수축근의 뒤모서리와 머리뼈 바닥 사이에 놓여있다.

볼인두근막(인두결절근막보다 매우 얇고, 그것과 절대로 혼돈되어서는 안된다)은 인두수축근의 바깥면에 있고, 앞쪽으로는 볼근의 바깥면에 연속해서 주행한다. 이것은 근육의 근육바깥막에 불과하다.

위인두수축근(superior constrictor, 160쪽, B73)의 가장 위쪽 섬유의 일부와 입천장인두근(palatopharyngeus, 160쪽, B71)의 일부는 근육띠를 형성하는데 이 근육띠는 연하시에 인두벽의 뒤쪽에 있는 가로융기(passavant 융기)를 올린다. 이 근육띠는 물렁입천장의 올림과 함께 코인두를 입부분에서 닫히게 한다. 연하운동시에만 이 융기가 나타나며, 휴식 상태의 인두나 사체에서는 나타나지 않는다.

인두신경얼기와 인두정맥얼기는 중간인두수축근(middle constrictor, A29)의 뒤쪽면에 주로 위치한다.

인두신경얼기는 혀인두신경의 인두가지(pharyngeal branch of glossopharyngeal nerve, A12)와 미주신경의 인두가지(pharyngeal branch of vagus nerve, A13)에 의해서 형성된다. 혀인두신경부분에는 오직 감각신경만 있고, 미주신경부분은 감각신경뿐 아니라 인두와 입천장의 운동신경도 포함한다.

혀인두신경 마비:
- 운동이상은 감지할 수 없다. 왜냐하면 작은 근육인 붓인두근만을 지배하기 때문이다.
- 혀의 뒤쪽 1/3의 미각을 상실한다. 같은 부분의 감각마비와 인두점막의 감각마비가 나타난다.

미주신경과 더부신경 마비:
- 신경마비의 영향을 받은 쪽의 물렁입천장 마비('아' 소리를 내었을 때 입천장은 영향받지 않은 쪽으로 당겨진다)
- 연하곤란은 인두근육의 마비에 의해서 일어난다.
- 쉰 목소리는 후두근육의 마비에 의해서 일어난다.

척수더부신경 마비:
- 목빗근과 등세모근의 마비

혀밑신경 마비:
- 마비의 영향을 받은 쪽의 혀의 마비(혀를 앞으로 내밀 때 영향받지 않은 쪽의 혀운동에 의해서 마비된 쪽의 반대쪽으로 움직인다)

1 머리뼈바닥 인두결절의 인두솔기 부착(Attachment of pharyngeal raphe to pharyngeal tubercle of base of skull)
2 인두결절근막(Pharyngobasilar fascia)
3 오름인두동맥(Ascending pharyngeal artery)
4 속목동맥(Internal carotid artery)
5 미주신경(Vagus nerve)
6 혀인두신경(Glossopharyngeal nerve)
7 더부신경(Accessory nerve)
8 혀밑신경(Hypoglossal nerve)
9 미주신경아래신경절(Inferior ganglion of vagus nerve)
10 뒤뇌막동맥(Posterior meningeal artery)
11 붓인두근(Stylopharyngeus)
12 혀인두신경인두가지(Pharyngeal branch of glossopharyngeal nerve)
13 미주신경인두가지(Pharyngeal branch of vagus nerve)
14 목동맥토리 미주가지(Vagal branch to carotid body)
15 미주신경위후두가지(Superior laryngeal branch of vagus nerve)
16 목동맥팽대(Carotid sinus)
17 목뿔뼈큰뿔끝(Tip of greater horn of hyiod bone)
18 속후두신경(Internal laryngeal nerve)
19 위갑상동맥(Superior thyroid artery)
20 바깥후두신경(External laryngeal nerve)
21 온목동맥(Common carotid artery)
22 속목정맥(Internal jugular vein)
23 갑상샘가쪽엽(Lateral lobe of thyroid gland)
24 아래인두수축근 반지인두부분(Cricopharyngeal part of inferior constrictor)
25 아래인두수축근 방패인두부분(Thyropharyngeal part of inferior constrictor)
26 교감신경줄기(Sympathetic trunk)
27 아래인두수축근 위모서리(Upper border of inferior constrictor)
28 위목교감신경절(Superior cervical sympathetic ganglion)
29 중간인두수축근(Middle constrictor)
30 중간인두수축근 위모서리(Upper border of middle constrictor)
31 위인두수축근(Superior constrictor)
32 위인두수축근 위모서리(Upper border of superior constrictor)
33 인두정맥(Pharyngeal veins)
34 입천장올림근(Levator veli palatini)
35 입천장긴장근(Tensor veli palatini)
36 오름입천장동맥(Ascending palatine artery)
37 안쪽날개근(Medial pterygoid)
38 방패연골판 뒤모서리(Posterior border of lamina of thyroid cartilage)

귀(Ear) 귀의 구성요소(Components of the ear)

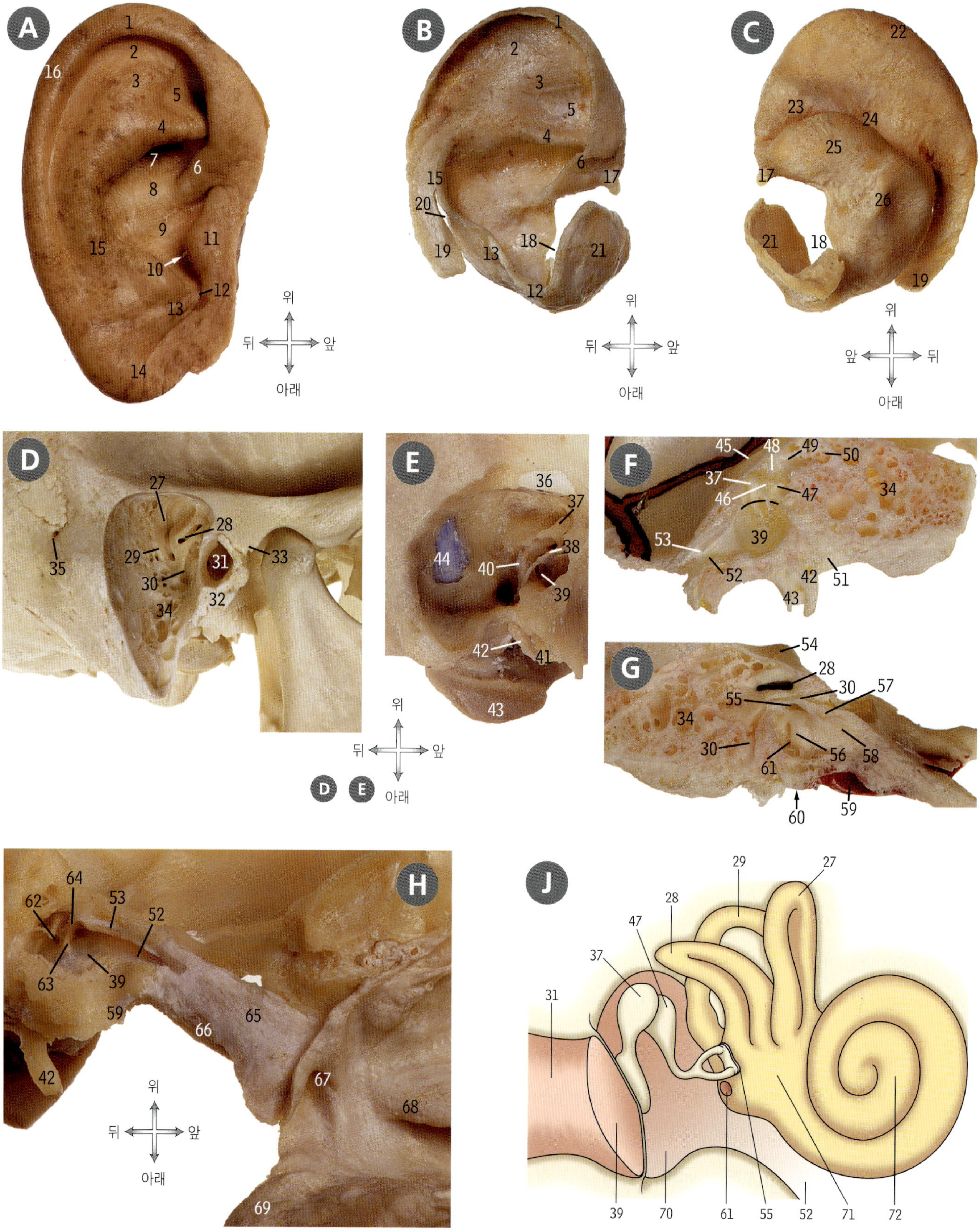

바깥귀, 가운데귀 및 속귀 (The external, middle and internal ear)

A 오른쪽에서 본 오른귓바퀴

B 오른쪽에서 본 오른귓바퀴연골

C 왼쪽에서 본 오른귓바퀴연골

D 오른쪽에서 본 오른꼭지돌기를 통한 절단면

E D와 유사한 오른뒤의 더 깊은 절단면

F 왼쪽에서 본 오른가운데귀를 통한 절단면

G 오른쪽에서 본 오른가운데귀를 통한 절단면

H 오른쪽에서 본 왼귀인두관(확대)

J 귀의 부분에 대한 모식도

A, B, C는 귓바퀴의 표면 형태와 연골 구조를 보여준다.

D에서 건조 머리뼈의 오른꼭지돌기 부분을 꼭지벌집(mastoid air cells, 34)과 반고리관(semicircular canal, 27–29)이 드러나게 해부한 것이다.

E는 D에서 보이는 것보다 깊은 것으로, 구불정맥굴(sigmoid sinus, 44)이 가장 깊은 꼭지벌집과 가까이 놓여있는 것을 보여준다. 얼굴신경(facial nerve, 40)을 위한 관은 고실끈신경가지(chorda tympani branch, 38)가 고막(tympanic membrane, 39)의 점막을 통해 되돌아 오는 과정을 보여주기 위해서 열었다.

F와 G는 가운데귀와 관자뼈의 인접한 부분을 절개하여 가운데귀공간의 가쪽벽(F)과 안쪽벽(G)을 보여준다. 가는 검은 선(구조물은 없음, 46, 47 아래)은 고막(tympanic membrane, 39)의 점막 아래에 있는 고실끈의 주행과정을 보여준다.

H에서 귀인두관의 연골부분(cartilaginous part of auditory tube, 65, 66)이 주위 조직에서 분리되었다. 그러나 코인두로 들어가는 관구멍(tubal opening, 67)은 그대로 두었다.

모식도(J)는 바깥귀길과 가운데귀를 관상절단하여 오른쪽 귀 부분을 앞쪽에서 보여주고 있다.

귀걸이를 하기 위해서 가장 많이 뚫는 귓불(lobule, A14)은 연골이 아닌 치밀한 섬유조직으로 구성된다.

바깥귀는 귓바퀴(A), 바깥귀길(exernal acoustic meatus, A10; D와 J, 31) 및 그 끝에서 가운데귀와 바깥귀를 분리하는 고막(tympanic membrane, E, F, J, 39)으로 구성된다.

가운데귀(고실)(middle ear[tympanic cavity], J70)는 관자뼈에서 불규칙적인 공간으로 점막으로 덮여 있고 귓속뼈(망치뼈, 모루뼈, 등자뼈)가 있으며, 그 속은 공기로 채워져 앞쪽에 있는 코인두와 귀인두관(유스타키오관)(auditory tube[eustachian tube], H52, 65, 66])을 통해서 교통한다. 가운데귀공간의 자세한 설명은 167쪽 참조.

고실위오목(epitympanic recess, F48)은 고실의 부분으로 고막(tympanic membrane, F39)의 높이에서 위쪽으로 뻗어 있다. 또한 망치뼈의 머리(head of malleus, F37)와 모루뼈의 몸통(body of incus, F47)을 수용한다. 고실위오목은 꼭지벌집(mastoid air cells, F34)이 커져서 만들어진 꼭지방(mastoid antrum, F50)까지 꼭지방구멍(aditus to mastoid antrum, F49)을 통해 뒤쪽으로 연결된다.

1 귀둘레(Helix)
2 배오목(Scaphoid fossa)
3 맞둘레위다리(Upper crus of antihelix)
4 맞둘레아래다리(Lower crus of antihelix)
5 세모오목(Triangular fossa)
6 귀둘레다리(Crus of helix)
7 조가비틈(Cymba conchae)
8 조가비(Concha)
9 조가비공간(Cavum conchae)
10 바깥귀길(Exernal acoustic meatus)
11 귀구슬(Tragus)
12 귀구슬사이패임(Intertragic notch)
13 맞구슬(Antitragus)
14 귓불(Lobule)
15 맞둘레(Antihelix)
16 귓바퀴결절의 자리(있다면)(Position of auricular tubercle)
17 귀둘레돌기(Spine of helix)
18 끝패임(Terminal notch)
19 귀둘레꼬리(Tail of helix)
20 맞구슬귀둘레길(Antitragohelicine meatus)
21 바깥귀길연골(Cartilage of external acoustic meatus)
22 배융기(Scaphoid eminence)
23 세모융기(Triangular eminence)
24 가로맞구슬고랑(Transverse antihelicine groove)
25 조가비융기(Conchal eminence)
26 다리(Ponticulus)
27 앞반고리관(Anterior semicircular canal)
28 가쪽반고리관(Lateral semicircular canal)
29 뒤반고리관(Posterior semicircular canal)
30 얼굴신경관(Canal for facial nerve)
31 바깥귀길(External acoustic meatus)
32 관자뼈 고실부분(Tympanic part of temporal bone)
33 관절뒤결절(Postglenoid tubercle)
34 꼭지벌집(Mastoid air cells)
35 꼭지구멍(Mastoid foramen)
36 중간머리뼈우묵경질막(Dura mater of middle cranial fossa)
37 고실위오목에 있는 망치뼈머리(Head of malleus in epitympanic recess)
38 고실끈신경(Chorda tympani)
39 고막(Tympanic membrane)
40 얼굴신경(Facial nerve)
41 붓돌기집(Sheath of styloid process)
42 붓돌기(Styloid process)
43 뒤통수뼈관절융기(Occipital condyle)
44 구불정맥굴경질막(Dura mater of sigmoid sinus)
45 고실천장(Tegmen tympani)
46 모루망치관절(Incudomallear joint)
47 모루뼈몸통(Body of incus)
48 고실위오목(Epitympanic recess)
49 꼭지방구멍(Aditus to mastoid antrum)
50 꼭지방(Mastoid antrum)
51 붓꼭지구멍(Stylomastoid foramen)
52 귀인두관반관(Semicanal of auditory tube)
53 고막긴장근반관(Semicanal of tensor tympani)
54 활꼴융기(앞반고리관을 덮는)(Arcuate eminence [overlying anterior semicircular canal])
55 안뜰창(Oval window[fenestra vestibuli], with stapes in)
56 고실곶(Promontory)
57 도르래모양돌기(Trochleariform[cochleariform] process)
58 귀인두관구멍 자리(Position of opening of auditory tube)
59 목동맥관(Carotid canal)
60 목정맥팽대(Jugular bulb)
61 달팽이창(Round window[fenestra cochleae])
62 모루등자관절(Incudostapedial joint)
63 망치뼈자루(Handle of malleus)
64 고실긴장근힘줄(Tendon of tensor tympani and 57)
65 귀인두관 연골부분 안쪽판(Medial lamina of cartilaginous part of auditory tube)
66 귀인두관 연골부분 가쪽판(Lateral lamina of cartilaginous part of auditory tube)
67 귀인두관구멍(Opening of auditory tube)
68 아래코선반(Inferior nasal concha)
69 물렁입천장(Soft palate)
70 가운데귀(고실)(Middle ear[tympanic cavity])
71 안뜰(Vestibule)
72 달팽이(Cochlea)

속구조 I (Internal structure I)

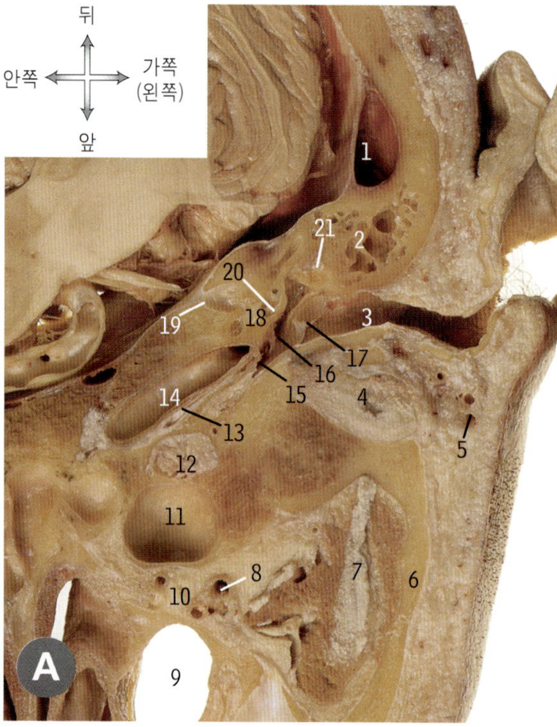

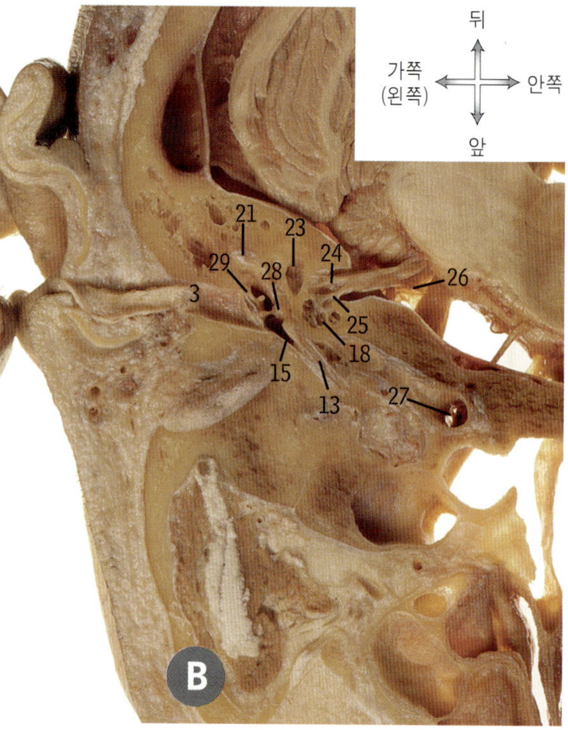

귀의 가로절단면과 귓속뼈(Transverse sections through the ear, and the auditory ossicles)

A 왼쪽 귀를 지나는 절단의 아래면, 위에서 본 모습

B 같은 절단의 위면, 아래에서 본 모습

C B의 가운데영역, 확대

D 오른쪽 귀를 지나는 절단의 윗면 (확대), B 절단면보다 약간 아래에서 절단

E 오른쪽 귓속뼈, 관절에서 분리하여 확대

F 뼈미로의 모식도

G 막미로의 모식도

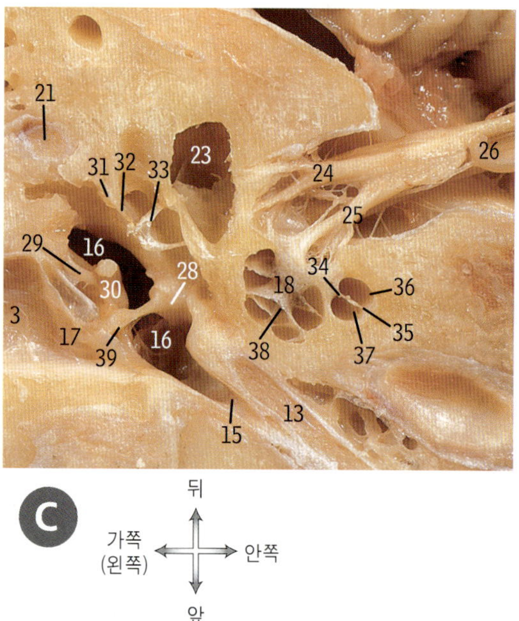

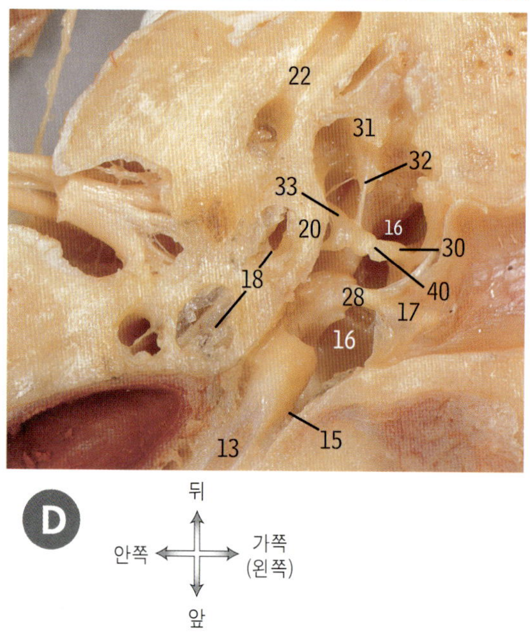

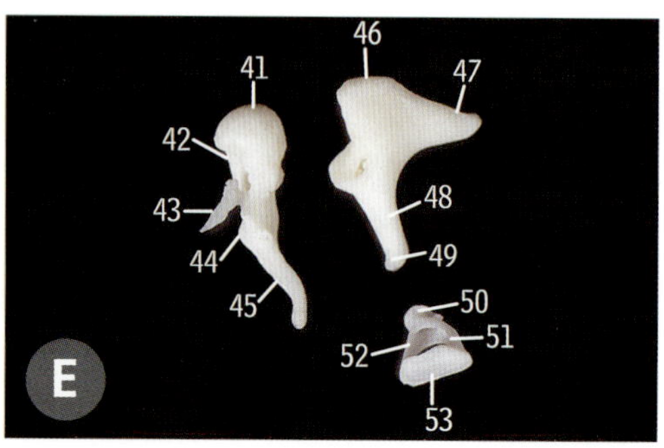

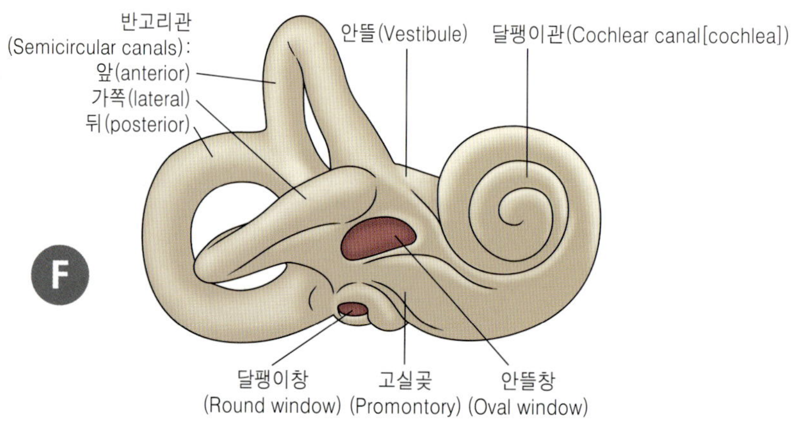

1 구불정맥굴(Sigmoid sinus)
2 꼭지벌집(Mastoid air cells)
3 바깥귀길(External acoustic meatus)
4 턱관절원반(Intra-articular disc of temporomandibular joint)
5 얕은관자동맥(Superficial temporal artery)
6 광대활(Zygomatic arch)
7 관자뼈(Temporalis)
8 위턱동맥(Maxillary artery)
9 위턱굴(Maxillary sinus)
10 날개입천장오목(Pterygopalatine fossa)
11 나비굴(Sphenoidal sinus)
12 해면정맥굴(Cavernous sinus)
13 고막긴장근반관(Semicanal with tensor tympani)
14 목동맥관내 속목동맥(Internal carotid artery in catorid canal)
15 귀인두관구멍(Opening of auditory tube)
16 가운데귀공간(Cavity of middle ear)
17 고막(Tympanic membrane)
18 달팽이(Cochlea)
19 속귀길바닥(Floor of internal acoustic meatus)
20 고실곶(Promontory)
21 얼굴신경(Facial nerve)
22 뒤반고리뼈관(Posterior semicircular canal)
23 뼈미로 안뜰부분(Vestibular part of osseous labyrinth)
24 속귀길내 속귀신경 안뜰부분(Vestibular part of vestibulo-cochlear nerve in internal acoustic meatus)
25 속귀길내 속귀신경 달팽이부분(Cochlear part of vestibulo-cochlear nerve in internal acoustic meatus)
26 미로동맥(Labyrinthine artery)
27 파열구멍내 속목동맥(Internal carotid artery in foramen lacerum)
28 고막긴장근과 도르래돌기(Tendon of tensor tympani and trochleariform[cochleariform] process)
29 고실끈신경(chorda tympani)
30 모루뼈긴다리(Long limb of incus)
31 피라밋융기(Pyramid)
32 등자근(Stapedius)
33 등자뼈(Stapes)
34 뼈나선판(Osseous spiral lamina)
35 바닥막(Basilar membrane)
36 고실계단(Scala tympani)
37 안뜰계단(Scala vestibuli)
38 달팽이축(Modiolus)
39 망치뼈자루(Handle of malleus)
40 모루등자관절(Incudostapedial joint)
41 망치뼈머리(Head of malleus)
42 망치뼈목(Neck of malleus)
43 망치뼈앞돌기(Anterior process of malleus)
44 망치뼈가쪽돌기(Lateral process of malleus)
45 망치뼈자루(Handle of malleus)
46 모루뼈몸통(Body of incus)
47 모루뼈짧은다리(Short limb of incus)
48 모루뼈긴다리(Long limb of incus)
49 모루뼈렌즈돌기(Lenticular process of incus)
50 등자뼈머리(Head of stapes)
51 등자뼈뒤다리(Posterior limb of stapes)
52 등자뼈앞다리(Anterior limb of stapes)
53 등자뼈바닥(Base[footplate] of stapes)

A의 절단은 목을 향해서 아래로 바라본 것이고, B는 머리를 향해서 위로 바라본 것이다. 절단면은 같은 톱에 의해서 만들어졌고, 바깥귀의 귓바퀴가 책을 펼쳐놓은 것 같은 모양으로 분리되었다. 절단은 바깥귀길(external acoustic meatus, 3), 가운데귀공간(middle ear cavity, 16) 및 목동맥관내 속목동맥(internal carotid artery within catorid canal, 14)의 수평부분을 통과하고 있다.

B를 확대한 C에서, 속귀길내의 안뜰부분(vestibular part of vestibulocochlear nerve, 24)과 속귀신경의 달팽이부분(cochlear part of vestibulocochlear nerve, 25), 달팽이나선(coils of cochlea, 18) 및 망치뼈자루(handle of malleus, 39)에 부착하여 고실(16)에 존재하는 고막긴장근(tendon of tensor tympani , 28)의 힘줄을 보여주고 있다. 귀인두관(auditory tube, 15)은 고실의 앞쪽으로 열려 있다.

D는 C와 비슷한 절단면이지만 약간 아래쪽에서 잘렸으며, 피라밋융기(pyramid, 31)에서 시작해서 등자뼈(stapes, 33)에 부착하는 등자근(stapedius muscle, 32)을 보여 주고 있다. 뒤반고리뼈관(posterior semicircular canal, 22)의 대부분은 위로 열려 있다.

E는 분리된 세 개의 귓속뼈를 확대한 모습이다.

F와 G의 모식도에서 반고리관은 반고리뼈관 내에 놓여 있고, 달팽이 내에 달팽이관이, 안뜰 내에 타원주머니와 둥근주머니가 놓여 있는 것을 볼 수 있다.

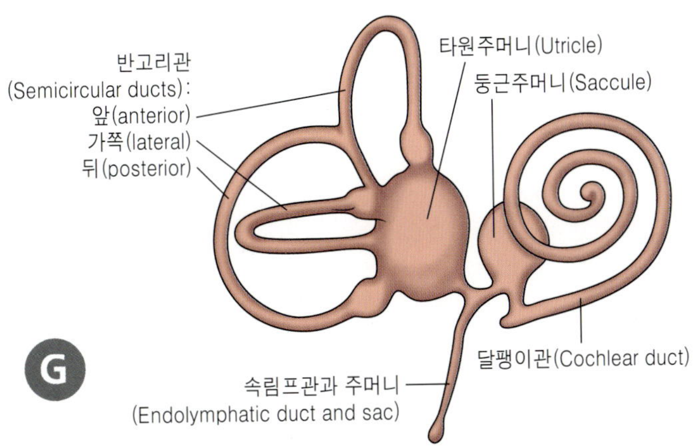

G

가운데귀벽의 형태:

- 가쪽벽 – 고막(tympanic membrane, 164쪽, F39); 바위고실틈새(petro-tympani fissure, 48쪽, D42); 고실끈신경의 앞, 뒤 소관(164쪽, F, 표식자의 한쪽 끝).
- 안쪽벽(위에서 아래로) – 가쪽반고리뼈관으로 인한 융기(prominence due to lateral semicircular canal, 164쪽, G28); 얼굴신경관(prominence due to canal for facial nerve, 164쪽, G30)으로 인한 융기; 고실곶(promontory, A20과 164쪽, G56, 달팽이의 첫번째 회전으로 인한) 위뒤에 있는 등자뼈바닥에 의해 덮힌 안뜰창(over window [fenestra vestibuli], 164쪽, G55)과 고실곶 아래뒤에 있는 달팽이창(fenestra cochleae, 164쪽, G61)
- 천장 – 고실천장(관자뼈의 바위부분)(tegmen tympani[part of petrous part of temporal], 164쪽, F45와 48쪽, C32)
- 바닥 – 혀인두신경의 고실신경가지(48쪽, D45) 및 목정맥오목(jugular fossa, 48쪽, D47)에 있는 목정맥위팽대 상부
- 앞쪽벽 – 고막긴장근(tensor tympani, 48쪽, E49)구멍과 귀인두관(auditory tube, 48쪽, E50) 및 목동맥관(carotid canal, 164쪽, G59)
- 뒤쪽벽 – 꼭지방구멍(aditus to mastoid antrum, 164쪽, F49); 얼굴신경(facial nerve, C21)의 수직부분 앞쪽에 있는 피라밋융기(pyramid, 등자근[stapedius]이 이는곳, C31과 C32); 모루뼈오목(fossa for incus, 164쪽, F47)

속귀는 뼈미로와 막미로로 구성되어 있다.

뼈미로는 달팽이(때로는 달팽이뼈관으로 불림), 안뜰 및 반고리뼈관을 구성되어 관자뼈 내에 있는 공간에 있다.

막미로는 뼈미로 내부에 있으며, 달팽이관(달팽이 내에 있는), 타원주머니와 둥근주머니(안뜰 내에 있는) 그리고 반고리관(반고리뼈관 내에 있는)을 구성한다.

막미로의 다양한 부분들은 뼈미로에 비해 작고, 바깥림프에 의해 뼈미로벽으로부터 분리되어 있다. 막미로는 그 자체의 속림프를 가지고 있다. 이 두 액체는 서로 섞이지 않지만, 바깥림프는 달팽이소관을 경유해 거미막밑공간에 있는 뇌척수액과 교통한다.

달팽이는 나선모양이며 달팽이껍질을 닮았다.

속구조 II (Internal structure II)

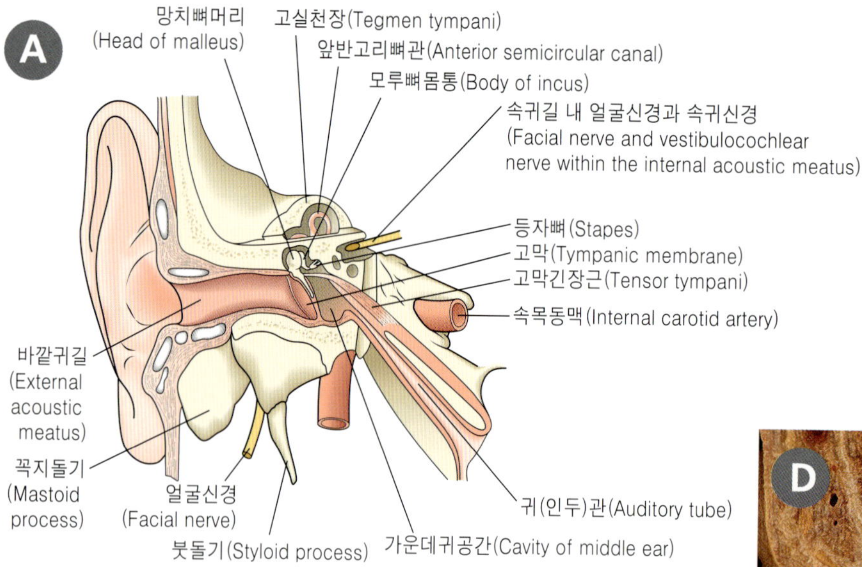

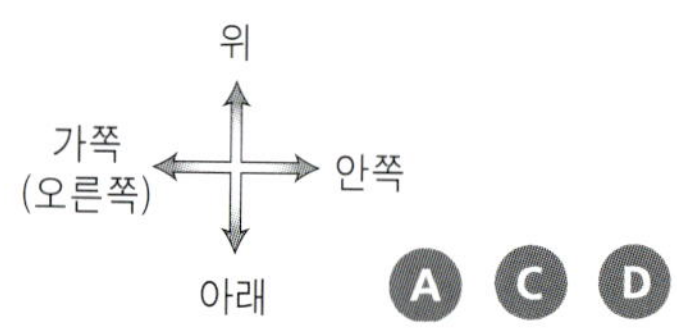

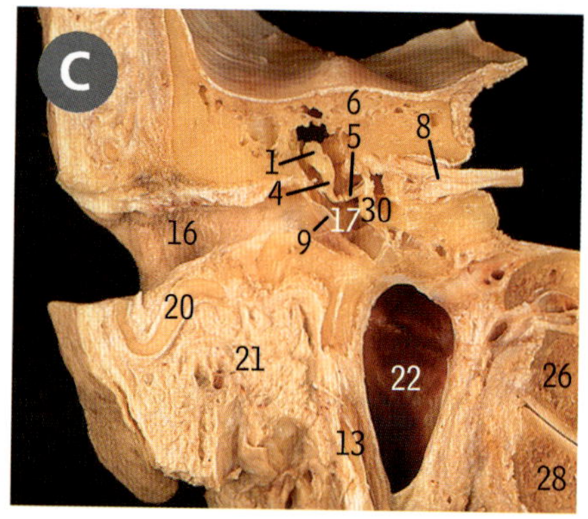

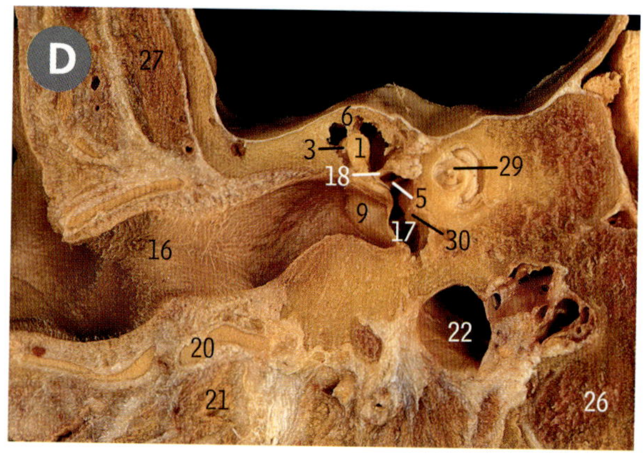

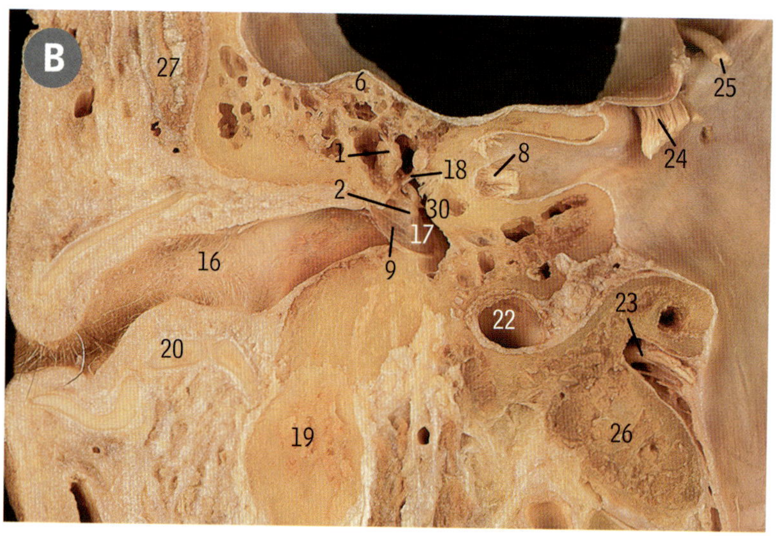

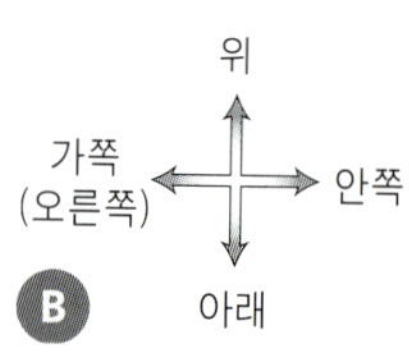

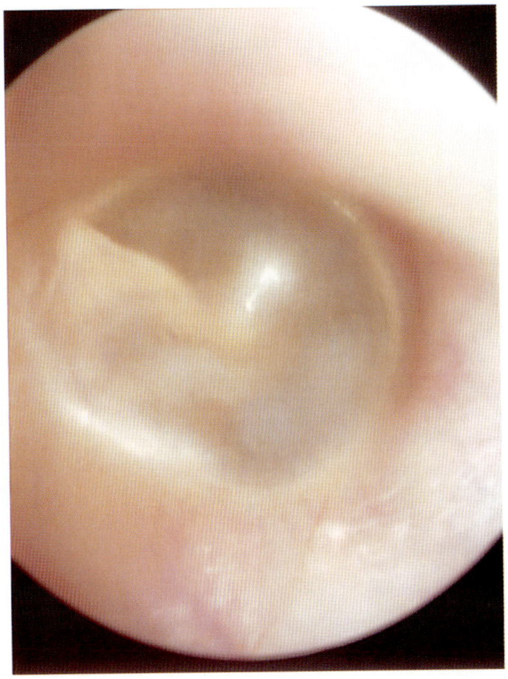

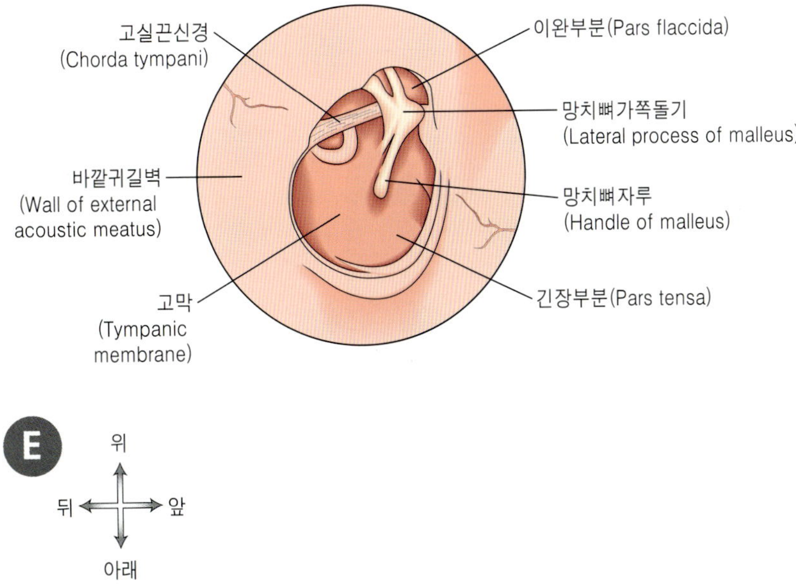

귀의 관상절단면과 귓속뼈(Coronal sections through the ear, and the auditory ossicles)

A 오른귀의 관상절단 그림, 앞에서 본 모습

B 왼귀의 관상절단면, 뒤에서 본 모습

C 오른귀의 관상절단면, 앞에서 본 모습

D 오른귀의 관상절단면, 앞에서 본 모습

E 성인 오른고막을 고막내시경을 통해서 본 사진 및 설명

1 머리(Head)
2 망치뼈자루(Handle of malleus)
3 몸통(Body)
4 모루뼈긴다리(Long limb of incus)
5 등자뼈(Stapes)
6 고실천장(Tegmen tympani)
7 앞반고리뼈관(Anterior semicircular canal)
8 속귀길내 얼굴신경과 속귀신경(Facial nerve and vestibulocochlear nerve within the internal acoustic meatus)
9 고막(Tympanic membrane)
10 고막긴장근(Tensor tympani)
11 속목동맥(Internal carotid artery)
12 귀(인두)관(Auditory tube)
13 붓돌기(Styloid process)
14 얼굴신경(Facial nerve)
15 꼭지돌기(Mastoid process)
16 바깥귀길(External acoustic meatus)
17 가운데귀공간(Cavity of middle ear)
18 고막긴장근힘줄(Tendon of tensor tympani)
19 턱뼈머리(Head of mandible)
20 귓바퀴연골(Auricular cartilage)
21 귀밑샘(Parotid gland)
22 속목정맥(Internal jugular vein)
23 목정맥구멍으로 들어가는 혀인두신경, 미주신경, 더부신경(Glossopharyngeal nerve, vagus nerve and accessory nerve entering the jugular foramen)
24 삼차신경(Trigeminal nerve)
25 눈돌림신경(Oculomotor nerve)
26 뒤통수뼈관절융기(Occipital condyle)
27 관자근(Temporalis)
28 고리뼈(첫째목뼈)(Atlas[first cervical vertebra])
29 달팽이(Cochlea)
30 가운데귀고실곶(Promontory of middle ear)

후두(Larynx) 목뿔뼈와 후두연골(Hyoid bone and laryngeal cartilages)

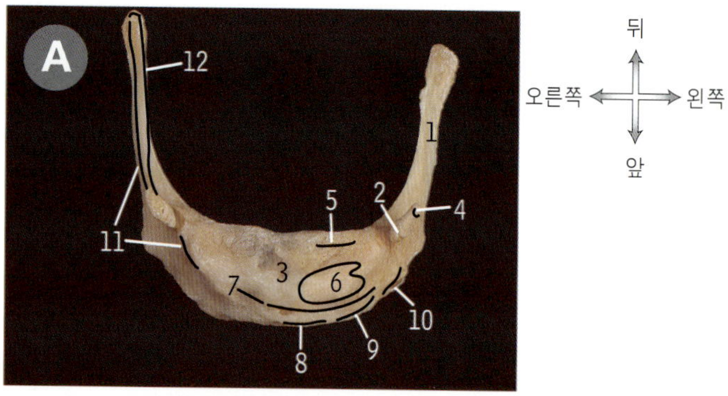

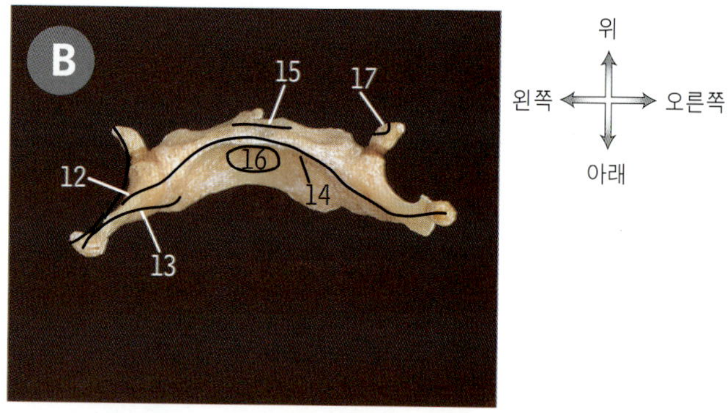

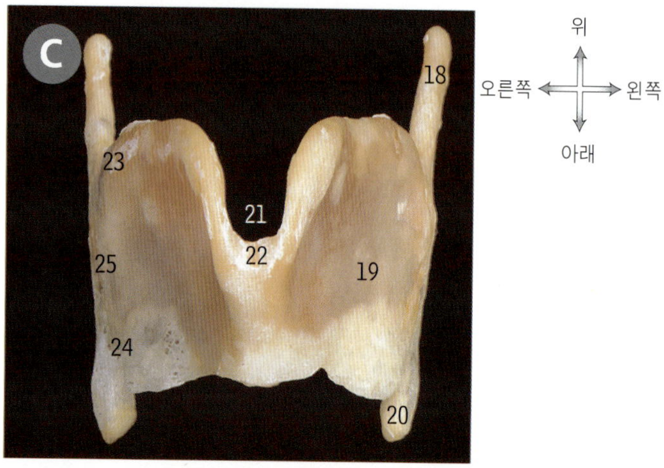

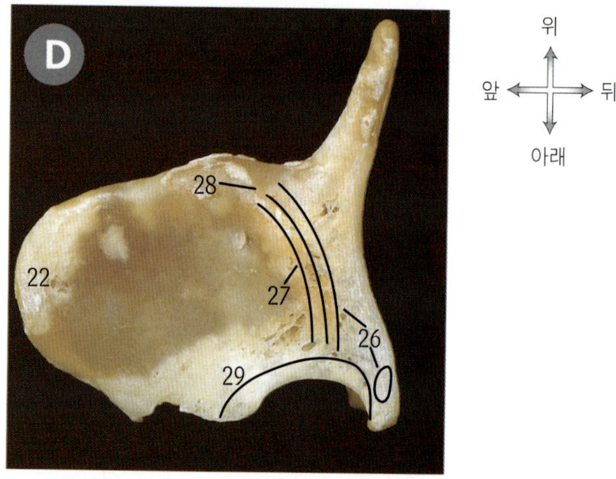

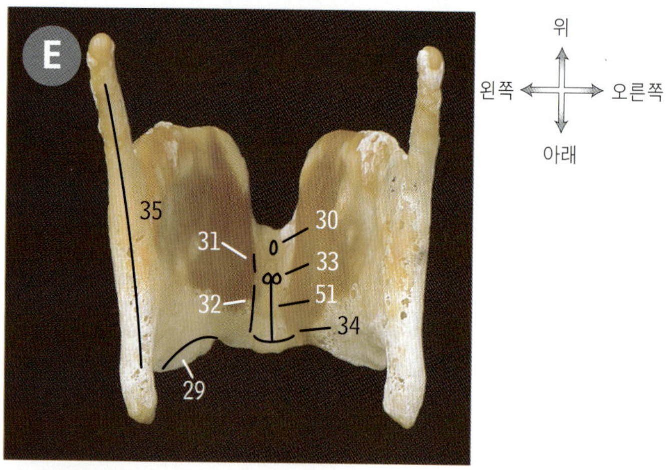

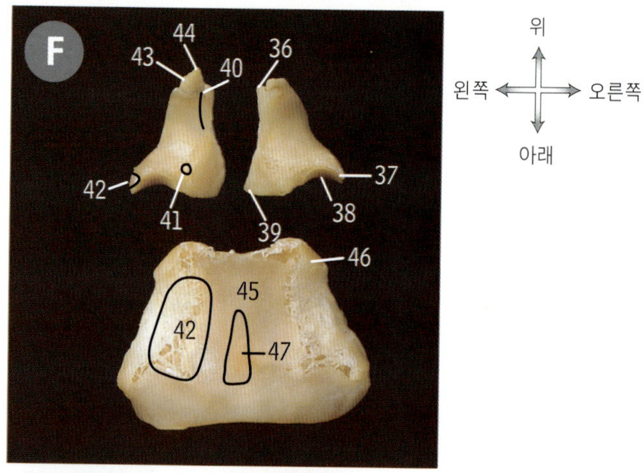

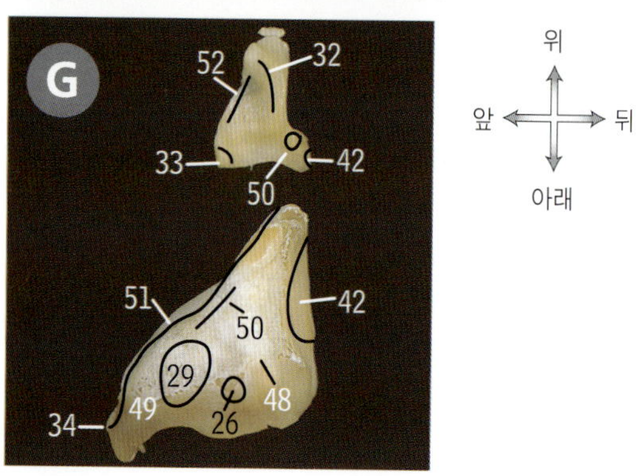

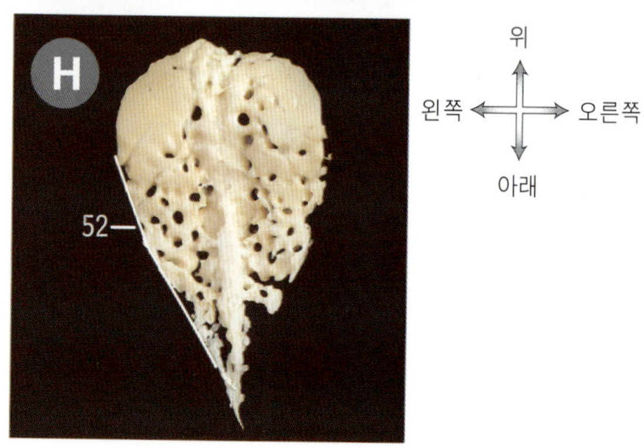

후두의 목뿔뼈와 연골 (The hyoid bone and the cartilages of the larynx)

A 목뿔뼈, 위쪽과 앞에서 본 부착물

B 목뿔뼈, 뒤쪽에서 본 부착물

C 방패연골, 앞에서 본 모습

D 방패연골, 왼쪽에서 본 부착물

E 방패연골, 뒤쪽에서 본 부착물

F 반지연골과 모뿔연골, 뒤쪽에서 본 부착물

G 반지연골과 모뿔연골, 왼쪽에서 본 부착물

H 후두덮개연골, 뒤쪽에서 본 무습

목뿔뼈와 후두연골의 부착물(중심부의 부착물은 아님)은 양면에 대칭적으로 동일한 구조물이기 때문에 단순함을 위해 한쪽 면에만 나타내었다.

후두의 일부는 아니지만 근육과 막에 의해 후두에 부착된 ***목뿔뼈(hyoid bone: B&I)***는 양쪽에 큰뿔(greater horn of hyoid bone, A1)과 작은뿔(lesser horn of hyoid bone, A2)을 가진 몸통(body of hyoid bone, A3)으로 구성된다.

방패연골(thyroid cartilage)은 앞에서 결합하는 두개의 판(lamina of thyroid cavtilage, C19)과 뒤쪽에 위뿔(superior horn of thyroid cavtilage, C18)과 아래뿔(inferior horn of thyroid cavtilage, C20)로 되어 있다. 정중선에서 합쳐진 방패판의 위틈을 방패패임(thyroid notch, C21)이라고 하고 이는 후두융기(laryngeal prominence [Adam's apple], C22)에 의해 아래에 경계를 이룬다. 판 사이의 각은 여성보다 남성이 더 날카롭다. 후두융기는 여성에서 덜 분명하다.

반지연골(cricoid cartilage)은 앞쪽에는 활(arch of cricoid cartiage, G49)을 가지고 뒤쪽에는 판(lamina of cricoid cartiage, F45)을 가진 마치 도장이 새겨진 반지 모양이다.

쌍을 이루는 ***모뿔연골(arytenoid cartilage)***은 바닥에 성대인대(vocal ligament, G33; 174쪽, C32)가 부착하는 성대돌기(vocal process of artytenoid cartilage, F39), 그리고 뒤반지모뿔근과 가쪽반지모뿔근이 부착하는 근육돌기(muscular process of artytenoid cartilage, F37)를 가진 세면의 피라밋 모양이다(G42와 50; 174쪽, B7과 21).

방패연골, 반지연골 및 대부분의 모뿔연골은 유리연골로 구성되어 있고, 나이가 들어감에 따라 어느 정도 석회화가 진행된다.

모뿔연골꼭대기(apex of arytenoid cartilage, F36)에는 후두덮개연골(많은 구멍이 나 있는 나뭇잎 모양)(H), 잔뿔연골(corniculate cartilage, F43)과 쐐기연골(cuneiform cartilage, F44)(종자나 쌀알형태)과 같은 탄력섬유연골이 있다. 밀알연골(제시되지 않음)은 방패목뿔막(thyrohyoid membrane, 174쪽, D36)의 뒤모서리에서 종종 발견되는 매우 작은 결절이다.

1 목뿔뼈큰뿔(Greater horn of hyoid bone)
2 목뿔뼈작은뿔(Lesser horn of hyoid bone)
3 목뿔뼈몸통(Body of hyoid bone)
4 붓목뿔인대(Stylohyoid ligament)
5 턱끝혀근(Genioglossus)
6 턱끝목뿔근(Geniohyoid)
7 턱목뿔근(Mylohyoid)
8 복장목뿔근(Sternohyoid)
9 어깨목뿔근(Omohyoid)
10 붓목뿔근(Stylohyoid)
11 목뿔혀근(Hyoglossus)
12 중간인두수축근(Middle constrictor)
13 방패목뿔근(Thyrohyoid)
14 방패목뿔막(Thyrohyoid membrane)
15 목뿔덮개인대(Hyoepiglottic ligament)
16 윤활주머니(Bursa)
17 작은뿔혀근(Chondroglossus)
18 방패연골위뿔(Superior horn of thyroid cartilage)
19 방패연골판(Lamina of thyroid cartilage)
20 방패연골아래뿔(Inferior horn of thyroid cartilage)
21 방패패임(Thyroid notch)
22 후두융기(Adam's apple)(Laryngeal prominence)
23 방패연골위결절(Superior tubercle of thyroid cartilage)
24 방패연골아래결절(Inferior tubercle of thyroid cartilage)
25 비스듬선(Oblique line)
26 아래인두수축근(Inferior constrictor)
27 복장방패근(Sternothyroid)
28 방패목뿔근(Thyrohyoid)
29 반지방패근(Cricothyroid)
30 방패덮개인대(Thyro-epiglottic ligament)
31 방패덮개근(Thyro-epiglottic muscle)
32 방패모뿔근(Thyro-arytenoid)
33 성대인대(Vocal ligament)
34 탄력원뿔(Conus elasticus)
35 붓인두근와 입천장인두근(Stylopharyngeus and palatopharyngeus)
36 모뿔연골꼭대기(Apex of arytenoid cartilage)
37 모뿔연골근육돌기(Muscular process of arytenoid cartilage)
38 모뿔연골관절면(Articular surface of arytenoid cartilage)
39 모뿔연골성대돌기(Vocal process of arytenoid cartilage)
40 가로모뿔근(Transverse arytenoid)
41 빗모뿔근(Oblique arytenoid)
42 뒤반지모뿔근(Posterior crico-arytenoid)
43 잔뿔연골(Corniculate cartilage)
44 쐐기연골(Cuneiform cartilage)
45 반지연골판(Lamina of cricoid cartilage)
46 모뿔연골관절면(Articular surface for arytenoid cartilage)
47 식도힘줄(Tendon of oesophagus)
48 방패연골아래뿔관절면(Articular surface for inferior horn of thyroid cartilage)
49 반지연골활(Arch of cricoid cartilage)
50 가쪽반지모뿔근(Lateral crico-arytenoid)
51 반지방패인대(Cricothyroid ligament)
52 네모막(Quadrangular membrane)

후두와 인두(Larynx and pharynx)

후두, 인두, 목뿔뼈와 기관(the larynx with the pharynx, hyoid bone and trachea)

A 오른쪽에서 본 모습. 목뼈는 제거됨

B A와 같이 오른쪽에서 본 모습. 갑상샘과 아래인두수축근의 일부가 제거됨

C 오른앞에서 본 모습. 근육은 제거됨

D 목의 해부. 오른쪽에서 본 모습

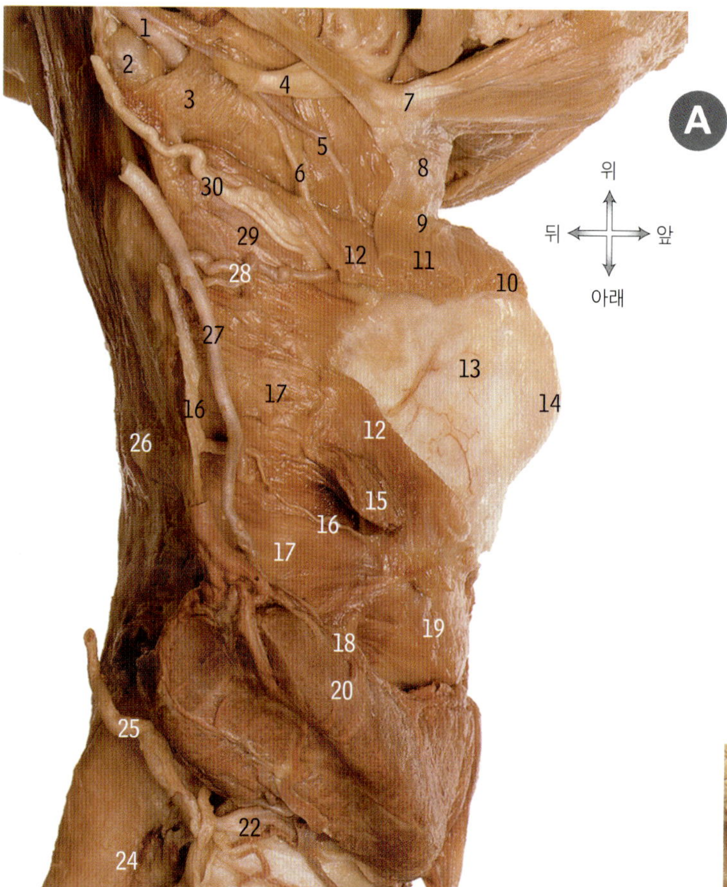

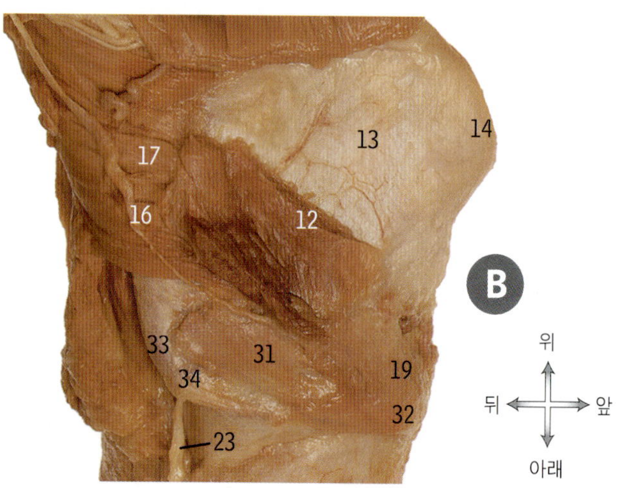

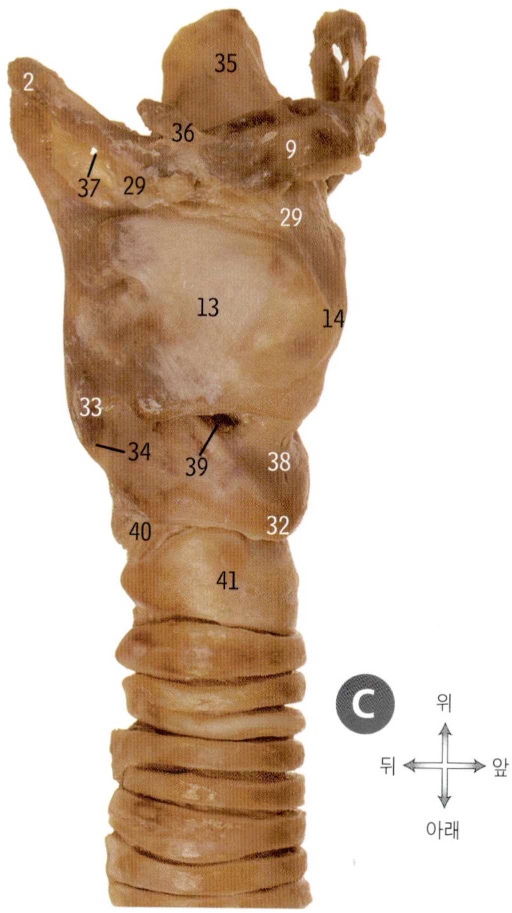

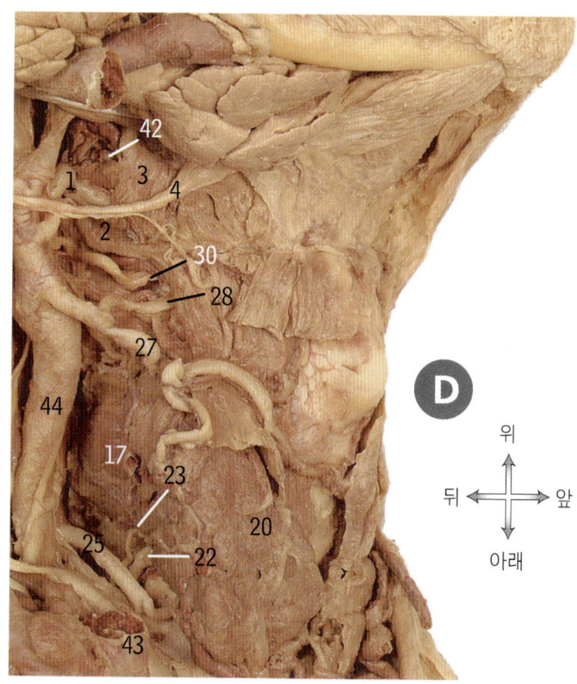

A의 가쪽면 모습에서 갑상샘의 가쪽엽(lateral lobe of thyroid gland, 20)은 뒤쪽으로 위치되었는데, 이는 반지방패근(cricothyroid, 19) 위부분의 힘줄띠(tendinous band, 18)에서 이는 아래인대수축근(inferior constrictor, 17)의 이는곳 일부를 보여주기 위함이다. 혀동맥(lingual artery, 1)은 목뿔뼈의 큰뿔끝(tip of greater horn of hyoid bone, 2)의 바로 위부분을 지나서, 목뿔혀근(hyoglossus, 3) 뒤모서리 깊은부분으로 들어간다. 속후두신경(internal laryngeal nerve, 30)은 목뿔뼈의 끝 바로 아래부분을 지나 위갑상동맥(superior thyroid artery, 27)의 위후두가지(superior laryngeal branch, 28)와 함께 방패목뿔막(thyrohyoid membrane, 29)을 관통하며, 뒤쪽에는 바깥후두신경(external laryngeal nerve, 16)이 주행한다. 방패목뿔근(thyrohyoid, 12)의 많은 부분들이 제거되었는데 이는 방패연골판(lamina of thyroid cartilage, 13)에서 유래하는 아래인두수축근(inferior constrictor, 17)의 이는곳 일부를 보여주기 위함이다.

갑상샘이 제거된 B에서 아래인두수축근의 가장아래부분(반지인두근)이 제거되었는데 이는 반지방패관절(cricothyroid joint, 34) 뒤면을 상행하는 되돌이후두신경(recurrent laryngeal nerve, 23)을 보여주기 위함이다.

C에서 모든 근육, 혈관 및 신경이 제거되었다. 이는 방패목뿔막(thyrohyoid membrane, 29), 반지방패막(cricothyroid membrane, 38과 39), 첫째기관고리(first tracheal ring, 41, 여기서는 특이하게 넓음)에 부착되는 반지기관인대(cricotracheal ligament, 40)를 보여주기 위함이다.

D에서 속목정맥(internal jugular vein, 43)의 대부분이 제거되었고, 온목동맥(common carotid artery, 44)은 뒤쪽으로 위치되었는데, 이는 아래갑상정맥(Inferior thyroid artery, 25)과 되돌이후두신경(recurrent laryngeal nerve, 23)을 보여주기 위함이다.

후두의 ***연골***:
- 쌍이 아닌 것 – 방패연골, 반지연골, 후두덮개연골
- 쌍인 것 – 모뿔연골, 잔뿔연골, 쐐기연골

후두의 ***관절***: 반지방패관절(cricothyroid joint, B와 C, 34), 반지모뿔관절(crico-arytenoid joint, 174쪽, E42), 모뿔잔뿔관절(arytenocorniculate joint, 174쪽, E44)

후두의 ***막과 인대***:
- 외인성 – 방패목뿔막(thyrohyoid membrane, C29), 목뿔덮개인대, 반지기관인대(cricotracheal ligament, C40)
- 내인성 – 네모막(quadrangular membrane, 174쪽, D37), 이것의 위모서리는 모뿔덮개주름(aryepiglottic fold, 174쪽, A3)을 형성하고, 아래모서리는 안뜰주름(거짓성대주름(vestibular[false vocal] fold, 174쪽, D28)을 형성한다;
  반지방패인대, 이의 위모서리(성대인대)[upper margin[vocal ligament], 174쪽, D32])는 성대주름(성대)의 앞부분을 형성한다(175쪽 글상자 참조).

후두의 ***바깥근육***(후두를 주변구조물들과 연결시킴)은 올림근과 내림근으로 구분할 수 있다. 이것은 방패연골과 반지연골에 직접 부착되어 연하시에 후두를 올리는 기능을 하는 것과 원래의 위치로 되돌리는 기능을 하는 것들이 있다.

올림근 – 아래인두수축근(inferior constrictor, A17)
붓인두근(stylopharyngeus, 162쪽, B11)
입천장인두근(palatopharyngeus, 160쪽, B71)
귀관인두근(salpingopharyngeus, 106쪽, B72)
방패목뿔근(thyrohyoid, 106쪽, B9)
} 방패연골에 부착

내림근 – 복장방패근(sternothyroid, 106쪽, B48) – 방패연골에 부착
상부식도부착물(tendon of oesophagus, 170쪽, F47) – 반지연골에 부착
기관의 탄력반동

후두의 ***속근육***은 성대주름을 움직이고 후두입구의 형태를 변화시킨다. 속근육은 성대주름과 후두입구에 끼치는 주요 영향에 따라 분류할 수 있다. 예를 들면 성대문틈새(양쪽 성대주름 사이의 틈)를 변화시키거나 후두입구를 수축시킨다.

긴장근: 반지방패근(cricothyroid, B19와 31)
이완근: 방패모뿔근(thyro-arytenoid, 174쪽, B20)
벌림근: 뒤반지모뿔근(posterior crico-arytenoid, 174쪽, A7)
모음근: 가쪽반지모뿔근(lateral crico-arytenoid, 174쪽, B21)
가로모뿔근(transverse arytenoid, 174쪽, A5)
빗모뿔근(oblique arytenoid, 174쪽, A6)

방패모뿔근의 성대근부분은 성대주름분절을 긴장시킨다(고음으로 노래 부를 때).

방패덮개근, 모뿔덮개근과 빗모뿔근은 후두입구를 수축시킨다: 그들의 이완으로 원래형태로 회복된다.

반지방패근(cricothyroid, B19와 31)은 후두의 유일한 외부에 있는 속근이다. 목의 앞면을 해부할 경우, 후두의 바깥쪽에서 쉽게 관찰된다(110쪽, A9). 다른 속근육은 모두 후두내부에 존재하므로 후두를 절개해야 관찰할 수 있다(174쪽).

바깥후두신경(external laryngeal nerve, A와 B, 16)의 지배를 받는 반지방패근을 제외하고 모든 후두속근육은 되돌이후두신경(recurrent laryngeal nerve, A와 B, 23)의 지배를 받는다.

성대주름 위부분의 후두점막은 속후두신경(internal laryngeal nerve, A30)의 지배를 받고 성대주름 아래부분의 후두점막은 되돌이후두신경(recurrent laryngeal nerve, A와 B, 23)의 지배를 받는다.

속후두신경(internal laryngeal nerve, A30)은 처음에는 방패목뿔막(thyrohyoid membrane, A29)을 뚫고 *인두*로 들어간 뒤 신경섬유로 후두에 들어간다.

되돌이후두신경(recurrent laryngeal nerve, B23)은 반지방패관절(Cricothyroid joint, B34, 174쪽, B11)의 바로 뒤면을 주행하고, 아래인두수축근(Inferior constrictor of pharynx, A17)의 아래모서리 깊은부분을 지나 후두로 들어간다.

1 혀동맥(Lingual artery)
2 목뿔뼈큰뿔끝(Tip of greater horn of hyoid bone)
3 목뿔혀근(Hyoglossus)
4 혀밑신경(Hypoglossal nerve)
5 목뿔위(Suprahyoid artery)
6 갑상샘신경(Nerve to thyrohyoid)
7 두힘살근힘줄(Tendon of digastric)
8 두힘살근걸이(Digastric sling)
9 목뿔뼈몸통(Body of hyoid bone)
10 복장목뿔근(Sternohyoid)
11 어깨목뿔근위힘살(Superior belly of omohyoid)
12 방패목뿔근(Thyrohyoid)
13 방패연골판(Lamina of thyroid cartilage)
14 후두융기(Laryngeal prominence)
15 복장방패근(Sternothyroid)
16 바깥후두신경(External laryngeal nerve)
17 아래인두수축근(Inferior constrictor)
18 힘줄띠(Tendinous band)
19 반지방패근(곧은부분)(Cricothyroid[straight part])
20 갑상샘가쪽엽(Lateral lobe of thyroid gland)
21 기관(Trachea)
22 아래후두동맥(Inferior laryngeal artery)
23 되돌이후두신경(Recurrent laryngeal nerve)
24 식도(Oesophagus)
25 아래갑상동맥(Inferior thyroid artery)
26 뒤인두벽(Posterior pharyngeal wall)
27 위갑상동맥(Superior thyroid artery)
28 위후두동맥(Superior laryngeal artery)
29 방패목뿔막(Thyrohyoid membrane)
30 속후두신경(Internal laryngeal nerve)
31 반지방패근(비스듬부분)(Cricothyroid[oblique part])
32 반지연골활(Arch of cricoid cartilage)
33 방패연골아래뿔(Inferior horn of thyroid cartilage)
34 반지방패관절(Cricothyroid joint)
35 후두덮개(Epiglottis)
36 목뿔뼈작은뿔(Lesser horn of hyoid bone)
37 속후두신경과 위후두동맥을 위한 구멍(Aperture for internal laryngeal nerve and superior laryngeal artery)
38 탄력원뿔(반지방패인대 중심부분)(Conus elasticus [central part of cricothyroid ligament])
39 반지방패인대(가쪽부분, 반지성대막)(Cricothyroid ligament[lateral part, cricovocal membrane])
40 반지기관인대(Cricotracheal ligament)
41 첫째기관고리(유별나게 큼)(First tracheal ring[unusually large])
42 중간인두수축근(Middle constrictor)
43 속목정맥(Internal jugular vein)
44 온목정맥(Common carotid artery)

후두(Larynx) 속구조(*internal structure*)

근육, 인대, 막과 관절(The muscles, ligaments, membranes and joints)

A 뒤에서 본 근육

B 왼쪽에서 본 근육, 방패연골판을 절개하여 앞쪽으로 젖힌 모습

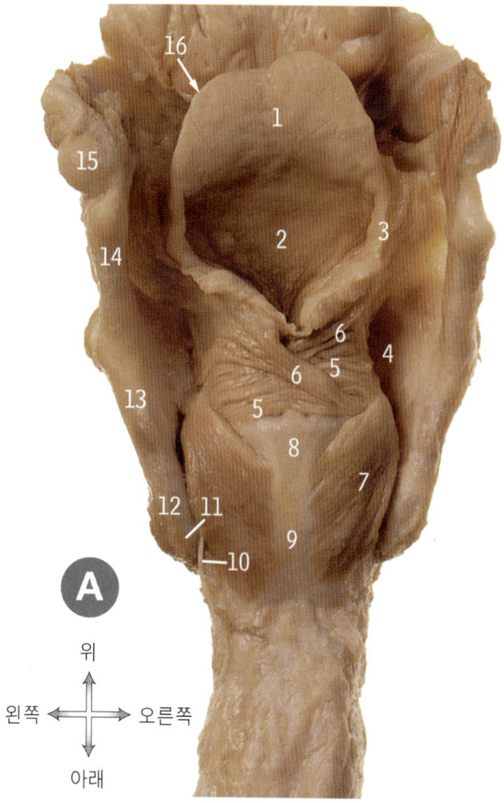

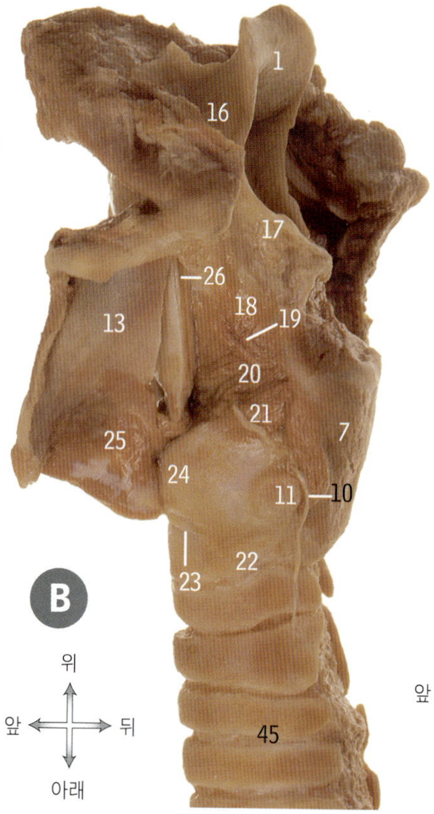

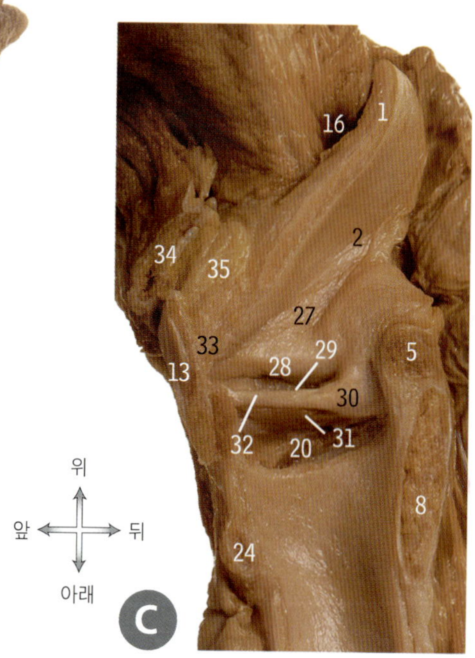

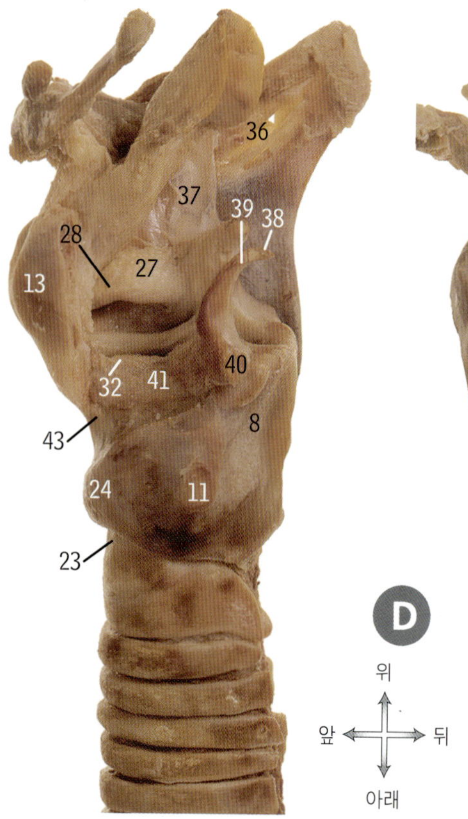

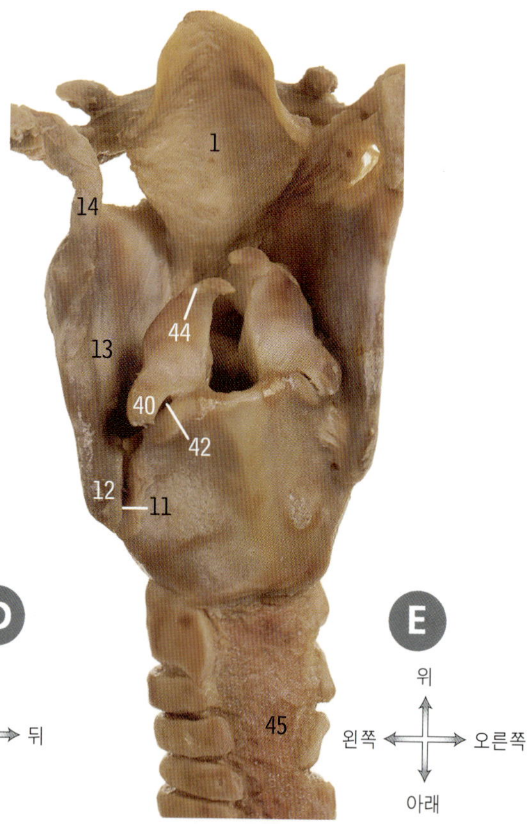

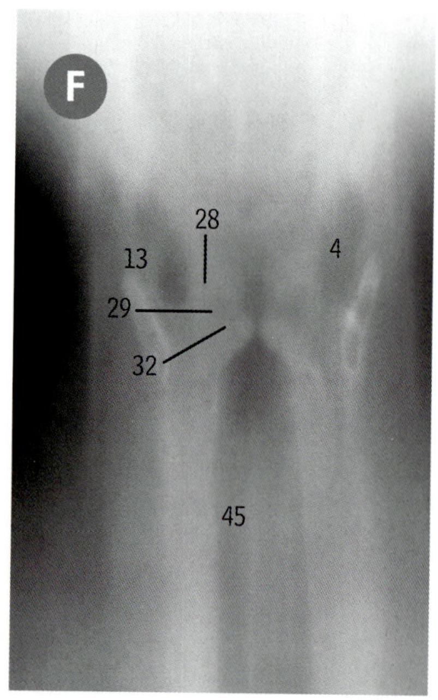

A에서 점막은 제거되었는데 이는 후두근육들 중 가장 중요한 뒤반지모뿔근(posterior crico-arytenoid, 7)(성대주름의 유일한 벌림근)을 보여주기 위함이다. 가로모뿔근(transverse arytenoid, 5) 위로 빗모뿔근(oblique arytenoid, 6)이 놓여있는데 이의 근섬유는 모뿔덮개근(aryepiglottic muscle, B17)으로 모뿔덮개주름(aryepiglottic fold, 3)으로 연장된다.

B에서 방패연골판(thyroid lamina, 13)의 대부분은 앞쪽으로 전위되어, 가쪽반지모뿔근(lateral crico-arytenoid), 방패모뿔근(thyro-arytenoid)과 방패덮개근(thyro-epiglottic muscle) 위부분을 보여준다(21, 20, 18)(가끔 위부분 근섬유들이 위방패모뿔근[superior thyro-arytenoid]을 구성한다, 19). 되돌이후두신경(위치가 옮겨진)이 반지방패관절(cricothyroid joint, 11) 뒤에서 위로 지나가는 것이 보인다.

C에서 성대주름아래의 점막일부가 제거되었는데, 앞에서는 성대인대(vocal ligament, 32)에 의해 형성되고 뒤에서는 모뿔연골의 성대돌기(vocal process of arytenoid cartilage, 30)에 의해 형성된 것을 보여주며, 오른방패모뿔근(thyro-arytenoid, 20)의 안쪽면을 보여준다. 방패모뿔근의 위부분 근섬유는 성대근을 형성한다(vocalis part of thyro-arytenoid, 31). 안뜰주름(vestibular fold, 28)은 더 높은 위치에 있다.

D에서 모든 근육과 방패연골의 왼판이 대부분 제거되었는데, 왼성대인대(vocal ligament, 32)가 반지성대막(cricovocal membrane, 41)의 위모서리에 보인다. 안뜰주름(vestibular fold, 28)은 네모막(quadrangular membrane, 37)의 아래모서리이다.

E에서 반지방패관절(cricothyroid joint, 11)과 반지모뿔관절(crico-arytenoid joint, 42)의 관절주머니가 제거되었다. 이 표본은 다소 비대칭적이다.

F의 단층촬영은 얇은 조직절편을 볼 수 있는 방사선촬영기법을 사용하였는데 생체가 발음하는 동안의 안뜰주름(vestibular fold, 28)과 성대주름(vocal fold, 32)을 보여주며 성대주름(vocal fold, 32)들이 근접하고 있음을 보여주고 있다.

모뿔방패인대의 중심(앞쪽)부분은 흔히 탄력원뿔(conus elasticus, D43)로 알려져 있다(일부 책에서는 이 용어를 인대 전체에 적용시킴). 반지방패인대의 가쪽부분은 일반적으로 반지성대막(cricovocal membrane, D41)으로 알려져 있다.

반지성대막의 위(자유)모서리는 두꺼워져서 성대인대(vocal ligament, D32)를 형성한다. 앞쪽은 정중선 가까이의 방패연골의 판에 부착되고, 뒤쪽은 모뿔연골의 성대돌기에 부착한다. 점막으로 덮인 성대인대(vocal ligament)와 성대돌기(vocal process)는 성대주름과 성대를 형성한다(C30, 32).

반지방패인대의 아래모서리는 자유롭지 않고 반지연골판(lamina of cricoid cartilage)과 반지연골활(arch of cricoid cartilage)의 위모서리에 부착되어 있다(D8, 24).

성대주름의 표면표지는 후두융기와 방패연골 아래모서리의 중간높이에 있다(90쪽, 16).

네모막은 아주 얇은 결합조직으로 D37에서는 강조하기 위해 인위적으로 두껍게 만들었는데, 모뿔연골(비교적 짧음)의 가쪽면과 후두덮개연골(비교적 김)의 가쪽 가장자리 사이에 존재한다. 따라서 막은 불균일한 사각형 형태이며 정사각형이 아니다.

네모막의 위(자유)모서리는 점막으로 덮여있으며 모뿔덮개주름(aryepiglottic fold, A3)을 형성한다.

네모막의 아래(자유)모서리는 점막으로 덮여있으며 안뜰주름(vestibular fold, C28)을 형성하며 거짓성대주름이라고도 한다.

안뜰주름과 성대주름 사이의 틈새같은 공간은 후두실(또는 후두굴)(ventricle[or sinus] of larynx, C29)인데, 후두소낭에 연결된다. 후두소낭은 작은 점막주머니로 안뜰주름과 방패판 속면 사이의 후두실 부분에서 몇 mm 위쪽으로 뻗어 있다. 후두소낭의 점액샘에서 나오는 점액분비물이 성대주름에 윤활작용을 한다.

뒤반지모뿔근(posterior crico-arytenoid, A7)은 일반적으로 성대주름을 벌릴 수 있는 유일한 근육으로 여겨진다. 예를 들면 성대문(glottis)을 연다.

가쪽반지모뿔근(lateral crico-arytenoid, B21), 가로모뿔근(transverse arytenoid, A5)과 빗모뿔근(oblique arytenoid, A6)이 성대주름을 모은다(성대문을 닫는다).

반지방패근(cricothyroid, 172쪽, A19; 108쪽, B67)은 성대주름을 길게 한다.

완전한 되돌이후두신경 손상이 있는 경우(예, 갑상샘절제술 과정중 완전절단)에는 영구적으로 쉰 음성이 되며, 영향 받은 성대주름은 모음과 벌림의 중간위치에 존재하게 된다.

불완전한 되돌이후두신경 손상의 경우(예, 부분절단)에는 영향받은 성대주름은 모아진 위치에 있게 된다(이유는 밝혀지지 않음). 때문에 양측성 불완전한 손상은 호흡곤란을 야기할 수가 있는데 이는 주름 사이의 좁은 공기통로 때문이다.

바깥후두신경의 손상에 있어서는 감지할 만한 이상은 없다. 만약 있다면 마비된 반지방패근으로부터 영향받은 성대주름의 긴장소실에 따른 약간의 쉰 목소리가 있을 수 있다. 성대주름은 정상상태보다 약간 아래에 위치할 수 있다. 쉰 목소리는 반대편 반지방패근이 비대해짐에 따라 사라질 수 있지만, 고음을 내는 능력(노래 부를 때의 고음과 같은)의 소실은 잔존한다.

C 시상절단한 성대주름의 오른쪽 반

D 왼쪽에서 본 막, 왼방패연골판을 대부분 절제한 후

E 뒤에서 본 관절

F 발음중일 때의 단층촬영

1 후두덮개(Epiglottis)
2 안뜰(Vestibule)
3 모뿔덮개주름(Aryepiglottic fold)
4 조롱박오목(Piriform recess)
5 가로모뿔근(Transverse arytenoid)
6 빗모뿔근(Oblique arytenoid)
7 뒤반지모뿔근(Posterior crico-arytenoid)
8 반지연골판(Lamina of cricoid cartilage)
9 식도힘줄 부착부분(Site of attachment of oesophageal tendon)
10 되돌이후두신경(Recurrent laryngeal nerve)
11 반지방패관절(Cricothyroid joint)
12 방패연골아래뿔(Inferior horn of thyroid cartilage)
13 방패연골판(Lamina of thyroid cartilage)
14 방패연골위뿔(Superior horn of thyroid cartilage)
15 목뿔뼈큰뿔(Greater horn of hyoid bone)
16 후두덮개계곡(Vallecula)
17 모뿔덮개근(Aryepiglottic muscle)
18 방패덮개근(Thyro-epiglottic muscle)
19 위방패모뿔근(Superior thyro-arytenoid)
20 방패모뿔근(Thyro-arytenoid)
21 가쪽반지모뿔근(Lateral crico-arytenoid)
22 첫째기관고리(First tracheal ring)
23 반지기관인대(Cricotracheal ligament)
24 반지연골활(Arch of cricoid cartilage)
25 반지방패근 (Cricothyroid)
26 속후두신경(Internal laryngeal nerve)
27 네모막을 덮는 점막(Mucos membrane overlying quadrangular membrane)
28 안뜰주름(Vestibular fold)
29 후두실(Ventricle larynx)
30 모뿔연골성대돌기(성대주름 뒤부분)(Vocal process of arytenoid cartilage[posterior part of vocal fold])
31 방패모뿔근 성대근부분(Vocalis part of thyro-arytenoid)
32 성대인대(성대주름 앞부분)(Vocal ligament[anterior part of vocal fold])
33 방패덮개인대(Thyro-epiglottic ligament)
34 목뿔뼈몸통(Body of hyoid bone)
35 목뿔덮개인대(Hyo-epiglottic ligament)
36 방패목뿔막(Thyrohyoid membrane)
37 네모막(Quadrangular membrane)
38 쐐기연골(Cuneiform cartilage)
39 잔뿔연골(Corniculate cartilage)
40 모뿔연골근육돌기(Muscular process of arytenoid cartilage)
41 반지성대막(Cricovocal membrane)
42 반지모뿔관절(Crico-arytenoid joint)
43 탄력원뿔(Conus elasticus)
44 모뿔잔뿔관절(Arytenocorniculate joint)
45 기관(Trachea)

5

머리안과 뇌
Cranial cavity and brain

머리안(Cranial cavity)

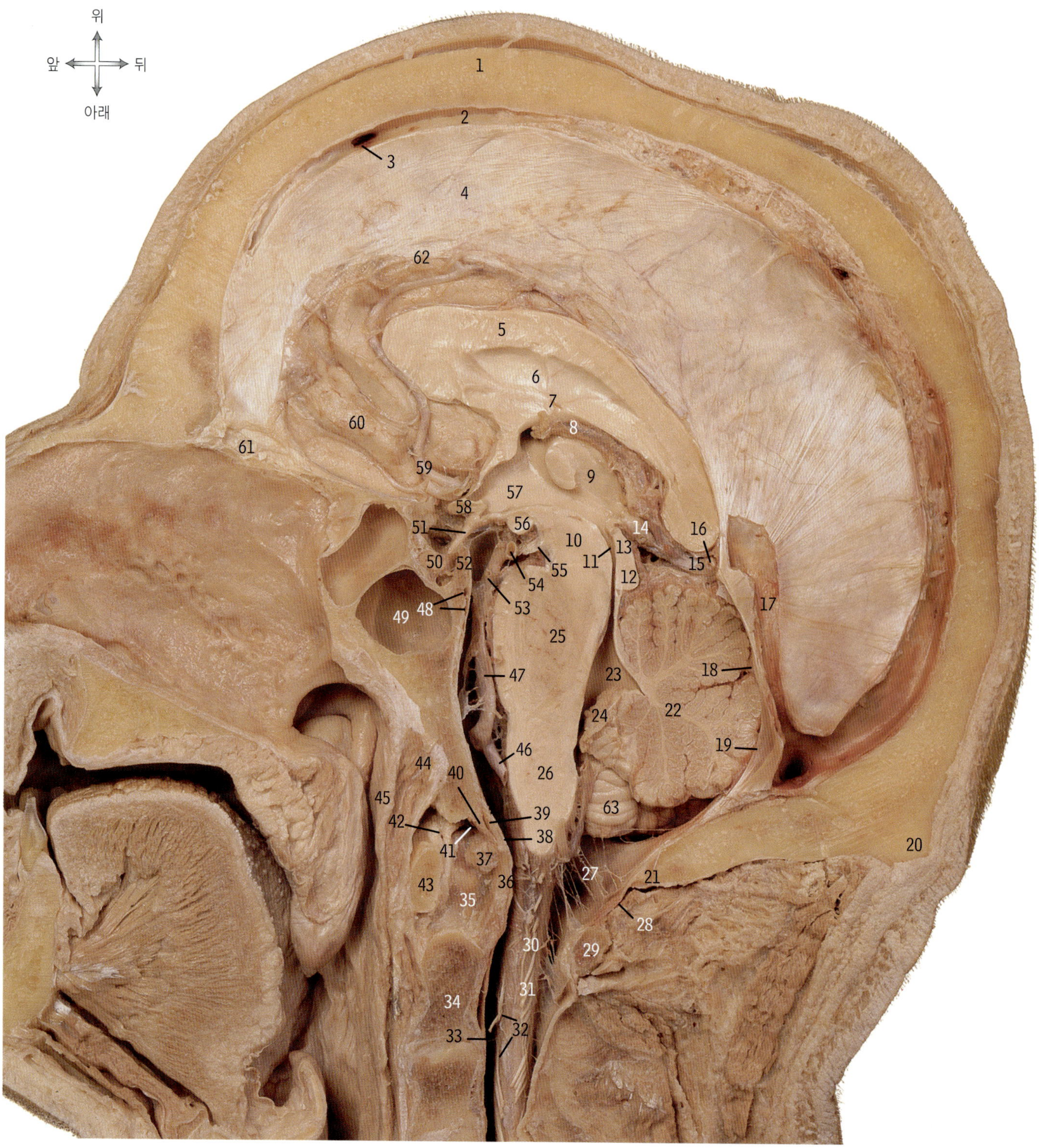

정중곁 시상절단면에서의 머리안, 뇌 및 뇌막
(The cranial cavity, brain and meninges, in a paramedian sagittal section)

절단이 중간선에서 조금 왼쪽이기 때문에 중쇠뼈치아돌기(dens of axis, 35)와 척수(spinal cord, 30)는 잘리지 않았다. 머리뼈둥근천장(vault of skull, 1)이 보통보다 두껍다. 위시상정맥굴(superior sagittal sinus, 2)과 곧은정맥굴(straight sinus, 17)이 열려있다. 대뇌낫(falx cerebri, 4) 아래에 뇌들보(corpus callosum, 5)가 위치하고 소뇌천막(tentorium cerebelli, 18)의 아래앞으로 소뇌(cerebellum, 22)가 위치한다. 소뇌편도(tonsil of cerebellum, 63)는 큰구멍(foramen magnum, 21) 바로 위에 있다. 큰구멍을 통해 숨뇌(medulla oblongata, 26)가 지나고 고리뼈(atlas, 43과 29) 높이에서 척수(spinal cord, 30)가 된다. 뇌바닥동맥(basilar artery, 47)은 다리뇌(pons, 25) 앞을 올라 지나간 뒤, 뒤대뇌동맥(posterior cerebral artery, 54)과 함께 다리뇌의 위끝까지 올라간다. 셋째뇌실(third ventricle, 9)은 중간뇌수도관(aqueduct of midbrain, 11)을 통해 넷째뇌실(fourth ventricle, 23)과 교통하고, 셋째뇌실 뒤에 있는 송과체(pineal body, 14)는 중간뇌 위둔덕(superior colliculus, 13) 위로 돌출한다(이 표본의 입과 인두에 관한 상세한 설명은 150쪽 참조).

1 머리뼈둥근천장(Vault of skull)
2 위시상정맥굴(Superior sagittal sinus)
3 위대뇌정맥구멍(Aperture of a superior cerebral vein)
4 대뇌낫(Falx cerebri)
5 뇌들보(Corpus callosum)
6 투명사이막(Septum pellucidum)
7 뇌활몸통(Body of fornix)
8 셋째뇌실맥락얼기(Choroid plexus of third ventricle)
9 시상과 셋째뇌실(Thalamus and third ventricle)
10 중간뇌(Midbrain)
11 중간뇌수도관(Aqueduct of midbrain)
12 아래둔덕(Inferior colliculus)
13 위둔덕(Superior colliculus)
14 송과체(Pineal body)
15 큰대뇌정맥(Great cerebral vein)
16 뇌바닥정맥(Basal vein)
17 곧은정맥굴(Straight sinus)
18 소뇌천막(Tentorium cerebelli)
19 소뇌낫(Falx cerebelli)
20 바깥뒤통수뼈융기(External occipital protuberance)
21 큰구멍 뒤모서리(Posterior margin of foramen magnum)
22 소뇌(Cerebellum)
23 넷째뇌실(Fourth ventricle)
24 넷째뇌실맥락얼기(Choroid plexus of fourth ventricle)
25 다리뇌(Pons)
26 숨뇌(Medulla oblongata)
27 소뇌숨뇌수조 안의 거미막잔섬유(Filaments of arachnoid mater in cerebellomedullary cistern[cisterna magna])
28 뒤고리뒤통수막과 위에 덮힌 경질막(Posterior atlanto-occipital membrane and overlying dura mater)
29 고리뼈뒤고리(Posterior arch of atlas)
30 척수(척수숨뇌)(Spinal cord[spinal medulla])
31 척수신경등쪽잔뿌리(Dorsal rootlets of spinal nerves)
32 척수신경배쪽잔뿌리(Ventral rootlets of spinal nerves)
33 척수거미막밑공간(Spinal subarachnoid space)
34 중쇠뼈몸통(Body of axis)
35 중쇠뼈치아돌기(왼쪽)(Dens of axis)
36 고리가로인대(Transverse ligament of atlas)
37 날개인대(Alar ligament)
38 경질막(Dura mater)
39 덮개막(Tectorial membrane)
40 십자인대위세로띠(Superior longitudinal band of cruciform ligament)
41 꼭대기인대(Apical ligament)
42 앞고리뒤통수막(Anterior atlanto-occipital membrane)
43 고리뼈앞고리(Anterior arch of atlas)
44 긴머리근(Longus capitis)
45 뒤인두벽(Posterior pharyngeal wall)
46 척추동맥(Vertebral artery)
47 뇌바닥동맥(Basilar artery)
48 뇌바닥정맥굴(Basilar sinus)
49 나비굴(Sphenoidal sinus)
50 뇌하수체(Pituitary gland)
51 뇌하수체줄기(Pituitary stalk)
52 안장등(Dorsum sellae)
53 위소뇌동맥(Superior cerebellar artery)
54 뒤대뇌동맥(Posterior cerebral artery)
55 눈돌림신경(Oculomotor nerve)
56 유두체(Mamillary body)
57 시상하부(Hypothalamus)
58 시각교차(Optic chiasma)
59 앞대뇌동맥(Anterior cerebral artery)
60 대뇌반구 안쪽면 위를 덮은 거미막(Arachnoid mater overlying medial surface of cerebral hemisphere)
61 볏돌기(Crista galli)
62 대뇌낫 아래가장자리와 아래시상정맥굴(Lower border of falx cerebri and inferior sagittal sinus)
63 소뇌편도(Tonsil of cerebellum)

머리안(cranial cavity) 포함물:
- 뇌, 뇌혈관, 뇌막
- 뇌신경
- 막의 가장 바깥쪽에 있는 혈관

뇌의 막은 총괄적으로 뇌막(meninges)이라 불리며, 경질막(dura mater), 거미막(arachnoid mater), 연질막(pia mater)으로 구성된다.

경질막은 때때로 경수막(pachymeninx)이라 한다. 거미막과 연질막은 함께 연질뇌척수막(leptomeninges)을 구성한다. 상세한 설명 181쪽 참조.

머리둥근천장, 뇌막 및 뇌(Cranial vault, meninges and brain)

머리덮개와 머리둥근천장의 해부(Dissection of the scalp and cranial vault)

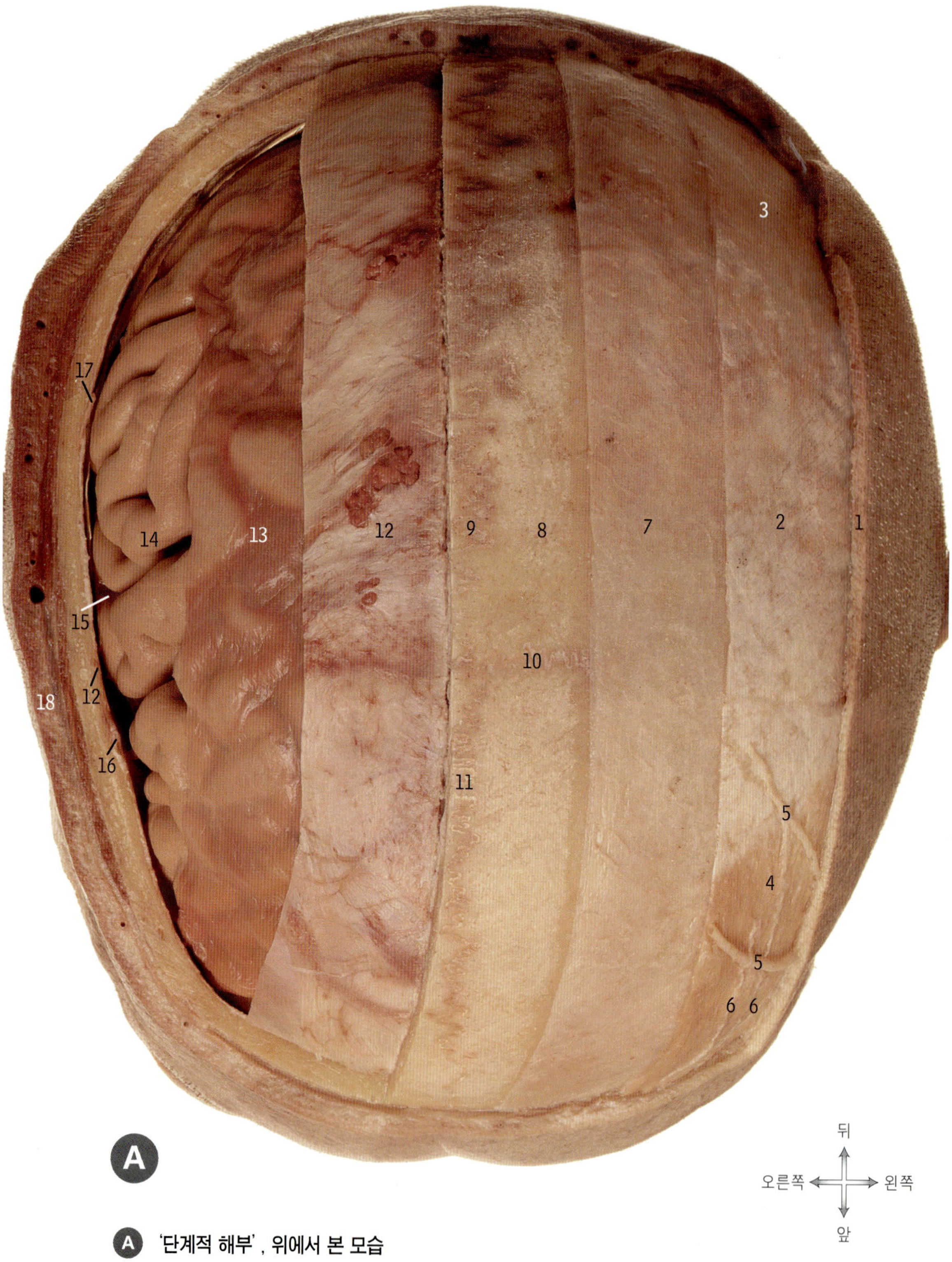

Ⓐ '단계적 해부', 위에서 본 모습

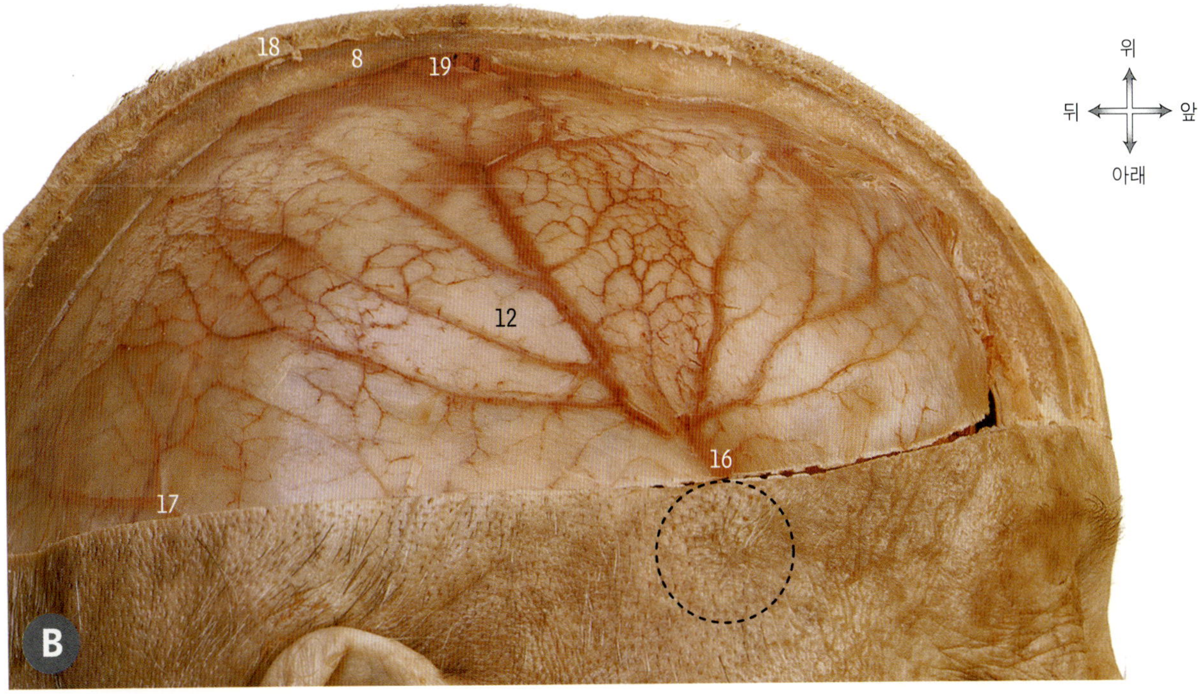

B 오른쪽 경질막과 뇌막혈관

A에서 머리의 오른쪽(그림에서는 왼쪽) 머리둥근천장뼈(bone of cranial vault, 8)는 경질막(dura mater, 12)을 보여주기 위해 제거했고, 경질막의 일부를 제거하면 대뇌반구(cerebral hemisphere, 14) 위를 덮고 있는 거미막(arachnoid mater, 13)이 드러난다. 머리의 왼쪽에는 머리덮개의 성분이 보인다(1-7; 글상자 참조).

B에서 오른쪽의 머리덮개(scalp, 18)와 머리둥근천장(cranial vault, 8)을 중간뇌막동맥(middle meningeal artery, 16, 17)을 보여주기 위해 제거했다. 선으로 된 원은 관자놀이점(pterion)의 위치를 가리키며 이 부위 아래로 동맥의 주줄기가 위치한다(9쪽 글상자 참조).

1 피부와 치밀피부밑조직(Skin and dense subcutaneous tissue)
2 머리덮개널힘줄(Epicranial aponeurosis[galea aponeurotica])
3 뒤통수이마근뒤통수힘살(Occipital belly of occipitofrontalis)
4 뒤통수이마근이마힘살(Frontal belly of occipitofrontalis)
5 얕은관자동맥가지(Branches of superficial temporal artery)
6 눈확위신경가지(Branches of supra-orbital nerve)
7 성긴결합조직과 바깥머리뼈막(Loose connective tissue and pericranium)
8 머리둥근천장뼈(Bone of cranial vault)
9 시상봉합(Sagittal suture)
10 관상봉합(Coronal suture)
11 이마봉합(Frontal[metopic] suture)
12 경질막(Dura mater)
13 거미막(Arachnoid mater)
14 연질막에 덮힌 대뇌반구(Cerebral hemisphere covered by pia mater)
15 거미막밑공간(Subarachnoid space)
16 중간뇌막동맥이마가지(Frontal branch of middle meningeal artery)
17 중간뇌막동맥마루가지(Parietal branch of middle meningeal artery)
18 머리덮개(Scalp)
19 거미막과립(Arachnoid granulation)

머리덮개(scalp)는 다섯 층으로 이루어진다:
- 피부(skin, A1)
- 치밀결합조직(dense connective tissue, A1)
- 머리덮개널힘줄(epicranial aponeurosis, A2)과 뒤통수이마근(occipitofrontalis, A3, 4)
- 성긴결합조직(loose connective tissue, A7)
- 바깥머리뼈막(머리둥근천장의 뼈막)(pericranium[pericranium of the cranial vault], A7)

경질막(dura mater, A12)은 뇌막 중 가장 바깥층이고 가장 두껍다. 자세한 설명은 183쪽 참조.

거미막(arachnoid mater, A13)은 경질막 아래에 위치하는데, 이는 모세관 간격정도에 불과한 경질막밑공간에 의해 경질막과 분리되어 있다. 즉 경질막과 거미막은 덮힌 책 두 장의 두께와 같은 접촉 상태로 위치한다. 머리뼈안의 거미막은 실모양(거미줄모양)으로 연질막에 붙어있다(178쪽, 27). 잔섬유가 교차하는 사이공간이 거미막밑공간(subarachnoid space, A15)이고, 이는 뇌척수액(cerebrospinal fluid)으로 채워져 있다.

연질막(pia mater, A14)은 뇌와 척수의 표면에 밀접하게 부착되어있다. 척수쪽에서는 치아인대(denticulate ligament)를 형성하고(230쪽, B31), 척수 뒤에서는 거미막밑중격(subarachnoid septum)을 형성한다(150쪽, 12).

중간뇌막동맥(middle meningeal atery, B16, 17)은 경질막과 뼈에는 혈액을 공급하지만, 뇌에는 공급하지 않는다. 중간뇌막동맥은 경질막(dura mater, B12)과 머리둥근천장(cranial vault, B8) 사이에 위치한다.

뇌와 뇌막(Brain and meninges)

뇌와 거미막, 왼쪽에서 본 모습(the brain and arachnoid mater, from the left)

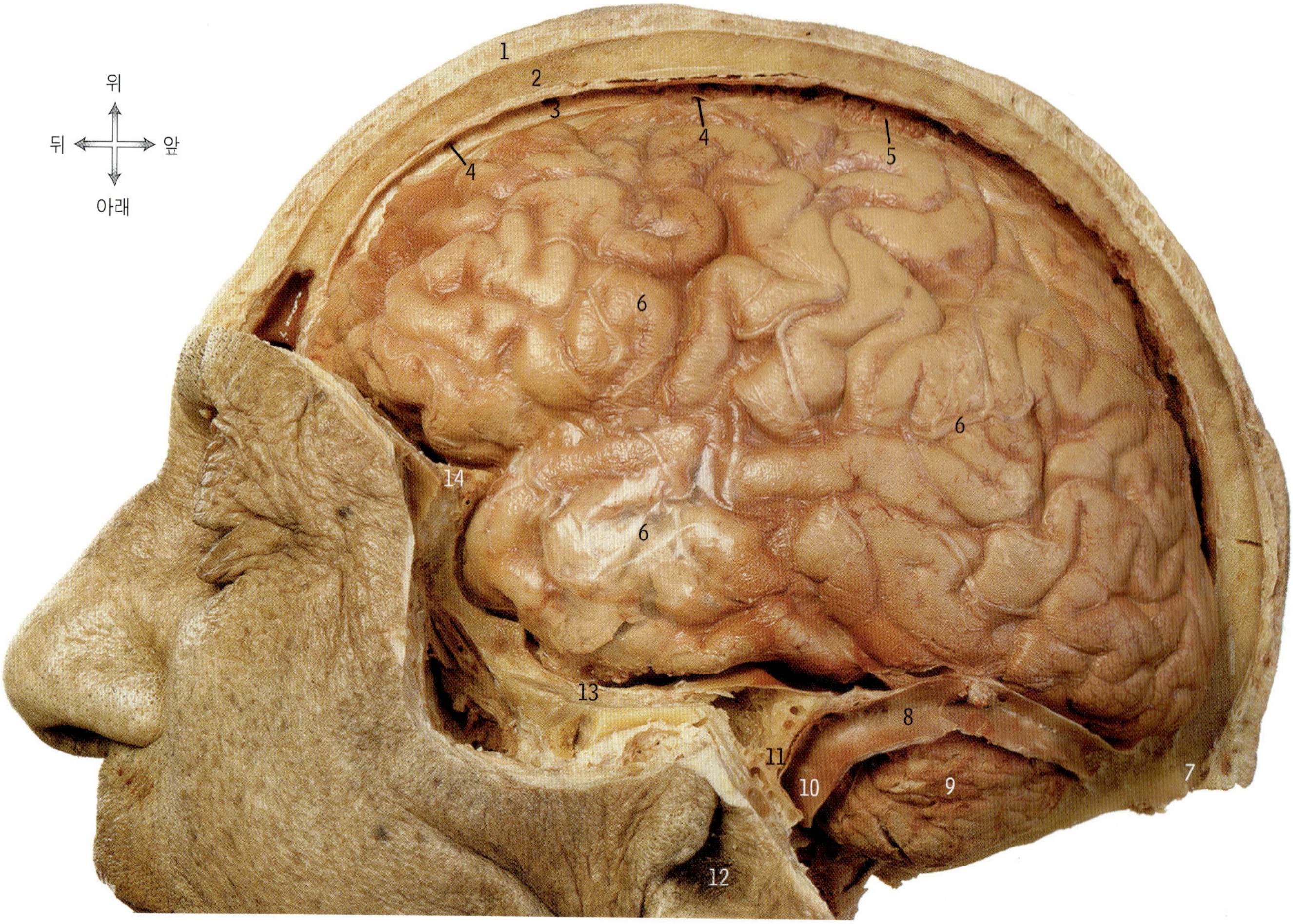

머리둥근천장, 머리뼈의 바닥부분 및 경질막을 제거하고, 대뇌반구를 덮고 있는 거미막과 위시상정맥굴(superior sagittal sinus, 3)과 왼쪽 가로정맥굴(transverse sinus, 8) 및 꼭지벌집(mastoid air cells, 11)의 일부를 남겨두었다.

1 머리덮개(Scalp)
2 머리둥근천장(Cranial vault)
3 위시상정맥굴(Superior sagittal sinus)
4 위대뇌정맥구멍(Openings of superior cerebral veins)
5 거미막과립(Arachnoid granulations)
6 대뇌반구 위를 덮고 있는 혈관과 거미막(Vessels and arachnoid mater overlying cerebral hemisphere)
7 바깥뒤통수뼈융기(External occipital protuberance)
8 가로정맥굴(Transverse sinus)
9 소뇌반구(Cerebellar hemisphere)
10 구불정맥굴(Sigmoid sinus)
11 꼭지벌집(Mastoid air cells)
12 바깥귀길(External acoustic meatus)
13 중간머리뼈우묵 가쪽부분 바닥(Floor of lateral part of middle cranial fossa)
14 앞머리뼈우묵바닥(Floor of anterior cranial fossa)

경질막(dura mater)은 대뇌부분과 척수부분으로 나뉜다.

경질막의 대뇌부분은 머리뼈의 안쪽을 덮고있고, 바깥의 속뼈막층(endosteal layer, 뼈막과 대응)과 안쪽의 뇌막층으로 구성되어 있다. 두 층은 서로 섞여 있지만, 어떤 구역에서는 정맥굴을 형성하기 위해 분리되어 있기도 한다(아래 참조).

뇌막층은 머리뼈의 구멍들을 통해 밖으로 나가는 뇌신경을 위해 집(sheath)을 형성하고, 또한 4개의 돌기 또는 분배를 형성한다(185쪽 참조).

- 대뇌낫(falx cerebri, 178쪽, 4, 184쪽, 2)
- 소뇌천막(tentorium cerebell, 184쪽, 25)
- 소뇌낫(falx cerebelli, 178쪽, 19)
- 안장가로막(diaphragma sellae, 188쪽, 31)

경질막(dura mater)의 척수부분은 대뇌부분의 뇌막층에 해당하며 척주관 안에서 척수를 위한 집을 형성한다(230쪽, B35).

경질막의 정맥굴은 속뼈막층과 뇌막층 사이에 위치한다. 일부는 중간선에 위치하고 다른 것은 짝지워져 있다. 두 종류로 나눌 수 있다.

뒤위(posterosuperior)
위시상정맥굴(superior sagittal)
아래시상정맥굴(inferior sagittal)
곧은정맥굴(straight)
가로정맥굴(짝지워짐)(transvers)
구불정맥굴(짝지워짐)(sigmoid)
바위비늘정맥굴(짝지워짐)(petrosquamous)
뒤통수정맥굴(occipital)

앞아래(anteroinferior)
해면정맥굴(짝지워짐)(cavernous)
해면사이정맥굴(intercavernous)
나비마루정맥굴(짝지워짐)(sphenoparietal)
위바위정맥굴(짝지워짐)(superior petrosal)
아래바위방맥굴(짝지워짐)(inferior petrosal)
바닥정맥굴(basilar)
중간뇌막정맥(짝지워짐)(middle meningeal veins)

경질막과 뇌신경(Dura mater and cranial nerves)

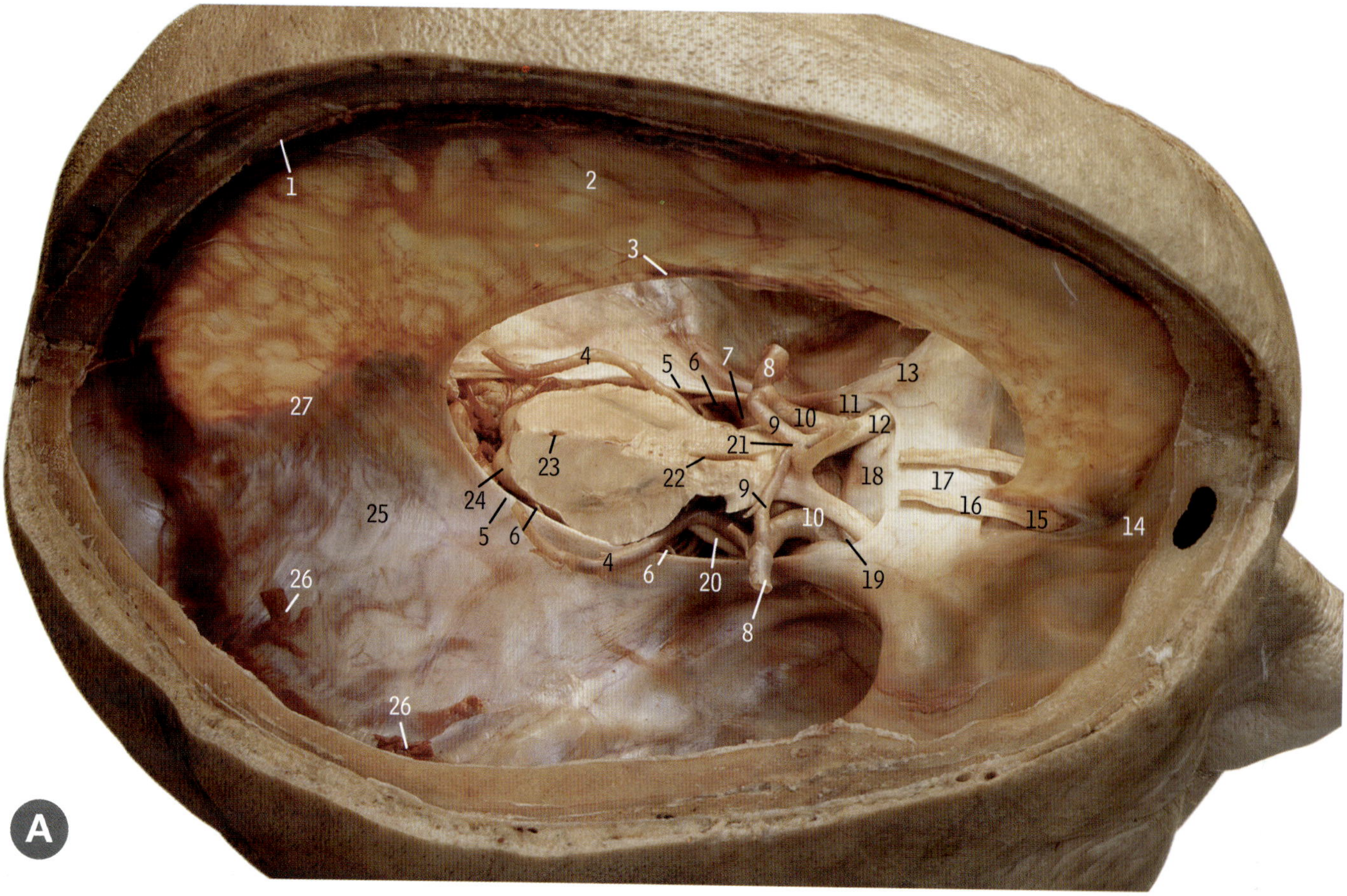

Ⓐ 대뇌낫과 소뇌천막, 오른쪽 위에서 본 모습(the falx cerebri and tentorium cerebelli, from the right and above)

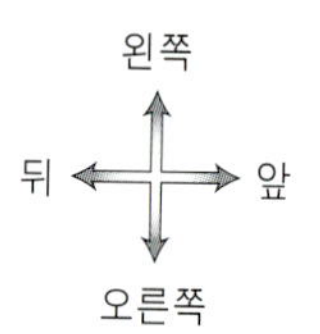

1 위시상정맥굴(Superior sagittal sinus)
2 대뇌낫(Falx cerebri)
3 아래시상정맥굴(Inferior sagittal sinus)
4 뒤대뇌동맥(Posterior cerebral artery)
5 소뇌천막 자유모서리(Free margin of tentorium cerebelli)
6 도르래신경(Trochlear nerve)
7 소뇌천막 부착모서리와 위바위정맥굴이 있는 관자뼈 바위부분 위모서리(Attached margin of tentorium cerebelli and superior margin of petrous part of temporal bone with superior petrosal sinus)
8 중간대뇌동맥(Middle cerebral artery)
9 앞대뇌동맥(Anterior cerebral artery)
10 속목동맥(Internal carotid artery)
11 앞침대돌기(Anterior clinoid process)
12 시각신경(Optic nerve)
13 나비뼈작은날개 뒤모서리와 나비마루정맥굴(Posterior margin of lesser wing of sphenoid bone and sphenoparietal sinus)
14 볏돌기(Crista galli)
15 후각망울(Olfactory bulb)
16 후각로(Olfactory tract)
17 나비뼈돌기(Jugum of sphenoid bone)
18 시각교차앞고랑(Prechiasmatic groove)
19 눈동맥(Ophthalmic artery)
20 눈돌림신경(Oculomotor nerve)
21 앞교통동맥(Anterior communicating artery)
22 셋째뇌실(Third ventricle)
23 중간뇌수도(Aqueduct of midbrain)
24 아래둔덕(Inferior colliculus)
25 소뇌천막(Tentorium cerebelli)
26 아래소뇌정맥(Inferior cerebral veins)
27 2와 25의 이음에 있는 곧은정맥굴(Straight sinus in juction of 2 and 25)
28 뇌하수체(Pituitary gland)
29 왼나비정맥굴(Left sphenoidal sinus)
30 삼차신경(Trigeminal nerve)
31 얼굴신경, 속귀신경, 속귀길(Facial and vestibulocochlear nerves and internal acoustic meatus)
32 갓돌림신경(Abducent nerve)
33 혀인두신경, 미주신경, 더부신경 뇌부분 뿌리와 목정맥구멍(Roots of glossopharyngeal, vagus and cranial part of accessory nerves and jugular foramen)
34 혀밑신경뿌리와 혀밑신경관(Roots of hypoglossal nerve and hypoglossal canal)
35 더부신경척수뿌리(Spinal root of accessory nerve)
36 척추동맥(Vertebral artery)
37 중쇠뼈치아돌기(Dens of axis)
38 고리뼈뒤활(Posterior arch of atlas)
39 큰구멍 모서리(Margin of foramen magnum)
40 숨뇌(Medulla oblongata)
41 다리뇌(Pons)
42 중간뇌(Midbrain)

A에서, 뇌는 중간뇌(midbrain, 23), 셋째뇌실(third ventricle, 22)의 가장 아래부분과 소뇌천막의 자유모서리(free margin of tentorium cerebelli, 5) 높이에서 뇌줄기를 잘라 제거하였고, 시각신경(optic nerve, 12)과 이와 연결된 시각교차(앞교통동맥[anterior communicating artery, 21]과 앞대뇌동맥[anterior cerebral artery, 9]에 가려짐)는 남겨두었다. 후각로(olfactory tract, 16)와 앞대뇌동맥(anterior cerebral artery, 9), 중간대뇌동맥(middle cerebral artery, 8), 뒤대뇌동맥(posterior cerebral artery, 4)은 절단되었다. 곧은정맥굴(straight sinus, 27)은 대뇌낫(falx cerebri, 2)과 소뇌천막(tentorium cerebelli, 25)의 이음부의 경질막에 위치한다.

B에서 뇌줄기의 앞부분은 제거하였고 뇌신경은 원래대로 남아있다.

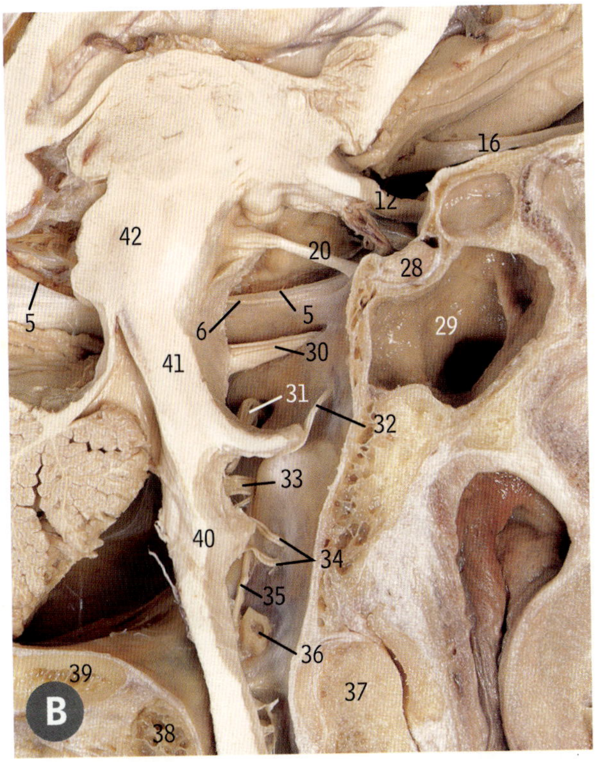

B 뇌신경이 있는 뇌줄기의 왼쪽반. 정중시상절단에서 본 모습

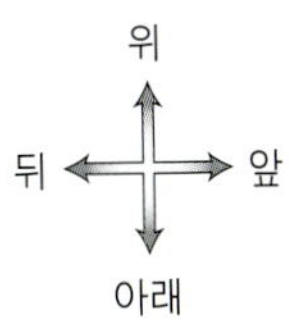

대뇌낫(falx cerebri, A2)은 경질막의 깊은중간선주름으로 머리둥근천장에서부터 두 대뇌반구사이의 세로 틈새까지 연장되어 있다(178쪽, 4). 위시상정맥굴(Superior sagittal sinus)은 대뇌낫의 위가장자리에 위치하고(A1; 178쪽, 2; 182쪽, 3), 아래시상정맥굴(inferior sagittal sinus)은 대뇌낫의 아래(자유)오목모서리에 위치한다(A3; 178쪽, 62와 5). 대뇌낫 앞의 좁은 꼭지는 볏돌기(crista galli, 178쪽, 61)와 부착하고, 대뇌낫 뒤의 넓은 바닥은 소뇌천막과 부착하고, 이음부에는 곧은정맥굴(Straight sinus)이 있다(A27; 178쪽, 18, 17; 186쪽, A28).

소뇌천막(tentorium cerebelli)은 경질막의 주름으로, 뒤머리뼈우묵의 많은 부분을 덮는 텐트모양의 천장을 형성한다(A25, 186쪽, A27; 188쪽, 36). 소뇌천막의 자유모서리(free margin of tentorium cerebelli, A5)는 뇌줄기의 중간뇌부분(A23)이 차지하고 있는 우묵의 앞부분 위로 중심틈을 형성한다. 앞부분에서 자유모서리는 앞으로 나아가 해면정맥굴(cavernous sinus, 188쪽, 33)의 천장 위에서 능선을 형성한 후 앞침대돌기(anterior clinoid process)에 부착한다(A11; 188쪽, 32). 부착모서리는 가로정맥굴(transverse sinus, 188쪽, 22)과 위바위정맥굴(superior petrosal sinus, 188쪽, 12)의 뼈융기에 부착하고, 앞에서는 뒤침대돌기(posterior clinoid process, 186쪽, 8; 188쪽, 29)에 다다른다. 자유모서리의 앞끝은 각각의 침대돌기에 닿기 전에 부착모서리를 지난다는 것을 기억하라(188쪽, 27, 32, 37, 29가 가장 잘 보여줌).

소뇌낫(falx cerebelli, 178쪽, 19)은 소뇌천막 아래 중간선에 있는 매우 작은 경질막 주름으로, 뒤통수정맥굴을 포함한다.

안장가로막(diaphragma sellae, 186쪽, A17; 188쪽, 31)은 뇌하수체오목의 천장을 형성하는 경질막의 작고 둥근 주름이다. 해면사이정맥굴 부분은 안장가로막층 사이에 위치하고, 뇌하수체줄기(pituitary stalk)가 안장가로막을 관통한다(186쪽, A18; 188쪽, 30).

경질막(Dura mater)

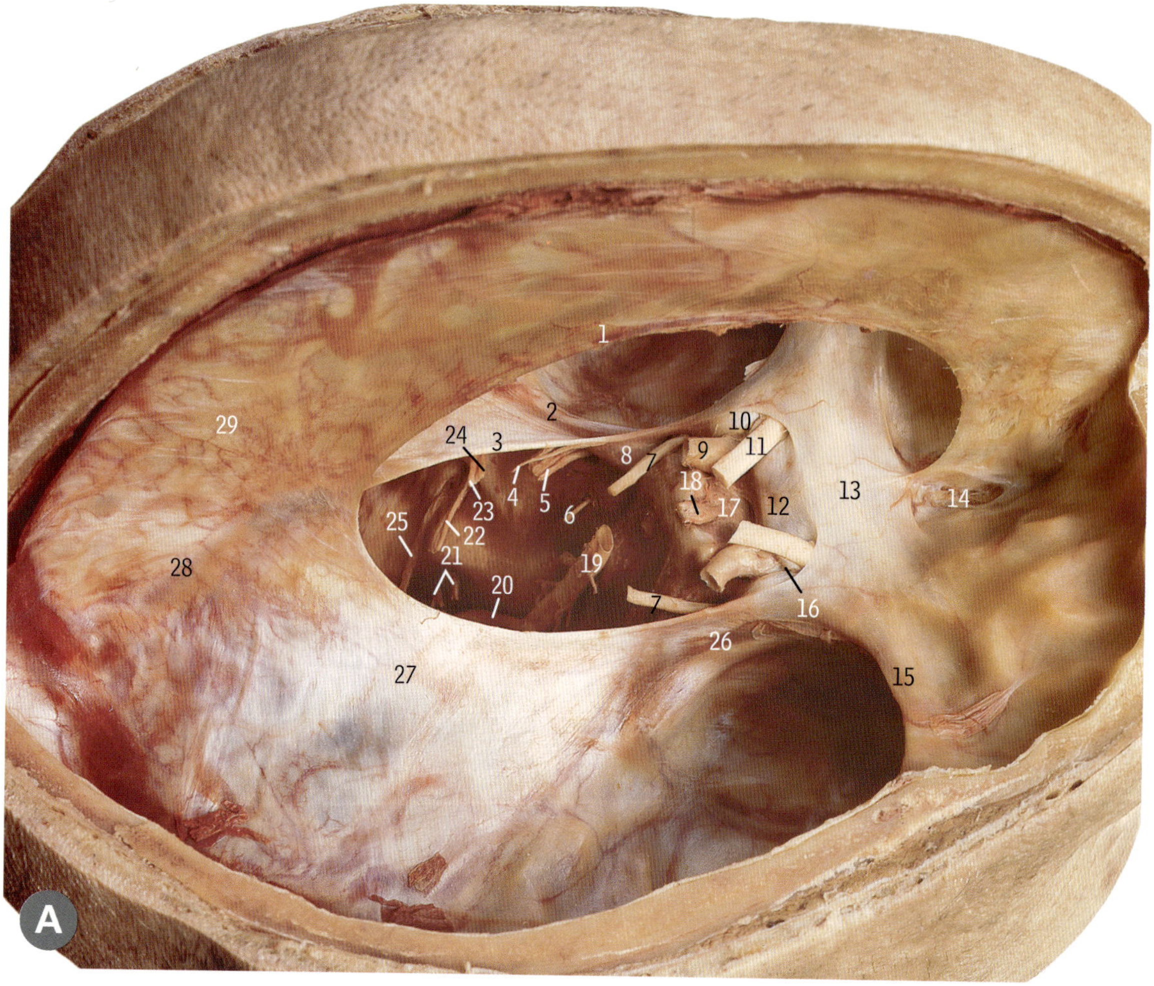

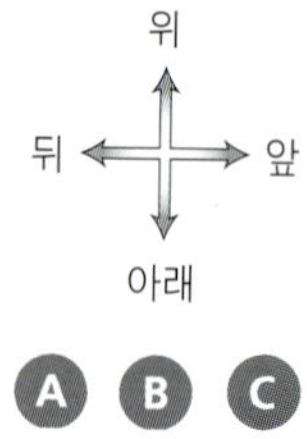

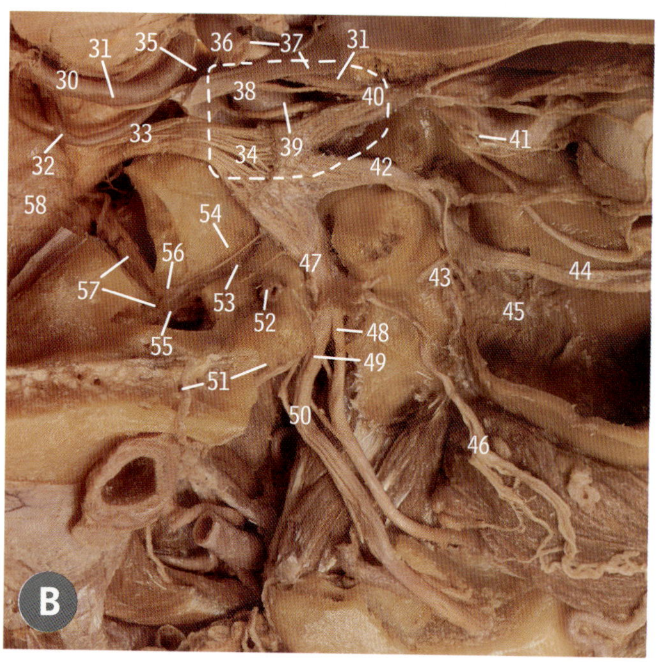

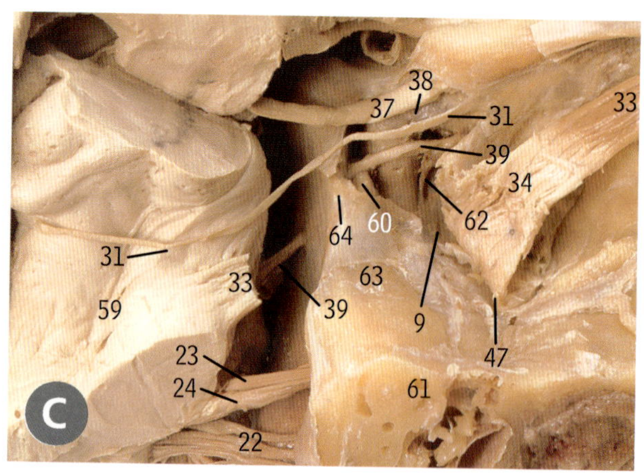

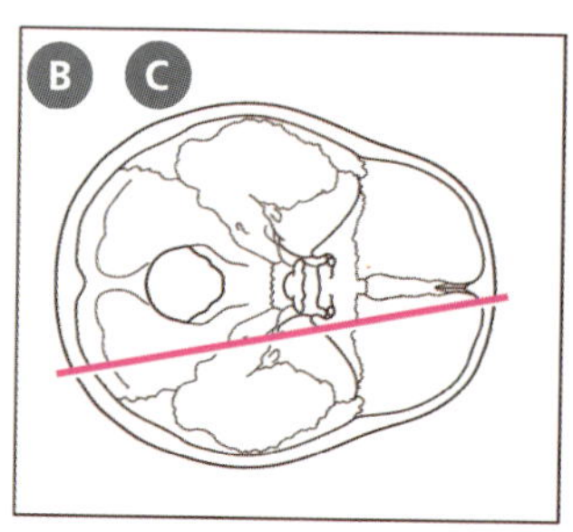

A 오른위뒤쪽에서 본 낫(falx)과 천막(tentorium)

B 오른쪽에서 본 삼차신경과 오른쪽해면정맥굴(right cavernous sinus)

C 오른쪽에서 본 오른쪽해면정맥굴

대뇌낫, 소뇌천막, 해면정맥굴 및 삼차신경 (The falx cerebri, tentorium cerebelli, cavernous sinus and the trigeminal nerve)

A에서, 뇌줄기는 184쪽에서 보여준 표본에서 제거되었고, 뚫린 경질막으로 뇌신경이 보인다. 눈돌림신경(oculomotor nerve, 7)은 해면정맥굴(carvenous sinus, 26)의 천장으로 들어간다. 다른 신경들은 뒤에서 해면정맥굴로 들어간다. 도르래신경(trochlear nerve, 4)은 소뇌천막의 자유모서리(free margin of tentorium cerebelli, 3)와 소뇌천막의 부착모서리(attached margin of tentorium cerebelli, 2)의 이음에서, 갓돌림신경(abducent nerve, 6)과 함께 경질막을 관통하여 아래로 내려간다. 삼차신경(trigeminal nerve, 5)은 관자뼈 바위부분 끝 위에서 앞으로 나아가고, 얼굴신경(facial nerve, 23)과 속귀신경(vestibulocochlear nerve, 24)은 속귀길로 들어가며, 혀인두신경, 미주신경, 더부신경 뇌부분의 뿌리(roots of glossopharyngeal, vagus and cranial part of accessory nerves, 22), 더부신경 척수부분(spinal root of accessory nerve, 25)은 목정맥구멍으로 들어간다. 185쪽, B, C와 비교하라.

B에서, 오른쪽 머리뼈바닥의 대부분을 제거하였고 위눈확틈새(superior orbital fissure, 40), 원형구멍(foramen rotundum, 42), 타원구멍(foramen ovale, 47)은 대부분의 경질막의 제거로 노출되어 있지만 소뇌천막의 자유모서리(free margin of tentorium cerebelli, 35)의 일부분은 기준점으로 남겨져 있다. 점선은 가쪽에서 내용물(글상자 참조)이 보이는 해면정맥굴의 범위를 가리킨다. 바위관자뼈는 얼굴신경(facial nerve, 57)과 얼굴신경의 무릎신경절(genicular ganglion of facial nerve, 56)을 보이기 위해 제거되었고, 이것은 (가려진)파열구멍을 향해 앞으로 나아가는 큰바위신경(greater petrosal nerve, 54)을 낸다. 작은바위신경(lesser petrosal nerve, 53)은 가운데귀(middle ear, 55)에서 나타나 귀신경절과 연결되는데, 이는 아래턱신경(mandibular nerve, 47)의 안쪽면에 숨어있다.

C에서, 해면정맥굴의 가쪽벽은 열려있다. 삼차신경(trigeminal nerve, 33)은 절단하여, 바위뼈의 삼차신경절자국(trigeminal impression on petrous bone, 63)에서 삼차신경절(trigeminal ganglion, 34)을 들어올림으로써 굴에서의 눈돌림신경(oculomotor nerve, 37), 도르래신경(trochlear nerve, 31), 갓돌림신경(abducent nerve, 39)이 보이게 하였다.

해면정맥굴(cavernous sinus, A26; 188쪽, 33)은 속목동맥(internal carotid artery, C38)과 이것의 교감신경얼기(sympathetic plexus, C62), 동맥의 가쪽에 있는 갓돌림신경(abducent nerve, B39) 및 가쪽벽에 있는 눈돌림신경(oculomotor nerve, B37), 도르래신경(trochlear nerve, B31), 눈신경(ophthalmic nerve, B40)과 위턱신경(maxillary nerve, B42)을 포함한다.

삼차신경절(trigeminal ganglion, B34)은 경질막의 삼차신경절공간(trigeminal cave)에, 관자뼈 바위부분의 꼭지에 있는 삼차신경절자국(trigeminal impression, C63; 48쪽, C37)에, 해면정맥굴 아래뒤에 위치한다.

얼굴신경(facial nerve, B57)은 속귀길로 들어가, 속귀 어귀 위의 얼굴신경관에서 무릎신경절(genicular ganglion, B56)을 향해 가쪽으로 나아간다(무릎신경절은 고실위오목의 안쪽벽에 있다). 그리고 얼굴신경은 고실곶 위의 가운데귀(middle ear, B55)의 안쪽벽에서 직각으로 굽어 구멍의 안쪽벽에서 아래로 지나 꼭지방으로 가며, 마지막으로 붓꼭지구멍을 통해 나온다.

큰바위신경(greater petrosal nerve, B54, 얼굴신경에서 유래)은 파열구멍에서 깊은바위신경(속목동맥의 교감신경얼기에서 유래, C62)과 만나 날개관의 신경으로 간다(158쪽, A6).

갓돌림신경은 다리뇌와 피라밋 사이의 뇌줄기에서 나타난 후(218쪽, A11), 다리뇌수조를 통해 앞으로 나아가며, 약간 위가쪽으로 가서 비스듬틀에서 경질막을 뚫는다(C, 39 아래). 신경은 경질막 밑에서 계속해서 위로 가서, 관자뼈 바위부분 끝의 위와 바위나비인대(petrosphenoidal ligament, C64)의 아래에서 앞으로 구부러져 해면정맥굴로 들어간다. 신경은 관자뼈바위 또는 비스듬틀이 포함되는 머리뼈 골절에 의해 손상받을 수 있고, 혹은 뇌줄기가 아래로 힘을 받아 신경이 늘어나 손상받을 수 있다. 중간뇌의 변위 또한 눈돌림신경과 도르래신경에 손상을 줄 수 있다.

1 대뇌낫 아래모서리와 아래시상정맥굴(Inferior margin of falx cerebri and inferior sagittal sinus)
2 소뇌천막 부착모서리와 위바위정맥굴(Attached margin of tentorium cerebelli and superior petrosal sinus)
3 소뇌천막 자유모서리(Free margin of tentorium cerebelli)
4 도르래신경(Trochlear nerve)
5 삼차신경(Trigeminal nerve)
6 갓돌림신경(Abducent nerve)
7 눈돌림신경(Oculomotor nerve)
8 뒤침대돌기(Posterior clinoid process)
9 속목동맥(Internal carotid artery)
10 앞침대돌기(Anterior clinoid process)
11 시각신경(Optic nerve)
12 시각교차앞고랑(Prechiasmatic groove)
13 나비뼈돌기(Jugum of sphenoid bone)
14 벌집체판(Cribriform plate of ethmoid bone)
15 나비뼈작은날개 뒤모서리와 나비마루정맥굴(Posterior margin of lesser wing of sphenoid bone and sphenoparietal sinus)
16 눈동맥(Ophthalmic artery)
17 안장가로막(Diaphragma sellae)
18 뇌하수체줄기(Pituitary stalk)
19 뇌바닥동맥(Basilar artery)
20 왼척추동맥(Left vertebral artery)
21 혀밑신경(Hypoglossal nerve)
22 혀인두신경, 미주신경, 더부신경 뇌부분의 뿌리(Roots of glossopharyngeal, vagus and cranial part of accessory nerves)
23 얼굴신경(Facial nerve)
24 속귀신경(Vestibulocochlear nerve)
25 더부신경 척수부분(Spinal root of accessory nerve)
26 해면정맥굴(Cavernous sinus)
27 소뇌천막(Tentorium cerebelli)
28 27과 29 사이의 이음부에 있는 곧은정맥굴(Straight sinus in junction between 27 and 29)
29 대뇌낫(Falx cerebri)
30 뒤대뇌동맥(Posterior cerebral artery)
31 도르래신경(Trochlear nerve)
32 위소뇌동맥(Superior cerebellar artery)
33 삼차신경(Trigeminal nerve)
34 삼차신경절(Trigeminal ganglion)
35 소뇌천막 자유모서리(Free margin of tentorium cerebelli)
36 중간대뇌동맥(Middle cerebral artery)
37 눈돌림신경(Oculomotor nerve)
38 속목동맥(Internal carotid artery)
39 갓돌림신경(Abducent narve)
40 위눈확틈새로 들어가는 눈신경(Ophthalmic nerve entering superior orbital fissure)
41 섬모체신경절(Ciliary ganglion)
42 원형구멍에 있는 위턱신경(Maxillary nerve in foramen rotundum)
43 뒤위이틀신경(Posterior superior alveolar nerve)
44 눈확아래신경(Infra-orbital nerve)
45 위턱굴(Maxillary sinus)
46 볼신경(Buccal nerve)
47 타원구멍에 있는 아래턱신경(Mandibular nerve in foramen ovale)
48 혀신경(Lingual nerve)
49 고실끈신경(Chorda tympani nerve)
50 아래이틀신경(Inferior alveolar nerve)
51 귓바퀴관자신경(Auriculotemporal nerve)
52 뇌막동맥구멍에 있는 중간뇌막동맥(Middle meningeal artery in foramen spinosum)
53 작은바위신경(Lesser petrosal nerve)
54 큰바위신경(Greater petrosal nerve)
55 가운데귀(고실)(Middle ear[tympanic cavity])
56 얼굴신경무릎신경절(Genicular ganglion of facial nerve)
57 얼굴신경(Facial nerve)
58 소뇌(Cerebellum)
59 다리뇌(Pons)
60 관자뼈바위끝(Apex of petrous part of temporal bone)
61 파열구멍 위모서리(Upper margin of foramen lacerum)
62 교감신경얼기(속목신경)(Sympathetic plexus[internal carotid nerve])
63 삼차신경절자국(Trigeminal impression)
64 바위나비인대(Petrosphenoidal ligament)

위에서 본 머리뼈우묵(The cranial fossae, from above)

앞
왼쪽 오른쪽
뒤

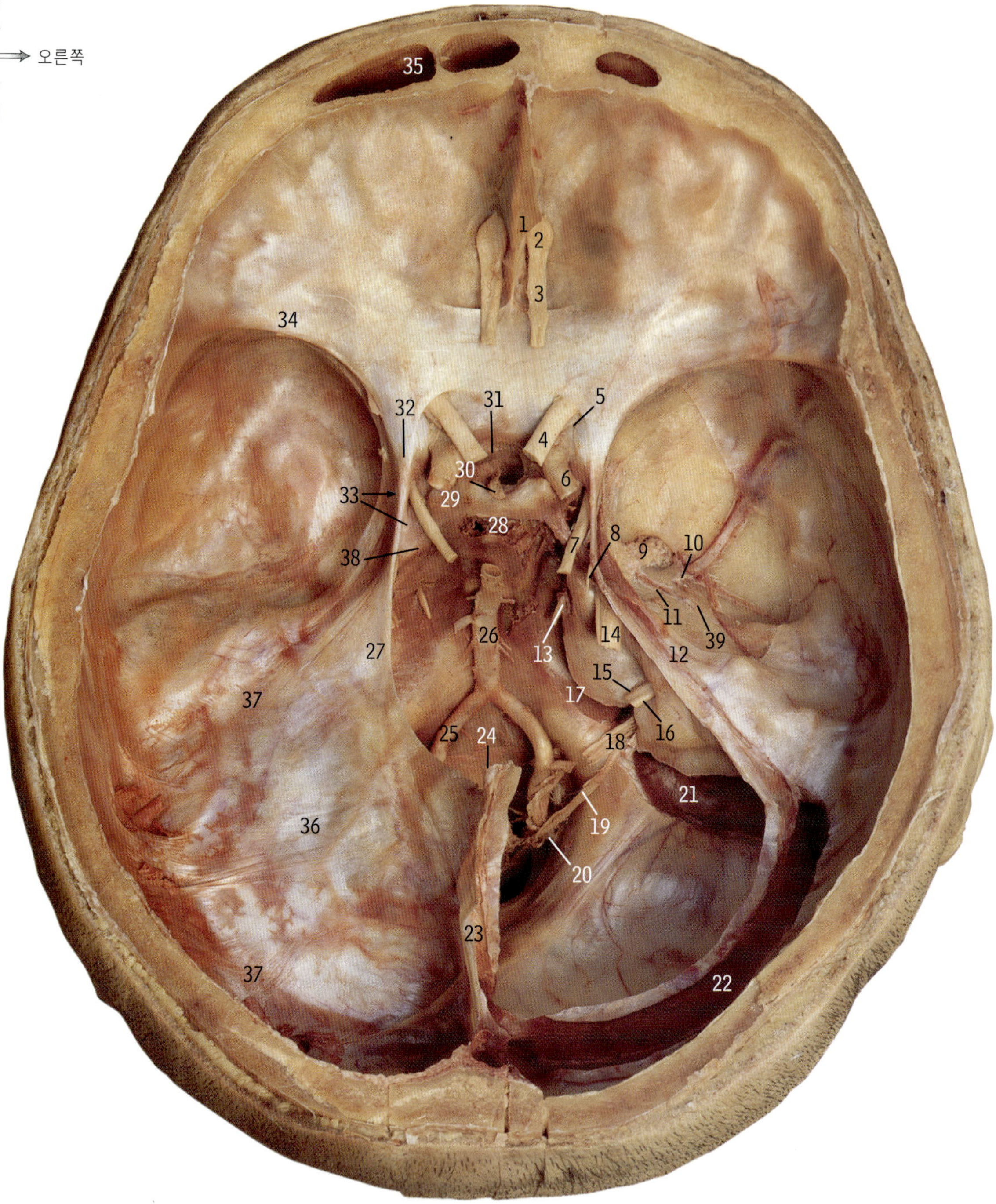

소뇌천막(tentorium cerebelli, 36)의 오른쪽 반이 제거되었다. 가로정맥굴(transverse sinus, 22), 구불정맥굴(sigmoid sinus, 21), 위바위정맥굴(superior petrosal sinus, 12) 및 곧은정맥굴(straight sinus, 23)이 보이고, 경질막의 부분을 중간머리뼈우묵의 오른쪽 가쪽부분에서 뇌막동맥(meningeal artery, 10), 아래턱신경(mandibular nerve, 9) 큰바위신경고랑(groove for greater petrosal nerve, 11)이 드러나도록 제거하였다. 경질막을 뚫고 있는 다양한 뇌신경의 모습을 186쪽, A와 비교하라.

1 볏돌기에 부착된 대뇌낫(Falx cerebri attached to crista galli)
2 후각망울(Olfactory bulb)
3 후각로(Olfactory tract)
4 시각신경관에서 나오는 시각신경(Optic nerve emerging from optic canal)
5 눈동맥(Ophthalmic artery)
6 속목동맥(Internal carotid artery)
7 눈돌림신경(Oculomotor nerve)
8 도르래신경(Trochlear nerve)
9 아래턱신경과 타원구멍(Mandibular nerve and foramen ovale)
10 중간뇌막동맥과 중간뇌막동맥구멍(Middle meningeal artery and foramen spinosum)
11 큰바위신경고랑(Groove for greater petrosal nerve)
12 위바위정맥굴과 소뇌천막 부착모서리의 잘린 가장자리 (Superior petrosal sinus and cut edges of attached margin of tentorium cerebelli)
13 갓돌림신경(Abducent nerve)
14 삼차신경(Trigeminal nerve)
15 얼굴신경(Facial nerve)
16 속귀신경(Vestibulocochlear nerve)
17 아래바위정맥굴(Inferior petrosal sinus)
18 혀인두신경, 미주신경, 더부신경 뇌부분 뿌리(Roots of glossopharyngeal, vagus and cranial part of accessory nerves)
19 더부신경척수뿌리(Spinal root of accessory nerve)
20 혀밑신경(Hypoglossal nerve)
21 구불정맥굴(Sigmoid sinus)
22 가로정맥굴(Transverse sinus)
23 대뇌낫과 소뇌천막 이음부의 곧은정맥굴(Straight sinus at junction of falx cerebri and tentorium cerebelli)
24 큰대뇌정맥(Great cerebral vein)
25 척추동맥(Vertebral artery)
26 뇌바닥동맥(Basilar artery)
27 소뇌천막 자유모서리(Free margin of tentorium cerebelli)
28 뇌바닥정맥얼기 위부분(Upper part of basilar plexus)
29 뒤침대돌기(Posterior clinoid process)
30 뇌하수체줄기(Pituitary stalk)
31 안장가로막(Diaphragma sellae)
32 앞침대돌기(Anterior clinoid process)
33 해면정맥굴(Cavernous sinus)
34 나비뼈작은날개 뒤모서리와 나비마루정맥굴(Posterior margin of lesser wing of sphenoid bone and sphenoparietal sinus)
35 이마굴(Frontal sinus)
36 소뇌천막(Tentorium cerebelli)
37 소뇌천막 부착모서리(Attached margin of tentorium)
38 29를 지나는 소뇌천막 부착모서리(Attached margin of tentorium passing to 29)
39 작은바위신경고랑(Groove for lesser petrosal nerve)

소뇌천막(tentorium cerebelli, 36)은 뒤머리뼈우묵을 형성한다. 앞머리뼈우묵과 중간머리뼈우묵은 명확한 위모서리가 없다.

앞머리뼈우묵(anterior cranial fossa) 포함물:
- 대뇌반구이마엽의 이마부분(182쪽, 14)
- 후각신경, 후각망울(olfactory bulb, 2), 후각로(olfactory tract, 3)
- 앞벌집신경(anterior ethmoidal nerve, 132쪽, C32)과 앞벌집동맥(anterior ethmoidal artery, 132쪽, C35)

안쪽의 ***중간머리뼈우묵(middle cranial fossa)*** 포함물:
- 뇌하수체줄기(pituitary stalk, 30)와 뇌하수체 및 안장가로막(diaphragma sellae, 31)
- 시각신경(optic nerve, 4; 218쪽, A3)과 시각교차(optic chiasma, 218쪽, A4)
- 해면사이정맥굴(뇌하수체밑)과 이것의 가쪽부분
- 속목동맥과 교감신경얼기, 눈돌림신경, 도르래신경, 갓돌림신경, 삼차신경의 눈신경과 위턱신경가지가 함유된 해면정맥굴(cavernous sinus, 33, 186, 187쪽 참조)
- 삼차신경절과 삼차신경의 아래턱신경가지(186, 187쪽 참조)
- 큰바위신경(greater petrosal nerve, 11)과 작은바위신경(lesser petrosal nerve, 39)
- 중간뇌막(middle meningeal, 10)과 더부뇌막혈관과 오름인두동맥의 뇌막가지, 눈동맥, 눈물동맥
- 대뇌반구의 관자엽(182쪽, 13)

뒤머리뼈우묵(posterior cranial fossa) 포함물:
- 중간뇌(midbrain, 178쪽, 10)의 아래부분, 다리뇌(pons, 178쪽, 25), 숨뇌(medulla oblongata, 178쪽, 26) 및 소뇌(cerebellum, 178쪽, 22)
- 척추동맥(vertebral artery, 25)과 뇌바닥동맥(basilar artery, 26)과 이들의 가지, 오름인두가지의 뇌막가지와 뒤통수동맥
- 구불정맥굴(sigmoid sinus, 21), 아래바위정맥굴(inferior petrosal sinus, 17), 뇌바닥과 뒤통수정맥굴, 천장을 형성하는 소뇌천막 안에 있는 곧은정맥굴(straight sinus, 23), 가로정맥굴(transverse sinus, 22), 위바위정맥굴(superior petrosal sinus, 12)
- 삼차신경(trigeminal nerve, 14), 갓돌림신경(abducent nerve, 13), 얼굴신경(facial nerve, 15), 속귀신경(vestibulocochlear nerve, 16), 혀인두신경과 미주신경(glossopharyngeal and vagus nerves, 18), 더부신경(accessory nerve, 19) 및 혀밑신경(즉, 뇌신경 5-12번), 위목신경의 뇌막가지
- 소뇌낫(falx cerebelli, 178쪽, 19)

위시상정맥굴의 뒤(아래)끝은 양쪽의 곧은정맥굴, 뒤통수정맥굴 및 가로정맥굴과 교통이 있는, 정맥굴합류로 알려져 있다.

뇌신경과 뇌신경의 연결(Cranial nerves and their connections)

연결:
빨간색 – 교감신경
노란색 – 부교감신경
오렌지색 – 감각신경

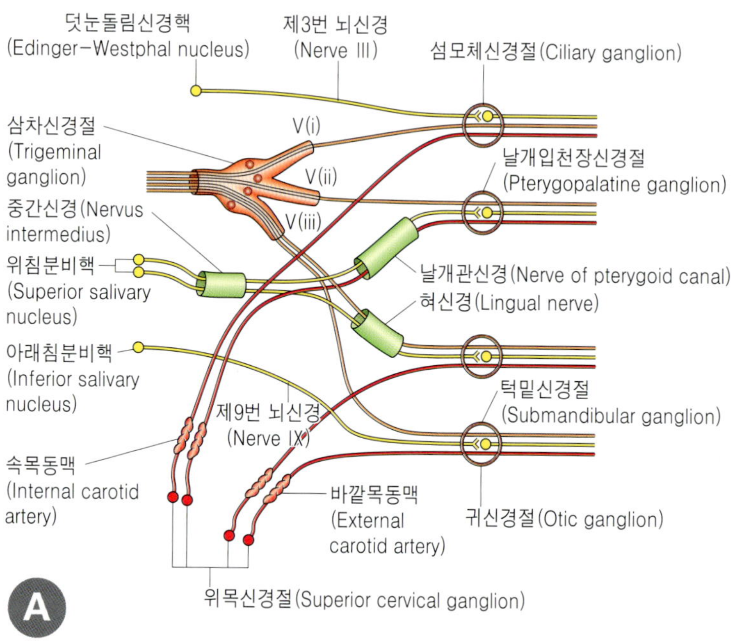

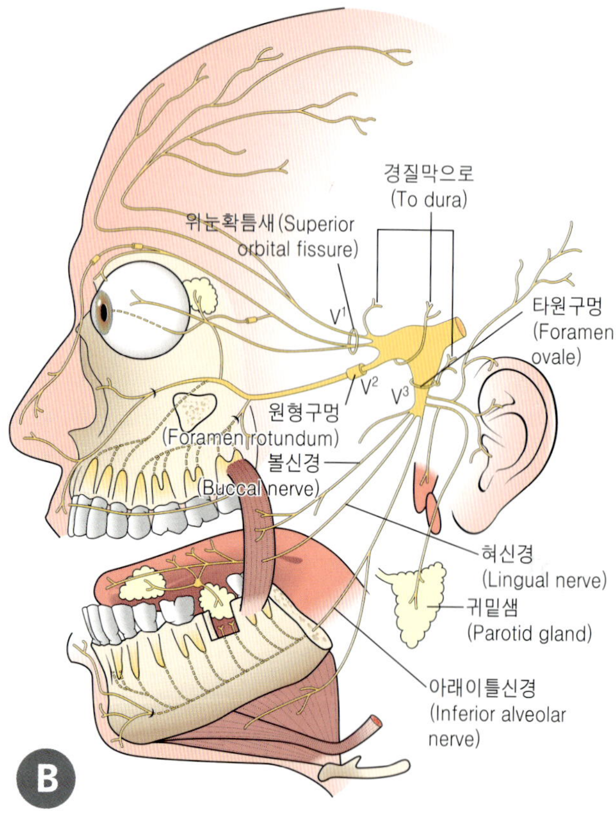

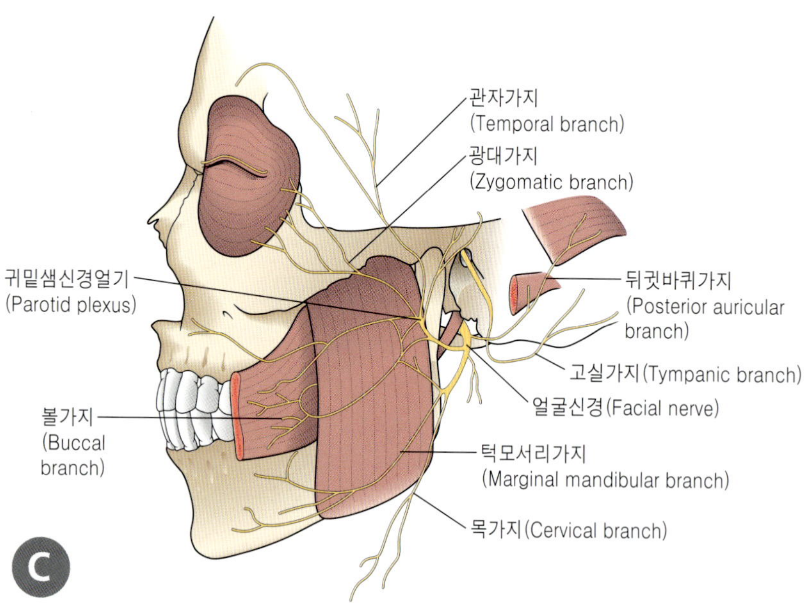

A 뇌신경절의 연결을 보여주는 그림

B 삼차신경(Ⅴ)의 가지를 보여주는 그림

C 얼굴신경(Ⅶ)의 가지를 보여주는 그림

D 혀밑신경(ⅩⅡ)의 가지를 보여주는 그림

E 혀인두신경(Ⅸ)의 가지를 보여주는 그림

F 미주신경(Ⅹ)의 가지를 보여주는 그림

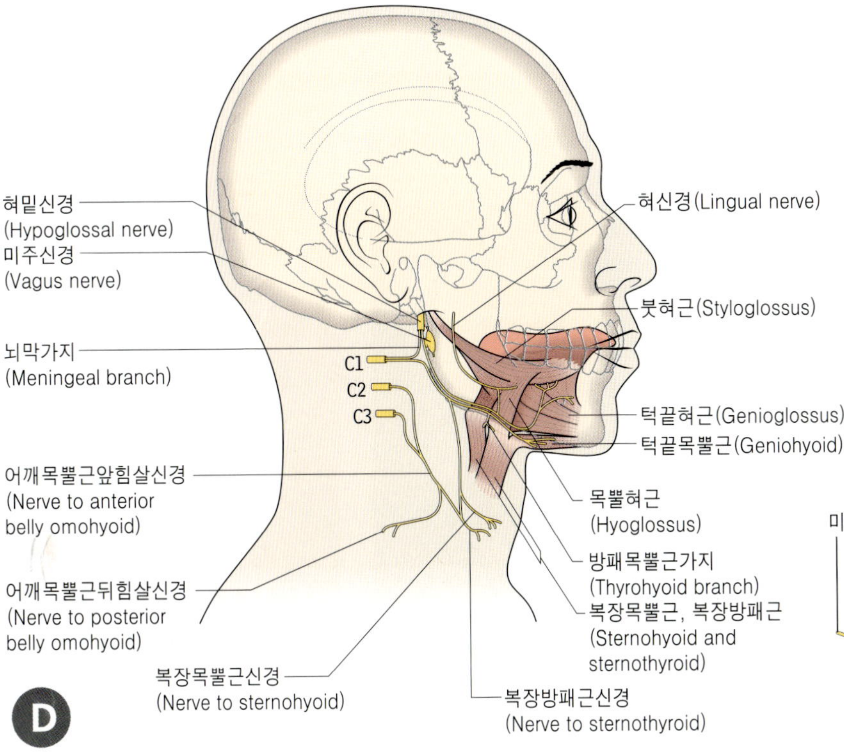
혀밑신경
(Hypoglossal nerve)
미주신경
(Vagus nerve)
뇌막가지
(Meningeal branch)
C1
C2
C3
어깨목뿔근앞힘살신경
(Nerve to anterior
belly omohyoid)
어깨목뿔근뒤힘살신경
(Nerve to posterior
belly omohyoid)
복장목뿔근신경
(Nerve to sternohyoid)
복장방패근신경
(Nerve to sternothyroid)
혀신경(Lingual nerve)
붓혀근(Styloglossus)
턱끝혀근(Genioglossus)
턱끝목뿔근(Geniohyoid)
목뿔혀근
(Hyoglossus)
방패목뿔근가지
(Thyrohyoid branch)
복장목뿔근, 복장방패근
(Sternohyoid and
sternothyroid)
D

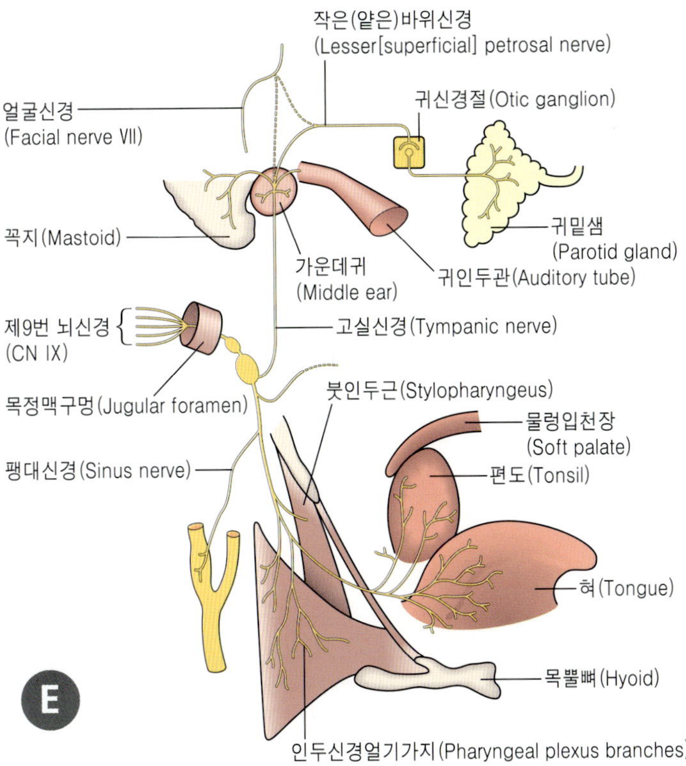
작은(얕은)바위신경
(Lesser[superficial] petrosal nerve)
얼굴신경
(Facial nerve VII)
귀신경절(Otic ganglion)
꼭지(Mastoid)
가운데귀
(Middle ear)
귀밑샘
(Parotid gland)
귀인두관(Auditory tube)
제9번 뇌신경
(CN IX)
고실신경(Tympanic nerve)
목정맥구멍(Jugular foramen)
붓인두근(Stylopharyngeus)
물렁입천장
(Soft palate)
팽대신경(Sinus nerve)
편도(Tonsil)
혀(Tongue)
목뿔뼈(Hyoid)
인두신경얼기가지(Pharyngeal plexus branches)
E

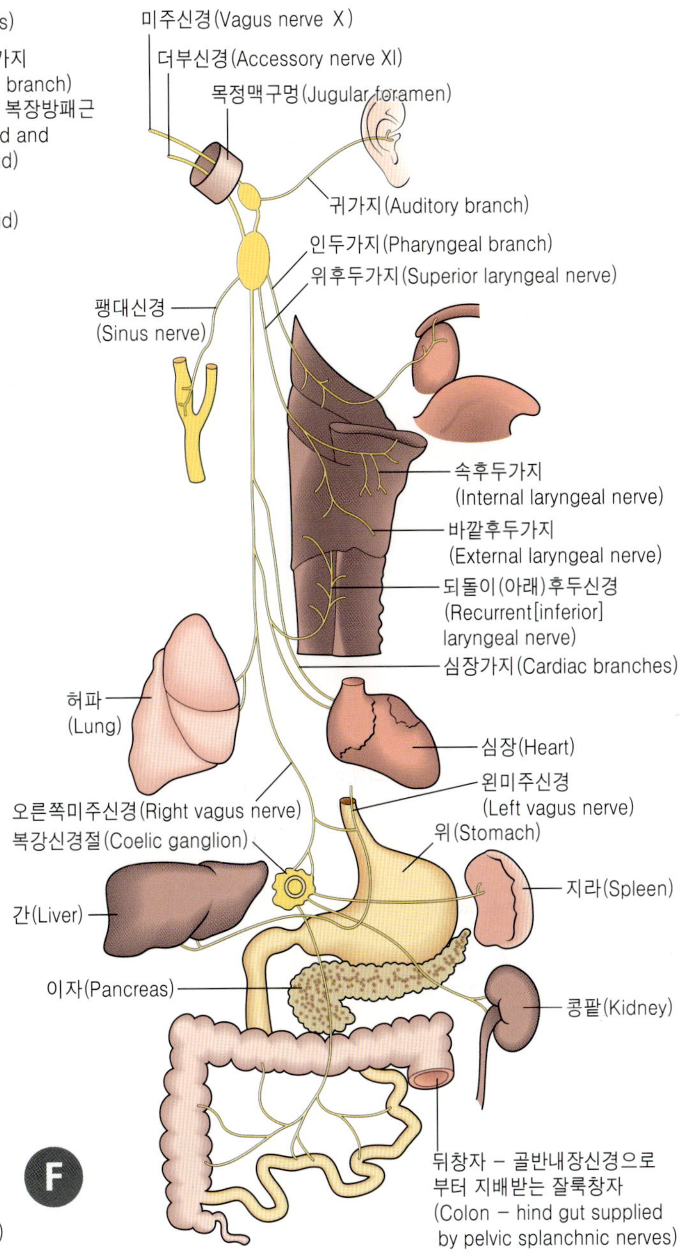
미주신경(Vagus nerve X)
더부신경(Accessory nerve XI)
목정맥구멍(Jugular foramen)
귀가지(Auditory branch)
인두가지(Pharyngeal branch)
위후두가지(Superior laryngeal nerve)
팽대신경
(Sinus nerve)
속후두가지
(Internal laryngeal nerve)
바깥후두가지
(External laryngeal nerve)
되돌이(아래)후두신경
(Recurrent[inferior]
laryngeal nerve)
심장가지(Cardiac branches)
허파
(Lung)
심장(Heart)
오른쪽미주신경(Right vagus nerve)
왼미주신경
(Left vagus nerve)
복강신경절(Coelic ganglion)
위(Stomach)
간(Liver)
지라(Spleen)
이자(Pancreas)
콩팥(Kidney)
뒤창자 – 골반내장신경으로
부터 지배받는 잘룩창자
(Colon – hind gut supplied
by pelvic splanchnic nerves)
F

머리뼈우묵, 해면정맥굴 및 삼차신경(Cranial fossae, cavernous sinus and trigeminal nerve)

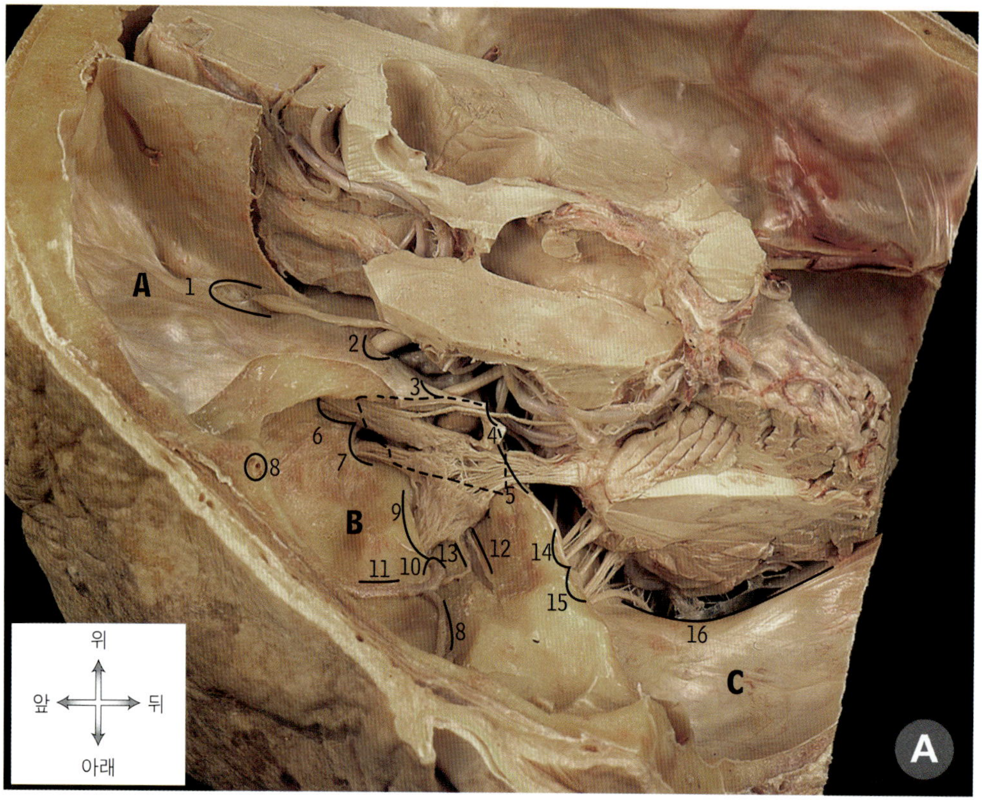

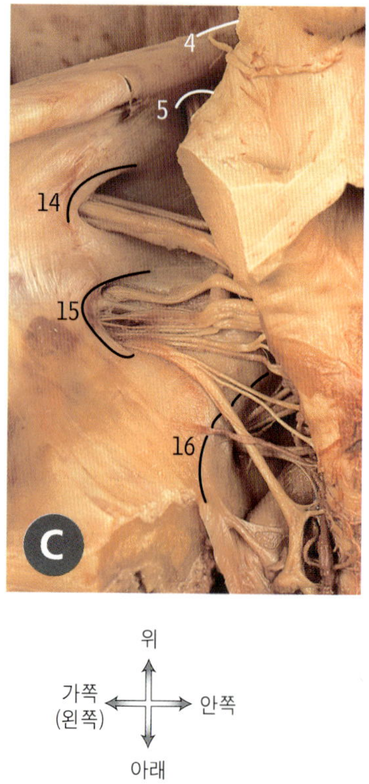

앞머리뼈우묵 – A

1 ***벌집체판에 있는 구멍***
- 후각신경잔섬유(Olfactory nerve filaments)
- 앞벌집신경과 혈관(Anterior ethmoidal nerve and vessels)

중간머리뼈우묵 – B

2 ***시각신경관:*** 나비뼈몸통과 나비뼈작은날개의 두 뿌리 사이에 있다.
- 시각신경(II)(Optic nerve II)
- 눈동맥(Ophthalmic artery)

3 ***해면정맥굴지붕***
- 눈돌림신경(III)에 의해 뚫린 경질막(Dura pierced by oculomotor nerve III)

4 ***소뇌천막의 자유모서리와 부착모서리의 이음부***
- 갓돌림신경(IV)에 의해 뚫린 경질막(Dura pierced by trochlear nerve IV)

5 ***해면정맥굴***
- 뒤로부터 들어가 관자뼈 바위부분의 끝 위로 나아가는, 삼차신경(V)에 의해 뚫린 경질막(Dura pierced by trigeminal nerve V entering from behind and running forward over the tip of the petrous part of the temporal bone)

6 ***위눈확틈새:*** 가쪽끝에서 이마뼈의 조각과 함께 나비뼈몸통과 나비뼈큰날개 및 나비뼈작은날개 사이에 있다.
- 눈돌림신경(III)(Oculomotor nerve III)
- 도르래신경(IV)(Trochlear nerve IV)
- 갓돌림신경(VI)(Abducent nerve VI)
- 눈물신경(Lacrimal nerve)
- 이마신경(Frontal nerve)
- 코섬모체신경(Nasociliary nerve)
- 손목(교감)신경얼기로부터의 잔섬유(Filaments from the internal carotid[sympathetic] plexus)
- 중간뇌막동맥눈확가지(Orbital branch of the middle meningeal artery)
- 눈물동맥되돌이가지(Recurrent branch of the lacrimal artery)
- 위눈정맥(Superior ophthalmic vein)

7 ***원형구멍:*** 나비뼈큰날개 안에 있다.
- 위턱신경(Maxillary nerve V^2)

8 ***중간뇌막동맥고랑*** – 마루가지(Parietal branch)

9 ***타원구멍:*** 나비뼈큰날개에 있다
- 아래턱신경(V^3)(Mandibular nerve V^3)
- 작은바위신경(보통)(Lesser petrosal nerve)
- 더부뇌막동맥(Accessary meningeal artery)
- 이끌정맥(해면정맥굴에서 날개근정맥얼기까지)(Emissary vein[from cavernous sinus to pterygoid plexus])

10 ***중간뇌막동맥구멍:*** 나비뼈큰날개에 있다
- 중간뇌막혈관(Middle meningeal vessels)
- 아래턱신경뇌막가지(Meningeal branch of the mandibular nerve)

11 ***중간뇌막동맥고랑***–이마가지(frontal branch)

12 ***큰바위신경구멍과 고랑:*** 바위관자뼈고실천장, 활모양융기 앞에 있다.
- 큰바위신경(Greater petrosal nerve)
- 중간뇌막동맥바위가지(Petrosal branch of the middle meningeal artery)

13 ***작은바위신경구멍과 고랑:*** 바위관자뼈고실천장, 큰바위신경구멍 약 3mm 앞에 있다.
- 작은바위신경(Lesser petrosal nerve)

뒤머리뼈우묵 – C

14 ***속귀길:*** 바위관자뼈의 뒤면에 있다.
- 얼굴신경(VII)(Facial nerve VII)
- 속귀신경(VIII)(Vestibulocochlear nerve VIII)
- 미로동맥(Labyrinthine artery)

> 주해: A에서 선(14, 15)은 관자뼈 바위부분의 위모서리에 표시되어 있지만, 실제 속귀길(internal acoustic meatus, 14)의 구멍은 관자뼈 바위부분의 아래면 밑에 위치한다. 또한 목정맥구멍(jugular foramen, 15)은 좀 더 아래에 위치하며, 뒤통수뼈의 목정맥패임과 관자뼈 바위부분 사이의 틈으로 형성된다. C에서 14와 15의 실제 위치가 명백히 나타난다.

15 ***목정맥구멍:*** 바위관자뼈의 목정맥오목과 뒤통수뼈 사이에 있다
- 혀인두신경(IX)(Glossopharyngeal nerve IX)
- 미주신경(X)(Vagus nerve X)
- 더부신경(XI)(Accessory nerves XI)
- 미주신경뇌막가지(Meningeal branch of the vagus nerve)
- 아래목정맥(Inferior jugular vein)
- 뒤통수동맥뇌막가지(A meningeal branch of the occipital artery)

16 ***큰구멍:*** 뒤통수뼈에 있다
- 중쇠뼈치아돌기꼭대기인대(Apical ligament of the odontoid process of the axis)
- 덮개막(Tectorial membrane)
- 숨뇌와 뇌막(치아돌기의 첫째 손가락돌기 포함)(Medulla oblongata and meninges[including first digitation of denticulate ligament])
- 더부신경 척수부분(Spinal parts of the accessory nerve)
- 위목신경뇌막가지(Meningeal branch of the upper cervical nerve)
- 척추동맥(Vertebral artery)
- 앞척수동맥(Anterior spinal artery)
- 뒤척수동맥(Posterior spinal artery)

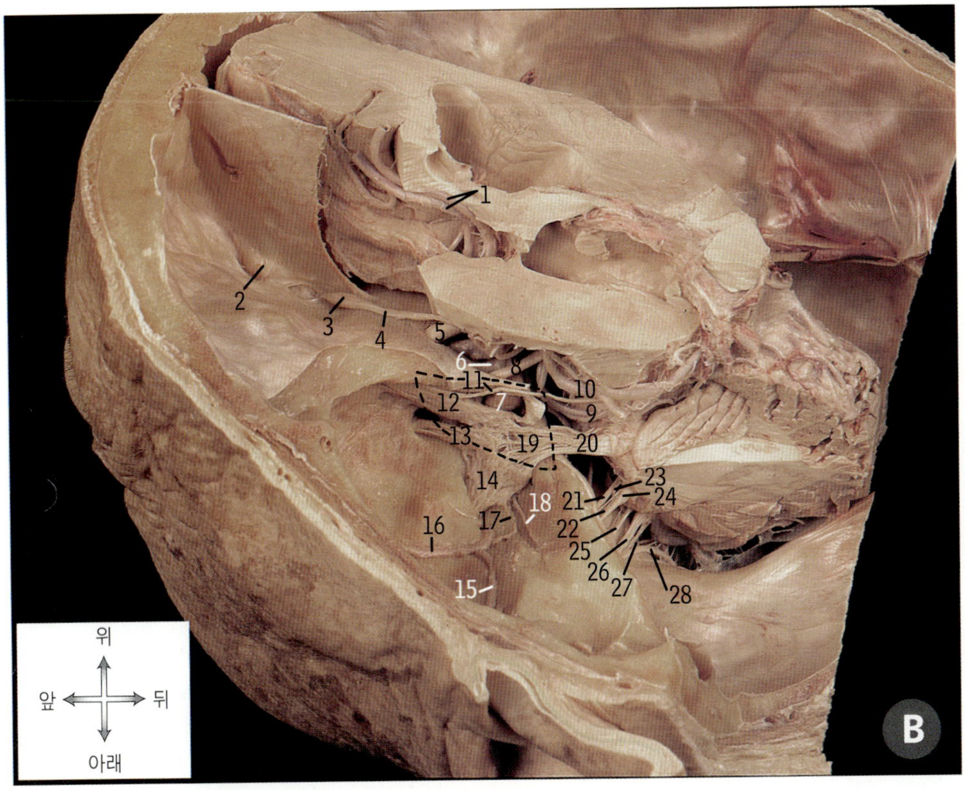

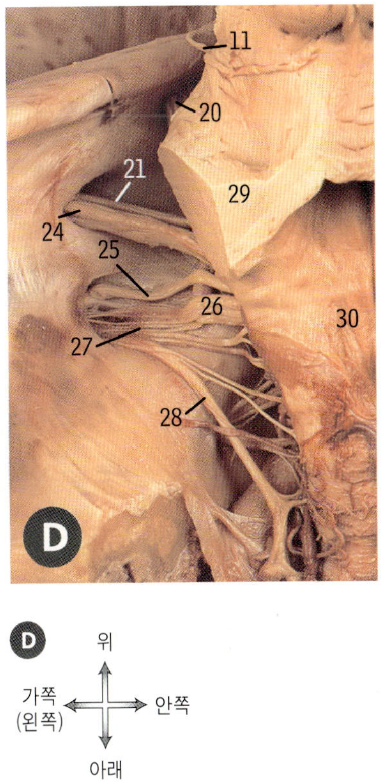

A B 왼쪽위뒤에서 본 왼쪽해면정맥굴과 삼차신경

C D 뒤에서 본 아래뇌줄기의 왼쪽반과 목척수의 위부분

1 중간대뇌동맥겉질가지(Cortical branches of middle cerebral artery)
2 볏돌기에 부착된 대뇌낫(Falx cerebri attached to crista galli)
3 후각망울(Olfactory bulb)
4 후각로(Olfactory tract)
5 시각신경 Ⅱ(Optic nerve Ⅱ)
6 뇌하수체(Pituitary gland)
7 속목동맥(Internal carotid artery)
8 눈돌림신경 Ⅲ(Oculomotor nerve Ⅲ)
9 위소뇌동맥(Superior cerebellar artery)
10 뒤소뇌동맥(Posterior cerebellar artery)
11 도르래신경 Ⅳ(Trochlear nerve Ⅳ)
12 눈신경 V^1(Ophthalmic nerve V^1)
13 위턱신경 V^2(Maxillary nerve V^2)
14 아래턱신경 V^3(Mandibular nerve V^3)
15 중간뇌막동맥마루가지(Middle meningeal artery parietal branch)
16 중간뇌막동맥이마가지(Middle meningeal artery frontal branch)
17 작은바위신경(Lesser petrosal nerve)
18 큰바위신경(Greater petrosal nerve)
19 삼차신경절(Trigeminal ganglion)
20 삼차신경 Ⅴ(Trigeminal nerve Ⅴ)
21 얼굴신경 Ⅶ(Facial nerve Ⅶ)
22 중간신경(Nervous intermedius)
23 미로동맥(Labyrinthine artery)
24 속귀신경 Ⅷ(Vestibulocochlear nerve Ⅷ)
25 혀인두신경 Ⅸ(Glossopharyngeal nerve Ⅸ)
26 미주신경 Ⅹ(Vagus nerve Ⅹ)
27 더부신경 뇌부분(Cranial part of accessory nerve)
28 더부신경척수뿌리(Spinal root of accessory nerve)
29 중간소뇌다리(Middle cerebellar peduncle)
30 넷째뇌실바닥(Floor of the fourth ventricle)

A, B에서, 뇌의 왼쪽반과 소뇌의 부분을 제거하였고, 해면정맥굴 안의 구조와 삼차신경의 가지, 중간뇌막동맥, 바위신경을 드러내기 위해 경질막의 중간머리뼈우묵의 가쪽 부분을 벗겨내었다.

A에서, 머리뼈구멍의 인접면모서리와 머리뼈바닥의 앞, 중간, 뒤머리뼈우묵 안의 고랑은 선으로 강조되었고, 주석을 단 목록들은 이들의 위치와 이들을 지나가는 주요 구조물을 알려준다.

A, B에서, 점선은 해면정맥굴의 범위를 알려준다.

C, D에서, 머리뼈의 뒤부분과 위쪽 척추는 뇌줄기와 척수의 연결을 보여주기 위해 제거하였다.

머리안, 뇌 및 뇌신경(Cranial cavity, brain and cranial nerves)

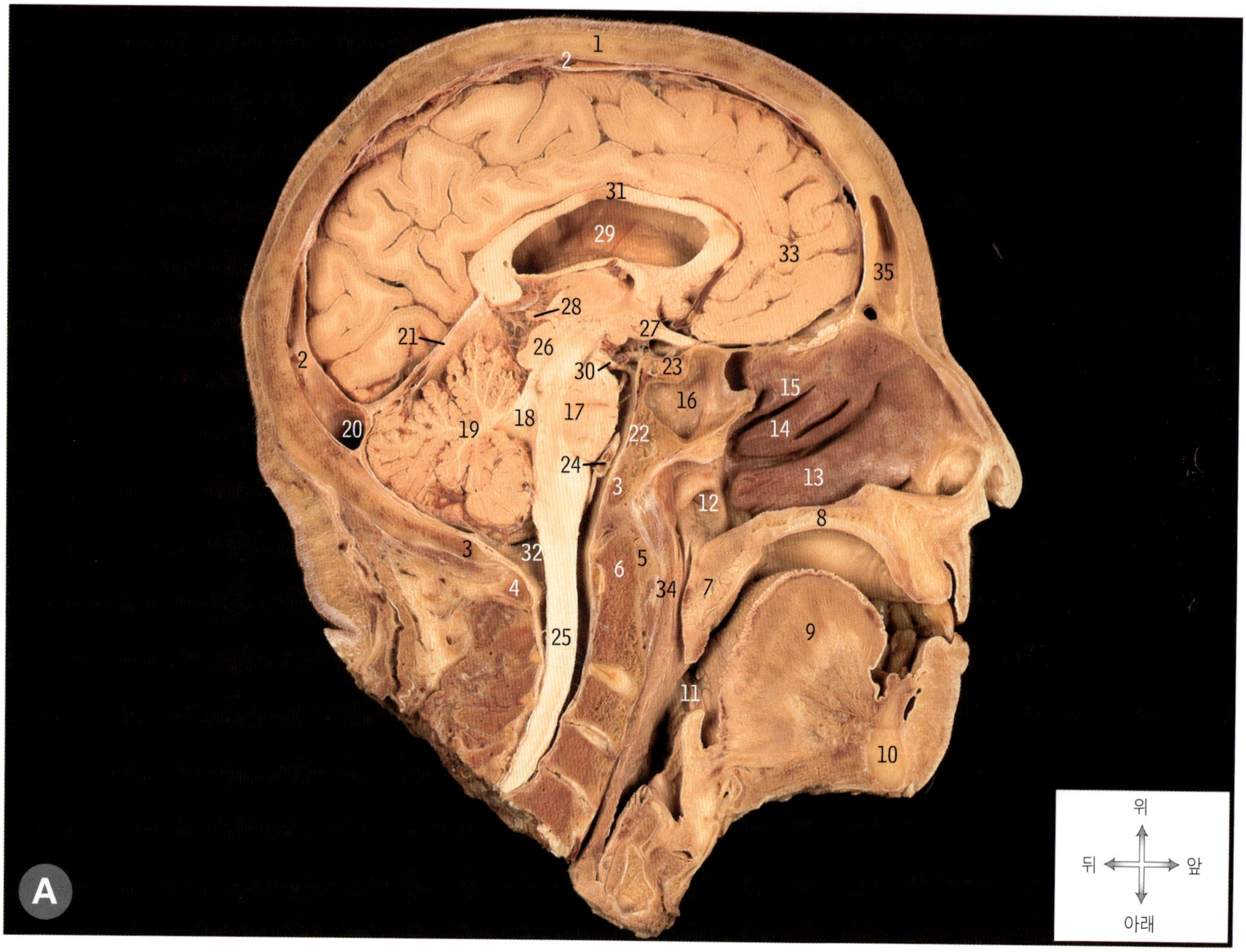

Ⓐ 오른쪽에서 본 정중면절단에서의 머리안과 뇌

A에서, 표본은 정중면으로 절단하였고, 대뇌낫(falx cerebri, 178쪽)과 코중격(nasal septum, 148쪽, A; 178쪽)을 1mm 톱날로 제거하였다.

B에서, 뇌의 이마엽 아래부분, 다리뇌, 연수, 소뇌의 앞엽은 뇌신경을 노출시키기 위해 제거하였다.

1 머리둥근천장(Vault of skull)
2 위시상정맥굴(Superior sagittal sinus)
3 큰구멍 모서리(Margin of foramen magnum)
4 고리뼈뒤고리(Posterior arch of atlas)
5 고리뼈앞고리 – 첫째목뼈(Anterior arch of atlas–first cervical vertebra)
6 중쇠뼈치아돌기 – 둘째목뼈(Dens of axis–second cervical vertebra)
7 물렁입천장(Soft palate)
8 단단입천장(Hard palate)
9 혀(Tongue)
10 아래턱뼈(Mandible)
11 인두의 입부분(입인두)(Oral part of pharynx [oropharynx])
12 귀인두관구멍(Opening of auditory tube)
13 아래코선반(Inferior nasal concha)
14 중간코선반(Middle nasal concha)
15 위코선반(Superior nasal concha)
16 나비굴(Sphenoidal sinus)
17 다리뇌(Pons)
18 넷째뇌실(Fourth ventricle)
19 소뇌(Cerebellum)
20 가로정맥굴(Transverse sinus)
21 소뇌천막(Tentorium cerebelli)
22 비스듬틀(Clivus)
23 뇌하수체(Pituitary gland)
24 뇌바닥동맥(Basilar artery)
25 척수(척수숨뇌)(Spinal cord[spinal medulla])
26 중간뇌(Midbrain)
27 시각교차(Optic chiasma)
28 송과체(Pineal body)
29 가쪽뇌실(Lateral ventricle)
30 눈돌림신경 Ⅲ(Oculomotor nerve Ⅲ)
31 뇌들보(Corpus callosum)
32 소뇌숨뇌수조(Cerebellomedullary cistern [cisterna magna])
33 왼대뇌반구 안쪽면(Medial surface of left cerebral hemisphere)
34 인두의 코부분(코인두)(Nasal part of pharynx[nasopharynx])
35 이마굴(Frontal sinus)
36 시각신경 Ⅱ(Optic nerve Ⅱ)
37 후각로 Ⅰ(Olfactory tract Ⅰ)
38 후각망울 Ⅰ(Olfactory bulb Ⅰ)
39 눈동맥(Ophthalmic artery)
40 도르래신경 Ⅳ(Trochlear nerve Ⅳ)
41 삼차신경 Ⅴ(Trigeminal nerve Ⅴ)
42 얼굴신경 Ⅶ, 속귀신경 Ⅷ(Facial nerve Ⅶ, vestibulocochlear nerve Ⅷ)
43 혀인두신경 Ⅸ, 미주신경 Ⅹ, 더부신경 뇌부분 뿌리 Ⅺ (Root of glossopharyngeal nerve Ⅸ, vagus nerve Ⅹ, cranial part of accessory nerve Ⅺ)

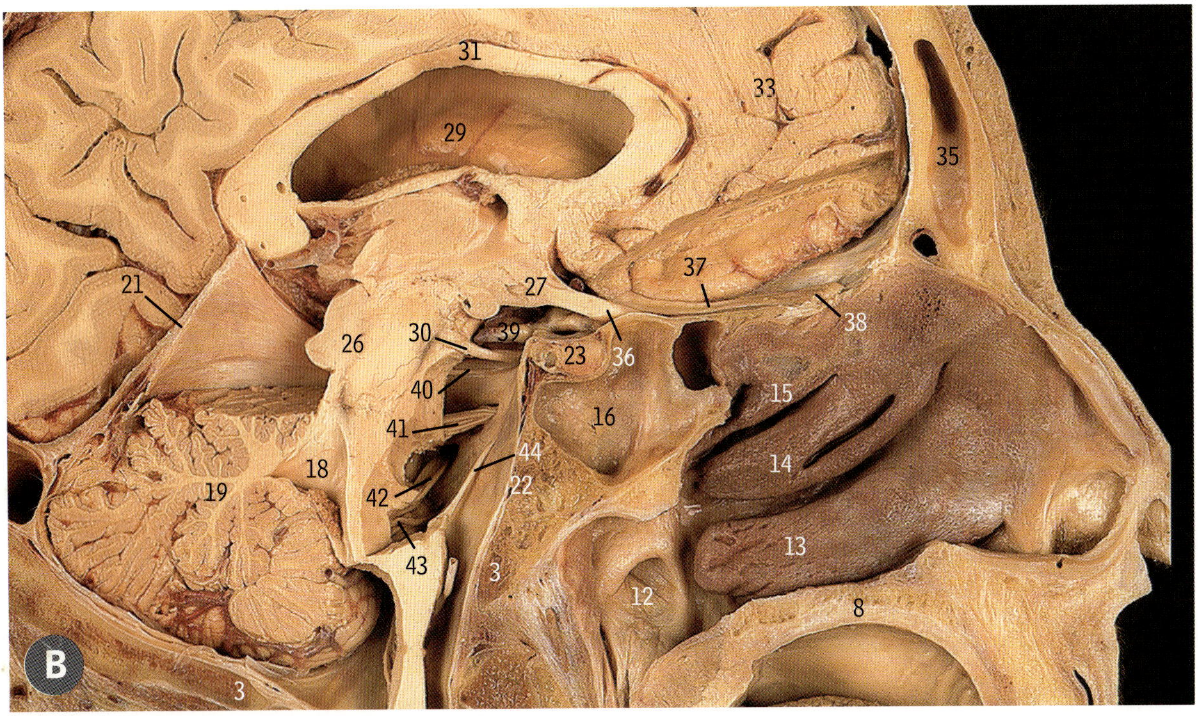

B A와 같음(중심부분 확대)

뇌신경과 주기능(262, 269, 219쪽 참조)

Ⅰ	**후각신경**	냄새	하나가 아닌 약 20개 정도의 잔섬유들이 코의 천장을 지나 뇌의 아래면에 있는 후각망울로 간다.
Ⅱ	**시각신경**	시력	눈의 망막으로부터 뒤로 주행하여 뇌의 아래면에 있는 시각교차로 간다.
Ⅲ	**눈돌림신경**	운동/부교감	눈을 움직이는 4개의 근육으로 가고, 동공을 수축시키고, 수정체의 굴곡을 변화시키는 부교감신경도 포함된다.
Ⅳ	**도르래**	운동	눈근육 중 하나로 간다(위빗근).
Ⅴ	**삼차신경**	감각/운동	얼굴과 눈의 표면을 포함한 머리의 주감각신경으로 씹기근육(씹기)으로 가고, 아래턱을 움직이는 운동신경이다.
Ⅵ	**갓돌림**	운동	눈근육 중 하나로 간다(가쪽곧은근).
Ⅶ	**얼굴**	운동/감각/부교감	얼굴의 근육으로 가고 일부 맛섬유와 눈물, 침, 코샘을 위한 부교감 섬유를 함유한다.
Ⅷ	**속귀신경**	운동/감각	균형(안뜰부분)과 듣기(달팽이부분)를 위한 신경
Ⅸ	**혀인두신경**	감각/부교감	일부 맛섬유와 목구멍 안쪽의 감각섬유. 그리고 작지만 혈압의 반사조절에 중요한 부교감섬유
Ⅹ	**미주신경**	운동/감각/부교감	후두, 인두, 물렁입천장(말하기와 삼키기) 위관분비와 운동, 심장박동수를 느리게 하는 부교감섬유. 가슴과 복부내장으로부터의 많은 들신경
Ⅺ	**더부신경**	운동	척수부분은 다른 섬유(뇌부분)와 함께 목빗근과 등세모근으로 가서 미주신경과 만나 후두, 인두, 물렁입천장을 신경지배한다.
Ⅻ	**혀밑신경**	운동	혀근육으로 간다.

머리안, 뇌신경(Cranial cavity, cranial nerves)

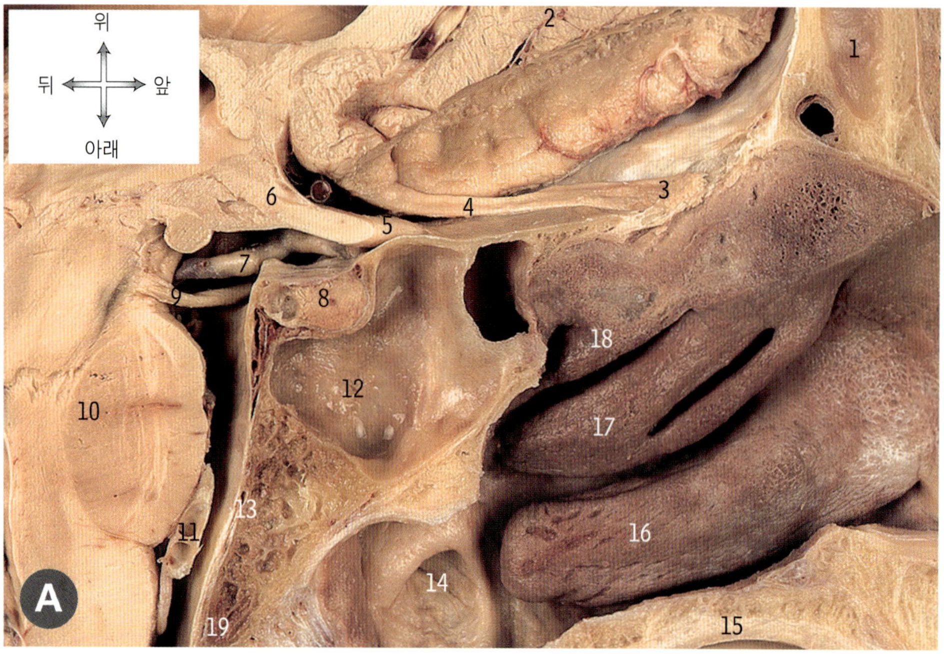

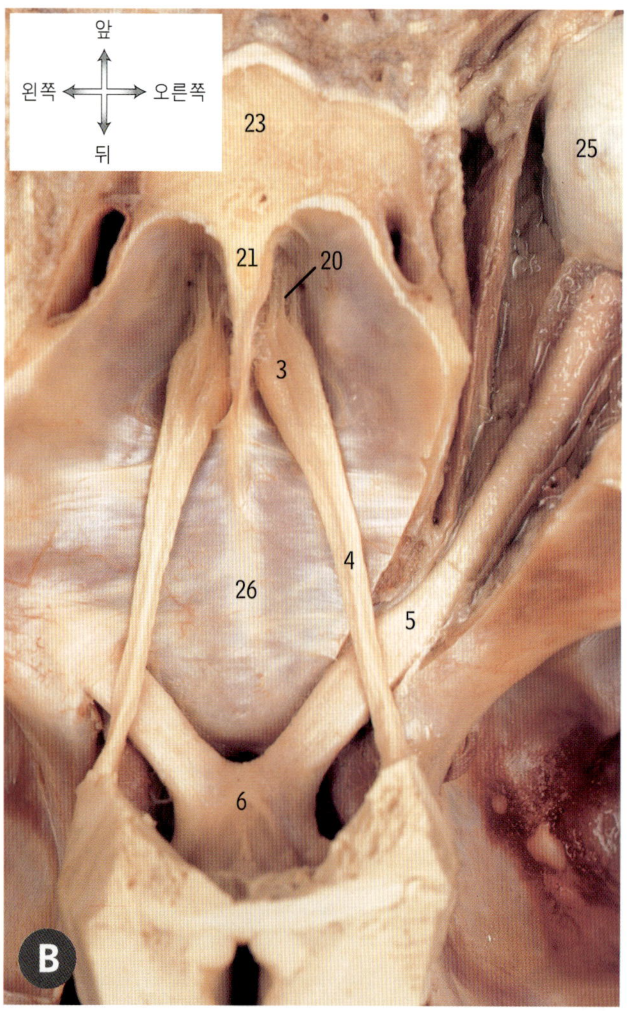

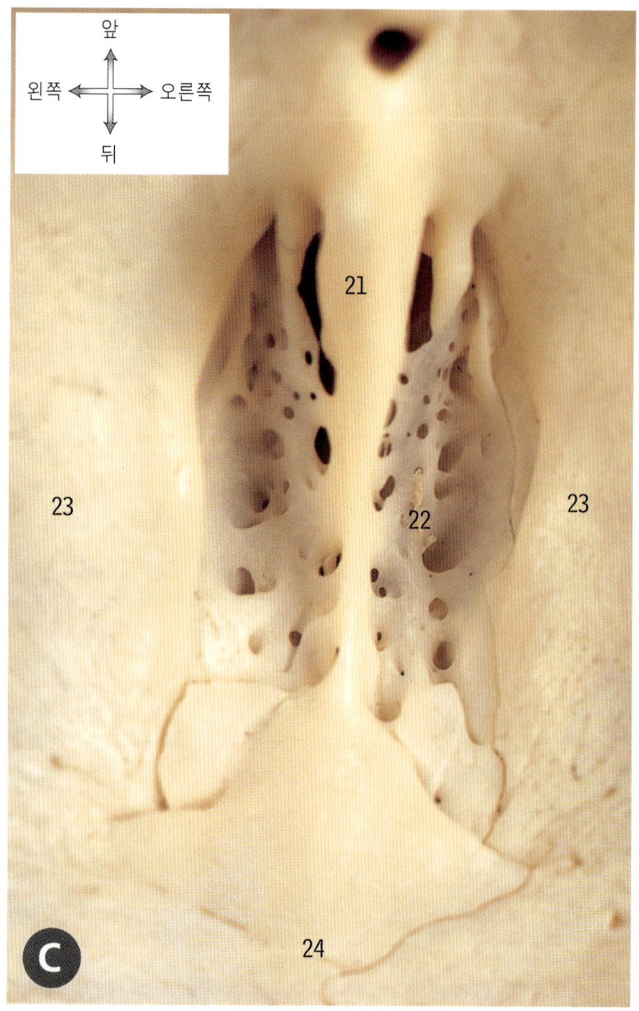

A B와 같음(195쪽), 코안의 가쪽 벽을 확대

B 위에서 본 앞머리뼈우묵의 중심 바닥

C 위에서 본 머리뼈의 벌집체판

D B와 같음(195쪽), 다리뇌, 비스듬틀과 나비굴 부분을 확대

E B와 같음(195쪽), 오른쪽 위뒤에서 본 뇌줄기의 등쪽면을 확대

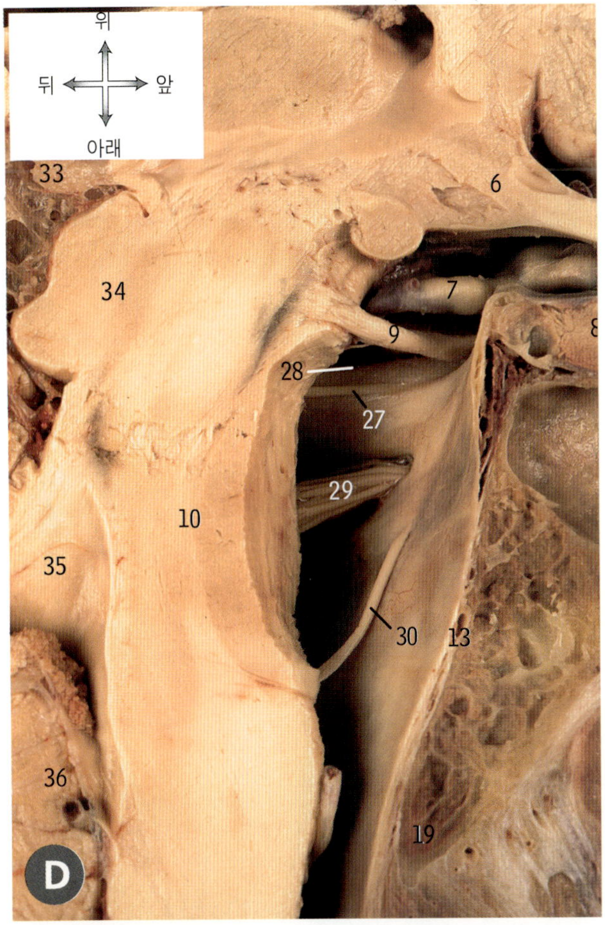

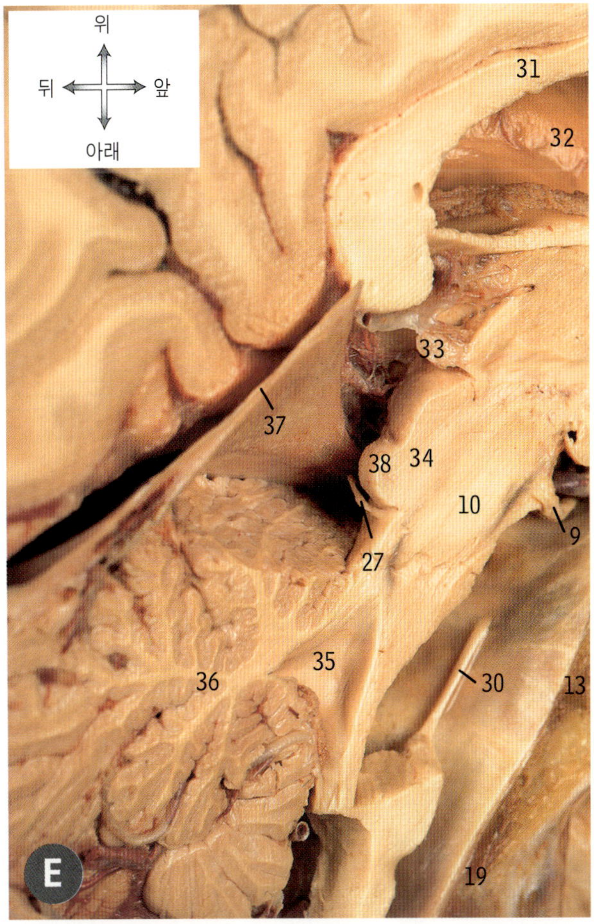

A에서, 후각로(olfactory tract, 4), 후각망울(olfactory bulb, 3), 시각신경(optic nerve, 5)을 보이기 위해 거미막과 연합혈관을 포함한 조직의 일부는 뇌의 이마엽 아래부분으로부터 제거하였다.

B에서, 셋째뇌실과 뼈의 쐐기 높이에서 대뇌반구를 오른쪽 눈확천장으로부터 제거하여 후각로(olfactory tract, 4), 후각망울(olfactory bulb, 3), 후각신경잔섬유(filaments of olfactory nerve, 20), 시각교차(optic chiasma, 6), 오른쪽 시각신경(optic nerve, 5)을 보이게 하였다. 20개 정도의 후각신경잔섬유(filaments of olfactory nerve, 20)는 후각점막을 지나 벌집체판(cribriform plate of ethmoid bone, 22)의 구멍을 지난 후 경질막(dura, 26), 거미막, 연질막 안에 묻힌다.

C는 벌집체판(cribriform plate of ethmoid bone, 22)에 있는 여러 관통(구멍)을 지나는 후각신경잔섬유(filaments of olfactory nerve, 20)를 도해함으로써 B를 보충해 준다.

D에서, 눈돌림신경(oculomotor nerve, 9), 도르래신경(trochlear nerve, 27), 삼차신경(trigeminal nerve, 29), 갓돌림신경(abducent nerve, 30)을 보여주기 위해 다리뇌의 부분과 거미막 및 연합혈관을 제거하였다.

E에서, 뇌줄기의 등쪽면에서 나오는 도르래신경(trochlear nerve, 27)을 보여주기 위해 소뇌의 앞엽을 거미막, 연합혈관과 함께 제거하였다.

1 이마굴(Frontal sinus)
2 왼대뇌반구 안쪽면(Medial surface of the left cerebral hemisphere)
3 후각망울 Ⅰ(Olfactory bulb Ⅰ)
4 후각로 Ⅰ(Olfactory tract Ⅰ)
5 시각신경 Ⅱ(Optic nerve Ⅱ)
6 시각교차(Optic chiasma)
7 눈동맥(Ophthalmic artery)
8 뇌하수체(Pituitary gland)
9 눈돌림신경 Ⅲ(Oculomotor nerve Ⅲ)
10 다리뇌(Pons)
11 뇌바닥동맥(Basilar artery)
12 나비굴(Sphenoidal sinus)
13 비스듬틀(Clivus)
14 귀인두관구멍(Opening of auditory tube)
15 단단입천장(Hard palate)
16 아래코선반(Inferior nasal concha)
17 중간코선반(Middle nasal concha)
18 위코선반(Superior nasal concha)
19 큰구멍 모서리(Margin of foramen magnum)
20 후각신경 잔섬유 Ⅰ(Filaments of olfactory nerve Ⅰ)
21 볏돌기(Crista galli)
22 벌집체판(Cribriform plate of ethmoid bone)
23 이마뼈(Frontal bone)
24 나비뼈돌기(Jugum of sphenoid bone)
25 눈알(Eyeball)
26 앞머리뼈우묵바닥을 덮은 경질막(Dura overlying floor of the anterior cranial fossa)
27 도르래신경 Ⅳ(Trochlear nerve Ⅳ)
28 소뇌천막 자유모서리(Free margin of tentorium cerebelli)
29 삼차신경 Ⅴ(Trigeminal nerve Ⅴ)
30 갓돌림신경 Ⅵ(Abducent nerve Ⅵ)
31 뇌들보(Corpus calosum)
32 가쪽뇌실(Lateral ventricle)
33 송과체(Pineal body)
34 중간뇌(Midbrain)
35 넷째뇌실(Fourth ventricle)
36 소뇌(Cerebellum)
37 소뇌천막(Tentorium cerebelli)
38 아래둔덕(Inferior colliculus)

뇌신경(Cranial nerves)

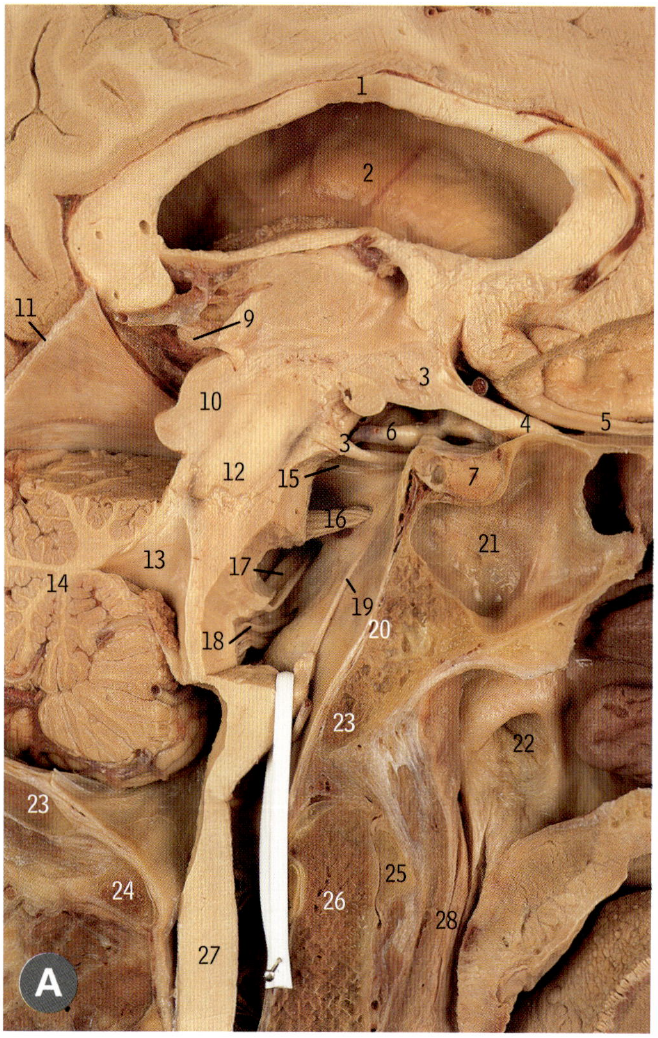

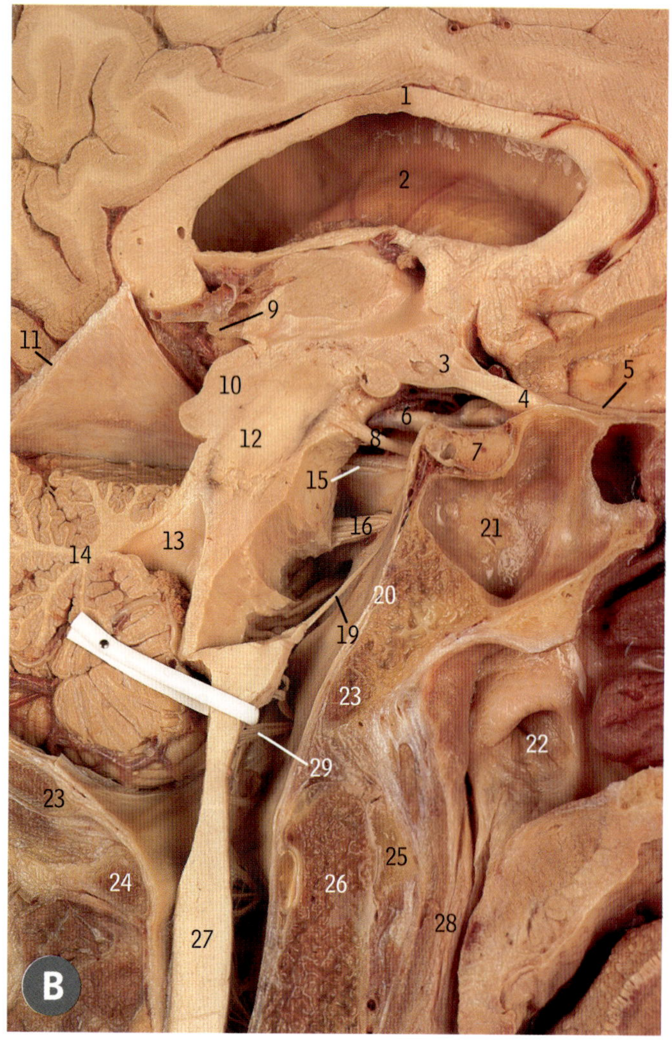

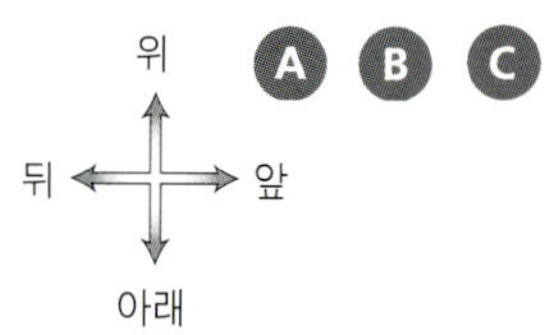

A B C B와 같음(195쪽), 다리뇌, 비스듬틀, 나비굴 부분을 확대

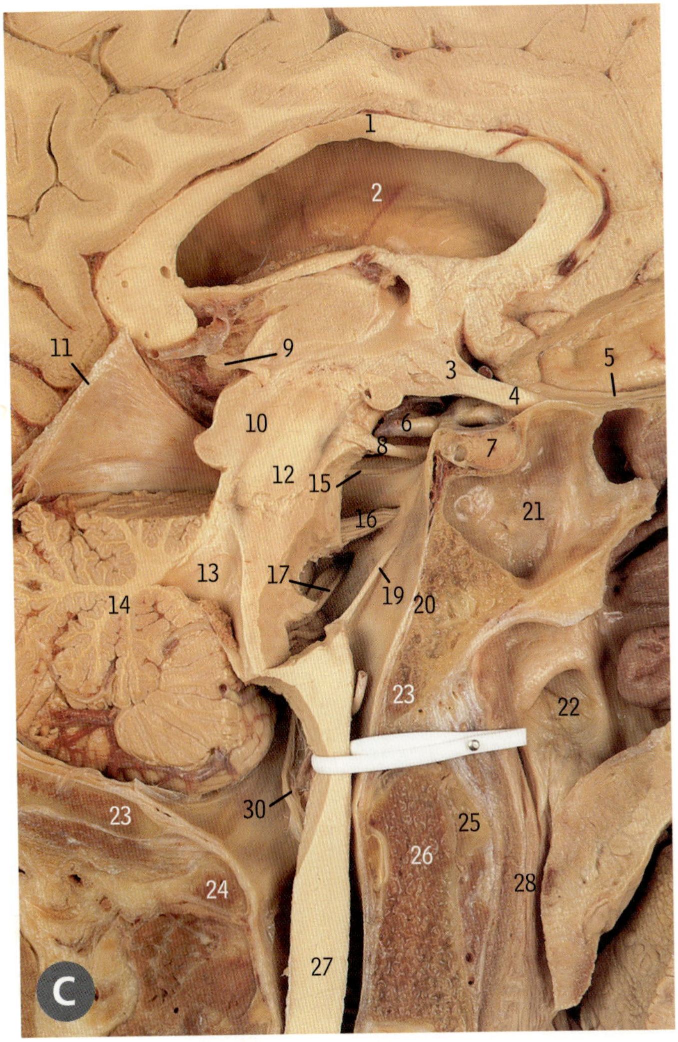

A에서, 다리뇌에서 조직을 좀 더 제거하였고, 척수의 위치를 이동시키기 위해 하얀 플라스틱 끈을 사용하였다. 위에서 아래로 후각로(olfactory tract, 5), 시각교차(optic chiasma, 3), 시각신경(optic nerve, 4), 눈돌림신경(oculomotor nerve, 8), 도르래신경(trochlear nerve, 15), 삼차신경(trigeminal nerve, 16), 얼굴신경(facial nerve, 17), 속귀신경(vestibulocochlear nerve, 17), 혀인두신경뿌리(root of glossopharyngeal nerve, 18), 미주신경뿌리(root of vagus nerve, 18), 더부신경 뇌부분의 뿌리(cranial root of the accessory nerve, 18)가 노출되었다.

B에서, 숨뇌의 앞면에서 조직의 일부분을 제거하였고, 혀밑신경(hypoglossal nerve, 29)을 보이게 하기 위해 하얀 플라스틱 끈으로 숨뇌의 위치를 이동시켰다.

C에서, 숨뇌의 뒤면에서 조직의 일부분을 제거하였고 더부신경척수뿌리(spinal root of accessory nerve, 30)를 보이게 하기 위해 하얀 플라스틱끈으로 숨뇌의 위치를 이동시켰다.

1 뇌들보(Corpus callosum)
2 가쪽뇌실(Lateral ventricle)
3 시각교차(Optic chiasma)
4 시각신경 Ⅱ(Optic nerve Ⅱ)
5 후각로 Ⅰ(Olfactory tract Ⅰ)
6 눈동맥(Ophthamic artery)
7 뇌하수체(Pituitary gland)
8 눈돌림신경 Ⅲ(Oculomotor nerve Ⅲ)
9 송과체(Pineal body)
10 중간뇌(Midbrain)
11 소뇌천막(Tentorium cerebelli)
12 다리뇌(Pons)
13 넷째뇌실(Fourth ventricle)
14 소뇌(Cerebellum)
15 도르래신경 Ⅳ(Trochlear nerve Ⅳ)
16 삼차신경 Ⅴ(Trigeminal nerve Ⅴ)
17 얼굴신경 Ⅶ, 속귀신경 Ⅷ(Facial nerve Ⅶ, vestibulocochlear nerve Ⅷ)
18 혀인두신경 Ⅸ, 미주신경 Ⅹ, 더부신경Ⅺ 뇌부분 뿌리 Ⅺ(Root of glossopharyngeal nerve Ⅸ, vagus nerve Ⅹ, cranial part of accessory nerve Ⅺ)
19 갓돌림신경 Ⅵ(Abducent nerve Ⅵ)
20 비스듬틀(Clivus)
21 나비굴(Sphenoid sinus)
22 귀관구멍(Opening of auditory tube)
23 큰구멍 모서리(Margin of foramen magnum)
24 고리뼈뒤고리(Posterior arch of atlas)
25 고리뼈앞고리 – 첫째목뼈(Anterior arch of atlas–first cervical vertebra)
26 중쇠뼈치아돌기 – 둘째목뼈(Dens of axis–second cervical vertebra)
27 척수(척수숨뇌)(Spinal cord[spinal medulla])
28 인두 코부분(코인두)(Nasal part of pharynx[nasopharynx])
29 혀밑신경 뿌리 Ⅻ(Roots of hypoglossal nerve Ⅻ)
30 더부신경 척수뿌리 Ⅺ(Spinal root of accessory nerve Ⅺ)

뇌(Brain) 뇌와 뇌척수막(Brain and meninges)

위에서 본 뇌척수막 안의 뇌(The brain within the meninges, from above)

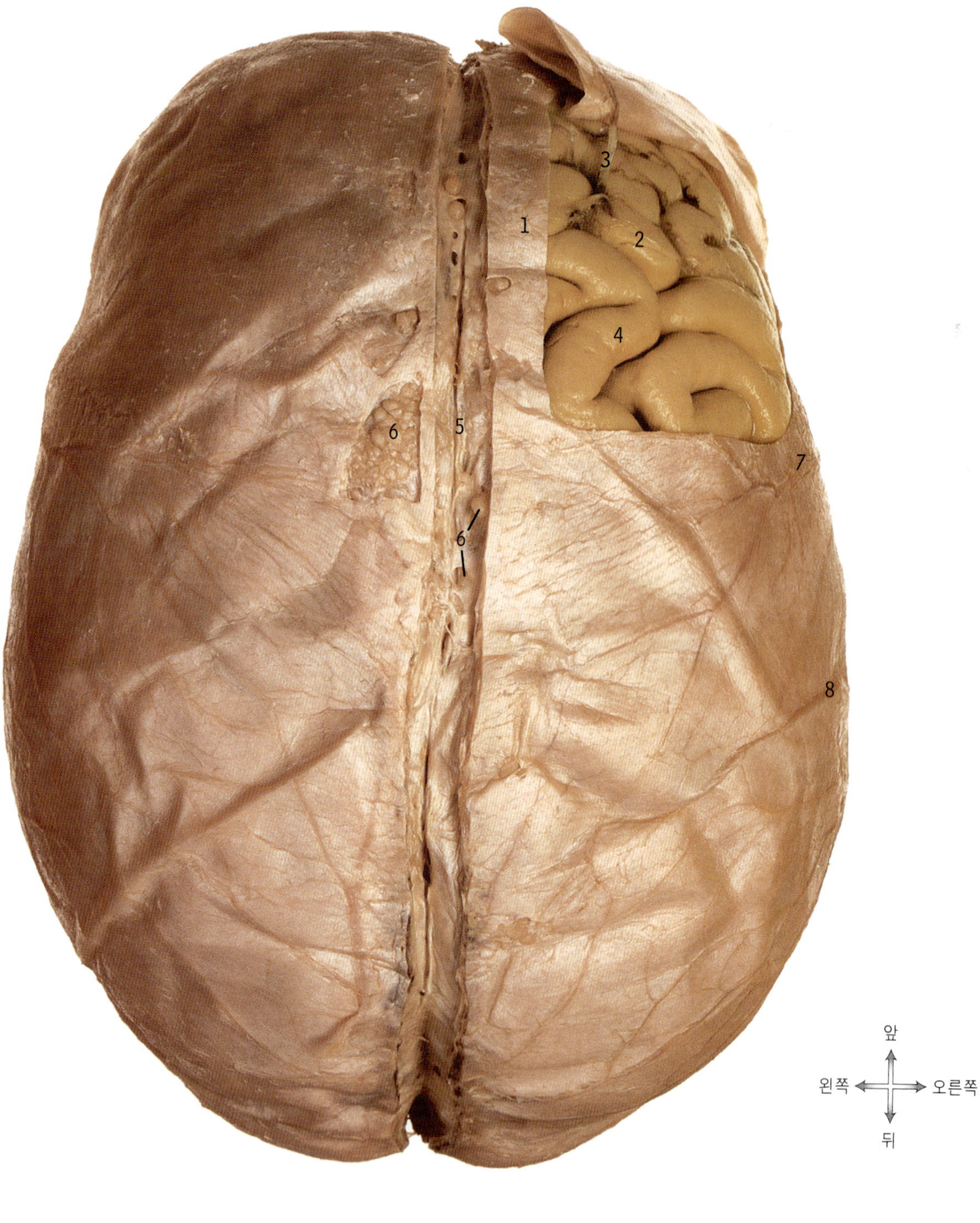

머리둥근천장 안쪽에서부터 경질막 전체를 벗겨내어 뇌와 함께 들어내었다. 이는 일반적이지 않은 해부이다. 경질막의 경우 보통 머리뼈 안에 남겨두고(181쪽, B처럼) 뇌는 뇌를 둘러싸는 거미막과 함께 들어낸다(202, 204쪽처럼). 창은 오른쪽 대뇌반구의 앞부분 위의 경질막에서 자른 것이고, 잘린 경질막 부분은 아래의 흰막과 투명한 거미막을 보여주기 위해 앞으로 돌려놓았다. 일부 거미막(arachnoid mater)은 제거되었으며, 잘린 가장자리를 표시하였다(2). 위시상정맥굴(superior sagittal sinus, 5)의 천장을 형성하는 경질막 또한 굴로 투사하는 거미막과립(arachnoid granulations, 6)을 보여주기 위해 제거하였다(대뇌척수액은 이 투사벽을 통해 정맥으로 들어간다).

1 경질막(Dura mater)
2 거미막(잘린 가장자리)(Arachnoid mater[cut edge])
3 위대뇌정맥(A superior cerebral vein)
4 대뇌반구(그리고 연질막)(Cerebral hemisphere[and pia mater])
5 위시상정맥굴(Superior sagittal sinus)
6 거미막과립(Arachnoid granulations)
7 중간뇌막동맥이마가지(Frontal branch of middle meningeal artery)
8 중간뇌막동맥마루가지(Parietal branch of middle meningeal artery)

뇌막의 설명은 179쪽 참조.

중추신경계통은 뇌와 척수(정확하게는 척수의 속질)로 구성된다.

뇌의 구성:
- 마름뇌(hindbrain[rhombencephalon])는 숨뇌(medulla oblongata [myelencephalon]), 다리뇌(pons[metencephalon]) 및 소뇌(cerebellum)로 구성된다.
- 중간뇌(midbrain[mesencephalon])
- 앞뇌(forebrain[prosencephalon])는 간뇌(셋째 뇌실을 둘러싸는 구조), 대뇌반구(cerebral hemisphere[telencephalon])로 구성된다.

마름뇌의 공간은 넷째뇌실이다.

중간뇌의 공간은 수도관이다.

앞뇌의 공간은 셋째뇌실(중심), 가쪽뇌실(각각의 대뇌반구에 하나)이다.

뇌실의 설명은 221쪽 참조.

뇌줄기(211쪽 참조)의 구성:
- 중간뇌
- 다리뇌
- 숨뇌

말초신경계통의 구성:
- 뇌신경(12쌍)
- 척수신경(31쌍)
- 자율신경계통과 관련 신경절

대뇌반구와 소뇌(Cerebral hemisphere and cerebellum)

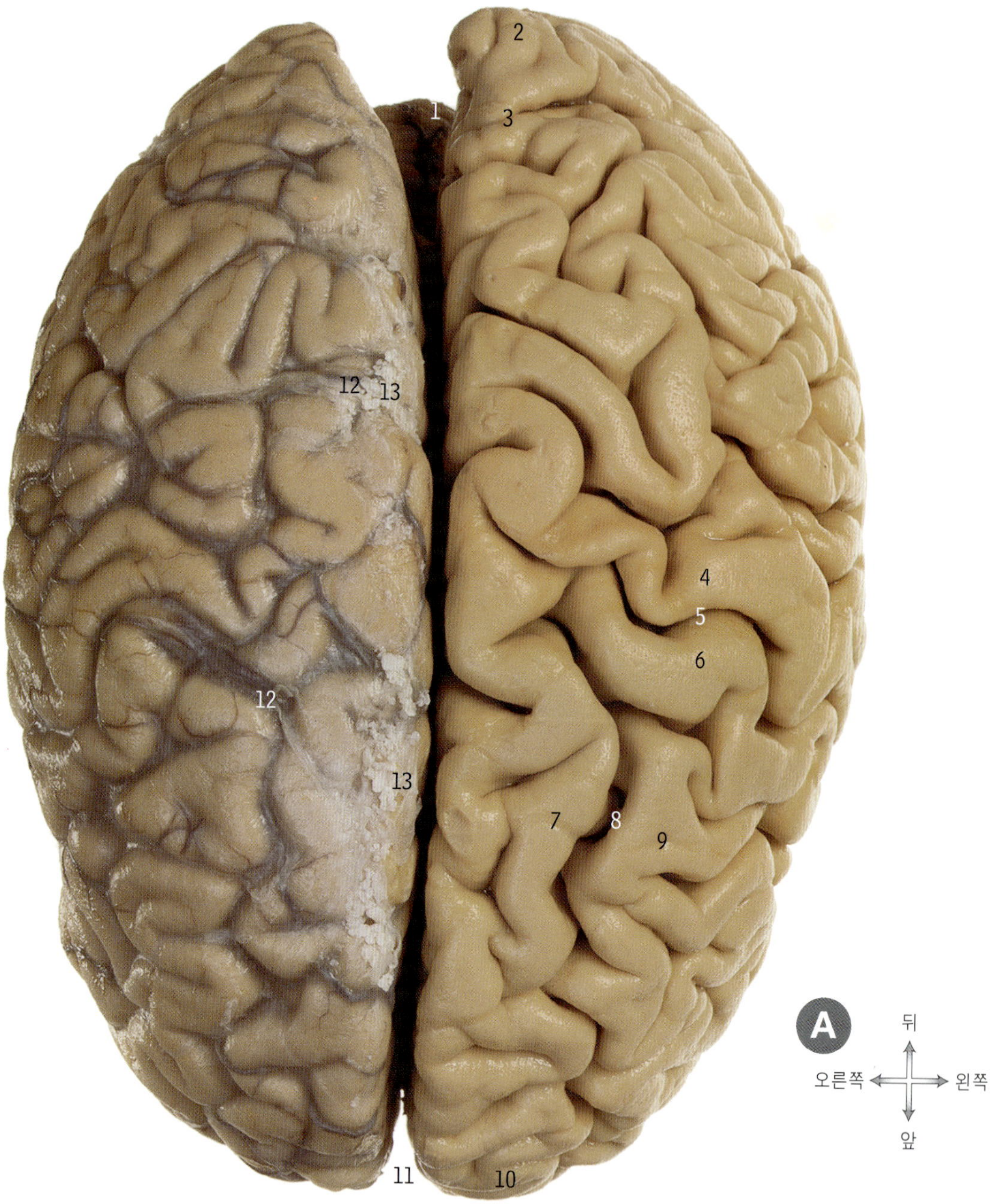

대뇌반구와 소뇌반구(The cerebral and cerebellar hemispheres)

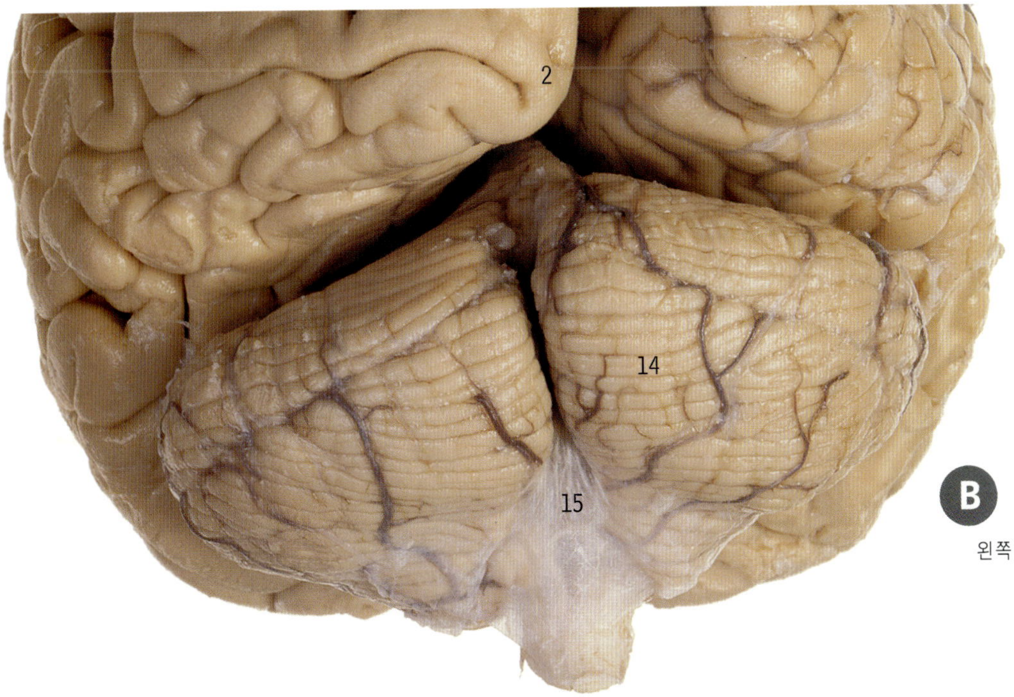

A 위에서 본 대뇌반구

B 뒤에서 본 뇌의 아래부분, 소뇌가 보임

A와 B는 오른쪽 대뇌반구 위에서, B는 소뇌 위에서, 거미막이 거미막 아래에 존재하는 혈관과 함께 보인다. 왼쪽 반구에서는 거미막과 혈관이 제거되었다. 생존 시에는 대뇌척수액은 뇌의 표면으로부터 거미막을 들어올린다. 거미막 아래의 큰 틈은 소뇌숨뇌수조(cerebellomedullary cistern[cisterna magna], 15)와 같은 다양한 수조(cisternae)를 형성한다.

1 소뇌(Cerebellum)
2 뒤통수극(Occipital pole)
3 마루뒤통수고랑(Parieto-occipital sulcus)
4 중심뒤이랑(Postcentral gyrus)
5 중심고랑(Central sulcus)
6 중심앞이랑(Precentral gyrus)
7 위이마이랑(Superior frontal gyrus)
8 위이마고랑(Superior frontal sulcus)
9 중간이마이랑(Middle frontal gyrus)
10 이마극(Frontal pole)
11 세로틈새(Longitudinal fissure)
12 위대뇌정맥(Superior cerebral veins)
13 거미막과립(Arachnoid granulations)
14 소뇌반구(Cerebeller hemisphere)
15 소뇌숨뇌수조거미막(Arachnoid mater of cerebellomedullary cistern[cisterna magna])

대뇌겉질은 대뇌이랑(gyri, 단수-gyrus)으로 알려진 넓고 구불구불한 주름을 형성한다. 대뇌이랑사이 공간은 고랑(sulci, 단수-sulcus)이다.

양쪽 뇌는 동일한 이랑과 고랑을 가지지 않지만 이름을 붙이는 일반적인 방법은 있다. 이 203쪽과 206, 212쪽에서는 오직 임상적으로 중요한 것만 표시했다.

소뇌겉질은 소뇌이랑이라 불리는 좁고 밀집된 주름을 형성한다. 대뇌겉질의 대뇌이랑과는 달리 소뇌이랑은 독립적으로 명명하지 않으며 특정 지역에 따라 명명한다.

대뇌정맥(Cerebral veins) *오른쪽에서 본 바깥대뇌정맥(the external cerebral veins, from the right)*

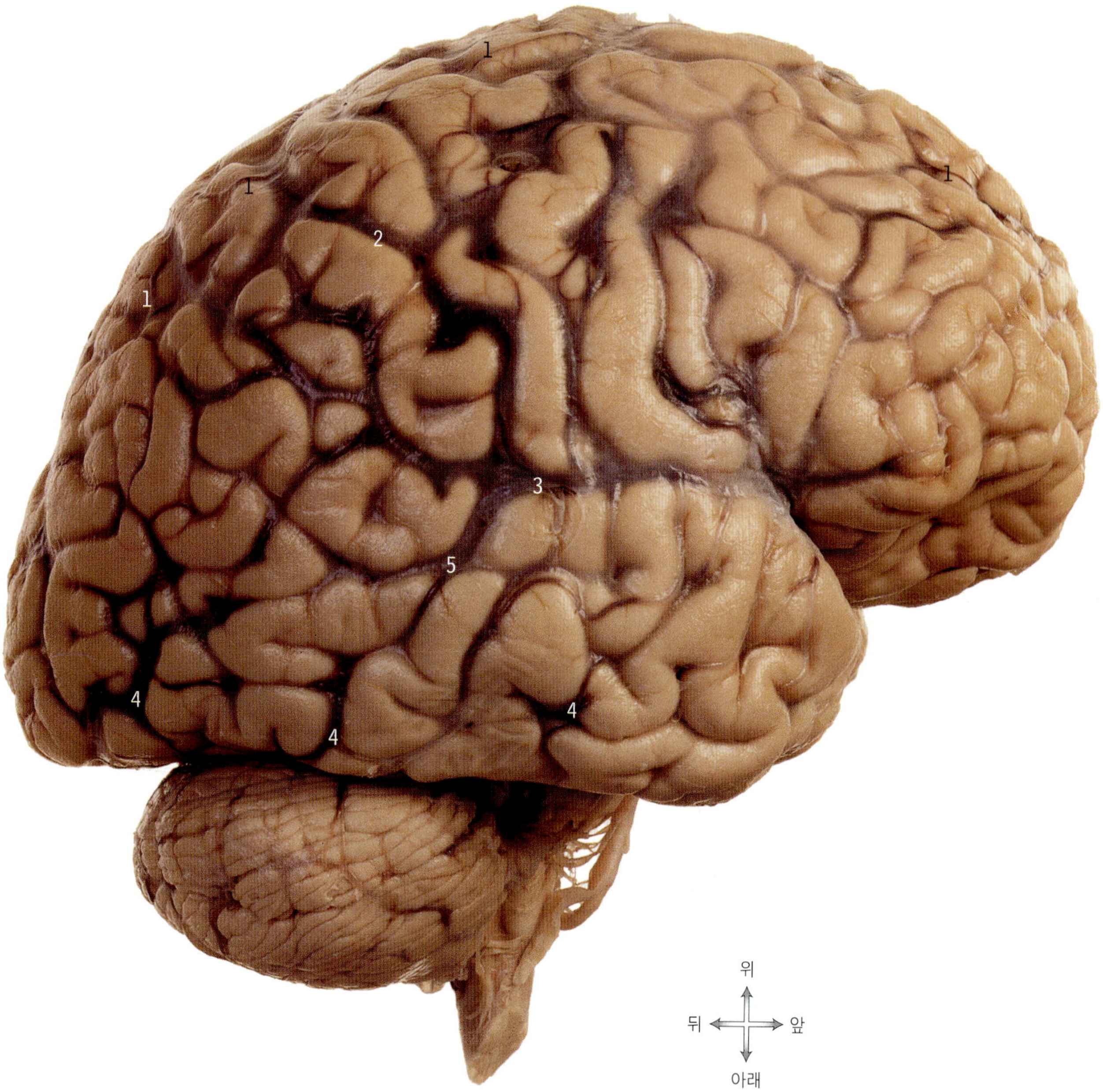

거미막은 대뇌반구 위에 남겨두었으며, 거미막 밑으로 남아있는 혈관이 보인다. 더 큰 것이 정맥이다(동맥은 208쪽 참조).

1 위대뇌정맥(Superior cerebral veins)
2 위연결정맥(Superior anastomotic vein)
3 가쪽고랑뒤가지를 덮고 있는 얕은중간대뇌정맥(Superficial middle cerebral vein overlying posterior ramus of lateral sulcus)
4 아래대뇌정맥(Inferior cerebral veins)
5 아래연결정맥(Inferior anastomotic vein)

대부분의 대뇌정맥은 동맥을 동반하지 않고 이름도 다르다. 주요 예외로 앞대뇌정맥이 있다.

뇌의 정맥은 속과 바깥 무리로 나눈다.

두 개의 속대뇌정맥(오른쪽과 왼쪽)은 뇌의 안쪽부분에서 혈액을 받고 하나로 합쳐져서 큰대뇌정맥을 형성한다(210쪽, 14; 178쪽, 15).

다양한 바깥정맥은 표면에서 받아들인다: 위대뇌정맥과 아래대뇌정맥, 얕은대뇌정맥과 중간대뇌정맥, 위연결정맥과 아래연결정맥, 뇌바닥정맥. 이들 대부분은 가장 가까운 정맥굴로 들어간다.

- 8-12개 정도의 위대뇌정맥(superior cerebral veins, 1)은 위시상정맥굴(superior sagittal sinus, 200쪽, 5; 178쪽, 2와 3)에 들어가고, 좀 더 뒤쪽 정맥은 앞으로 비스듬하게 들어온다(앞에서 뒤로 가는 정맥굴의 정상 흐름과 반대로).
- 얕은중간대뇌정맥(superficial middle cerebral vein, 3)은 가쪽고랑 주요부분의 얕은면을 따라 앞으로 가서 해면정맥굴(cavernous sinus, 188쪽, 33)로 들어간다.
- 아래대뇌정맥(inferior cerebral veins, 4)은 작다. 이마엽 아래에서 위대뇌정맥과 만나 위시상정맥굴로 들어간다. 이는 관자엽에서 해면정맥굴(cavernous sinus, 188쪽, 33), 위바위정맥굴(superior petrosal sinus, 188쪽 12), 가로정맥굴(transverse sinus, 188쪽, 22)로 들어간다.
- 위연결정맥(superior anastomotic vein, 2)은 얕은중간대뇌정맥(superficial middle cerebral vein, 3)에서 위뒤쪽으로 위시상정맥굴로 들어가고 아래연결정맥(inferior anastomotic vein, 5)은 아래뒤쪽을 지나 가로정맥굴(transverse sinus, 188쪽, 22)로 들어간다.

속대뇌정맥(internal cerebral vein, 221쪽, B31)은 시상줄무늬체정맥과 맥락정맥(맥락얼기로부터의 일부 작은 인접한 정맥과 함께)의 결합으로 형성되고(221쪽 B8), 셋째뇌실의 천장의 맥락조직에서 뒤로 가서(221쪽 참조), 뇌들보의 팽대 아래에서 반대편의 다른 것을 만나 큰대뇌정맥(great cerebral vein)을 형성한다(221쪽, B32; 210쪽, 14; 178쪽, 15).

뇌바닥정맥(basal vein, 178쪽, 16)은 앞대뇌정맥(anterior cerebral vein 같은 이름의 동맥을 동반함, 178쪽, 59), 깊은중간대뇌정맥(deep middle cerebral vein, 대뇌섬으로부터 옴. 206쪽, B), 줄무늬체정맥(striate vein, 앞관통질[anterior perforated substance, 218쪽, B32]로부터 옴)의 결합으로 형성된다. 뇌바닥정맥은 뒤로 대뇌다리 가쪽면을 둘러지나 큰대뇌정맥(great cerebral vein, 178쪽, 15)과 합류한다.

대뇌반구(Cerebral hemisphere) *오른쪽 대뇌반구(the right cerebral hemisphere)*

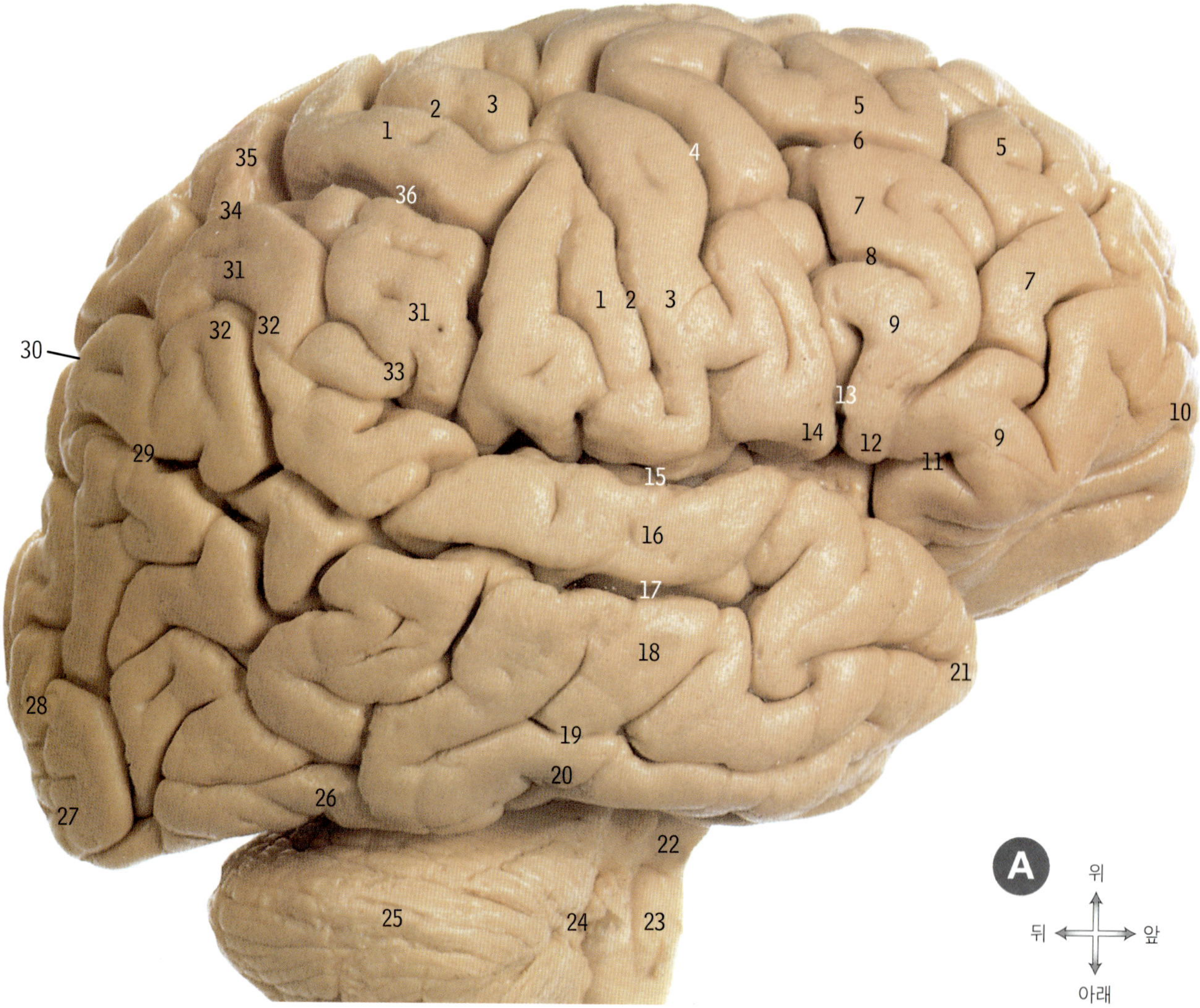

A

위
뒤
앞
아래

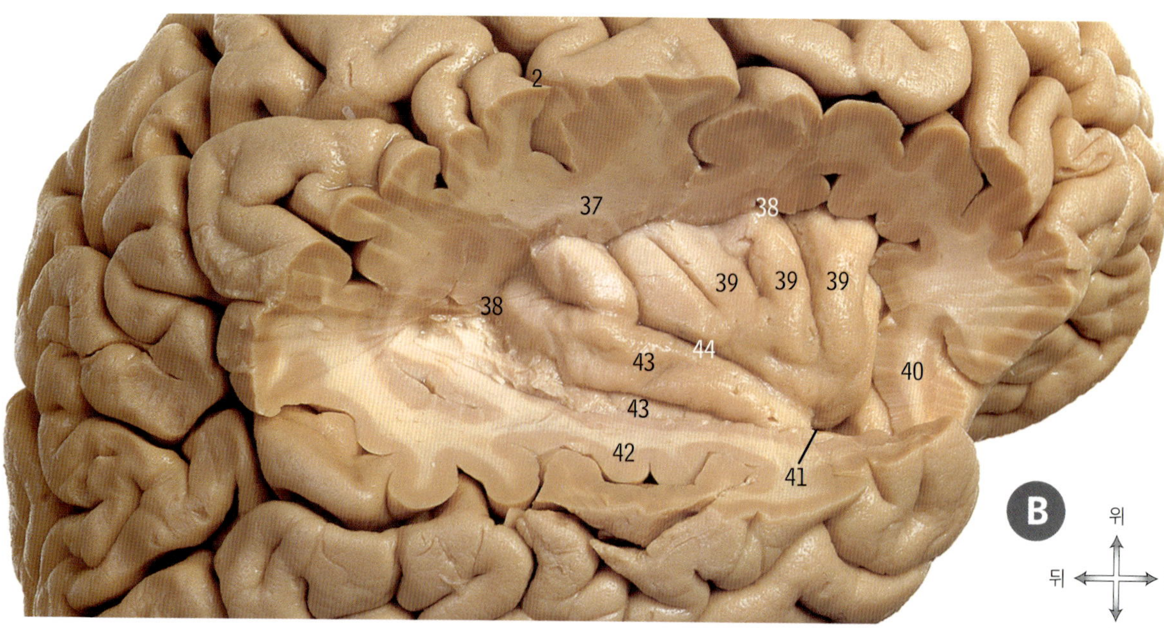

B

위
뒤
앞
아래

A 오른쪽에서 본 위가쪽면

B 오른쪽에서 본 대뇌섬(insula)

C 위가쪽면의 주요 겉질부분

D 안쪽면의 주요 겉질부분

A에서, 주요 고랑(sulci)과 이랑(gyri)을 표시한다.

B에서, 대뇌섬(insula)을 보여주기 위해 가쪽고랑(lateral sulcus, A15)과 결합한 껍질을 제거하였다(껍질은 가쪽고랑 깊이 묻혀있고 고랑을 덮는 모서리[덮개나 꺼풀]를 옮기거나 제거했을 때 보인다). C와 D에서 겉질의 주요 기능부분을 가리키고 있다.

대뇌반구는 이마, 마루, 뒤통수, 관자엽을 가진다.

- 이마엽은 중심고랑(central sulcus, 2) 앞에 위치하는 부분이다.
- 마루엽은 앞으로는 중심고랑(central sulcus, 2)과, 뒤로는 마루뒤통수고랑(parieto-occipital sulcus, 30)에서 뒤통수앞패임(pre-occipital notch, 26)으로 그어진 선의 윗부분에 의해 경계지워진다. 아래 한계는 가쪽고랑(lateral sulcus, 15)의 뒤가지이다(그리고 이 가지의 중심선에서 뒤쪽경계로 이어지는 임의의 선).
- 뒤통수엽은 마루뒤통수고랑(parieto-occipital sulcus, 30)과 뒤통수앞패임(pre-occipital notch, 26)이 만나는 선 뒤에 위치한다.
- 관자엽은 가쪽고랑(lateral sulcus, 15) 아래에 위치하고, 뒤로는 마루뒤통수고랑(parieto-occipital sulcus, 30)에서 뒤통수앞패임(pre-occipital notch, 26)을 잇는 선에 의해 경계지워진다.

가쪽고랑은 짧은 앞가지(anterior ramus of lateral sulcus, A11)와 오름가지(ascending ramus of lateral sulcus, A13), 좀 더 긴 뒤가지(posterior ramus of leteral sulcus, 15)로 구성되는데, 뒤가지가 일반적으로 가쪽고랑으로 알려져 있다.

*왼쪽*뇌반구의 가쪽고랑의 앞가지(anterior ramus of lateral sulcus, A11)와 오름가지(ascending ramus of lateral sulcus, A13)의 주위지역은 운동언어구역이다(Broca 구역).

1 중심뒤이랑(Postcentral gyrus)
2 중심고랑(Central sulcus)
3 중심앞이랑(Precentral gyrus)
4 중심앞고랑(Precentral sulcus)
5 위이마이랑(Superior frontal gyrus)
6 위이마고랑(Superior frontal sulcus)
7 중간이마이랑(Middle frontal gyrus)
8 아래이마고랑(Inferior frontal sulcus)
9 아래이마이랑(Inferior frontal gyrus)
10 이마극(Frontal pole)
11 가쪽고랑앞가지(Anterior ramus of lateral sulcus)
12 아래이마이랑 세모부분(Pars triangularis of inferior frontal gyrus)
13 가쪽고랑오름가지(Ascending ramus of lateral sulcus)
14 아래이마이랑 덮개부분(Pars opercularis of inferior frontal gyrus)
15 가쪽고랑(뒤가지)(Lateral sulcus[posterior ramus])
16 위관자이랑(Superior temporal gyrus)
17 위관자고랑(Superior temporal sulcus)
18 중간관자고랑(Middle temporal sulcus)
19 아래관자고랑(Inferior temporal sulcus)
20 아래관자이랑(Inferior temporal gyrus)
21 관자극(Temporal pole)
22 다리뇌(Pons)
23 숨뇌(Medulla oblongata)
24 타래(Flocculus)
25 소뇌반구(Cerebellar hemisphere)
26 뒤통수앞패임(Pre-occipital notch)
27 뒤통수극(Occipital pole)
28 초승달고랑(Lunate sulcus)
29 가로뒤통수고랑(Transverse occipital sulcus)
30 마루뒤통수고랑(Parieto-occipital sulcus)
31 아래마루소엽(Inferior parietal lobule)
32 모이랑(Angular gyrus)
33 모서리위이랑(Supramarginal gyrus)
34 마루속고랑(Intraparietal sulcus)
35 위마루소엽(Superior parietal lobule)
36 중심뒤고랑(Postcentral sulcus)
37 이마마루덮개(Frontoparietal operculum)
38 둥근섬고랑(Circular sulcus of insula)
39 짧은섬이랑(Short gyri of insula)
40 이마덮개(Frontal operculum)
41 섬문턱(Limen of insula)
42 관자덮개(Temporal operculum)
43 대뇌섬긴이랑(Long gyri of insula)
44 대뇌섬중심고랑(Central sulcus of insula)

C

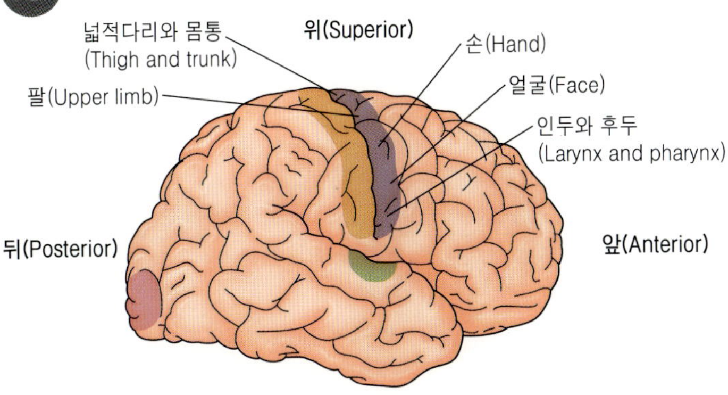

D

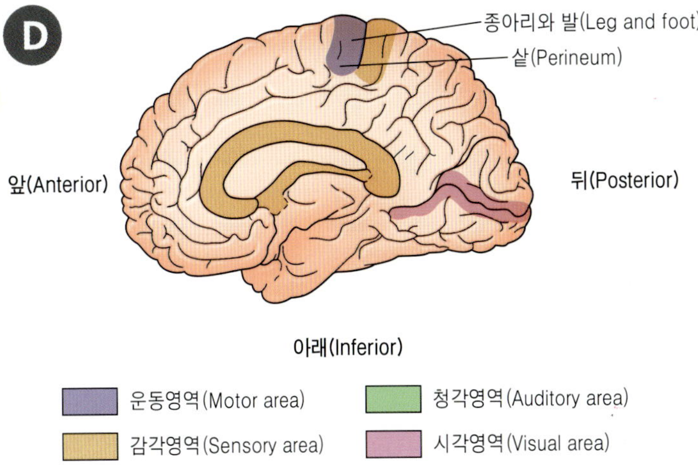

대뇌반구(Cerebral hemisphere) *대뇌겉질의 혈액공급(blood supply of the cerebral cortex)*

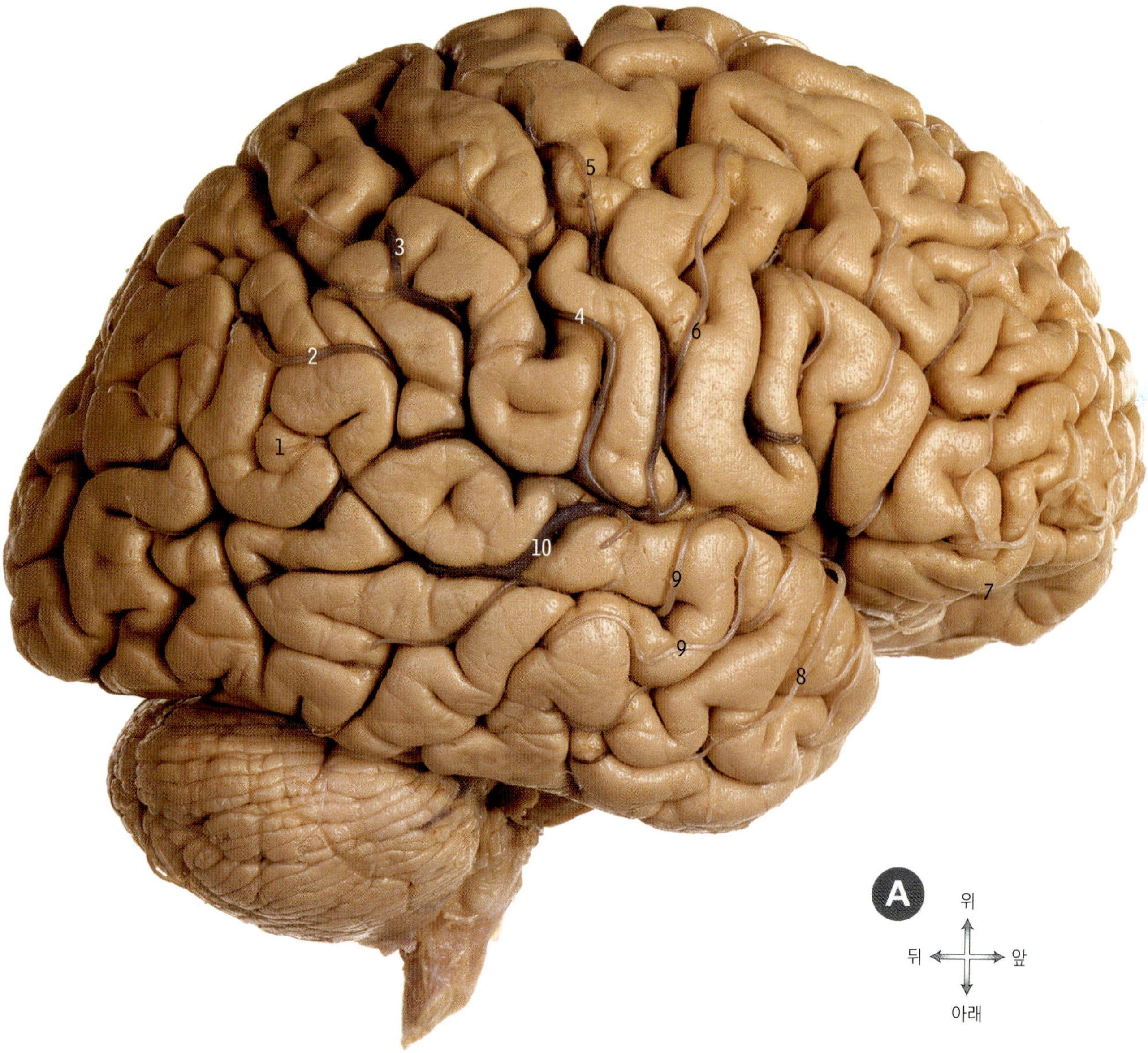

1 각이랑동맥(Artery of angular gyrus)
2 뒤마루동맥(Posterior parietal artery)
3 앞마루동맥(Anterior parietal artery)
4 중심뒤고랑동맥(Artery of postcentral sulcus)
5 중심고랑동맥(Artery of central sulcus)
6 중심앞고랑동맥(Artery of precentral sulcus)
} 종말(겉질)부분 가지(branches of terminal[cortical] part)

7 가쪽이마바닥동맥(Lateral frontobasal artery)
8 앞관자동맥(Anterior temporal artery)
9 중간관자동맥(intermediate temporal artery)
10 뒤관자동맥(Posterior temporal artery)
} 대뇌섬부분 가지(branches of insula part)

A 오른쪽에서 본 오른쪽 중간대뇌동맥

B 위가쪽면 겉질 혈액공급

C 안쪽면 겉질 혈액공급

A에서, 거미막과 모든 정맥은 제거하였다. 중간대뇌정맥의 가지는 가쪽고랑에서 나와 겉질의 위가쪽면의 많은 부분에 퍼진다.

B와 C는 세 개의 대뇌동맥에 의해 공급받는 겉질구역을 가리킨다.

중간대뇌동맥은 대뇌겉질 위가쪽면의 큰부분에 혈액을 공급하는데, 위쪽가장자리(B, 앞대뇌동맥[anterior cereloral], 안쪽면에서부터 위로 뻗어 있다. C, 그리고 213쪽)와 아래쪽가장자리(B와 C, 뒤대뇌동맥[posterior cerebral], 213쪽)를 따라 약 1cm 넓이의 긴 띠는 공급하지 않는다.

중심앞이랑의 운동영역의 많은 부분(샅과 다리구역은 제외된다, 207쪽, D)과 가쪽고랑 깊이 있는 대뇌섬(sulcus, 206쪽, B)을 포함하는 겉질은 중간대뇌동맥에 의해 공급받는다.

일부 작은 중간대뇌동맥가지는 시각영역의 가쪽부분까지 뒤로 뻗어있다(213쪽).

앞, 뒤대뇌동맥의 가지는 212쪽, B참조.

B

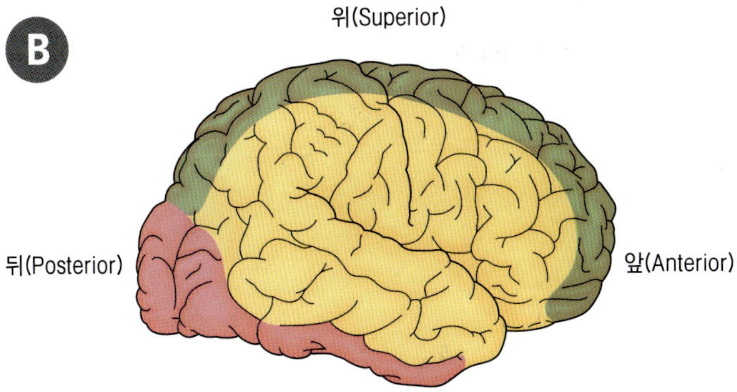

C

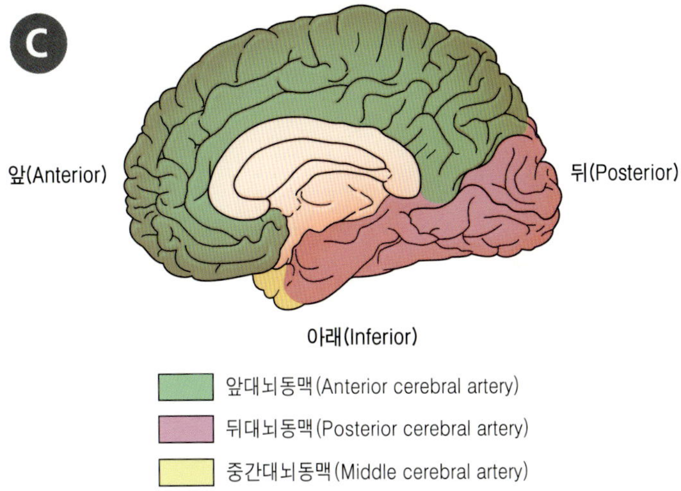

뇌와 뇌줄기(Brain and brainstem)

뇌와 뇌줄기의 오른쪽 반(the right half of the brain and brainstem)

A에서, 정확하게 정중선에서 반으로 잘렸고 오른쪽 반이 왼쪽에서 보인다. 뇌들보(corpus callosum, 3-6)는 두 개의 대뇌반구를 함께 연결하며 중심에서 분명한 구조물을 형성한다. 중간뇌수도관(aqueduct of midbrain, 22)은 셋째뇌실(third ventricle, 11)과 넷째뇌실(fourth ventricle, 19)을 연결한다. 시각교차(optic chiasma, 31)는 시각교차 바로 뒤의 뇌하수체줄기(pituitary stalk, 30)와 함께 셋째뇌실 아래쪽 모서리 앞에 있다. 이 절편을 B의 자기공명영상과 머리안의 비슷한 절편과 비교하라(178쪽).

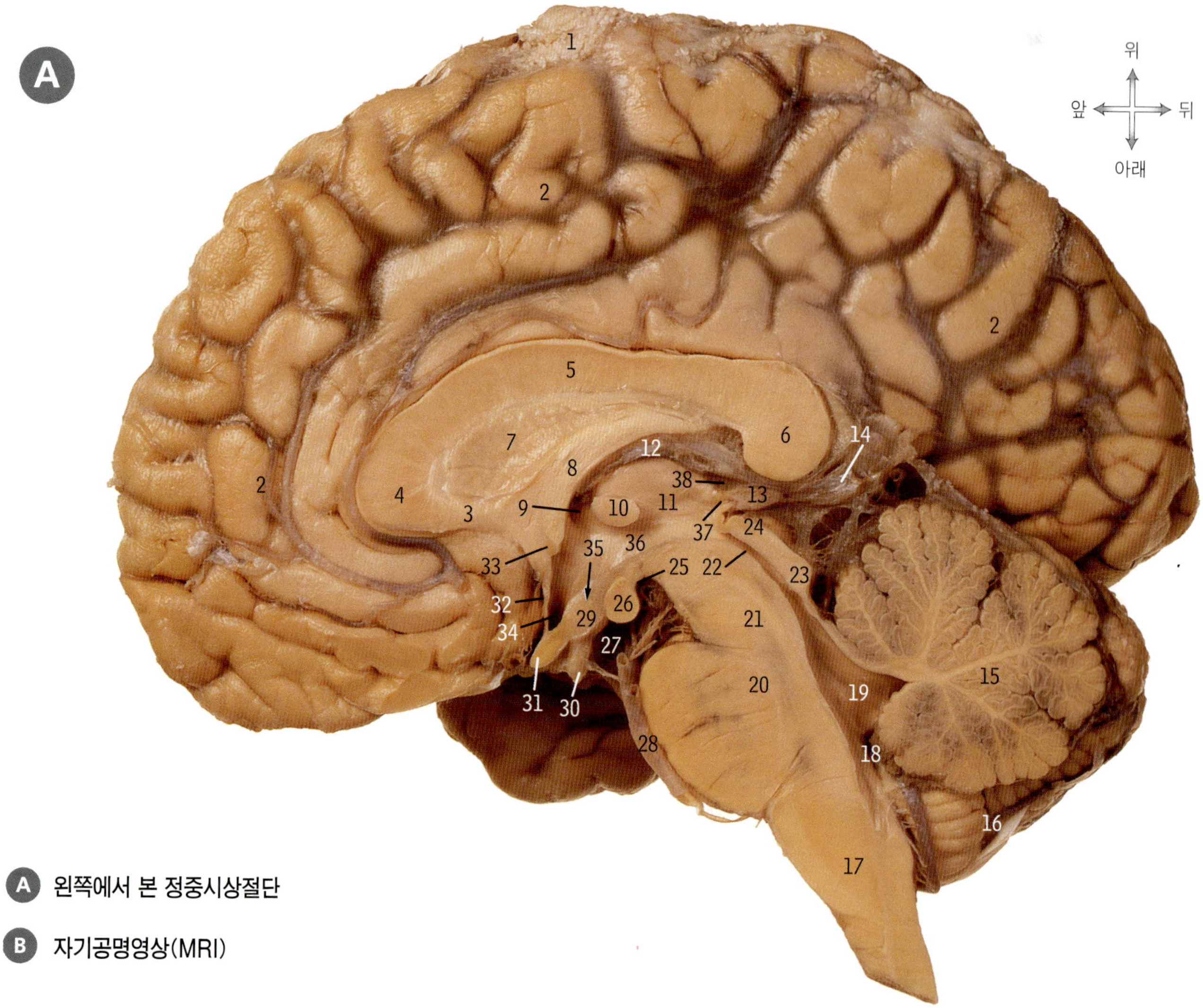

A 왼쪽에서 본 정중시상절단

B 자기공명영상(MRI)

1 거미막과립(Arachnoid granulations)
2 거미막과 대뇌반구 안쪽면을 덮고 있는 혈관(Arachnoid mater and vessels overlying medial surface of cerebral hemisphere)
3 뇌들보부리(Rostrum of corpus callosum)
4 뇌들보무릎(Genu of corpus callosum)
5 뇌들보몸통(Body of corpus callosum)
6 뇌들보팽대(Splenium of corpus callosum)
7 투명사이막(Septum pellucidum)
8 뇌활몸통(Body of fornix)
9 뇌실사이구멍(Interventricular foramen)
10 시상사이붙음(Interthalamic adhesion)
11 셋째뇌실(Third ventricle)
12 셋째뇌실맥락얼기(Choroid plexus of third ventricle)
13 송과체(Pineal body)
14 큰대뇌정맥(Great cerebral vein)
15 소뇌(Cerebellum)
16 소뇌숨뇌수조(Cerebellomedullary cistern[cisterna magna])
17 숨뇌(Medulla oblongata)
18 넷째뇌실맥락얼기(Choroid plexus of fourth ventricle)
19 넷째뇌실(Fourth ventricle)
20 다리뇌(Pons)
21 중간뇌(Midbrain)
22 중간뇌수도관(Aqueduct of midbrain)
23 아래둔덕(Inferior colliculus)
24 위둔덕(Superior colliculus)
25 뒤관통질(Posterior perforated substance)
26 유두체(Mamillary body)
27 다리사이수조(Interpeduncular cistern)
28 뇌바닥동맥(Basilar artery)
29 회색융기(Tuber cinereum)
30 뇌하수체줄기(깔때기)(pituitary stalk [infundibulum])
31 시각교차(Optic chiasma)
32 종말판(Lamina terminalis)
33 앞맞교차(Anterior commissure)
34 시각교차오목(Optic recess)
35 깔때기오목(Infundibular recess)
36 시상하부(Hypothalamus)
37 송과체오목(Pineal recess)
38 송과체위오목(Suprapineal recess)
39 뇌하수체(Pituitary gland)

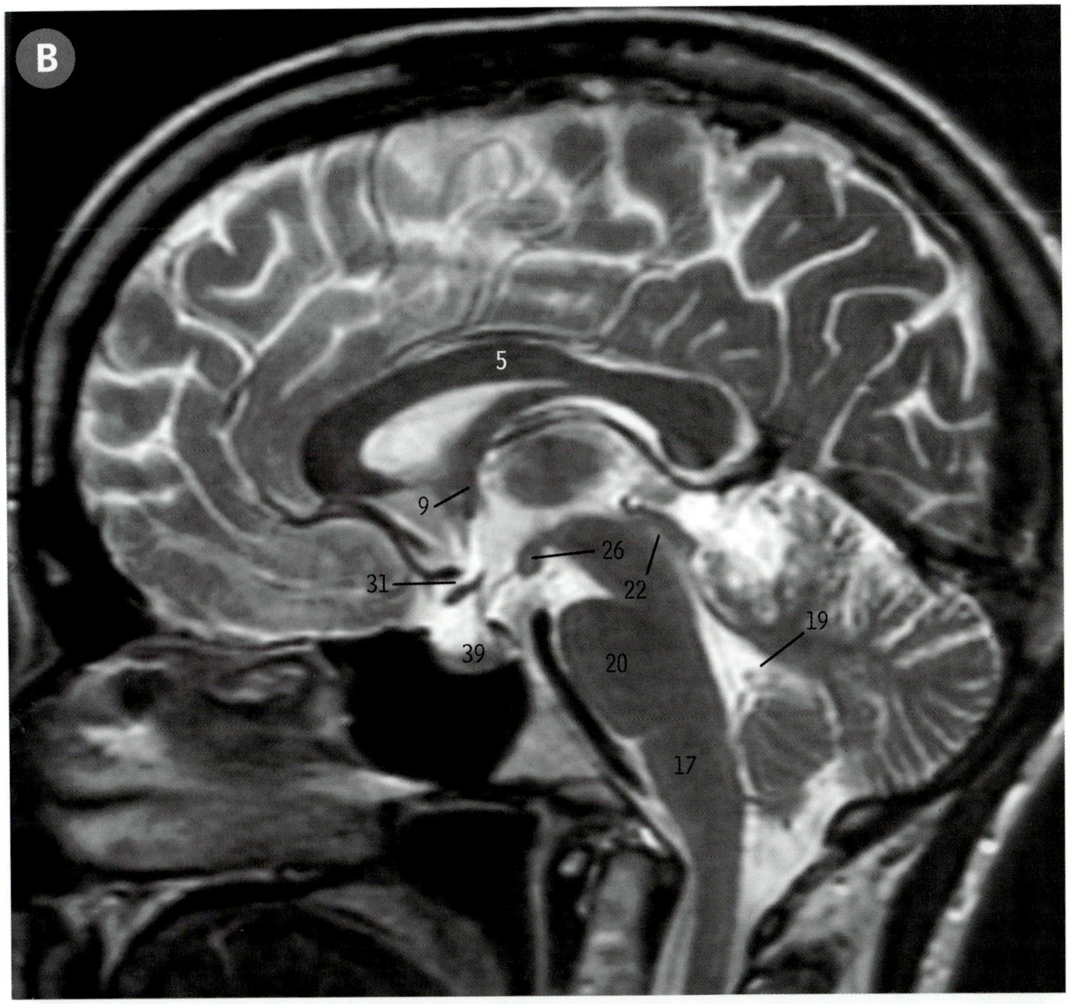

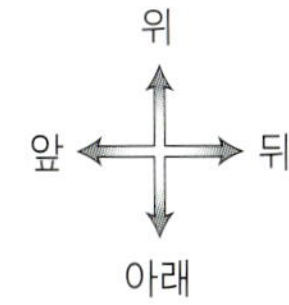

뇌줄기는 중간뇌(midbrain, 21), 다리뇌(pons, 20) 및 숨뇌(medulla oblongata, 17)로 구성된다.

중간뇌는 두 개의 대뇌다리(cerebral peduncle, 218쪽, A26; 218쪽, B39)로 구성된다.

각각의 대뇌다리는 배부분, 다리부분, 등부분 및 뒤판(tegmentum)으로 구성된다. 다리와 뒤판 사이에는 색소가 침착된 회색질인 흑색질(substantia nigra)이 있다.

- 피개는 중간뇌수도관(aqueduct of midbrain, 22), 중간뇌수도관의 뒤에 있는 덮개부분을 포함하며, 이 덮개는 위(superior colliculus, 24), 아래둔덕(inferior colliculus, 23)으로 구성된다.

머리안에서 뇌를 제거할 때 뇌하수체줄기(pituitary stalk, 30)는 찢어지고, 뇌하수체오목에 뇌하수체(pituitary gland)가 남는다(178쪽, 50).

뇌하수체는 기능적으로 다른 부분인 샘뇌하수체와 신경뇌하수체로 구성된다.

- 샘뇌하수체(뇌하수체의 앞부분)는 원시입(primitive mouth)에서 외배엽이 발달된 것이며, 조직학적으로 먼부분(pars distalis, pars anterior), 융기부분(pars tuberalis) 및 중간부분(pars intermedia)으로 구성된다.
- 신경뇌하수체(뇌하수체의 뒤부분)는 원시앞뇌(primitive forebrain)에서 신경외배엽(neuro-ectoderm)이 발달된 것이며, 신경부분(pars nervosa), 깔때기(infundibulum) 및 정중융기(median eminence)로 구성된다.

'앞뇌하수체(anterior pituitary)' 또는 '뇌하수체 앞엽(anterior lobe of pituitary)'은 일반적으로 샘뇌하수체의 먼부분을 의미하며, '뒤뇌하수체(posterior pituitary)' 또는 '뇌하수체 뒤엽(posterior lobe of pituitary)'은 신경부분을 의미한다.

깔때기(infundibulum)는 뇌하수체줄기(pituitary stalk, 30) 위쪽의 비어있는 부분이며, 셋째뇌실(third ventricle)의 깔때기오목(infundibular recess)이 포함된다(35).

회색융기(tuber cinereum)는 유두체(mamillary body, 26)와 시각교차(optic chiasma, 31) 사이에 있는 셋째뇌실의 바닥부분이며, 정중융기로 알려진 깔때기의 바닥부분을 포함한다. 이 곳은 앞뇌하수체 세포로부터의 호르몬 분비를 조절하기 위하여, 신경분비세포의 생성물질(조절인자)이 혈관의 뇌하수체문맥계통(hypophysial portal system)으로 들어가는 부분이다.

앞뇌하수체에서 분비되는 주된 호르몬은 성장호르몬(growth hormone), 젖샘자극호르몬(prolactin), TSH(thyroid-stimulating hormone, 부신자극호르몬), ACTH(adrenocorticotropic hormone, 부신겉질자극호르몬), LH(luteinizing hormone, 황체형성호르몬) 및 FSH(follicle-stimulating hormone, 난포자극호르몬)이다.

뒤뇌하수체의 호르몬은 셋째뇌실 가쪽벽 안의 뇌실곁핵(paraventricular nucleus)과 시각로위핵(supra-optic nucleus)의 신경분비세포에서 생산된다. 이런 세포의 축삭은 뇌하수체줄기 안에서 뒤뇌하수체까지 주행하며, 분비물은 신경섬유 안에 저장된다.

뒤뇌하수체의 주된 호르몬은 옥시토신(oxytocin)과 바소프레신(vasopressin, ADH)이다.

대뇌반구와 뇌줄기(Cerebral hemispheres and brainstem)

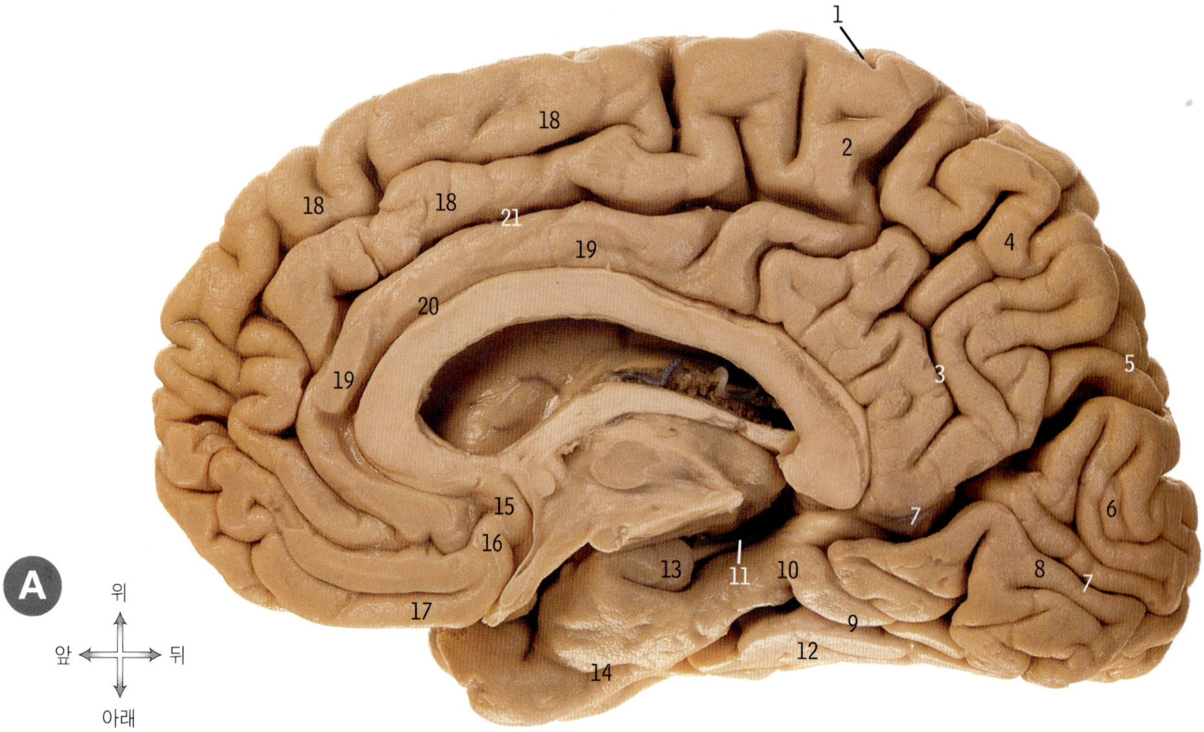

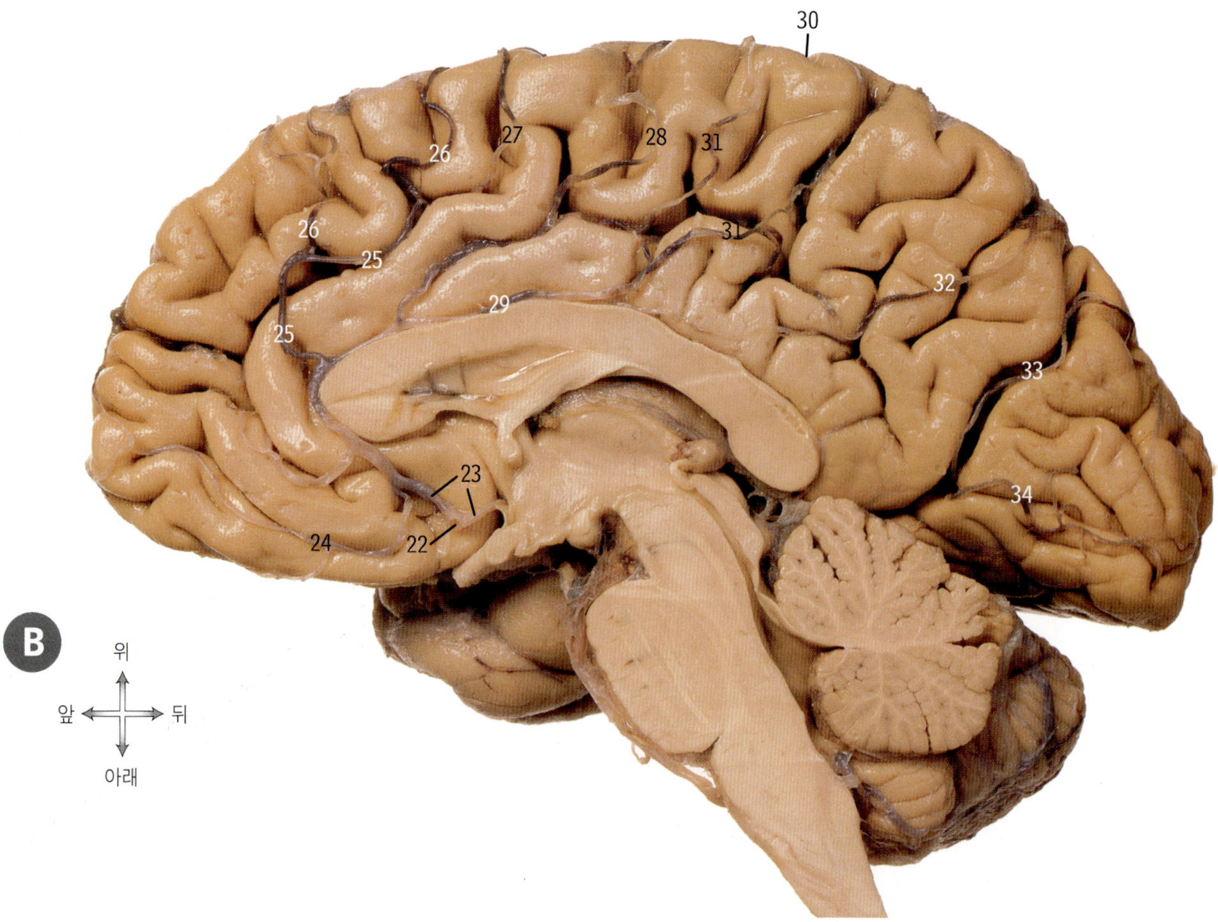

대뇌반구와 대뇌동맥 안쪽면(The medial surface of the hemispheres and cerebral arteries)

1 중심고랑(Central sulcus)
2 중심곁소엽(Paracentral lobule)
3 마루밑고랑(Subparietal sulcus)
4 쐐기앞부분(Precuneus)
5 마루뒤통수고랑(Parieto-occipital sulcus)
6 쐐기(Cuneus)
7 새발톱고랑(Calcarine sulcus)
8 혀이랑(Lingual gyrus)
9 곁고랑(Collateral sulcus)
10 해마이랑(Parahippocampal gyrus)
11 치아이랑(Dentate gyrus)
12 안쪽뒤통수관자이랑(Medial occipitotemporal gyrus)
13 갈고리(Uncus)
14 후각뇌고랑(Rhinal sulcus)
15 종말판곁이랑(Paraterminal gyrus)
16 뇌들보밑구역(Subcallosal area)
17 곧은이랑(Gyrus rectus)
18 안쪽이마이랑(Medial frontal gyrus)
19 띠이랑(Cingulate gyrus)
20 뇌들보고랑(Corpus callosal sulcus)
21 띠고랑(Cingulate sulcus)
22 앞교통동맥(Anterior communicating artery)
23 앞대뇌동맥(Anterior cerebral artery)
24 안쪽이마바닥동맥(Medial frontobasal artery)
25 뇌들보주변동맥(Callosomarginal artery)
26 앞안쪽이마동맥(Anteromedial frontal artery)
27 중간안쪽이마동맥(Intermediomedial frontal artery)
28 뒤안쪽이마동맥(Posteromedial frontal artery)
29 뇌들보주변동맥(Pericallosal artery)
30 중심고랑(Central sulcus)
31 중심곁동맥(Paracentral artery)
32 쐐기앞동맥(Precuneal artery)

(24–32: 앞대뇌동맥으로부터 나옴(from the anterior cerebral artery))

33 뒤대뇌동맥마루뒤통수가지(Parieto-occipital branch of posterior cerebral artery)
34 뒤대뇌동맥새발톱가지(Calcarine branch of posterior cerebral artery)

A **뇌줄기를 제거한 후 정중시상절단한 오른쪽 대뇌반구의 안쪽면, 왼쪽에서 본 모습**

B **정중시상절단한 뇌와 뇌줄기의 오른쪽 부분과 앞대뇌동맥의 가지와 뒤대뇌동맥의 가지, 왼쪽에서 본 모습**

A에서, 뇌줄기를 제거함으로써 관자엽(temporal lobe)의 안쪽면이 더 많이 관찰된다. 해마이랑(parahippocampal gyrus, 10), 곁고랑(collateral sulcus, 9) 및 새발톱고랑(calcarine sulcus, 7)의 앞부분.

B에서, 앞대뇌동맥과 뒤대뇌동맥의 다양한 겉질가지가 관찰된다. 특히 뒤대뇌동맥가지가 시각겉질로 가는 점이 가장 중요하다(중간대뇌동맥의 가지를 관찰하려면 208쪽 참조).

대뇌반구의 표면에서 앞대뇌동맥(anterior cerebral artery, B23)은 겉질의 안쪽면에서, 마루뒤통수고랑(parieto-occipital sulcus, A5)과, 중간선에 인접한 위가쪽면 위부분의 띠까지 공급한다(209쪽, B). 공급받는 겉질은 안쪽표면의 살구역과 종아리구역을 포함한다(207쪽, D).

뒤대뇌동맥(posterior cerebral artery, 216쪽, A와 B, 9)은 뒤통수엽의 겉질을 공급하며, 갈고리(uncus, A13)를 포함하는 관자엽의 안쪽, 아래면까지 계속해서 공급한다. 그러나 관자극은 중간대뇌동맥에서 공급받는다. 공급받는 겉질은 시각구역(줄무늬구역)(visual[striate cortex], 207쪽, D; 222쪽, B39)을 포함한다.

뇌바닥(Base of the brain)

뇌줄기와 뇌, 아래에서 본 모습(the brain with the brainstem, from below)

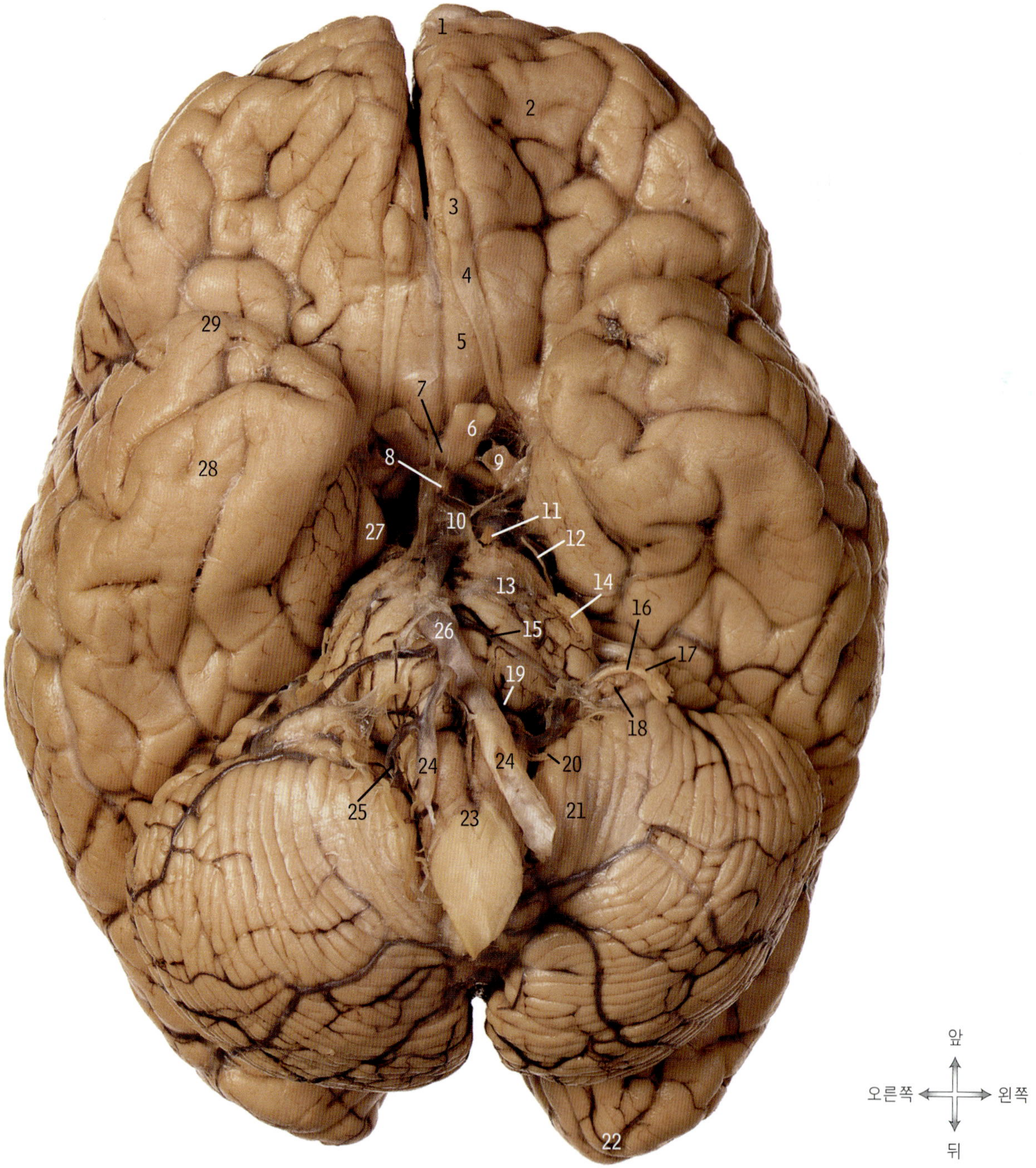

이것은 머리안에서 제거한 후 전형적으로 보이는 뇌의 바닥면이다. 약간의 거미막이 여전히 붙어있다. 숨뇌(medulla oblongata, 23), 두 개의 척추동맥(vertebral artery, 24), 속목동맥(internal carotid artery, 9) 및 시각신경(optic nerve, 6)은 뇌를 제거하기 위해 잘라내야 하는 가장 큰 구조물들이다. 만약 후각망울(olfactory bulb, 3)이 뇌에서 제거되면 후각신경의 섬유들이 후각망울로부터 떨어지지만, 남아있는 뇌신경 또한 제거해야 한다. 뇌하수체줄기(pituitary stalk, 8)가 잘려있고, 머리뼈바닥의 뇌하수체오목에 뇌하수체(pituitary gland)가 남아 있다(178쪽, 50). 혈관과 신경에 대한 자세한 설명은 216-219쪽 참조.

이마엽의 아래면(inferior surface of frontal lobe, 2)은 앞머리뼈우묵에서, 이마뼈 눈확부분(orbital part of frontal bone)의 볼록함 때문에 약간 오목하게 보인다(24쪽, A10).

관자엽의 아래면(inferior surface of temporal lobe, 28)은 중간머리뼈우묵의 가쪽 부분에 있다(24쪽, A21).

다리뇌(pons, 13)와 그 위의 뇌바닥동맥(basilar artery, 26)은 비스듬틀(clivus)의 뒤에 있다(24쪽, A42).

숨뇌(medulla oblongata, 23)는 척수(spinal cord, 178쪽, 30)와 이어지는 큰구멍(foramen magnum, 24쪽, A40)에서부터 절단되었다.

소뇌편도(tonsil of cerebellum, 21; 178쪽, 63)는 큰구멍의 가쪽모서리의 바로 위에 있다. 증가된 머리속압력(intracranial pressure)은 큰구멍의 꼭대기 안으로 소뇌편도를 밀어넣게 되고, 따라서 척수거미막밑공간(subarachnoid space)쪽으로 뇌척수액(cerebrospinal fluid)이 순환하는 것을 방해한다.

1 이마극(Frontal pole)
2 이마엽 아래면(Inferior surface of frontal lobe)
3 후각망울(Olfactory bulb)
4 후각로(Olfactory tract)
5 곧은이랑(Gyrus rectus)
6 시각신경(Optic nerve)
7 시각교차(Optic chiasma)
8 뇌하수체줄기(Pituitary stalk)
9 속목동맥(Internal carotid artery)
10 유두체 위에 놓인 거미막(Arachnoid mater overlying mamillary bodies)
11 눈돌림신경(Oculomotor nerve)
12 도르래신경(Trochlear nerve)
13 다리뇌(Pons)
14 삼차신경(Trigeminal nerve)
15 미로동맥(Labyrinthine artery)
16 얼굴신경(Facial nerve)
17 속귀신경(Vestibulocochlear nerve)
18 타래(Flocculus)
19 갓돌림신경(Abducent nerve)
20 혀인두신경, 미주신경 및 더부신경 머리부분의 잔뿌리(Rootlets of glossopharyngeal, vagus and cranial part of accessory nerves)
21 소뇌편도(Tonsil of cerebellum)
22 뒤통수극(Occipital pole)
23 숨뇌(Medulla oblongata)
24 척추동맥(Vertebral artery)
25 뒤아래소뇌동맥(Posterior inferior cerebellar artery)
26 뇌바닥동맥(Basilar artery)
27 갈고리(Uncus)
28 관자엽 아래면(Inferior surface of temporal lobe)
29 관자극(Temporal pole)

뇌바닥(Base of the brain)

뇌바닥과 뇌줄기의 동맥(the arteries of the base of the brain and brainstem)

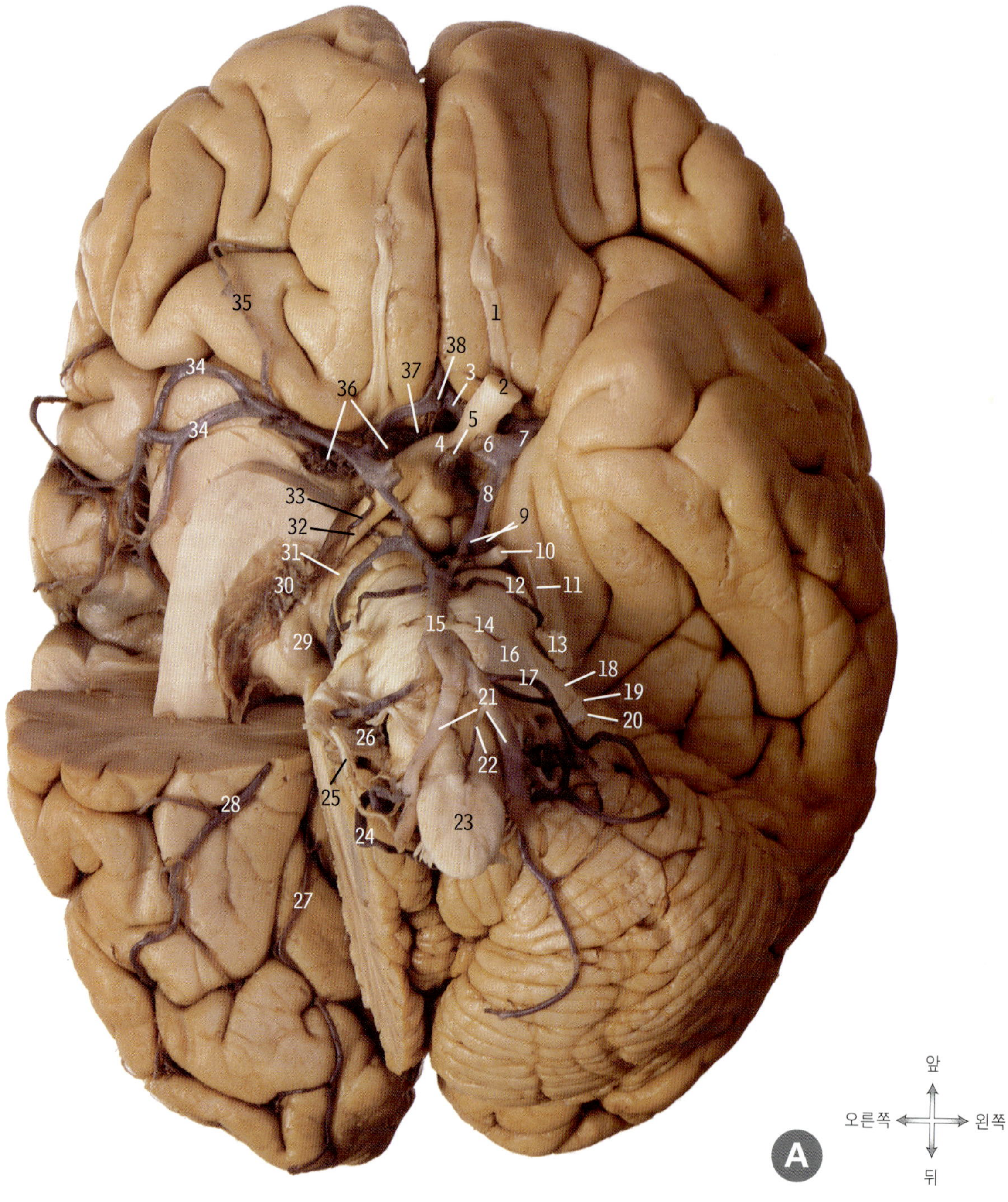

A 뇌와 자리에 위치한 동맥, 아래에서 본 모습

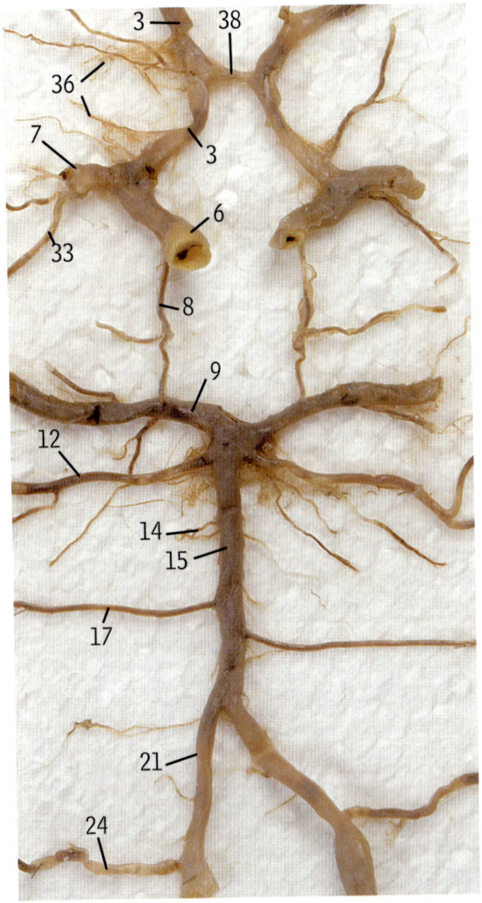

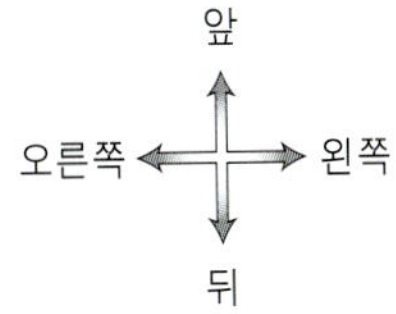

B

1 후각로(Olfactory tract)
2 시각신경(Optic nerve)
3 앞대뇌동맥(Anterior cerebral artery)
4 시각교차(Optic chiasma)
5 뇌하수체줄기(Pituitary stalk)
6 속목동맥(Internal carotid artery)
7 중간대뇌동맥(Middle cerebral artery)
8 뒤교통동맥(Posterior communicating artery)
9 뒤대뇌동맥(Posterior cerebral artery)
10 눈돌림신경(Oculomotor nerve)
11 도르래신경(Trochlear nerve)
12 위소뇌동맥(Superior cerebellar artery)
13 삼차신경(Trigeminal nerve)
14 미로동맥(Labyrinthine artery)
15 뇌바닥동맥(Basilar artery)
16 다리뇌(Pons)
17 앞아래소뇌동맥(Anterior inferior cerebellar artery)
18 중간소뇌다리(Middle cerebellar peduncle)
19 얼굴신경(Facial nerve)
20 속귀신경(Vestibulocochlear nerve)
21 척추동맥(Vertebral artery)
22 앞척수동맥(Anterior spinal artery)
23 숨뇌(Medulla oblongata)
24 뒤아래소뇌동맥(Posterior inferior cerebellar artery)
25 더부신경척수뿌리(Spinal root of accessory nerve)
26 혀인두신경, 미주신경 및 더부신경 머리부분의 잔뿌리(Rootlets of glossopharyngeal, vagus and cranial part of accessory nerves)
27 뒤대뇌동맥뒤관자가지(Posterior temporal branch of posterior cerebral artery)
28 뒤대뇌동맥중간관자가지(Middle temporal branch of posterior cerebral artery)
29 가쪽무릎체(Lateral geniculate body)
30 가쪽뇌실아래뿔맥락얼기(Choroid plexus of inferior horn of lateral ventricle)
31 대뇌다리(Cerebral peduncle)
32 시각로(Optic tract)
33 앞맥락막동맥(Anterior choroidal artery)
34 중간대뇌동맥겉질가지(Cortical branches of middle cerebral artery)
35 가쪽이마바닥동맥(Lateral frontobasal artery)
36 중간, 앞대뇌동맥 줄무늬가지(Striate branches of middle and anterior cerebral arteries)
37 앞대뇌동맥긴중심(되돌이)가지(Long central[recurrent] branch of anterior cerebral artery)
38 앞교통동맥(Anterior communicating artery)

B 동맥고리(arterial circle)와 관련된 혈관

동맥고리를 만드는 동맥을 볼 수 있다(글상자 참조): 앞교통동맥(anterior communicating artery, 38, 중간선에 위치) 및 양쪽의 앞대뇌동맥(anterior cerebral artery, 3), 속목동맥(internal carotid artery, 6), 뒤교통동맥(posterior communicating artery, 8), 뒤대뇌동맥(posterior cerebral artery, 9), 뇌바닥동맥으로부터 나옴, 15).

A에서 오른쪽 관자엽의 앞부분을 제거하여 가쪽고랑을 열어봄으로써 중간대뇌동맥이 가쪽으로 고랑을 따라 어떻게 주행하고, 대뇌반구의 가쪽면에서 겉질가지(34, 35)를 내는가를 보여준다(208쪽). 또한 시각로(optic tract, 32)가 시각교차(optic chiasma, 4)에서 뒤쪽으로 나와서 대뇌다리(cerebral peduncle, 31)의 옆을 둥글게 지나 가쪽무릎체(lateral geniculate body, 29)쪽으로 가는 것도 볼 수 있다. 시각로의 표면에 놓여 있는 앞맥락막동맥(anterior choroidal artery, 33)은 가쪽뇌실아래뿔의 맥락얼기(choroid plexus of inferior horn of lateral ventricle, 30)를 향해 주행하며 가쪽뇌실과 셋째뇌실맥락얼기의 주 혈액 공급원이 된다.

B에서 다양한 동맥의 상호 연결을 보여주기 위해 동맥을 전체적으로 제거하여 펼쳐놓았다.

동맥고리(Willis 고리)는 속목혈관, 척추계통혈관 사이의 연결(anastomosis)로 만들어진다. 이것은 둥글다기보다 육각형 모양이다. 각 속목동맥(internal carotid artery, 6)의 앞대뇌가지(anterior cerebral branch, 3)는 (하나의) 앞교통동맥(anterior communicating artery, 38)에서 만난다. 각 양옆에서 뒤교통동맥(posterior communicating artery, 8)을 통해 속목동맥(internal carotid artery, 6)과 뒤대뇌동맥(posterior cerebral artery, 9)이 만나며, 두 개의 뒤대뇌동맥은 두 개의 척추동맥(vertebral artery, 21)이 결합하여 형성된(중간에 하나가 됨) 뇌바닥동맥(basilar artery, 15)의 종말가지(terminal branches)가 된다. 속목동맥에서 앞, 뒤교통동맥이 나오는 점에서(각각 앞, 뒤로 지나간다), 중간대뇌동맥(middle cerebral artery, 7)이 가쪽으로 주행한다.

앞관통질(anterior perforated subtance, 218쪽, B32)로 들어가는 중간, 앞대뇌동맥의 줄무늬가지(striate branches of middle and anterior cerebral arteries, 36)는 속섬유막(internal capsule, 223쪽)에 혈액을 공급한다. 중간대뇌동맥의 가지는 '대뇌출혈동맥(artery of cerebral hemorrhage)'으로 알려져 있으며, 이것은 특히 속섬유막을 지나는 겉질핵섬유(corticonuclear fiber)와 겉질척수섬유(corticospinal fiber)를 손상하기 쉽기 때문이다. 이런 유형의 대뇌 손상은 다양한 정도의 마비(paralysis, 특히 팔다리)를 일으키며, 보통 '뇌졸중(stroke)'이라고 부른다.

셋째(눈돌림)신경(oculomotor nerve, 10)와 넷째(도르래)신경(trochlear nerve, 11)은 뒤대뇌동맥(posterior cerebral artery, 9)과 위소뇌동맥(superior cerebellar artery, 12) 사이를 지난다.

뇌바닥(Base of the brain)

뇌줄기, 뇌신경 및 무릎체(the brainstem, cranial nerves and geniculate bodies)

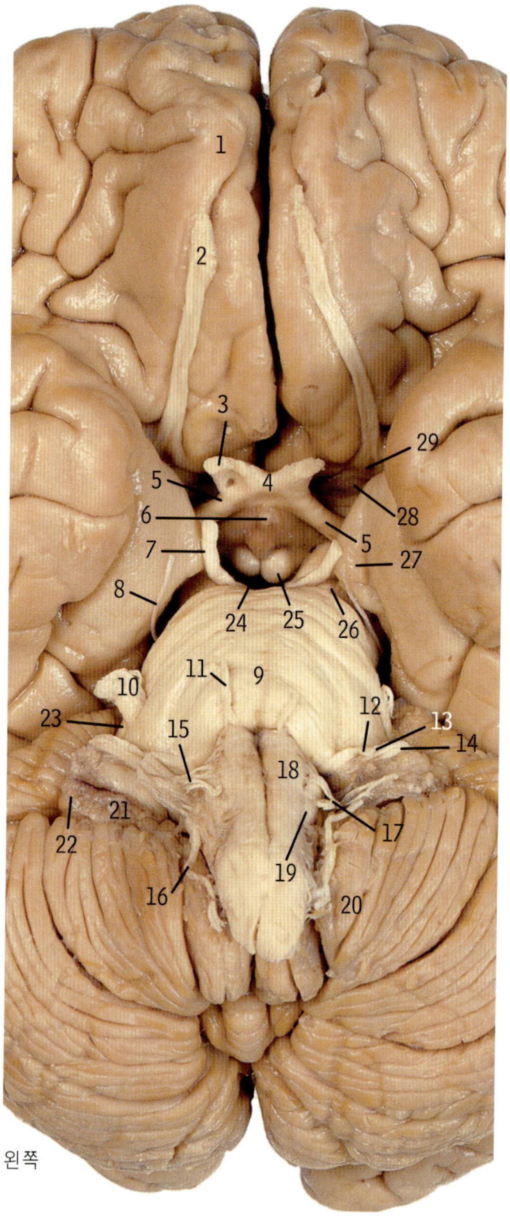

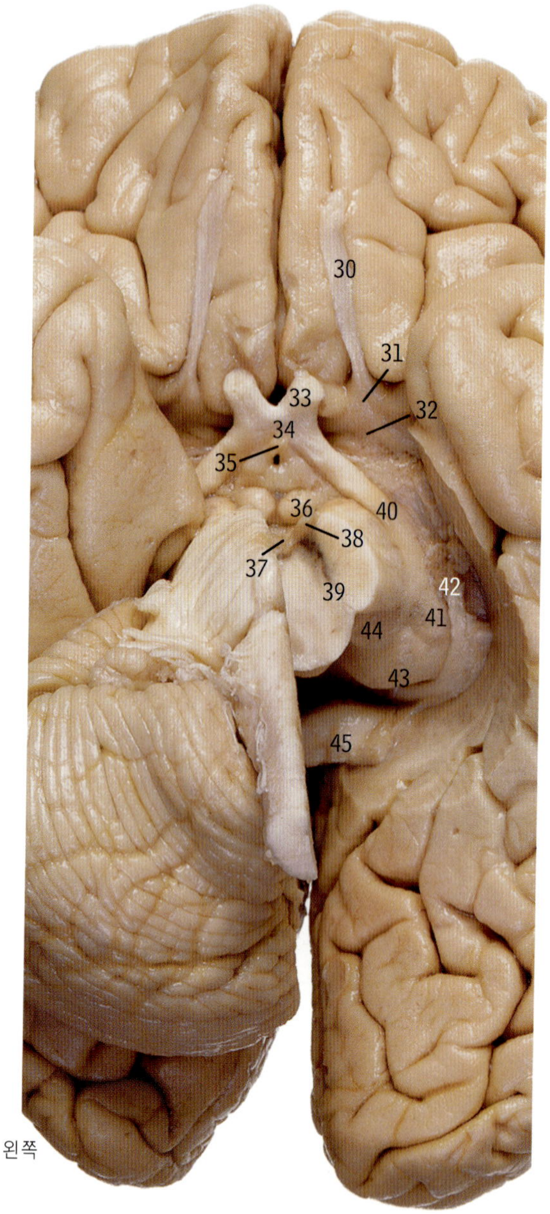

1 후각망울(Olfactory bulb)
2 후각로(Olfactory tract)
3 시각신경(Optic nerve)
4 시각교차(Optic chiasma)
5 시각로(Optic tract)
6 뇌하수체줄기(Pituitary stalk)
7 눈돌림신경(Oculomotor nerve)
8 도르래신경(Trochlear nerve)
9 다리뇌(Pons)
10 삼차신경(Trigeminal nerve)
11 갓돌림신경(Abducent nerve)
12 얼굴신경운동뿌리(Motor root of facial nerve)
13 얼굴신경감각뿌리(Sensory root of facial nerve)
14 속귀신경(Vestibulocochlear nerve)
15 혀인두신경, 미주신경 및 더부신경 뇌부분의 뿌리(Roots of glossopharyngeal, vagus and cranial part of accessory nerves)
16 더부신경 척수부분(Spinal part of accessory nerve)
17 혀밑신경잔뿌리(Rootlets of hypoglossal nerve)
18 숨뇌피라밋(Pyramid of medulla oblongata)
19 올리브(Olive)
20 소뇌편도(Tonsil of cerebellum)
21 넷째뇌실맥락얼기(Choroid plexus of fourth ventricle)
22 타래(Flocculus)
23 중간소뇌다리(Middle cerebellar peduncle)
24 뒤관통질(Posterior perforated substance)
25 유두체(Mamillary body)
26 대뇌다리(Cerebral peduncle)
27 갈고리(Uncus)
28 앞관통질(Anterior perforated substance)
29 후각로삼각(Olfactory trigone)
30 후각로(Olfactory tract)
31 후각로삼각(Olfactory trigone)
32 앞관통질(Anterior perforated substance)
33 시각신경(Optic nerve)
34 시각교차(Optic chiasma)
35 뇌하수체줄기(Pituitary stalk)
36 유두체(Mamillary body)
37 뒤관통질(Posterior perforated substance)
38 눈돌림신경(Oculomotor nerve)
39 대뇌다리(Cerebral peduncle)
40 시각로(Optid tract)
41 가쪽무릎체(Lateral genicualte body)
42 가쪽뇌실아래뿔맥락얼기(Choroid plexus of inferior horn of lateral ventricle)
43 시상베개(Pulvinar)
44 안쪽무릎체(Medial geniculate body)
45 뇌들보팽대(Splenium of corpus callosum)
46 동심감소(관모양시야)(Concentric diminution [tunnel vision])
47 중심암점(Central scotoma)
48 완전시야손실(Complete field loss)
49 양관자쪽반맹(Bitemporal hemianopia)
50 같은쪽반맹(Homonymous hemianopia)
51 사분맹암점(Quadrantic hemianopia)

A 뇌와 뇌줄기, 아래에서 본 모습

B 뇌줄기 왼쪽 1/2의 대부분을 제거한 모습

C 시각경로와 시야손실의 양식

A에서, 뇌신경막 뇌신경과 뇌줄기와의 관계를 명확하게 보기 위해 모든 혈관을 제거하였다(글상자 참조).

B에서, 중간뇌 높이에서 뇌줄기의 왼쪽 1/2을 제거하였는데, 시각로(optid tract, 40)가 뒤쪽으로 굽어져 대뇌다리(cerebral peduncle, 39)의 옆을 지나 안쪽무릎체(medial geniculate body, 44)에 인접한 가쪽무릎체(lateral genicualte body, 41)로 가는 것을 보여준다.

C는 시각경로의 모식도로, 시각경로의 각 위치에서 생기는 병이 여러 유형의 시야손실을 일으키는 것을 보여준다.

각각의 뇌신경은 이름뿐만 아니라 번호(로마자로 표기)도 가지고 있다.

I	첫째	후각신경(olfactory nerve)
II	둘째	시각신경(optic nerve)
III	셋째	눈돌림신경(oculomotor nerve)
IV	넷째	도르래신경(trochlear nerve)
V	다섯째	삼차신경(trigeminal nerve)
VI	여섯째	갓돌림신경(abducent nerve)
VII	일곱째	얼굴신경(facial nerve)
VIII	여덟째	속귀신경(vestibulocochlear nerve)
IX	아홉째	혀인두신경(glossopharyngeal nerve)
X	열째	미주신경(vagus nerve)
XI	열한째	더부신경(accessory nerve)
XII	열둘째	혀밑신경(hypoglossal nerve)

후각신경(I)은 약 20개의 잔섬유로 구성되어 있으며, 벌집뼈체판을 지나 이마엽 아래면에 있는 후각로(olfactory tract, A2)의 앞끝에 위치한 후각망울(olfactory bulb, A1)로 들어간다.

시각신경(II, A3)은 눈에서 뒤쪽으로 시각신경관(optic canal, 188쪽, 4)을 지나 시각교차(optic chiasma, A4)로 간다.

눈돌림신경(III, A7; B38)은 대뇌다리(cerebral peduncle, A26)의 안쪽에서 나온다.

도르래신경(IV, A8)은 뇌줄기의 등쪽면에서 나오는 유일한 뇌신경이다(중간뇌에서 아래둔덕[inferior colliculus]의 뒤로, 228쪽, C와 D, 38). 이 신경은 대뇌다리의 가쪽을 둥글게 감는다.

삼차신경(V, A10)은 다리뇌(pons, A9)의 가쪽에서 나오는데, 이 부분은 다리뇌가 중간소뇌다리(middle cerebellar peduncle, A23)와 연결되는 곳이다.

갓돌림신경(VI, A11)은 다리뇌(pons, A9)와 숨뇌의 피라밋(pyramid of medulla oblongata, A18)의 이음부에서, 중간선 근처에서 나온다.

얼굴신경(VII, A12, 13)과 속귀신경(VIII, A14)은 가쪽 다리뇌숨뇌각(lateral pontomedullary angle)에서 나온다.

혀인두신경(IX)과 ***미주신경***(X) 및 ***더부신경***(XI)의 뇌부분(cranial part, A15)은 올리브(olive, A19)의 가쪽에 있는 숨뇌로부터 나온다.

더부신경의 척수부분(spinal part of accessory nerve, A16)은 척수 위쪽 다섯째 또는 여섯째 목분절의 가쪽에서 여러 개의 뿌리로 나오며, 치아인대(denticulate ligament)의 등쪽에 위치한다(228쪽, F47). 그리고 숨뇌의 옆부분을 타고 올라가서 뇌부분과 만난다.

혀밑신경(XII, A17)은 숨뇌피라밋(pyramid of medulla oblongata, A18)과 올리브(olive, A19) 사이에서 나온다.

C

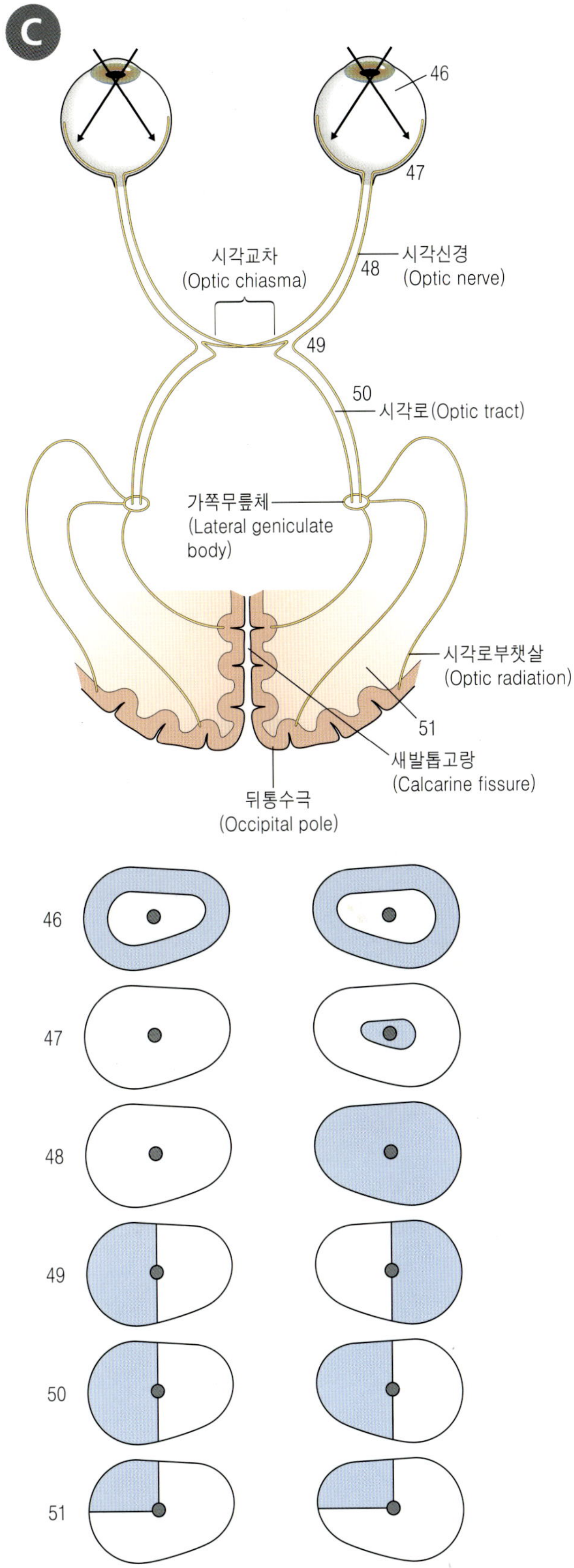

대뇌반구의 속(Interior of the cerebral hemispheres) *뇌실(ventricles of the brain)*

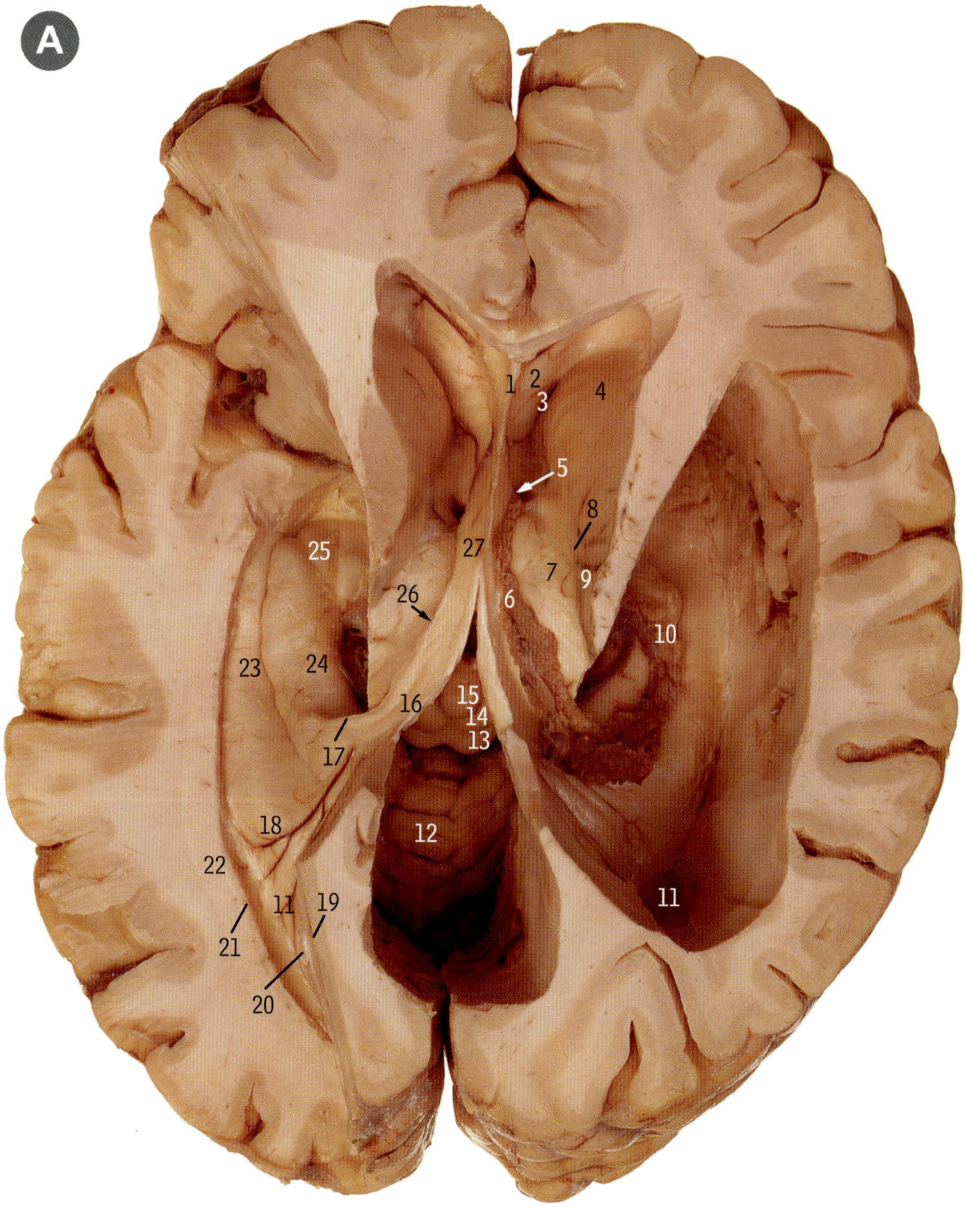

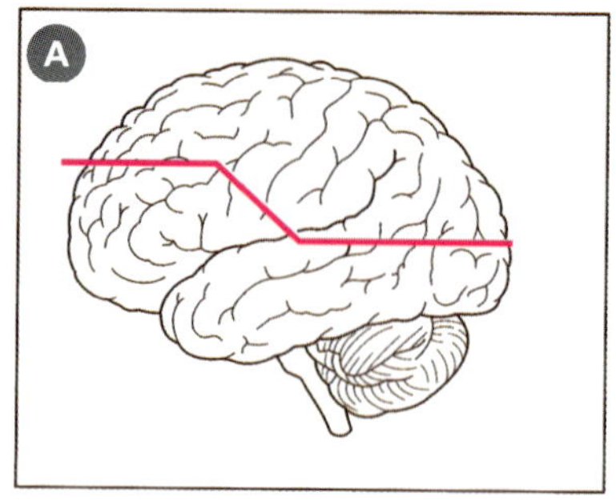

A에서 대뇌반구를 절개하여 위부분을 제거하여 가쪽뇌실을 보이게 하였다. 오른쪽에서 가쪽뇌실의 몸통(A6–9까지의 바닥을 포함하는 부위)은 뇌실사이구멍(interventricular foramen, 5)의 앞에 있는 앞뿔(anterior horn of lateral ventricle, 3)이 된다. 뒤쪽에서 뇌실의 아래뿔(inferior horn of lateral ventricle, 10)은 아래앞쪽으로, 뒤뿔(posterior horn of lateral ventricle, 11)은 뒤쪽으로 구부러진다. 왼쪽은 아래뿔 및 뒤뿔을 더 절개하였다. 아래뿔의 바닥에는 해마(hippocampus, 24, 25)와 곁고랑융기(collateral eminence, 23, 곁고랑[collateral sulcus, 212쪽, A9]에서 생성된 팽출[bulge]이 보인다), 곁고랑삼각(collateral trigone, 18)은 아래뿔과 뒤뿔의 이음부에 위치한다. 망울(bulb, 19, 뇌들보의 섬유로 인해 생성)과 발톱(calcar, 20, 새발톱고랑[calcarine sulcus, 212쪽, A7]의 팽출로 인해 생성)은 뒤뿔의 안쪽 벽에 있다. 시각로부챗살(optic radiation, 22)은 뒤뿔의 바로 가쪽에 위치한다.

B에서 30과 31과 함께 푸르스름한 다이아몬드 모양 영역의 앞부분은 셋째뇌실의 천장이다(B30).

A 가쪽뇌실과 그 뿔, 위에서 본 모습

B 가쪽뇌실과 셋째뇌실의 천장, 위에서 본 모습

1 투명사이막(Septum pellucidum)
2 뇌들보부리(뒤면)(Rostrum of corpus callosum[posterior surface])
3 가쪽뇌실앞뿔(Anterior horn of lateral ventricle)
4 꼬리핵머리(Head of caudate nucleus)
5 뇌실사이구멍(Interventricular foramen)
6 가쪽뇌실몸통맥락얼기(Choroid plexus of body of lateral ventricle)
7 시상(Thalamus)
8 시상줄무늬정맥(Thalamostriate vein)
9 꼬리핵몸통(Body of caudate nucleus)
10 가쪽뇌실아래뿔맥락얼기(Choroid plexus of inferior horn of lateral ventricle)
11 가쪽뇌실뒤뿔(Posterior horn of lateral ventricle)
12 소뇌벌레(Vermis of cerebellum)
13 아래둔덕(Inferior colliculus)
14 위둔덕(Superior colliculus)
15 송과체(Pineal body)
16 뇌활다리(Crus of fornix)
17 술(Fimbria)
18 곁고랑삼각(Collateral trigone)
19 망울(Bulb)
20 발톱(Calcar)
21 뇌들보뇌실벽판(Tapetum of corpus callosum)
22 시각로부챗살(Optic radiation)
23 곁고랑융기(Collateral eminence)
24 해마(Hippocampus)
25 해마발(Pes hippocampi)
26 맥락틈새(Choroid fissure)
27 뇌활몸통(Body of fornix)
28 뇌활앞쪽기둥(Anterior column of fornix)
29 셋째뇌실맥락조직(Tela choroidea of third ventricle)
30 셋째뇌실맥락얼기(**29**아래에 보임)(Choroid plexus in third ventricle [visible below **29**])
31 속대뇌정맥(Internal cerebral vein)
32 큰대뇌정맥(Great cerebral vein)

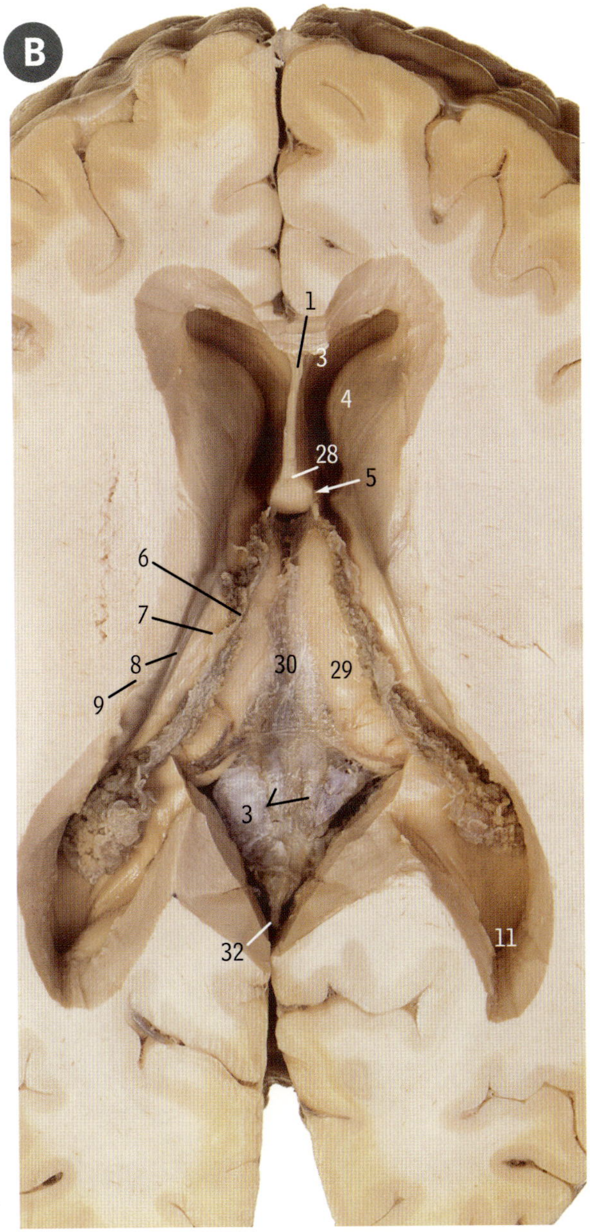

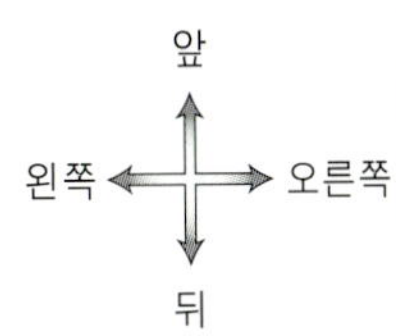

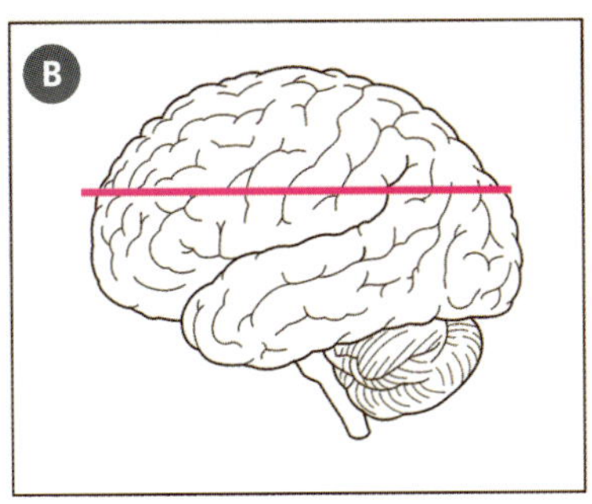

뇌실:
- 셋째뇌실(third ventricle, 210쪽, 11)은 각 양쪽의 뇌실사이구멍(interventricular foramen, 5; 210쪽, 9)을 통해 가쪽뇌실로 이어진다.
- 가쪽뇌실은 앞뿔(anterior horn, 3), 아래뿔(inferior horn, 10) 및 뒤뿔(posterior horn, 11)과 함께 몸통(body, 6)으로 구성된다.
- 중간뇌수도관(aqueduct of midbrain, 210쪽, 22)은 셋째뇌실(third ventricle, 210쪽, 11)과 넷째뇌실을 연결한다.
- 넷째뇌실은 다리뇌 아래부분과 숨뇌(medulla oblongata, 210쪽, 17) 위부분의 뒤에 위치하며, 천장에 있는 정중구멍(median aperture, 228쪽, E40)과 각각의 가쪽오목(lateral recess, 228쪽, C31)에 있는 가쪽구멍을 통해 뇌척수액이 거미막밑 공간으로 들어간다.

맥락조직(tela choroidea)은 두 층으로된 연질막에 붙여진 이름이다(B29처럼). 맥락조직이 모세혈관덩이를 포함하고, 뇌실막(ependyma, 뇌실을 이장하는 상피)이 덮여 있을 때, 이것은 맥락얼기(choroid plexus, A, B와 같이, 6)가 된다.

뇌척수액은 맥락얼기에서 생성된다. 맥락얼기덩이 중 하나는 셋째뇌실의 천장(roof of third ventricle)에 있으며(B30), 각 양쪽의 뇌실사이구멍(interventricular foramen, A와 B, 5)을 통해 가쪽뇌실의 몸통(body of lateral ventricle, A와 B, 6)으로 들어가며, 다음에는 아래뿔(inferior horn, A10)로 들어간다(하지만 앞뿔[anterior horn, 3] 또는 뒤뿔[posterior horn, 11]로는 들어가지 않는다).

독자적으로 존재하는 맥락얼기는 위의 맥락얼기와 연결되지 않고 넷째뇌실의 천장에 위치하며(210쪽, 18; 228쪽, D, 39), 가쪽오목을 통해 바깥쪽으로 나오면 다리뇌숨뇌각(pontomedullary angle) 근처의 뇌 아래면에서 볼 수 있다(218쪽, A21).

대뇌반구의 속(Interior of the cerebral hemispheres)

속섬유막과 바닥핵(the internal capsule and basal nuclei)

A에서, 왼쪽 반구는 뇌실사이구멍(interventricular foramen, 6) 높이에서 절단되었고, 오른쪽 반구는 이보다 약 1cm 더 높게 절단되었다. 왼쪽에서 속섬유막(internal capsule, 27–29)이 안쪽으로는 꼬리핵(caudate nucleus, 7)과 시상(thalamus, 26), 가쪽으로는 렌즈핵(lentiform nucleus, 30, 31) 사이에서 보인다. 더 높은 높이에서 절단된 오른쪽 그림에서, 속섬유막을 형성하는 신경섬유는 대뇌부챗살(corona radiata, 13)에 자리한다. 오른쪽은 가쪽뇌실맥락얼기(choroid plexus of body of lateral ventricle, 11)와 뇌실의 바닥에 있는 시상(thalamus, 10)의 위쪽 표면을 내려다 본 것이다. 더 낮은 높이의 왼쪽 반구에서 절단된 시상(thalamus, 26)이 보인다. 가쪽뇌실의 앞뿔(anterior horn of lateral ventricle, 4)은 앞쪽으로 이마엽을 향해, 뒤뿔(posterior horn of lateral ventricle, 18)은 뒤쪽으로 뒤통수엽을 향해 뻗어 있다. 시각로부챗살(optic radiation, 20)은 가쪽으로 뒤뿔을 향해 주행하며, 뇌실벽판(corpus callosum, 19)에 의해 뒤뿔과 분리되어 있다. 뇌들보(corpus callosum, 14)의 주된 부분은 큰집게(forceps major, 15)와 같이 뿔의 안쪽에 놓여져 있는데, 이 뇌들보로부터 나온 섬유의 얇은 판이 시각로부챗살이다.

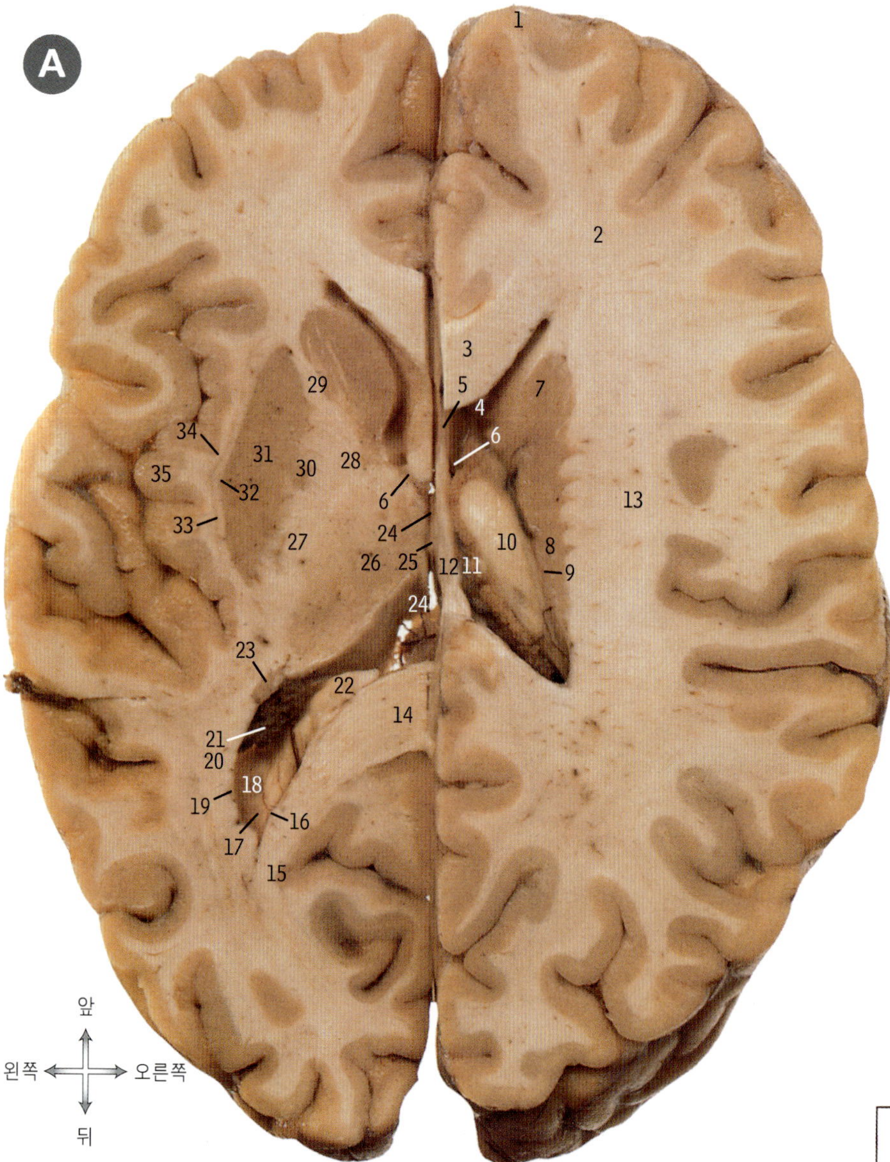

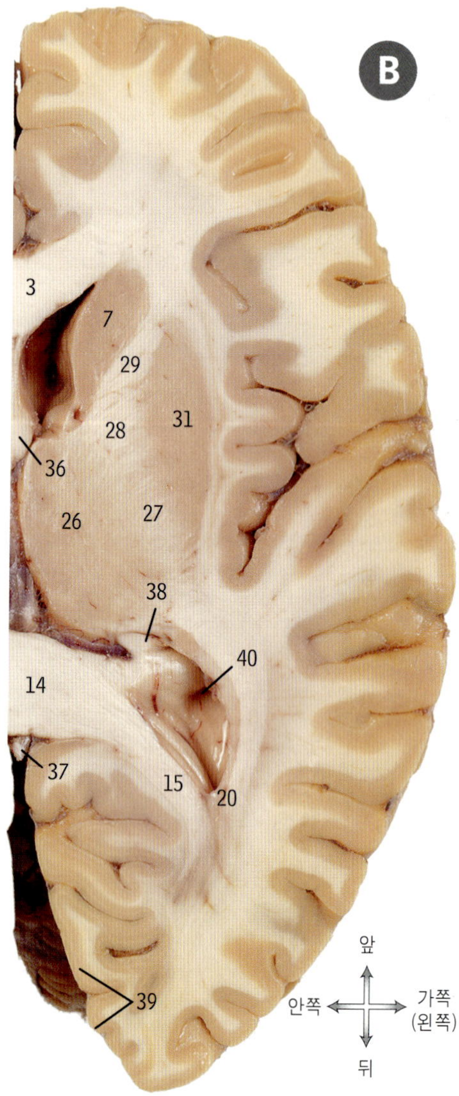

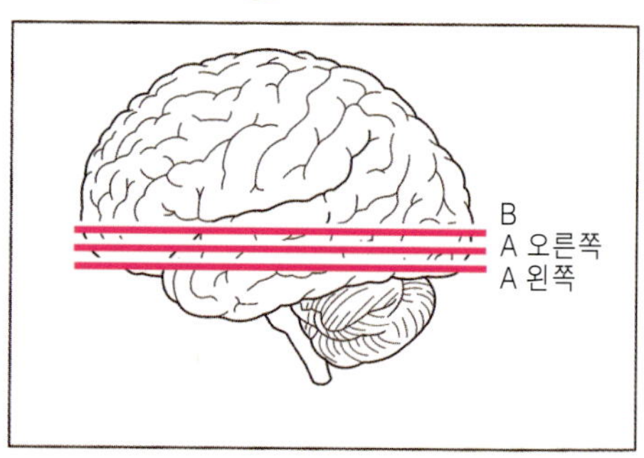

A 대뇌반구의 가로단면, 위에서 본 모습

B 왼쪽 대뇌반구의 가로단면, 아래에서 본 모습

C A단면과 같은 위치의 축방향 자기공명영상(axial magnetic resonance image, (MRI))

B는 A의 왼쪽과 같은 높이에서 위로 본 것으로, 셋째뇌실(third ventricle, 24)은 중간선에 있으며(이는 뇌실사이구멍[interventricular foramen, 6]을 통해 앞에서 가쪽뇌실의 앞뿔[anterior horn of lateral ventricle, 4]과 교통하고), 안쪽으로는 뇌활의 앞쪽기둥(anterior column of fornix, 36)으로, 가쪽으로는 시상(thalamus, 26)으로 경계지어진다. 자기공명영상(MRI)과 주요특징을 비교하라(C).

1 이마극(Frontal pole)
2 작은집게(Forceps minor)
3 뇌들보무릎(Genu of corpus callosum)
4 가쪽뇌실앞뿔(Anterior horn of lateral ventricle)
5 투명사이막(Septum pellucidum)
6 뇌실사이구멍(Interventricular foramen)
7 꼬리핵머리(Head of caudate nucleus)
8 꼬리핵몸통(Body of caudate nucleus)
9 시상줄무늬정맥(Thalamostriate vein)
10 시상(Thalamus)
11 가쪽뇌실몸통맥락얼기(Choroid plexus of body of lateral ventricle)
12 뇌활몸통(Body of fornix)
13 대뇌부챗살(Corona radiata)
14 뇌들보팽대(Splenium of corpus callosum)
15 큰집게(Forceps major)
16 망울(Bulb)
17 발톱(Calcar)
18 가쪽뇌실뒤뿔(Posterior horn of lateral ventricle)
19 뇌들보뇌실벽판(Tapetum of corpus callosum)
20 시각로부챗살(Optic radiation)
21 가쪽뇌실아래뿔을 향해 앞쪽으로 지나가는 맥락얼기(Choroid plexus passing forwards into inferior horn of lateral ventricle)
22 뇌활다리(Crus of fornix)
23 꼬리핵꼬리(Tail of caudate nucleus)
24 셋째뇌실(Third ventricle)
25 시상사이붙음(Interthalamic adhesion)
26 시상(Thalamus)
27 속섬유막뒤다리(Posterior limb of internal capsule)
28 속섬유막무릎(Genu of internal capsule)
29 속섬유막앞다리(Anterior limb of internal capsule)
30 창백핵(Globus pallidus) } 렌즈핵(lentiform nucleus)
31 조가비핵(Putamen) }
32 바깥섬유막(External capsule)
33 담장(Claustrum)
34 맨바깥섬유막(Extreme capsule)
35 대뇌섬(Insula)
36 뇌활앞기둥(Anterior column of fornix)
37 송과체(Pineal body)
38 술(Fimbria)
39 대뇌시각(줄무늬)구역(Visual[striate] area of cerebral cortex)
40 가쪽뇌실 뒤, 아래뿔 이음부(Junction of posterior and inferior horns of lateral ventricle)

C

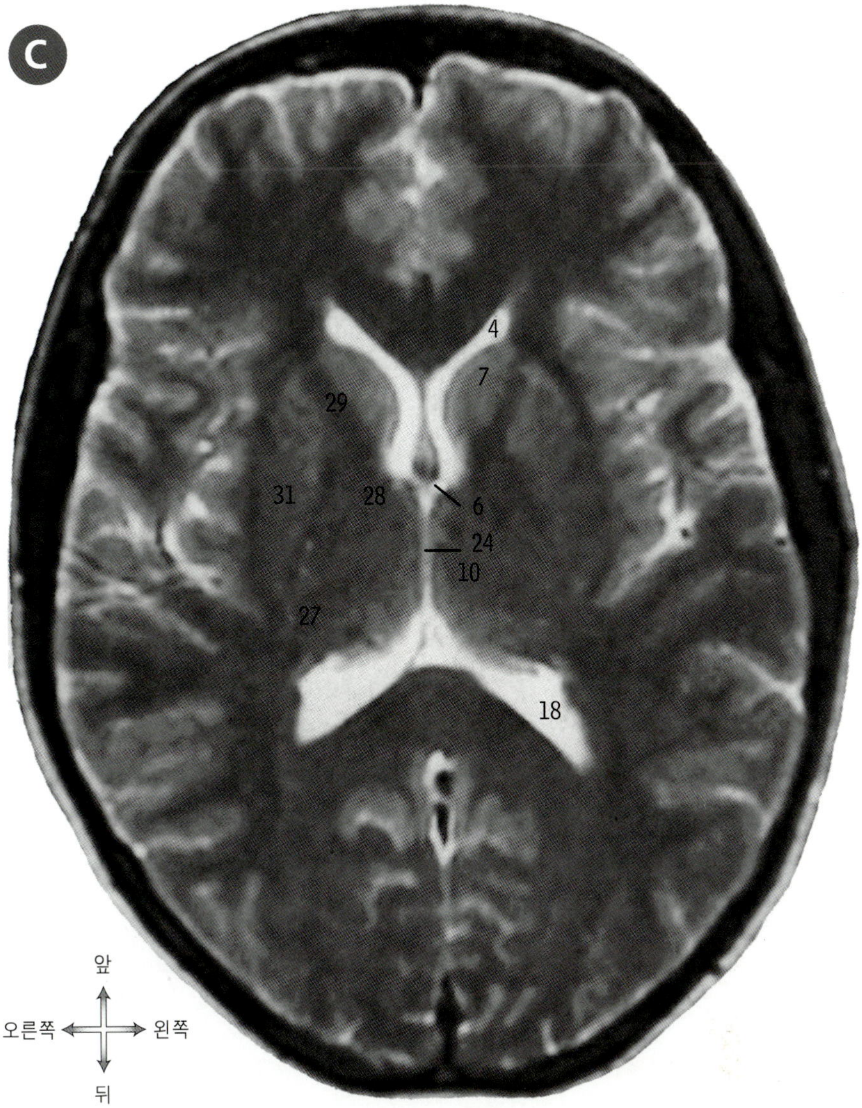

속섬유막(*internal capsule*)의 구성:
- 앞다리(anterior limb)
- 무릎(genu)
- 뒤다리(posterior limb)
- 렌즈밑부분(sublentiform part)
- 렌즈뒤부분(retrolentiform part)

앞다리(anterior limb, 29)는 꼬리핵의 머리(head of caudate nucleus, 7)와 렌즈핵(lentiform nucleus, 30, 31) 사이에 있다. 이것의 주된 섬유는 이마겉질과 시상의 다양한 부분(양 방향에서) 사이를 지나서 다리뇌핵으로 간다.

무릎(genu, 28)은 앞다리(anterior limb, 29)와 뒤다리(posterior limb, 27) 사이에 있다. 가장 주된 섬유는 겉질핵섬유(corticonuclear fiber, 이전에는 겉질숨뇌섬유[corticobulbar fiber]라고 불렀음)이며 운동겉질(중심앞이랑)의 머리, 목 구역에서 뇌신경의 운동핵으로 투사한다.

뒤다리(posterior limb, 27)는 시상(thalamus, 26)과 렌즈핵(lentiform nucleus, 30, 31) 사이에 있다. 다리뇌핵으로 가는 섬유뿐만 아니라, 시상에서 중심뒤이랑으로 주행하는 감각경로의 섬유, 그리고 운동겉질에서 척수의 앞뿔세포로 가는 겉질척수섬유를 포함한다.

렌즈밑부분은 렌즈핵의 뒤쪽 끝의 아래로 지나는 섬유로 구성된다. 이중 가장 중요한 섬유는 청각로부챗살이고, 이는 안쪽무릎체에서 겉질의 청각구역으로 지나간다.

렌즈뒤부분은 뒤다리의 뒤쪽 끝부분의 섬유로 구성되고, 가쪽무릎체에서 겉질의 시각구역으로 투사하며, 시각로부챗살(optic radiation, 20)을 구성한다.

임상적으로 속섬유막의 가장 중요한 부분은 무릎과 뒤다리의 앞쪽 2/3이고, 이는 이 부분에 겉질에서 뇌신경핵으로 가는 운동섬유와 앞뿔세포가 위치하기 때문이다. 출혈이나 혈전증에 의해 이런 '위운동신경세포(upper motor neuron)'가 손상되면 뇌졸중에서 특징적으로 나타나는 마비를 일으킬 수 있다(217쪽).

대뇌반구의 속(Interior of the cerebral hemispheres)

관상절단면에서의 반구와 뇌줄기(the hemispheres and brainstem in coronal section)

1 뇌들보(Corpus callosum)
2 투명사이막(Septum pellucidum)
3 뇌활몸통(Body of fornix)
4 맥락얼기(Choroid plexus)
5 가쪽뇌실몸통(Body of lateral ventricle)
6 시상(Thalamus)
7 시상줄무늬정맥(Thalamostriate vein)
8 꼬리핵몸통(Body of caudate nucleus)
9 대뇌부챗살(Corona radiata)
10 속섬유막(Internal capsule)
11 바깥섬유막(External capsule)
12 맨바깥섬유막(Extreme capsule)
13 대뇌섬(Insula)
14 꼬리핵꼬리(Tail of caudate nucleus)
15 가쪽뇌실아래뿔(Inferior horn of lateral ventricle)
16 곁고랑(Collateral sulcus)
17 해마이랑(Parahippocampal gyrus)
18 해마(Hippocampus)
19 가쪽뇌실아래뿔맥락얼기(Choroid plexus of inferior horn of lateral ventricle)
20 맥락틈새(Choroid fissure)
21 시각로(Optic tract)
22 대뇌다리 안의 겉질척수섬유와 겉질핵섬유 (Corticospinal and corticonuclear fibres in cerebral peduncle)
23 다리뇌 안의 겉질척수섬유와 겉질핵섬유 (Corticospinal and corticonuclear fibres in pons)
24 숨뇌피라밋 안의 겉질척수섬유(Corticospinal fibres in pyramid of medulla oblongata)
25 흑색질(Substantia nigra)
26 적색핵(Red nucleus)
27 시상밑핵(Subthalamic nucleus)
28 셋째뇌실(Third ventricle)
29 창백핵(Globus pallidus) } 렌즈핵(lentiform nucleus)
30 조가비핵(Putamen) } 렌즈핵(lentiform nucleus)
31 담장(Claustrum)
32 뇌바닥동맥(Basilar artery)
33 나비굴(Sphenoidal sinus)
34 아래턱뼈(Mandible)
35 치아돌기(Odontoid process)

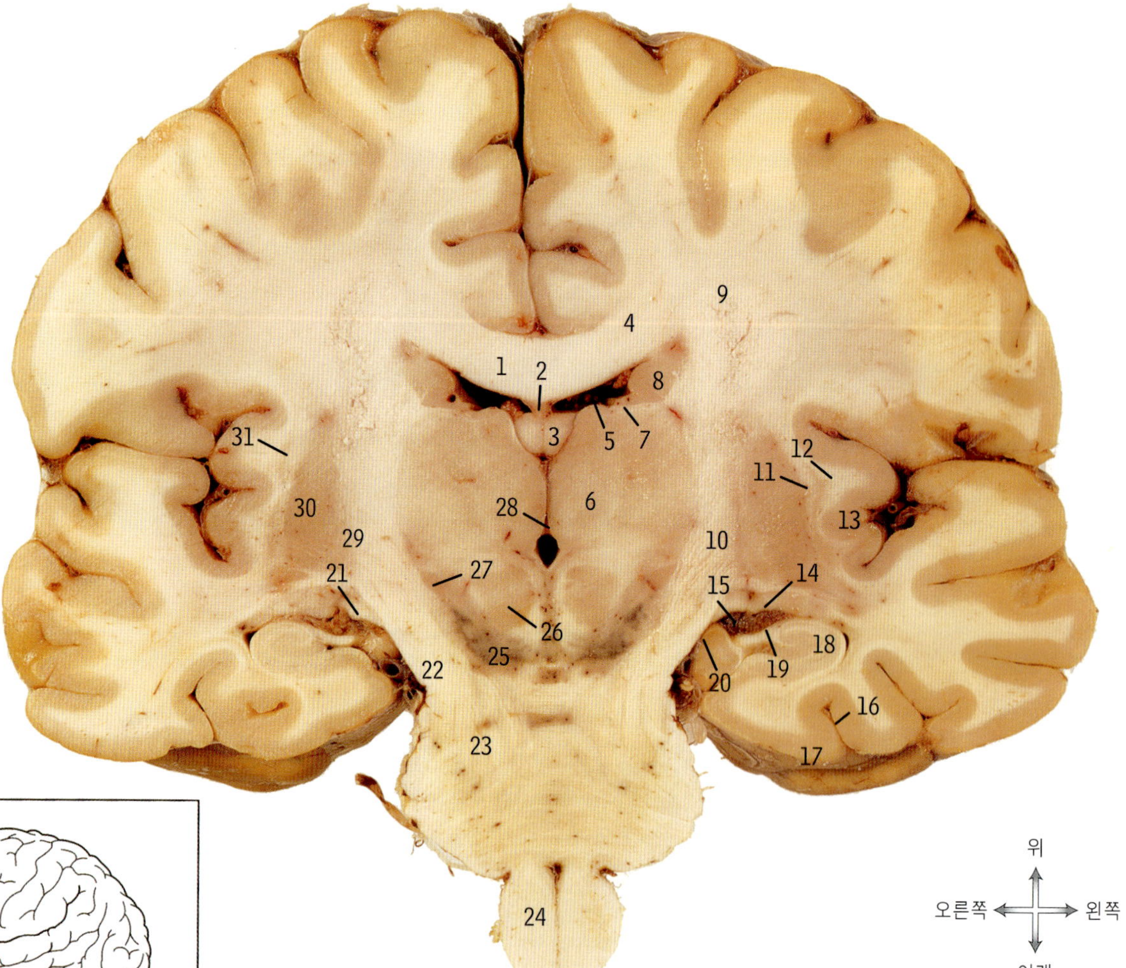

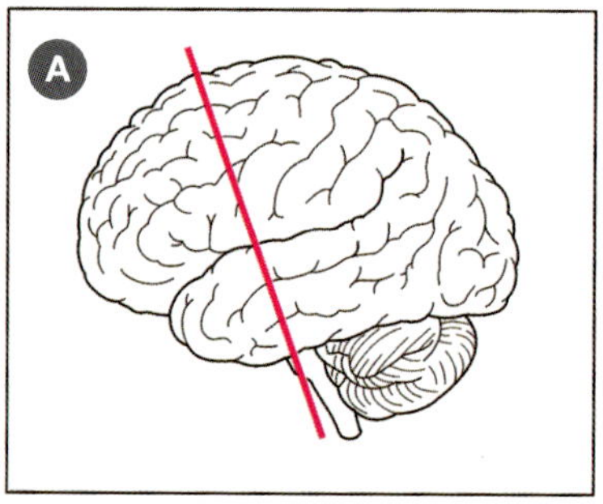

A 비스듬히 절단한 관상절단면, 앞에서 본 모습

A의 절편은 약간 비스듬히 절단하여 앞에서 뒤로 본 모습으로, 속섬유막(internal capsule, 10)의 운동섬유가 어떻게 반구에서 중간뇌(midbrain, 대뇌다리[cerebral peduncle, 22]), 다리뇌(pons, 23) 및 숨뇌(medulla, 24)를 통해 지나는지를 보여준다. 시상(thalamus, 6)과 꼬리핵(caudate nucleus, 8)이 그 사이에 있는 시상줄무늬정맥(thalamostriate vein, 7)과 함께 가쪽뇌실몸통(body of lateral ventricle, 5)의 경사진 바닥면을 형성한다. 중간선에서 두 뇌실을 분리시키는 투명사이막(septum pellucidum, 2)과 함께 뇌들보(corpus callosum, 1)가 천장을 형성한다. 해마(hippocampus, 18)는 아래뿔(Inferior horn, 15)의 바닥에 있으며, 꼬리핵꼬리(tail of caudate nucleus, 14)는 해마천장에 있다.

B의 자기공명영상은 A보다 더 앞, 더 수직에서 찍은 것으로, 나비굴(sphenoidal sinus, 33), 아래턱뼈(mandible, 34) 및 치아돌기(odontoid process, 35)를 보여준다(210쪽, 가쪽면).

> ***바닥핵(basal nuclei,*** 임상적으로는 여전히 과거의 이름인 바닥신경절(basal ganglia)로 종종 알려져 있다)은 대뇌반구의 백색질 안에 약간의 겉질밑세포무리(subcortical cell groups), 즉 꼬리핵(caudate nucleus, A8)과 렌즈핵(lentiform nucleus, A29, 30)을 포함한다. 기능적인 면에서 볼 때 흑색질(substantia nigra, A25)과 시상밑핵(subthalamic nucleus, A27)이 바닥핵에 포함되며(둘 다 중간뇌에 위치하고, 대뇌에는 위치하지 않는다), 편도핵(amygdaloid nucleus, 꼬리핵 꼬리의 앞 끝에 위치)은 기능적으로 가장자리계통(limbic system)과 연관되기 때문에 배제된다.
>
> 바닥핵은 기능적으로 피라밋외로계통(extrapyramidal system)의 일부이다. 피라밋외로병은 마비는 일으키지 않지만 비정상불수의운동과 반사 및 근육긴장시 장애를 일으킨다: 예를 들어, 흑색질에서 신경전달물질 도파민(dopamine)이 부족하여 생기는 파킨슨병(parkinsonism)이 있다.

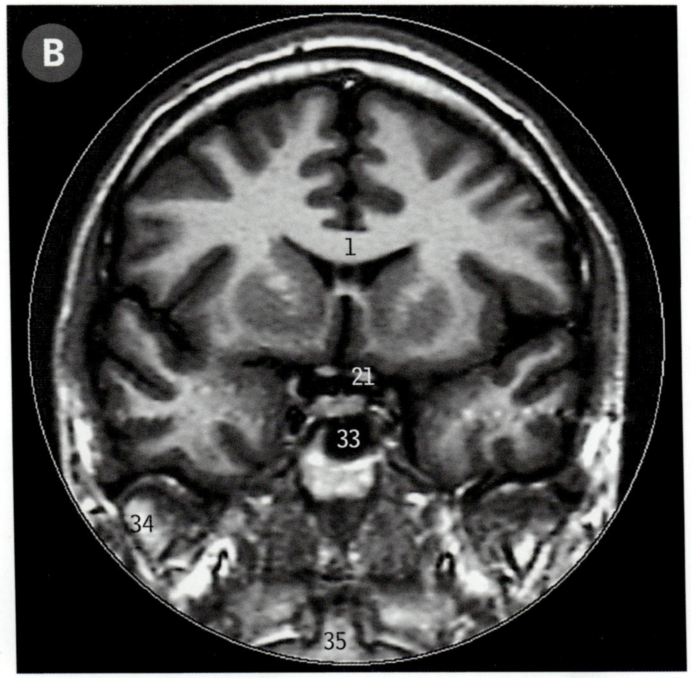

B 관상 자기공명영상(coronal MRI)

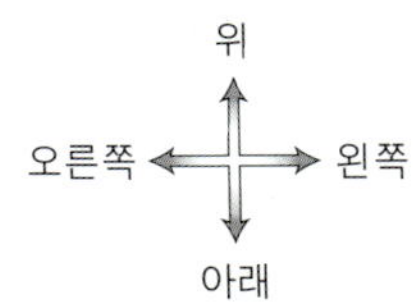

소뇌(Cerebellum) *소뇌와 뇌줄기(the cerebellum and the brainstem)*

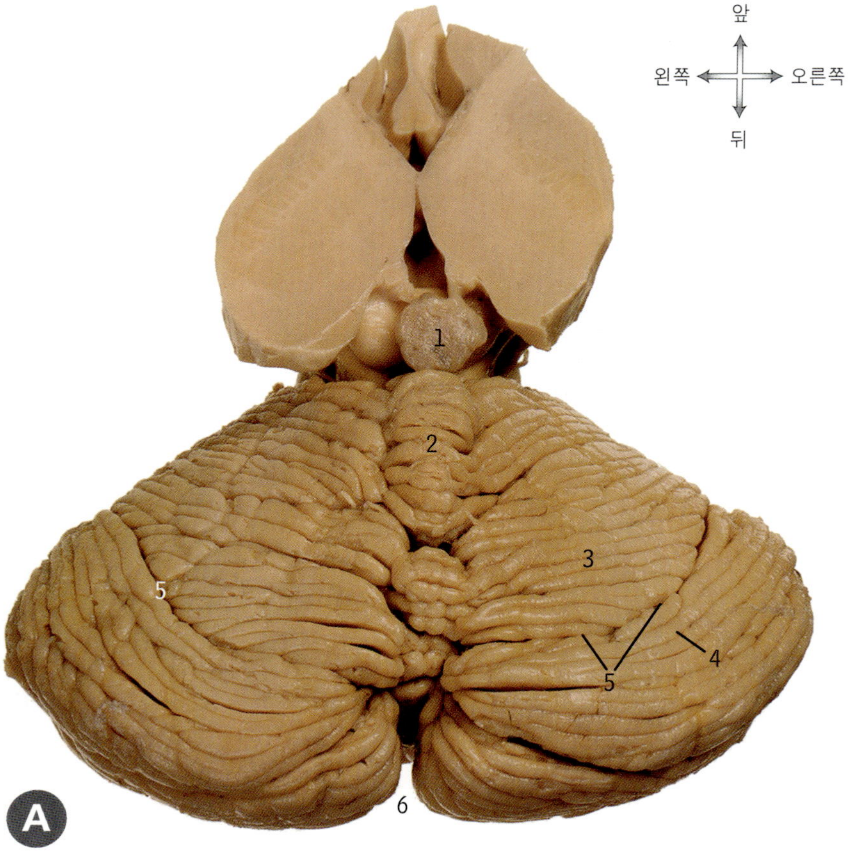

A 위에서 본 모습

B 아래에서 본 모습

1 송과체(Pineal body)
2 소뇌벌레(Vermis of cerebellum)
3 소뇌반구(Cerebellar hemisphere)
4 소뇌(벌레)잎새(A cerebellar folium)
5 첫째틈새(Primary fissure)
6 소뇌패임(Cerebellar notch)
7 다리뇌(Pons)
8 숨뇌피라밋(Pyramid of medulla oblongata)
9 소뇌편도(Tonsil of cerebellum)
10 벌레목젖(Uvula of vermis)
11 벌레피라밋(Pyramid of vermis)
12 올리브(Olive)
13 뒤가쪽틈새(Dorsolateral[posterolateral] fissure)
14 타래(Flocculus)
15 중간소뇌다리(Middle cerebellar peduncle)

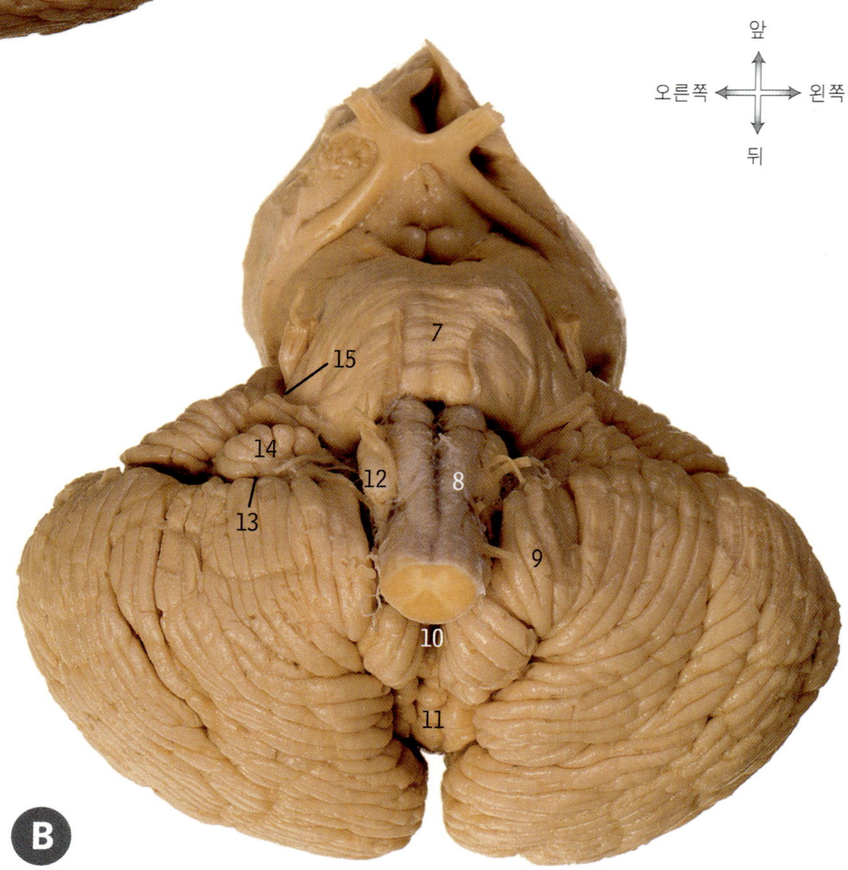

A는 위에서 아래로 본 것이며, 가운데 소뇌벌레(vermis of cerebellum, 2)와 각 양쪽에 위치한 소뇌반구(cerebellar hemisphere, 3)를 함께 보여준다. 송과체(pineal body, 1)는 셋째뇌실에서 뒤쪽으로 돌출되어 중간뇌 위에 위치한다(옆면 그림과 비교하라. 210쪽, 13).

B는 앞쪽 또는 배쪽에서 관찰한 면으로 다리뇌(pons, 7)가 가쪽으로 가서 중간소뇌다리가 되며, 이는 소뇌반구 안으로 가면서 사라지는 것을 보여준다(218쪽, A23). 타래(flocculus, 14)는 중간소뇌다리 뒤에 있으며, 편도(tonsil of cerebellum, 9)는 소뇌반구의 일부분으로 큰구멍의 모서리 위에 있다(178쪽, 63).

소뇌(cerebellum)는 뒤머리뼈우묵의 많은 부분을 차지하며(178쪽, 22), 소뇌천막(tentorium cerebelli)으로 덮여 있다(188쪽, 36).

소뇌는 중심에 있는 세로부위(central longitudinal region)인 소뇌벌레(vermis of cerebellum, A2)와 각 양쪽에 있는 소뇌반구(cerebellar hemisphere, A3)로 구성된다.

대뇌처럼 소뇌도 표면에 회색질의 겉질과 그 아래에 있는 백색질을 가진다.

각 반구에는 백색질에 4개의 겉질밑세포무리가 포함된다. 치아핵(dentate), 둥근핵(globose), 마개핵(emboliform) 및 꼭지핵(fastigial). 소뇌에서 투사하는 대부분의 섬유들은 이들 핵에서 유래한다. 그 중 치아핵(dentate nucleus, 228쪽, B23)이 가장 중요하다.

소뇌는 3쌍의 다리에 의해 뇌줄기와 연결되어 있고, 각 쌍은 이에 상응하는 뇌줄기의 각부분으로 투사한다.

- 위소뇌다리(superior cerebellar peduncle)에 의해 중간뇌로(228쪽, C24)
- 중간소뇌다리(middle cerebellar peduncle, B15)에 의해 다리뇌로(228쪽, C25)
- 아래소뇌다리(inferior cerebellar peduncle)에 의해 숨뇌로(228쪽, C26)

아래의 내용은 소뇌의 형태와 기능과의 상관관계를 설명한 것으로서 복잡한 소뇌를 간단히 요약하여 이해하기 쉽게 하였다.

기능적으로, 소뇌는 근육운동의 협동에 관여한다. 의식과 관계있는 감각과는 관계없다. 각 소뇌반구는 같은 쪽의 몸통에 영향을 준다: 예를 들어, 왼쪽 소뇌반구는 왼쪽 팔과 다리를 지배하고, 이와 대조적으로 왼쪽 대뇌반구는 숨뇌에서 겉질척수섬유가 교차하기 때문에 반대편인 오른쪽 팔과 다리에 영향을 미친다.

정중시상절단(midline sagittal section, 228쪽, A)에서 여러 부분이 가장 잘 보이며, 계통발생학적으로 혹은 진화에 따른 중요성에 따라 쉽게 그룹을 만들 수 있다.

앞의 혀(ligula, 228쪽, A21)와 각 양쪽이 타래(flocculus, A14, 타래결절엽을 형성)와 연결되는 뒤의 결절(nodule)은 소뇌의 안뜰부분(원시소뇌[archaeocerebellum])을 구성하고 주로 안뜰기능과 관련된다(평형).

중심소엽(central lobule, 228쪽, A20)과 벌레 앞부분의 꼭대기(culmen, 228쪽, A19), 벌레목젖(uvula of vermis, 228쪽, A11)과 벌레 등부분의 피라밋(pyramid of back part of vermis, 228쪽, A13)과 앞엽을 형성하는 첫째틈새(primary fissure, A5; 228쪽, A18) 앞에 있는 반구는 옛소뇌(palaeocerebellum) 또는 척수 부분을 구성하며, 이는 척수로부터 섬유를 받고 자세와 근육긴장과 크게 관련이 있다.

벌레의 남은 부분(228쪽, A15-17)과 첫째틈새 뒤에 있는 반구(228쪽, A11-18)는 중간엽을 구성한다(가끔 뒤엽으로도 알려져 있다). 이는 소뇌에서 제일 크면서 가장 최근에 진화된 부분으로 새소뇌(neocerebellum)라고 하며, 대뇌겉질로부터 다리뇌핵을 경유하여 입력받는다. 주로 근육긴장과 미세운동의 조절과 관련이 있다.

소뇌기능에 장애가 생기면(예, 종양의 압력으로 인한) 근육긴장저하(hypotonia), 안구진탕(nystagmus, 눈떨림) 평형장애 및 팔과 다리의 운동기능장애(ataxia)가 야기되지만, 마비(paralysis)는 일어나지 않는다.

소뇌, 뇌줄기 및 척수(Cerebellum, Brainstem and spinal cord)

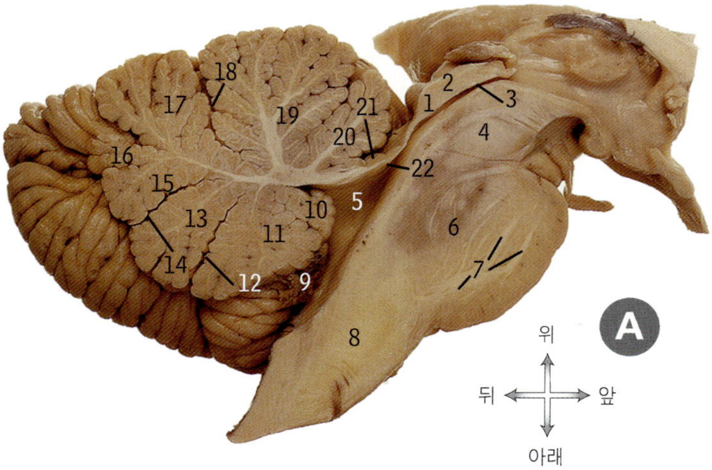

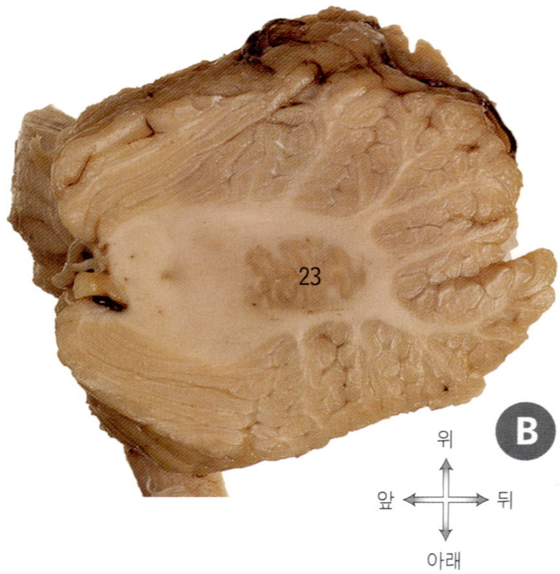

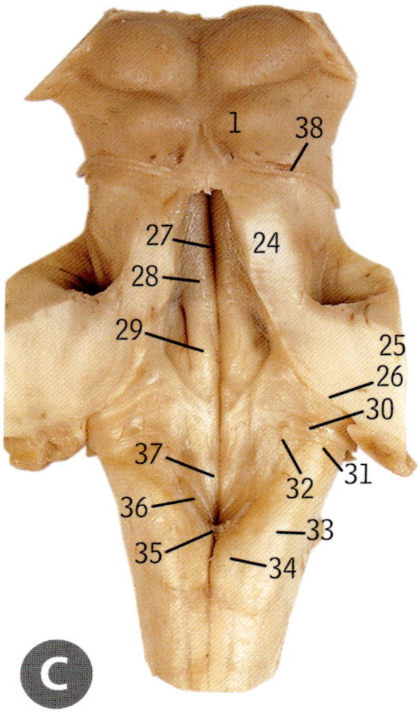

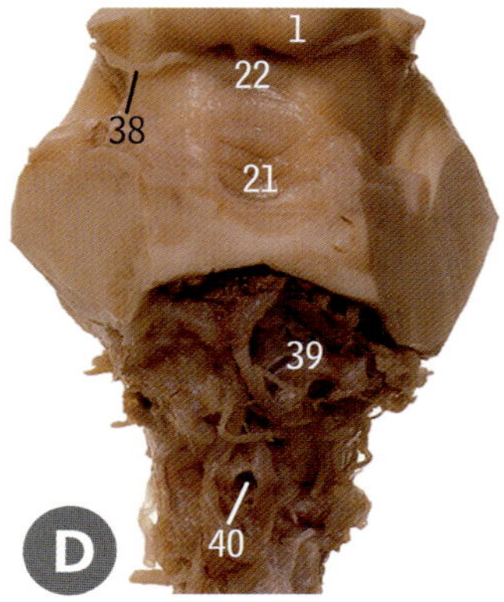

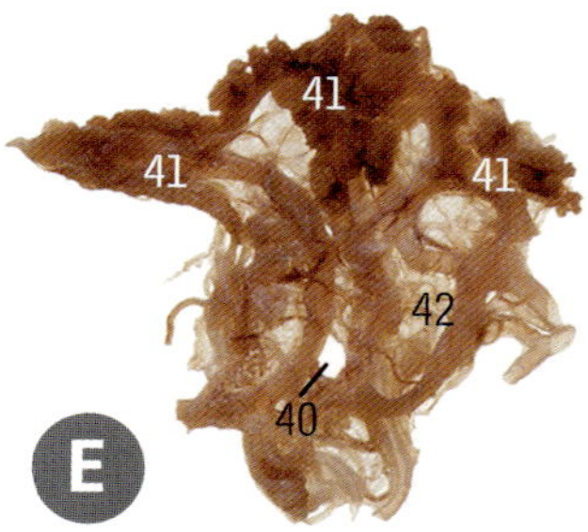

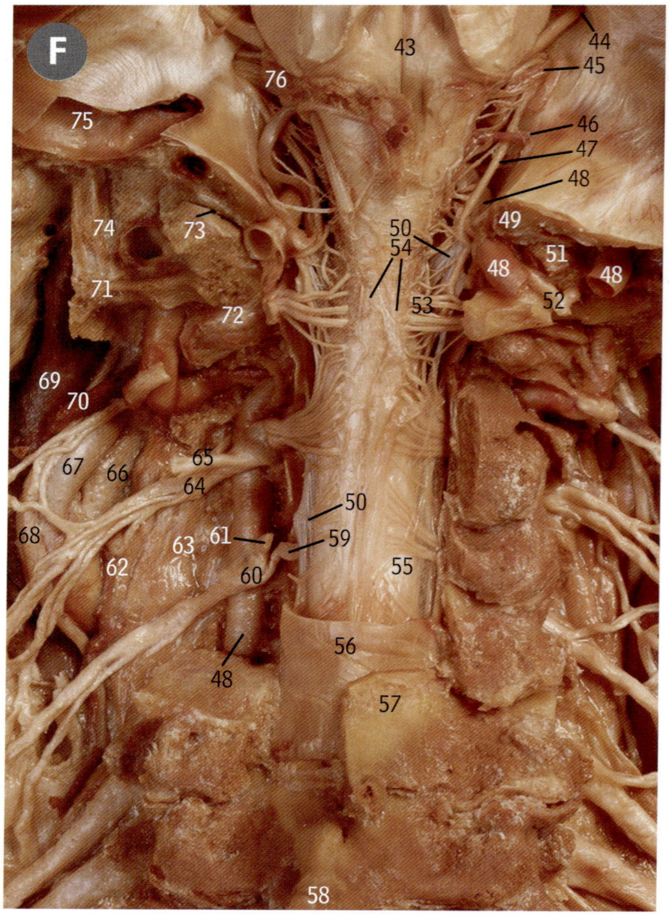

위
왼쪽 오른쪽
아래

C D E F

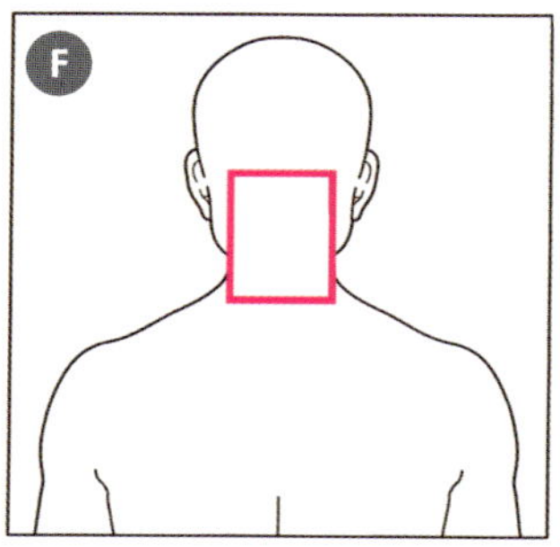

소뇌, 뇌줄기, 척수의 절단(Sections of the cerebellum and brainstem, and the cervical cord)

A **정중시상절단한 뇌줄기와 소뇌의 왼쪽 부분, 오른쪽에서 본 모습**

B **비스듬히 시상절단한 오른쪽 소뇌반구, 왼쪽에서 본 모습**

C **넷째뇌실의 바닥, 뒤에서 본 모습**

D **넷째뇌실의 천장, 뒤에서 본 모습**

E **넷째뇌실의 맥락얼기, 뒤에서 본 모습**

F **아래 뇌줄기와 척수의 목부분, 뒤에서 본 모습**

시상절단한 A에 소뇌의 여러 부분이 표시되었다(9-21). 다리뇌(pons, 6)에서 겉질척수섬유와 겉질핵섬유(corticonuclear and corticospinal fibres, 7)가 배부분을 통해 아래로 주행하여 숨뇌(medulla oblongata, 8)에 닿는 것을 볼 수 있다.

반구를 절단한 B에서 겉질아래 소뇌핵 중 가장 큰 치아핵(dentate nucleus, 23)을 볼 수 있다.

C의 넷째뇌실의 바닥 옆쪽에 소뇌를 중뇌, 다리뇌 및 숨뇌와 연결해 주는 3개의 소뇌다리(24-26)의 잘린 가장자리가 보인다.

D에서 넷째뇌실 천장 뒤부분의 맥락조직과 맥락얼기(tela choroidea and choroid plexus, 39)가 *있는 그대로* 보인다.

E에서 맥락조직(tela coroidea, 42)의 T 모양의 맥락얼기(choroid plexus, 41)와 정중구멍(median aperture, 40)을 강조하기 위해 따로 절개하였다.

F에서 뇌줄기와 척수의 연속성을 보여주기 위해 머리뼈와 위척추뼈의 뒤부분이 제거되었고, 척수에서 등신경잔뿌리가 나오는 것이 보인다(53). 더부신경의 척수뿌리(spinal root of accessory nerve, 47)는 큰구멍(foramen magnum, 49)을 통해 위로 주행하여 목정맥구멍(jugular foramen, 45) 안에서 뇌부분과 만난다. 배신경잔뿌리(ventral nerve rootlets, 59)는 치아인대(denticulate ligament, 50)의 배쪽에 있으며 합쳐져서 배신경뿌리를 형성하고, 배신경뿌리는 등신경뿌리(dorsal nerve root, 61, 등신경뿌리를 형성하는 잔뿌리는 인대 등쪽에 위치하는데, 배잔뿌리를 보여주기 위해서 척수에서 절제하였다)와 합쳐져서 등뿌리신경절(dorsal root ganglion, 60)을 지나자마자 척수신경을 형성한다. 척수신경은 곧 배가지(ventral rami, 64)와 등가지(dorsal rami, 65)로 갈라진다.

1 아래둔덕(Inferior colliculus)
2 중간뇌덮개(Tectum of midbrain)
3 중간뇌수도관(Aqueduct of midbrain)
4 중간뇌피개(Tegmentum of midbrain)
5 넷째뇌실(Fourth ventricle)
6 다리뇌(Pons)
7 겉질핵섬유와 겉질척수섬유(Corticonuclear and corticospinal fibres)
8 숨뇌(Medulla oblongata)
9 넷째뇌실맥락얼기(Choroid plexus of fourth ventricle)
10 결절(Nodule)
11 벌레목젖(Uvula of vermis)
12 둘째(피라밋뒤)틈새(Secondary[postpyramidal] fissure)
13 벌레피라밋(Pyramid of vermis)
14 피라밋앞틈새(Prepyramidal fissure)
15 벌레융기(Tuber of vermis)
16 벌레잎새(Folium of vermis)
17 소뇌경사(Declive)
18 첫째틈새(Primary fissure)
19 꼭대기(Culmen)
20 중심소엽(Central lobule)
21 소뇌혀(Lingula)
22 위숨뇌천장(Superior medullary velum)
23 치아핵(Dentate nucleus)
24 위소뇌다리(Superior cerebellar peduncle)
25 중간소뇌다리(Middle cerebellar peduncle)
26 아래소뇌다리(Inferior cerebellar peduncle)
27 정중고랑(Median groove)
28 안쪽융기(Medial eminence)
29 얼굴신경둔덕(Facial colliculus)
30 숨뇌섬유줄(Medullary striae)
31 가쪽오목(Lateral recess)
32 안뜰구역(Vestibular area)
33 쐐기다발결절(Cuneate tubercle)
34 널판결절(Gracile tubercle)
35 빗장(Obex)
36 미주신경삼각(Vagal triangle)
37 혀밑신경삼각(Hypoglossal triangle)
38 도르래신경(Trochlear nerve)
39 맥락조직과 맥락얼기(Tela choroidea and choroid plexus)
40 정중구멍(Median aperture)
41 맥락얼기(Choroid plexus)
42 맥락조직(Tela coroidea)
43 넷째뇌실바닥(Floor of the fourth ventricle)
44 얼굴신경, 속귀신경 및 미로동맥과 함께 있는 속귀길(Internal acoustic meatus with facial and vestibulocochlear nerves and labyrinthine artery)
45 혀인두신경, 미주신경 및 더부신경 뇌부분 뿌리와 목정맥구멍(Roots of glossopharyngeal, vagus and cranial part of accessory nerves and jugular foramen)
46 뒤아래소뇌동맥(Posterior inferior cerebellar artery)
47 더부신경척수뿌리(Spinal root of accessory nerve)
48 척추동맥(Vertebral artery)
49 큰구멍모서리(Margin of foramen magnum)
50 치아인대(Denticulate ligament)
51 고리뼈가쪽덩이(Lateral mass of atlas)
52 첫째목신경과 고리뼈뒤활(First cervical nerve and posterior arch of atlas)
53 둘째목신경등잔뿌리(Dorsal rootlets of second cervical nerve)
54 뒤척수동맥(Posterior spinal arteries)
55 거미막(Arachnoid mater)
56 경질막(Dura mater)
57 여섯째목뼈고리판(Lamina of sixth cervical vertebra)
58 일곱째목뼈가시돌기(Spinous process of seventh cervical vertebra)
59 넷째목신경배잔뿌리(Ventral rootlets of fourth cervical nerve)
60 넷째목신경등뿌리신경절(Dorsal root ganglion of fourth cervical nerve)
61 넷째목신경등뿌리(Dorsal root of fourth cervical nerve)
62 앞목갈비근(Scalenus anterior)
63 긴머리근(Longus capitis)
64 셋째목신경배가지(Ventral ramus of third cervical nerve)
65 셋째목신경등가지(Dorsal ramus of third cervical nerve)
66 바깥목동맥(External carotid artery)
67 속목동맥(Internal carotid artery)
68 미주신경(Vagus nerve)
69 속목정맥(Internal jugular vein)
70 척추정맥얼기에서 나온 정맥(A vein from vertebral venous plexuses)
71 고리뼈가로돌기(Transverse process of atlas)
72 정중중쇠관절주머니(Capsule of lateral atlanto-axial joint)
73 고리뒤통수관절(Atlanto-occipital joint)
74 가쪽머리곧은근(Rectus capitis lateralis)
75 구불정맥굴(Sigmoid sinus)
76 넷째뇌실가쪽오목에서 나온 맥락얼기(Choroid plexus emerging from lateral recess of fourth ventricle)

목척주(Cervical vertebral column)

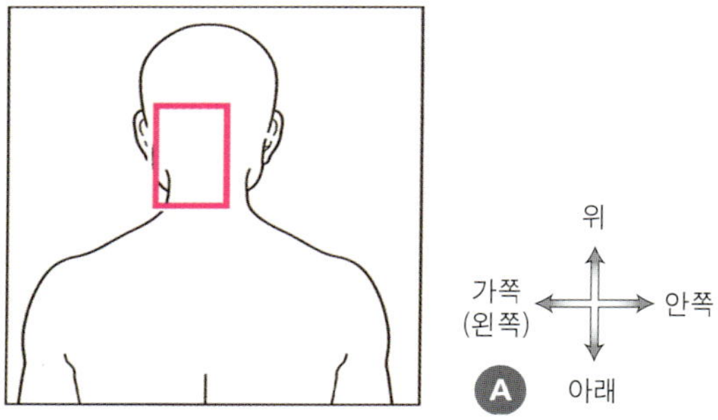

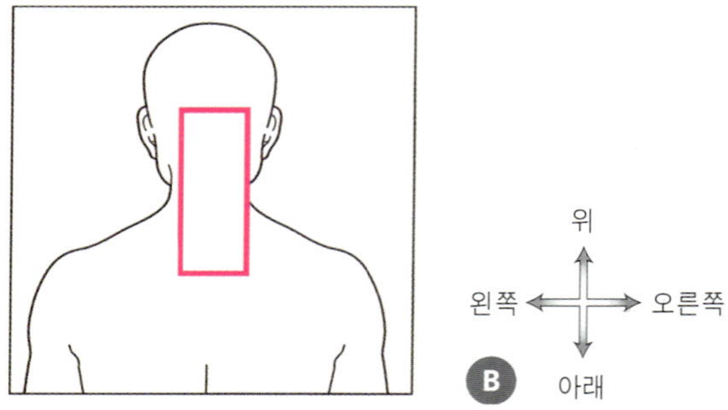

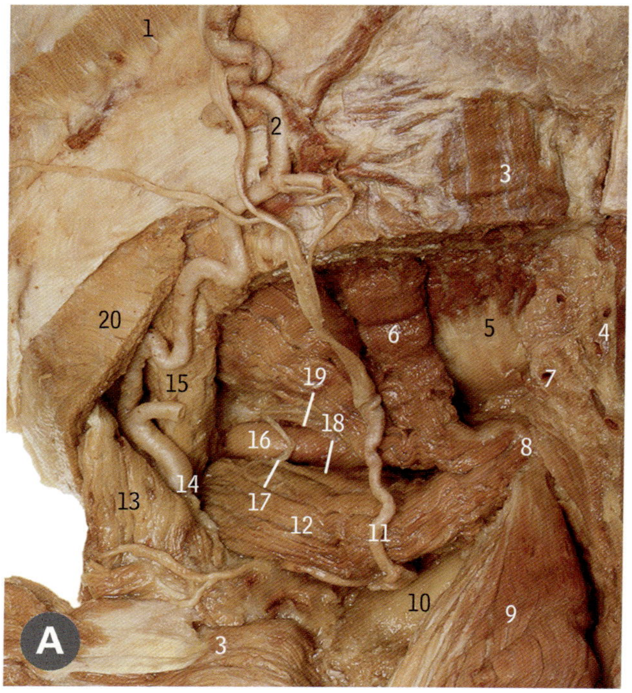

Ⓐ 왼쪽 뒤통수밑삼각

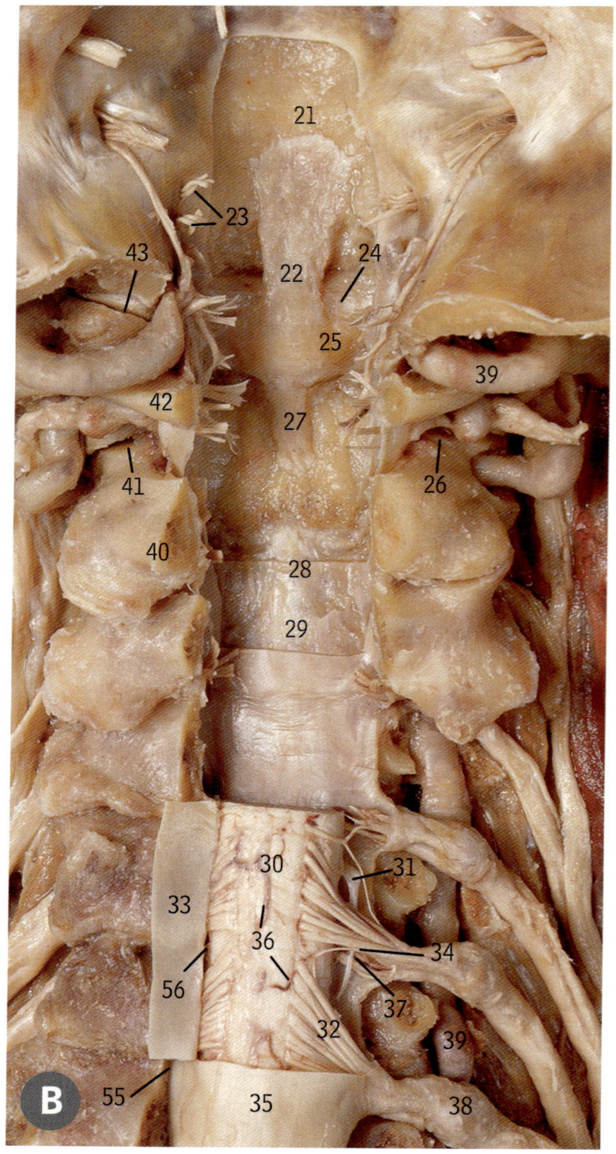

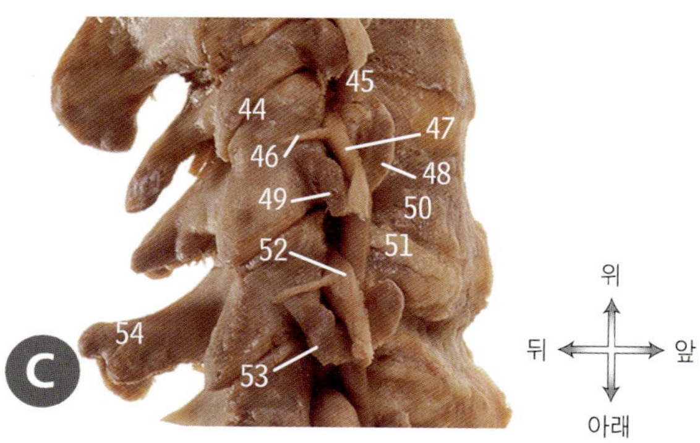

Ⓒ 척추사이구멍과 척수신경, 오른쪽에서 본 모습

Ⓑ 척주와 척수, 뒤에서 본 모습

목척주(Cervical vertebral column) *뒤목과 척주관절(posterior neck and vertebral joints)*

뒤통수밑부위, 척주와 척수신경(The suboccipital region, vertebral column and spinal nerves)

A에서 널판근(splenius, 20)과 반가시근(semispinalis, 3)의 일부분 및 등세모근을 제거함으로써 뒤통수밑부위가 노출되었다. 뒤통수밑삼각(글상자 참조)에 있는 주요 구조물은 척추동맥(vertebral artery, 16)이다.

B에서 뇌막과 척수의 일부분, 그리고 척추뼈고리와 머리뼈의 많은 부분이 제거되었다. 덮개막(tectorial membrane, 28)은 뒤세로인대(posterior longitudinal ligament, 29)의 위로 이어진다. 고리뼈의 가로인대(transverse ligament of atlas, 25)는 십자인대(cruciform ligament, 22, 27)의 가로부분을 형성한다. 덮개막을 제거함으로써 위의 구조물이 모두 보인다.

C에서 목척주의 옆면을 관찰하면, 척추사이구멍(intervertebral foramen, 213쪽)에 있는 전형적인 등뿌리신경절(dorsal root ganglion, 52)과 작은 등가지(dorsal ramus, 46과 같이)와 큰 배가지(ventral ramus, 47)로 갈라지는 척추신경이 보인다.

> 뒤통수밑삼각:
> - 경계 – 큰뒤머리곧은근(rectus capitis poterior major, A6), 위머리빗근(obliquus capitis superior, 15), 아래머리빗근(obliquus capitis inferior, 12).
> - 바닥 – 뒤고리뒤통수막(posterior atlanto-occipital membrane, 19), 고리뼈뒤활(posterior arch of atlas, 18).
> - 내용물 – 척추동맥(vertebral artery, 16), 첫째목신경등가지(dorsal ramus of first cervical nerve, 17).
>
> 뇌막과 관련된 세 공간에 대해 혼동하지 말 것: *경질막밖공간(extradural space*, 가끔 epidural space라고 부름)은 척주관(vertebral canal)에서 *경질막(subdural space)* 바깥쪽이다. *경질막밑공간(subarachnoid space)*은 경질막 안쪽이다(경질막과 거미막 사이). 그리고 거미막밑공간은 거미막 안(뇌와 척수 표면 위의 거미막과 연질막 사이)이고 뇌척수액으로 차 있다.

1 뒤통수이마근뒤통수힘살(Occipital belly of occipitofrontalis)
2 뒤통수동맥(Occipital artery)
3 머리반가시근(Semispinalis capitis)
4 목덜미인대(Ligamentum nuchae)
5 작은뒤머리곧은근(Rectus capitis posterior minor)
6 큰뒤머리곧은근(Rectus capitis poterior major)
7 뒤고리뼈결절(Posterior tubercle of atlas)
8 중쇠뼈가시돌기(Spinous process of axis)
9 목반가시근(Semispinalis cervicis)
10 중쇠뼈고리판(Lamina of axis)
11 큰뒤통수신경(Greater occipital nerve)
12 아래머리빗근(Obliquus capitis inferior)
13 머리가장긴근(Longissimus capitis)
14 중쇠뼈가로돌기(Transverse process of atlas)
15 위머리빗근(Obliquus capitis superior)
16 척추동맥(Vertebral artery)
17 첫째목신경뒤가지(Dorsal ramus of first cervical nerve)
18 고리뼈뒤활(Posterior arch of atlas)
19 뒤고리뒤통수막(Posterior atlanto-occipital membrane)
20 머리널판근(Splenius capitis)
21 뒤통수뼈 바닥부분과 덮개막 부착위치(Basilar part of occipital bone and position of attachment of tectorial membrane)
22 십자인대위세로띠(Superior longitudinal band of cruciform ligament)
23 혀밑신경과 혀밑신경관(Hypoglossal nerve and canal)
24 날개인대(Alar ligament)
25 고리뼈가로인대(Transverse ligament of atlas)
26 중쇠뼈 위관절면(Superior articular surface of axis)
27 십자인대아래세로띠(Inferior longitudinal band of cruciform ligament)
28 덮개막(Tectorial membrane)
29 뒤세로인대(Posterior longitudinal ligament)
30 척수(Spinal cord)
31 치아인대(Denticulate ligament)
32 척수신경등잔뿌리(Dorsal rootlets of spinal nerve)
33 거미막과 경질막(젖혀짐)(Arachnoid and dura mater)
34 뿌리동맥(Radicular artery)
35 경질막(Dura mater)
36 뒤척수동맥(Posterior spinal arteries)
37 척수신경배잔뿌리(Ventral rootlets of spinal nerve)
38 등뿌리신경절을 덮는 경질막집(Dural sheath over dorsal root ganglion)
39 척추동맥(Vertebral artery)
40 중쇠뼈판(Lamina of axis)
41 가쪽고리중쇠관절(Lateral atlanto-axial joint)
42 고리뼈뒤고리(Posterior arch of atlas)
43 고리뒤통수관절(Atlanto-occipital joint)
44 돌기사이관절(Zygapophysial joint)
45 넷째목신경척추동맥(Vertebral artery of fourth cervical nerve)
46 넷째목신경뒤가지(Dorsal ramus of fourth cervical nerve)
47 넷째목신경앞가지(Ventral ramus of fourth cervical nerve)
48 가로돌기앞결절(Anterior tubercle of transverse process)
49 가로돌기뒤결절(Posterior tubercle of transverse process)
50 넷째목뼈몸통(Body of fourth cervical vertebra)
51 척추원반(Intervertebral disc)
52 척추사이구멍에 있는 다섯째목신경 등뿌리신경절(Dorsal root ganglion of fifth cervical nerve in intervertebral foramen)
53 척수신경(뒤가지)고랑(Groove for[ventral ramus of] spinal nerve)
54 다섯째목뼈가시돌기(Spinous process of fifth cervical vertebra)
55 경질막바깥공간(Extradural space)
56 거미막밑공간(Subarachnoid space)

6

방사선영상
Radiographs

방사선영상(Radiographs) 척주(Vertebral column)

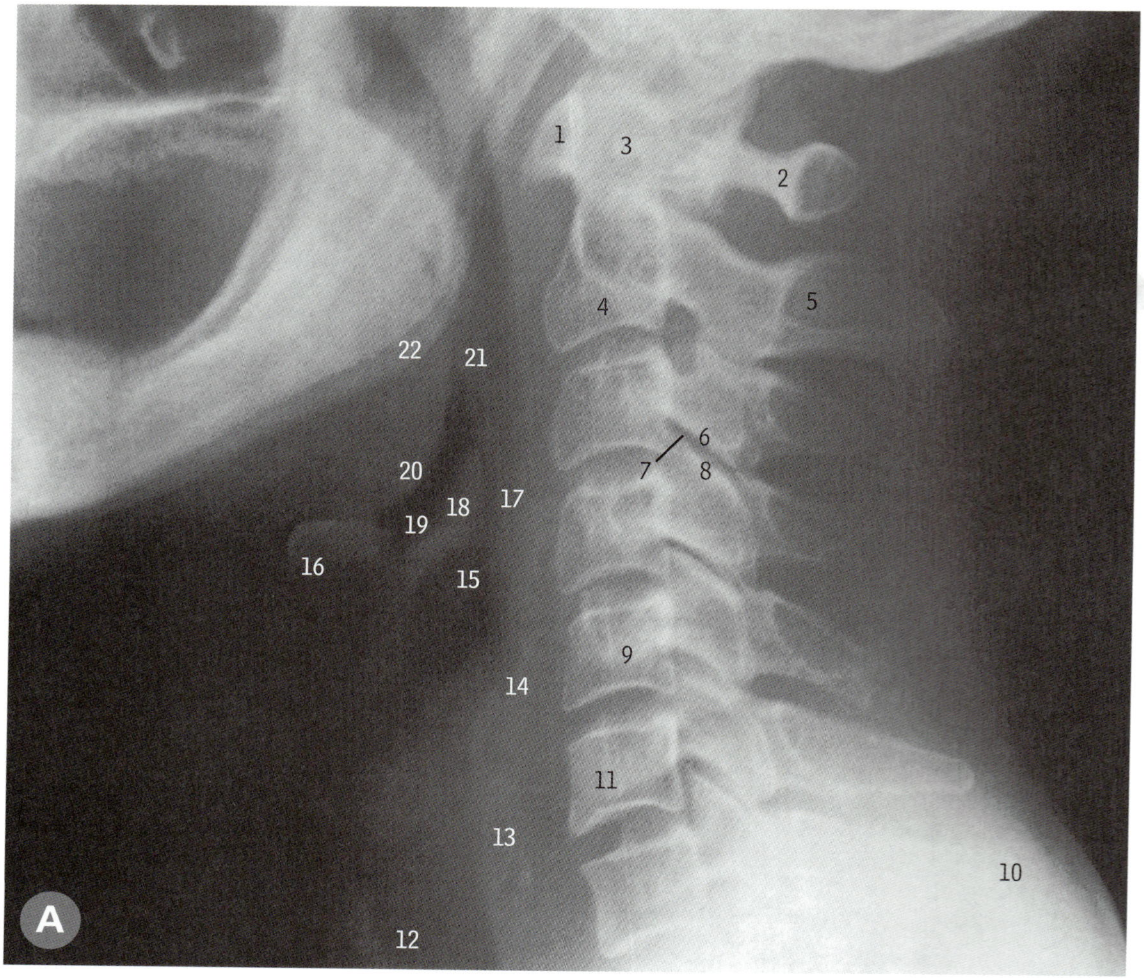

A 가쪽촬영(lateral view)

B 고리뼈와 중쇠뼈, 앞촬영(atlas and axis, from the front)

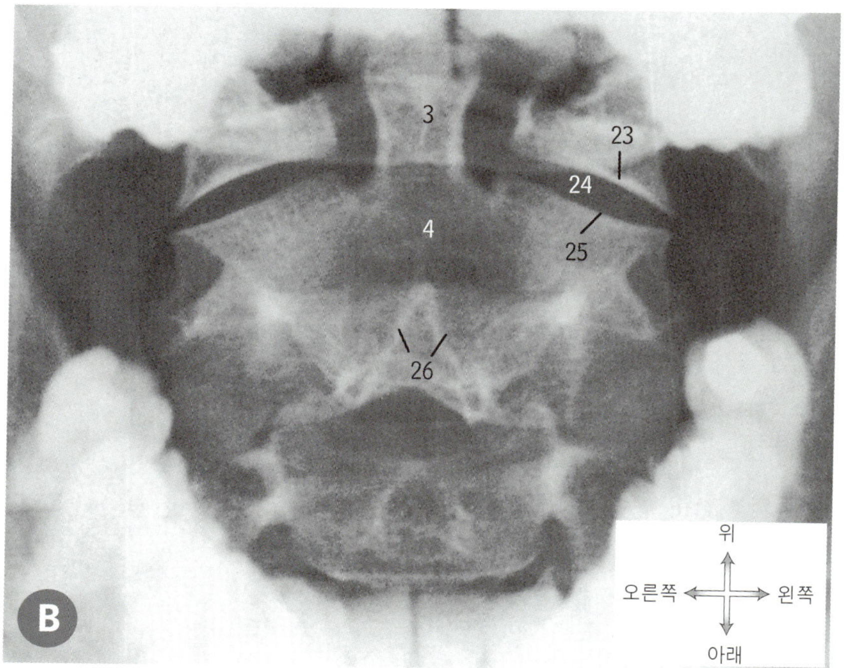

C 비스듬한 앞촬영(anterior oblique view)

D 목척주의 앞뒤촬영(anteroposterior radiograph of the cervical spine)

E 목척주의 가쪽촬영(lateral radiograph of the cervical spine)

옆모습을 나타내는 A는 척추뼈몸통(vertebral body, 11)과 비스듬히 각을 이루는 돌기사이관절(zygapophyseal joint, 7)을 보여준다. 고리뼈의 앞뒤 아치 형태(1과 2)는 명확히 보이지만 중쇠뼈의 치아돌기(dens of axis, 3)는 매우 흐리게 보인다(B 참조. 중쇠뼈의 큰가시[spine of axis, 5; 82쪽의 C6과 비교])를 자세히 보라. 그리고 일곱째목뼈(C7)의 가시(spine of seventh cervical[C7] vertebra, 10)가 다른 척추뼈의 그것보다 훨씬 뒤로 돌출함을 볼 수 있다. 척주 앞으로 보이는 반투명한 부분은 공기로 찬 인두(pharynx, 21)와 후두(larynx, 15) 및 기관(trachea, 12) 때문에 생긴 것이다.

목뼈(경추, Cervical vertebrae)

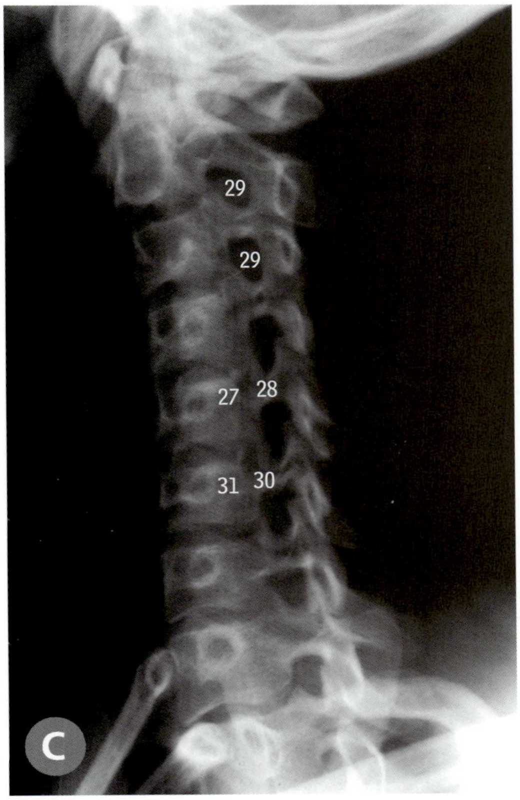

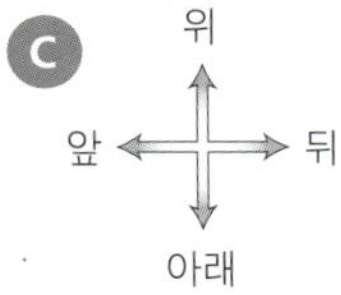

B는 중쇠뼈의 치아돌기(dens of axis, 3)와 가쪽고리중쇠관절(lateral atlanto-axial joint, 24)을 보이기 위해 표준 방사선 촬영기법으로 입을 크게 벌린 상태에서 촬영한 사진이다.

척추사이구멍(intervertebral foramen, 29)의 경계를 나타내기 위해 비스듬히 촬영한 C는 고개를 45° 정도 돌리고 촬영한 사진이다.

1 고리뼈앞고리(Anterior arch of atlas)
2 고리뼈뒤고리(Posterior arch of atlas)
3 중쇠뼈치아돌기(Dens of axis)
4 중쇠뼈몸통(Body of axis)
5 중쇠뼈가시돌기(Spinous process of axis)
6 셋째목뼈아래관절돌기(Inferior articular process of third cervical vertebra)
7 돌기사이관절(Zygapophyseal joint)
8 넷째목뼈위관절돌기(Superior articular process of fourth cervical vertebra)
9 다섯째목뼈가로돌기(Transverse process of fifth cervical vertebra)
10 일곱째목뼈가시돌기(Spinous process of seventh cervical vertebra)
11 여섯째목뼈몸통(Body of sixth cervical vertebra)
12 기관(Trachea)
13 반지연골의 석회화(Calcification in cricoid cartilage)
14 갑상연골의 석회화(Calcification in thyroid cartilage)
15 후두안뜰(Vestibule of larynx)
16 목뿔뼈몸통(Body of hyoid bone)
17 목뿔뼈큰뿔꼭대기(Tip of greater horn of hyoid bone)
18 후두덮개(Epiglottis)
19 후두덮개계곡(Vallecula)
20 혀뿌리(Base of tongue)
21 입인두(Oral part of pharynx)
22 턱뼈각(Angle of mandible)
23 고리뼈가쪽덩이 아래관절면(Inferior articular surface of lateral mass of atlas)
24 가쪽고리중쇠관절(Lateral atlanto-axial joint)
25 중쇠뼈 위관절면(Superior articular surface of axis)
26 중쇠뼈의 갈라진 가시돌기(Bifid spinous process of axis)
27 넷째목뼈몸통(Body of fourth cervical vertebra)
28 넷째목뼈고리뿌리(Pedicle of fourth cervical vertebra)
29 척추사이구멍(Intervertebral foramen)
30 다섯째목뼈고리뿌리(Pedicle of fifth cervical vertebra)
31 다섯째목뼈몸통(Body of fifth cervical vertebra)
32 성대부위(Region of vocal chords)

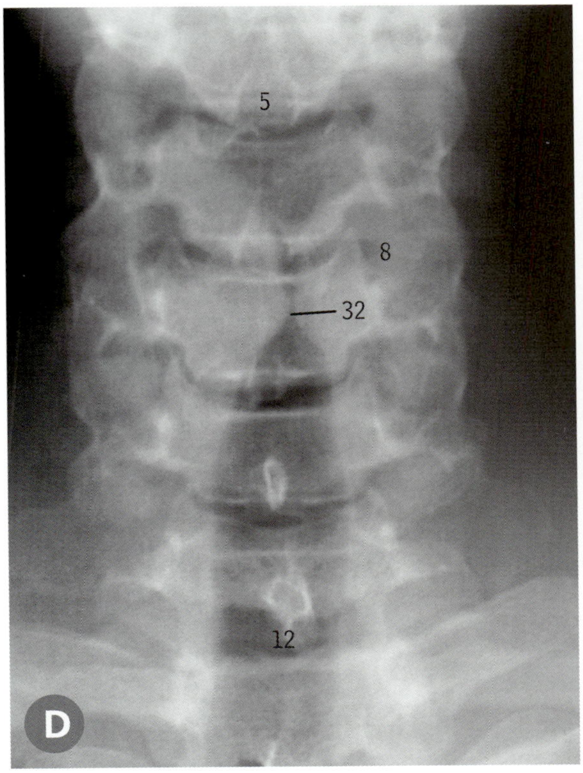

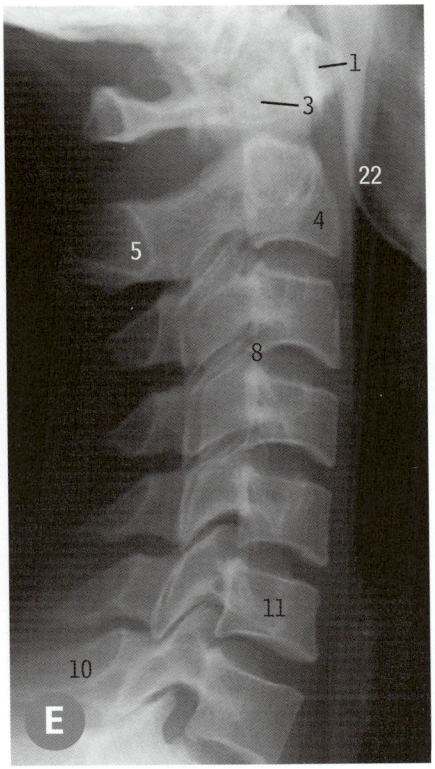

목의 동맥조영영상과 정맥조영영상(Carotid arteriogram and venogram of the neck)

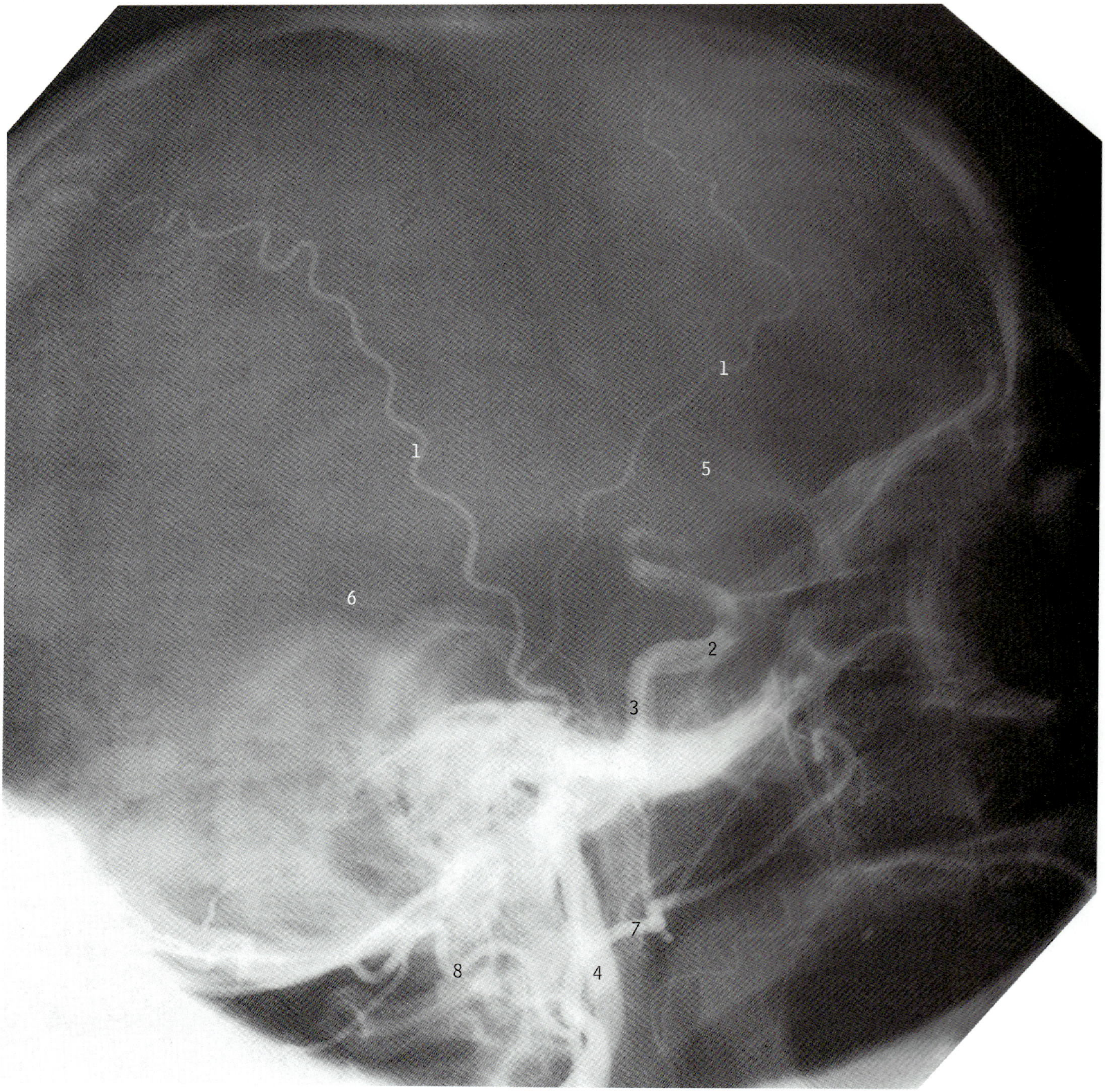

Ⓐ 목의 동맥조영영상, 오른쪽, 가쪽촬영(carotid arteriogram, right side, lateral view)

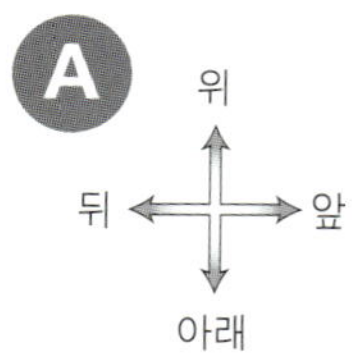

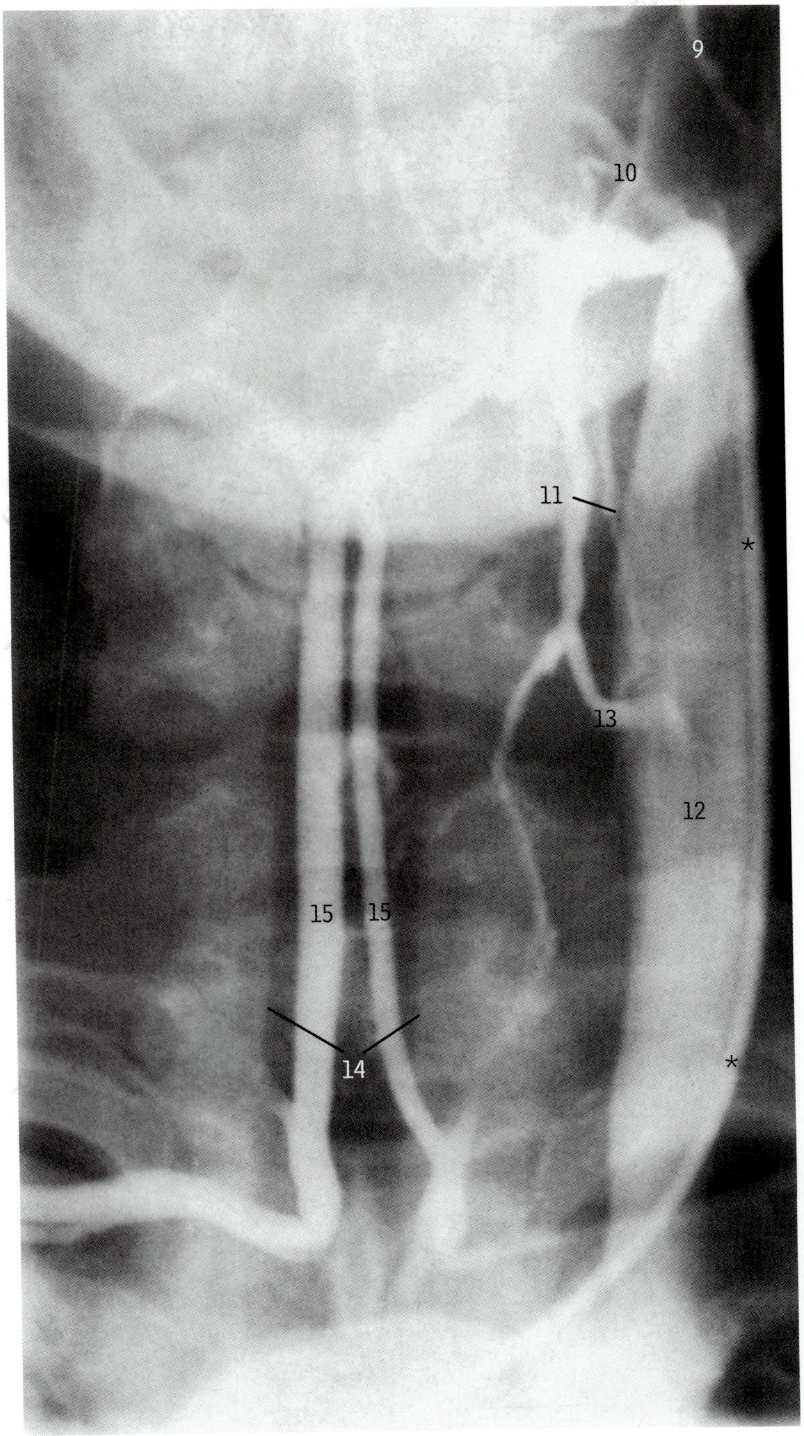

Ⓑ 목의 정맥조영영상, 왼쪽, 앞촬영(venogram, left side, anterior view)

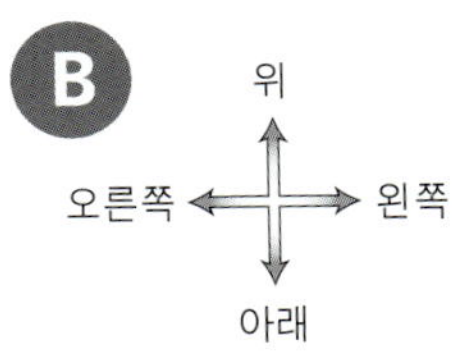

A에서는 바깥목동맥의 여러 줄기와 속목동맥의 목부분(cervical part of internal carotid artery, 4), 바위부분(petrous part of internal carotid artery, 3) 및 정맥굴부분(cavernous part of internal carotid artery, 2)이 보인다. 얕은관자동맥가지(branch of superficial temporal artery, 1)는 두드러지게 보이고, 그보다는 조금 얇지만 위턱동맥(maxillary artery, 7)에서부터 시작되는 중간뇌막동맥의 앞가지(anterior branch of middle meningeal artery, 5)와 중간뇌막동맥의 뒤가지(posterior branch of middle meningeal artery, 6)도 보인다.

동맥조영영상 B의 가장 중심에 보이는 혈관은 앞목정맥(anterior jugular vein, 15)이다. 대부분 반투명하게 촬영된 기관(trachea, 14)에 의해 윤곽이 그려진다. 왼쪽 속목정맥(internal jugular vein, 12, 카테터가 윗부분까지 삽입되었다. 별표[*]로 표시된 부분)은 위갑상정맥(superior thyroid vein, 11)을 받는다. 그 위로 얼굴정맥(facial vein, 9)과 혀정맥(lingual vein, 10)을 확인할 수 있다. 중간갑상정맥(middle thyroid vein, 13)은 아래에서 두드러진다.

1 얕은관자동맥가지(Branch of superficial temporal artery)
2 속목동맥 정맥굴부분(Cavernous part of internal carotid artery)
3 속목동맥 바위부분(Petrous part of internal carotid artery)
4 속목동맥 목부분(Cervical part of internal carotid artery)
5 중간뇌막동맥앞가지(Anterior branch of middle meningeal artery)
6 중간뇌막동맥뒤가지(Posterior branch of middle meningeal artery)
7 위턱동맥(Maxillary artery)
8 뒤통수동맥(Occipital artery)
9 얼굴정맥(Facial vein)
10 혀정맥(Lingual vein)
11 위갑상정맥(Superior thyroid vein)
12 속목정맥(Internal jugular vein)
13 중간갑상정맥(Middle thyroid vein)
14 기관 모서리(Margins of trachea)
15 앞목정맥(Anterior jugular vein)

가쪽 목동맥조영영상에서는, 해면정맥굴(cavernous sinus) 속과 위에 있는 속목동맥(내경동맥, internal jugular vein)은 알파벳 U 모양(A, 2)처럼 보인다. 그래서 흔히 목동맥사이폰(carotid siphon)이라고도 불린다.

머리뼈(Skull) *머리뼈와 코곁굴(the skull and paranasal sinuses)*

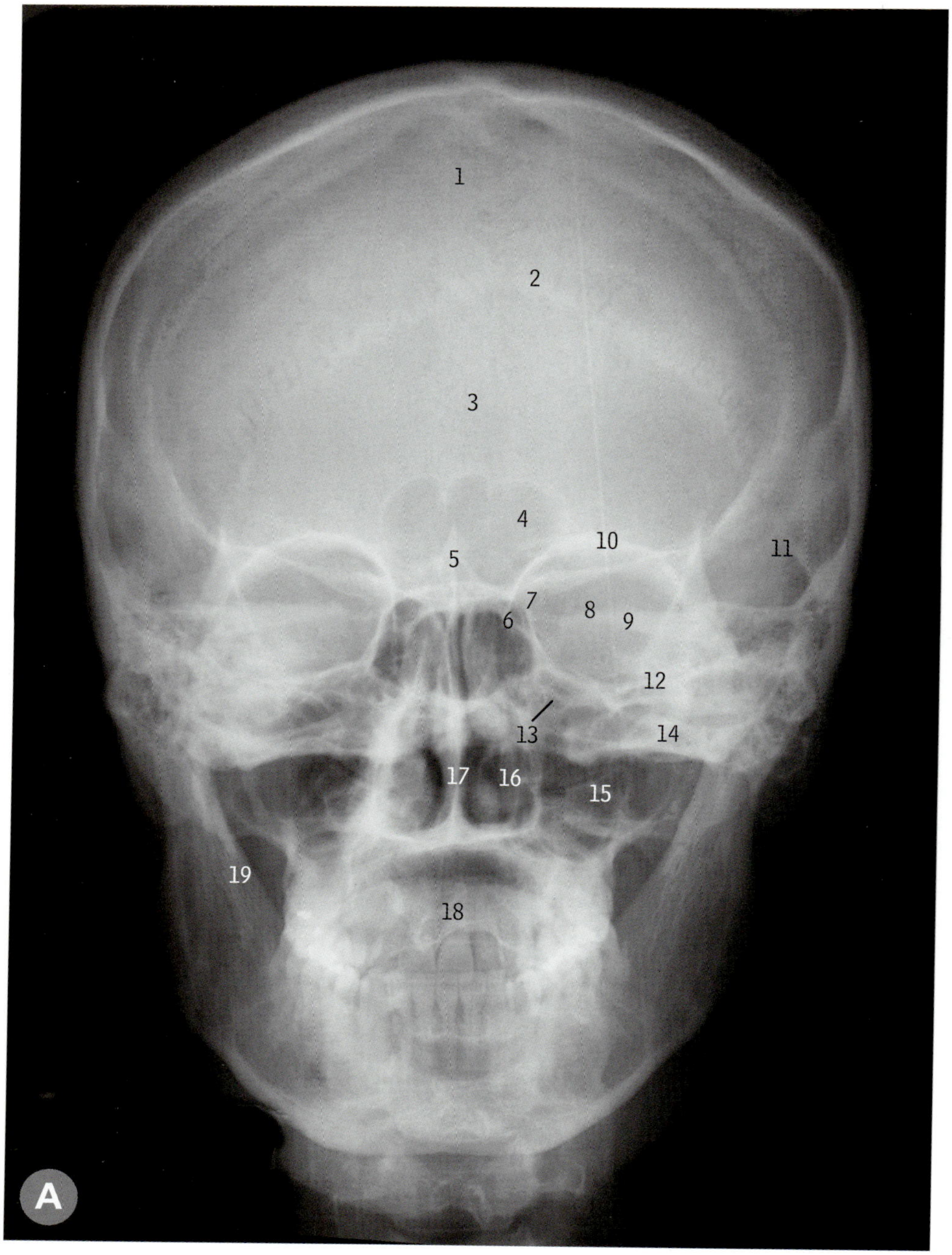

1 시상봉합(Sagittal suture)
2 시옷봉합(Lambdoid suture)
3 대뇌낫의 석회화(Calcification in falx cerebri)
4 이마굴(Frontal sinus)
5 볏돌기(Crista galli)
6 벌집(Ethmoidal air cells)
7 나비뼈작은날개(Lesser wing of sphenoid bone)
8 위눈확틈새(Superior orbital fissure)
9 나비뼈큰날개(Greater wing of sphenoid bone)
10 눈확위모서리(Supra-orbital margin)
11 이마광대봉합(Frontozygomatic suture)
12 눈확아래모서리(Infra-orbital margin)
13 원형구멍(Foramen rotundum)
14 관자뼈 바위부분(Petrous part of temporal bone)
15 위턱굴(Maxillary sinus)
16 아래코선반(Inferior nasal concha)
17 코중격(Nasal septum)
18 중쇠뼈치아돌기(Dens of axis)
19 아래턱뼈근육돌기(Coronoid process of mandible)
20 광대뼈(Zygomatic bone)
21 광대활(Zygomatic arch)

A 앞뒤촬영(postero-anterior view)

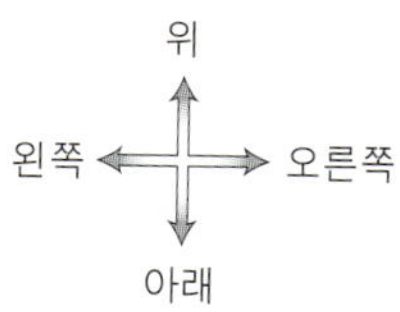

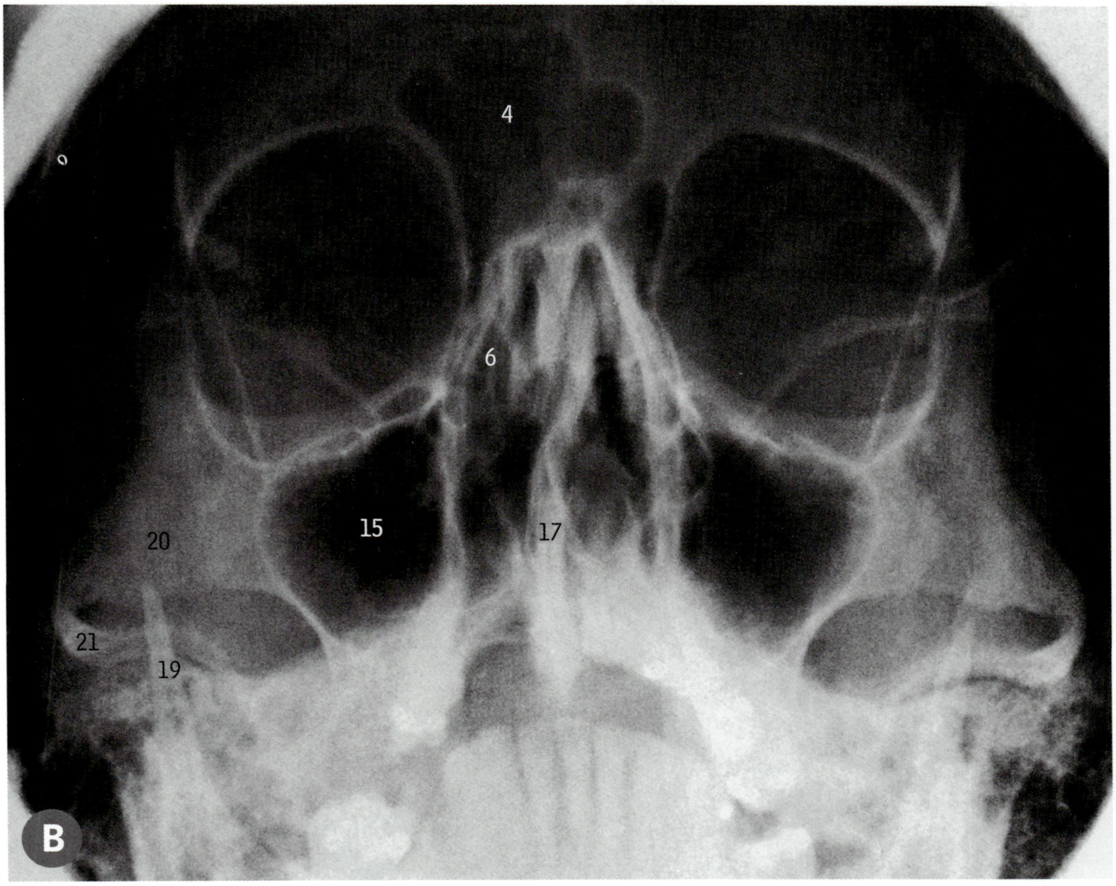

B 뒤통수턱 촬영 (occipitomental view)

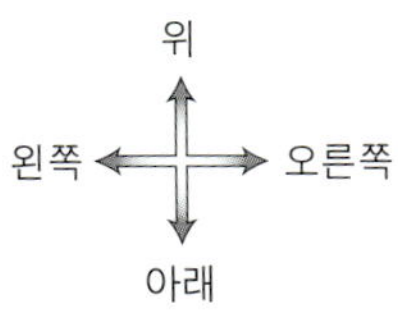

머리뼈처럼 복잡한 뼈는 뼈 구조가 겹치는 부분들이 많다. 가장 표준적인 앞모습(A)에서 분명히 보이는 부분은 눈확(위눈확모서리[upper margin, 10], 아래눈확모서리[lower margin, 12]), 코중격(nasal septum, 17), 그리고 그보다 좀 더 위에 위치한 볏돌기(crista galli, 5)이다. 이마굴(frontal sinus, 4)은 작으며, 석회화되지 않았으면 보이지 않았을 대뇌낫(falx cerebri, 3)의 약간 석회화된 모습이 보인다. 벌집(ethmoidal air cell, 6)은 눈확의 안쪽에 자리하고 있으며, 그 사이로 나비뼈의 작은날개(lesser wing of sphenoid bone, 7)와 위눈확틈새(superior orbital fissure, 8)를 볼 수 있다. 그보다 아래로 원형구멍(foramen rotundum, 13)이 보이고, 그보다 아래에는 위턱굴(maxillary sinus, 15)로 인한 반투명한 부분을 볼 수 있다.

고개를 45° 정도 들고 촬영한 B는 눈확의 위안쪽부분인 이마굴(frontal sinus, 4)과 눈확 아래부분인 위턱굴(maxillary sinus, 15)을 강조하여 보이도록 촬영한 사진이다.

머리뼈(두개골, Skull) *가쪽 촬영(lateral view)*

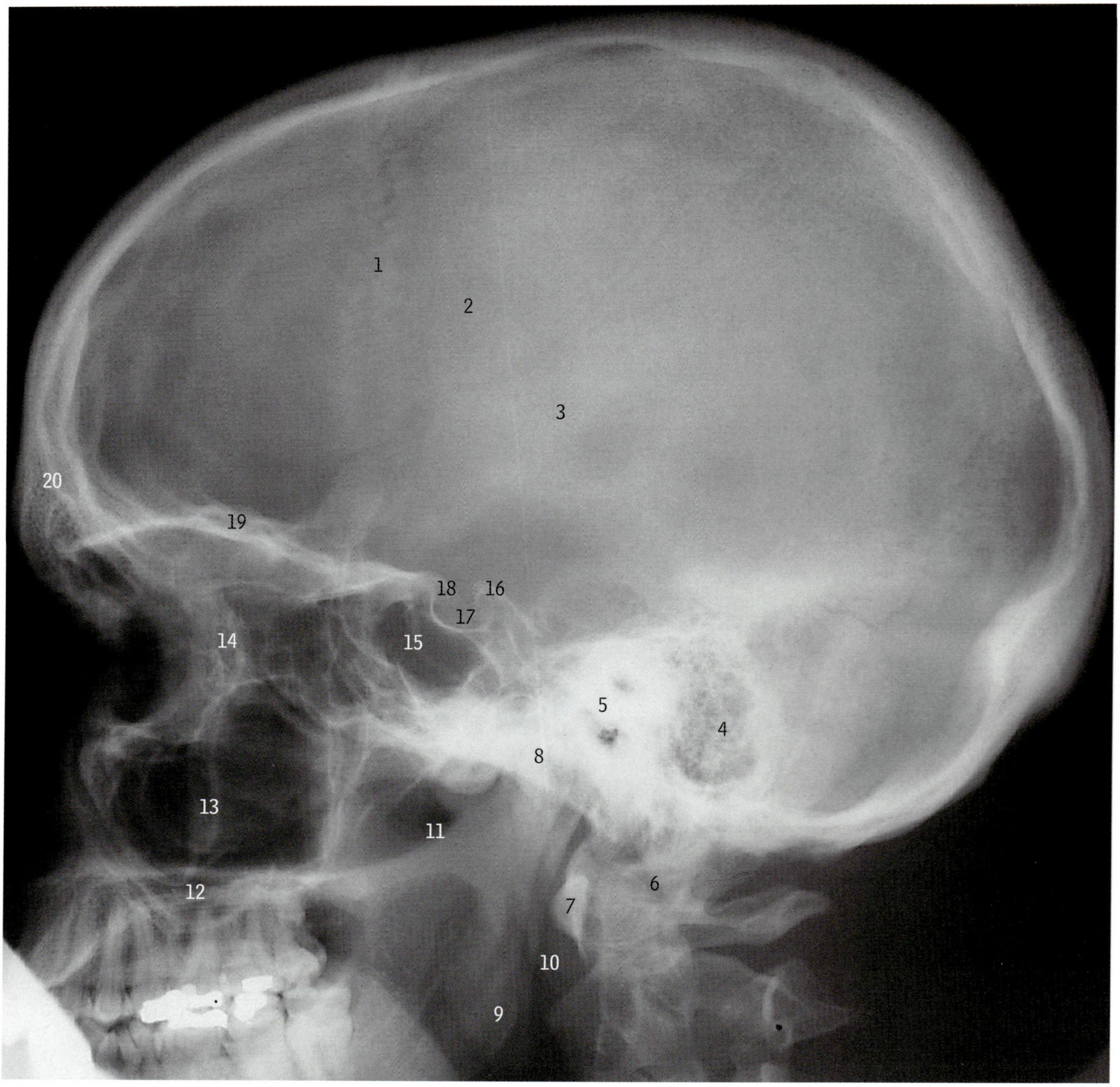

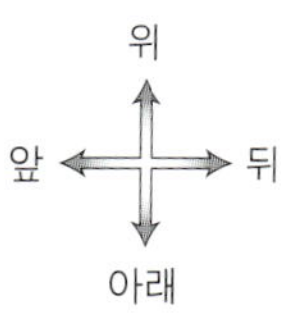

가장 두드러진 특징은 앞침대돌기(anterior clinoid precess, 18)와 뒤침대돌기(posterior clinoid process, 16) 사이의 뇌하수체오목(pituitary fossa, 17)이다. 머리뼈천장의 사진에서 봉합선(1)과 혈관흔적(2, 3)을 서로 혼동해서는 안 된다. 바깥귀길(external acoustic meatus, 5)과 턱뼈머리(head of mandible, 8)의 위치는 표시되어 있다. 관자뼈의 바위부분처럼 뼈가 많이 겹친 부분은 세부적인 것이 보이지 않는다. 하지만 뒤의 꼭지벌집(mastoid air cells, 4) 부분은 명확하게 보인다. 이 사진에서는 치아수복물(dental filling)로 인해 치아부분에 불투명한 부분이 나타났다.

1 관상봉합(Coronal suture)
2 중간뇌막동맥이마가지(Frontal branch of middle meningeal artery
3 중간뇌막동맥마루가지(Parietal branch of middle meningeal artery)
4 꼭지벌집(Mastoid air cells)
5 바깥귀길(External acoustic meatus)
6 꼭지돌기(Mastoid process)
7 고리뼈앞고리(Anterior arch of atlas)
8 턱뼈머리(Head of mandible)
9 턱뼈각(Angle of mandible)
10 입인두(Oral part of pharynx)
11 코인두(Nasal part of pharynx)
12 단단입천장(Hard palate)
13 위턱굴(Maxillary sinus)
14 벌집(Ethmoidal air cells)
15 나비굴(Sphenoidal sinus)
16 뒤침대돌기(Posterior clinoid process)
17 뇌하수체오목(Pituitary fossa)
18 앞침대돌기(Anterior clinoid process)
19 앞머리뼈우묵바닥(Floor of anterior cranial fossa)
20 이마굴(Frontal sinus)

동맥조영영상(Arteriograms)

목동맥조영영상(Carotid arteriograms)

(디지털감산혈관조영술로 촬영한 목동맥조영영상[digitally subtracted arterial phase of carotid arteriograms])

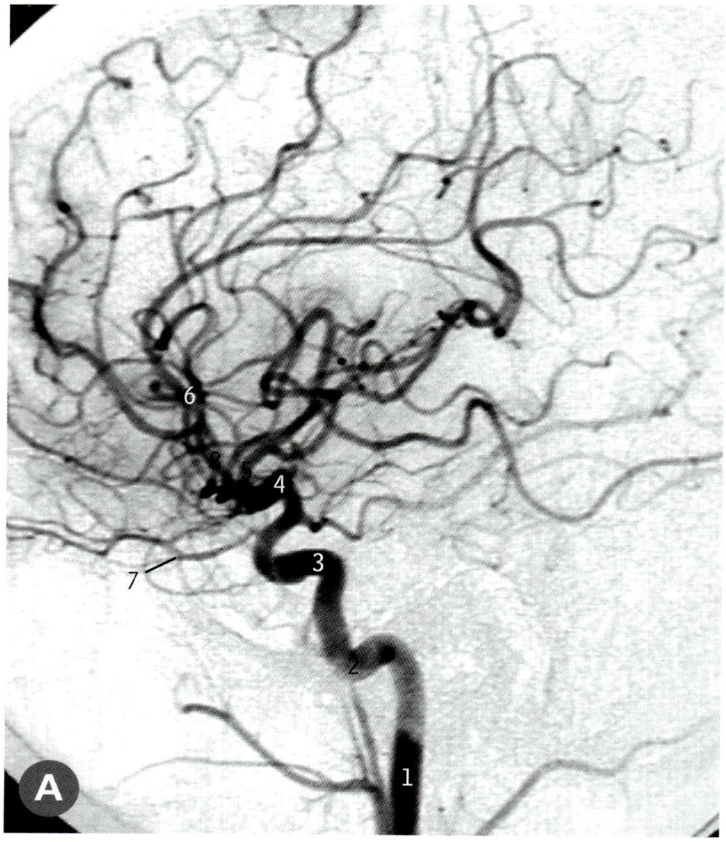

디지털감산혈관조영술(digital subtraction arteriography DSA)은 원하지 않는 배경을 연하게 나오도록 하여 결국 원하는 혈관의 모습이 강조되게 촬영하는 기법이다. 비스듬히 촬영한 A의 속목동맥의 위(목)부분(upper[cervical] part of internal carotid artery, 1)이 오른쪽으로 방향을 바꾸어 앞으로, 중앙으로 뻗어서 관자뼈의 바위부분의 목동맥관 속으로 들어가는 모습이 보인다(2). 그 다음 해면정맥굴 속의 나비뼈목동맥고랑(carotid groove of sphenoid bone, 3)을 따라서 위로 뻗어나가다 대뇌부분(4)에 이르렀을 때 앞대뇌동맥(anterior cerebral artery, 5)과 중간대뇌동맥(middle cerebral artery, 6)으로 나뉜다. 눈동맥(ophthalmic artery, 7)이 눈확을 통과하는 모습을 볼 수 있다.

1 속목동맥 목부분(Cervical part of internal carotid artery)
2 속목동맥 바위부분(Petrous part of internal carotid artery)
3 속목동맥 정맥굴부분(Cavernous part of internal carotid artery)
4 속목동맥 대뇌부분(Cerebral part of internal carotid artery)
5 앞대뇌동맥(Anterior cerebral artery)
6 중간대뇌동맥가지(Branches of middle cerebral artery)
7 눈동맥(Ophthalmic artery)
8 중간대뇌동맥(Middle cerebral artery)

Ⓐ 가쪽 촬영(lateral projection)

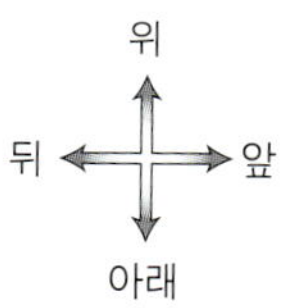

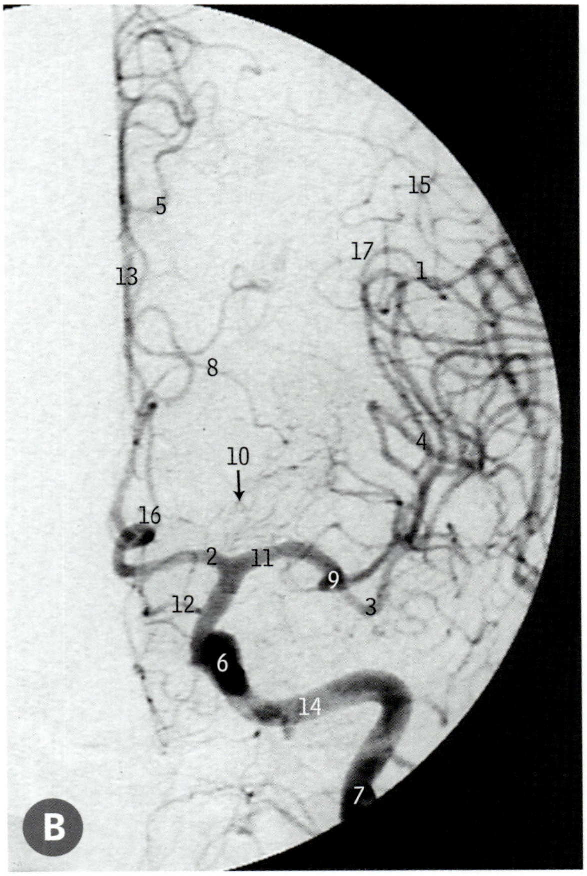

B 앞뒤촬영(anteroposterior view)

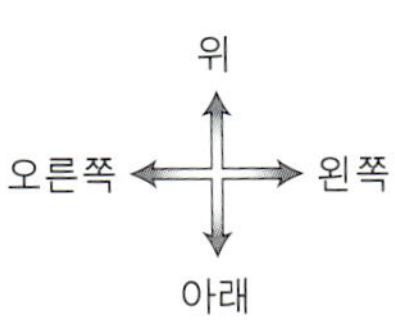

정면촬영사진 B에서는 T 모양으로 속목동맥이 앞대뇌동맥 의 가지(branch of anterior cerebral artery, 2)와 중간대뇌동맥의 가지(branch of middle cerebral artery, 11)로 나뉘는 모습이 명확히 나타난다.

1 중간대뇌동맥각이랑가지(Angular branches of middle cerebral artery)
2 앞대뇌동맥(Anterior cerebral artery)
3 중간대뇌동맥앞관자가지(Anterior temporal branches of middle cerebral artery)
4 중간대뇌동맥섬가지(Branches[in insula] of middle cerebral artery)
5 뇌들보주변동맥(Callosomarginal artery)
6 속목동맥 정맥굴부분(Cavernous portion of internal carotid artery)
7 속목동맥 대목부분(Cervical portion of internal carotid artery)
8 이마극동맥(Frontopolar artery)
9 중간대뇌동맥무릎(Genu of middle cerebral artery)
10 렌즈학성조체동맥(Lenticulostriate arteries)
11 중간대뇌동맥(Middle cerebral artery)
12 뇌들보주위동맥눈확이마가지(Orbitofrontal branch of pericallosal artery)
13 뇌들보주위동맥(Pericallosal artery)
14 속목동맥 바위부분(Petrous portion of internal carotid artery)
15 중간대뇌동맥뒤마루가지(Posterior parietal branches of middle cerebral artery)
16 Heubner되돌이동맥(Recurrent artery of Heubner)
17 Sylvian점(Sylvian point)

동맥조영영상(Arteriograms)

척추동맥조영영상(Vertebral arteriograms)

(디지털감산혈관조영술로 촬영한 척추동맥조영영상(digitally subtracted arterial phase of vertebral arteriograms))

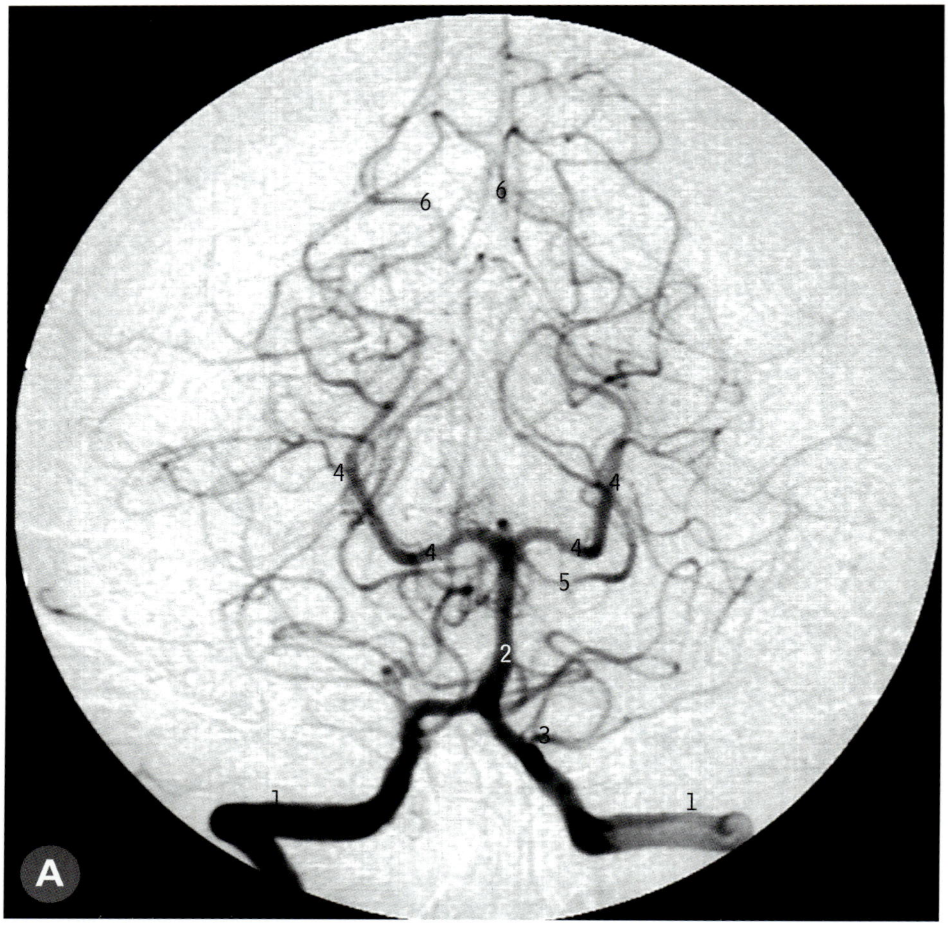

A에서는 고리뼈 가로돌기의 구멍에서부터 타고 올라오는 척추동맥(vertebral artery, 1)부분이 표시되어 있고, 그 줄기는 중앙을 향해서 오른쪽으로 방향을 꺾어 고리뼈의 뒤고리 위치에 자리한다. 큰구멍(foramen magnum)을 통과한 후(이 사진에서는 일반적인 것과는 달리 매우 구불구불하다) 뒤아래소뇌동맥(posterior inferior cerebellar artery, 3)이 되었다가 뇌바닥동맥(basilar artery, 2)을 이루며 하나로 합쳐진다. 뇌바닥동맥의 위부분은 또 위소뇌동맥(superior cerebellar artery, 5)으로 가지를 내고, 그보다 더 위에서 뒤대뇌동맥(posterior cerebral artery, 4)으로 나뉜다.

1 척추동맥(Vertebral artery)
2 뇌바닥동맥(Basilar artery)
3 뒤아래소뇌동맥(Posterior inferior cerebellar artery)
4 뒤대뇌동맥(Posterior cerebral artery)
5 위소뇌동맥(Superior cerebellar artery)
6 뒤대뇌동맥뒤통수엽가지와 새발톱고랑가지(Occipital and calcarine branches of posterior cerebral artery)

A 양쪽 앞촬영(anterior view of both sides)

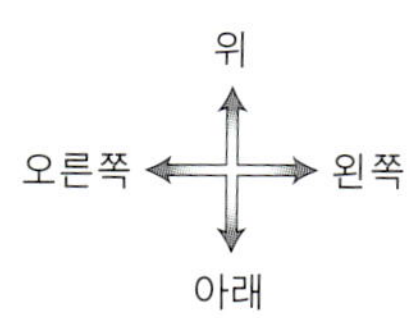

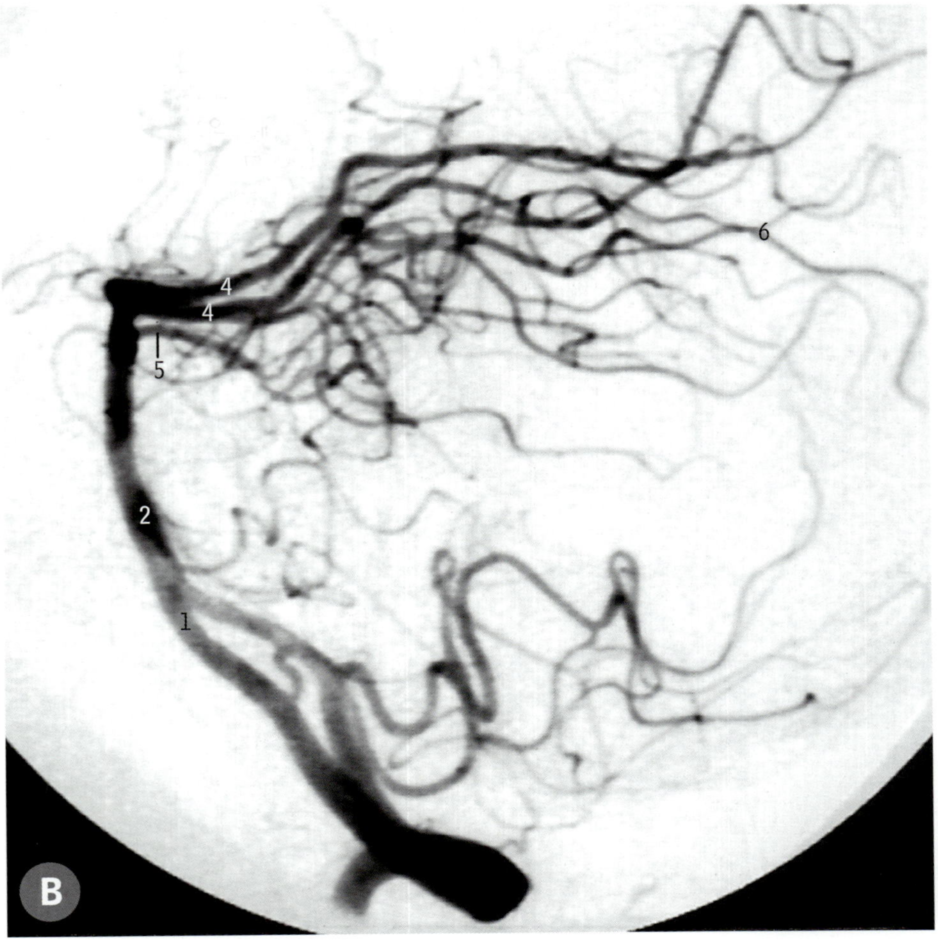

B 가쪽촬영. 왼쪽면, 왼쪽에서 촬영(Lateral view, left side, from the left)

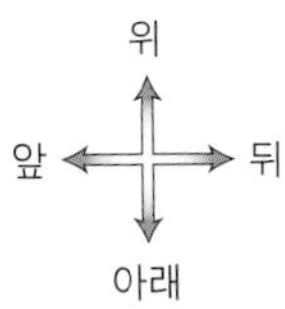

가쪽 촬영모습인 B는 소뇌부위와 뒤대뇌동맥(posterior cerebral artery, 4)의 뒷방향에 집중된 많은 혈관들을 강조하여 보여준다.

방사선영상(Radiographs)

경질막정맥굴(Dural venous sinuses)

(디지털감산혈관조영술로 촬영한 척추동맥조영상(digitally subtracted venous phase of vertebral arteriograms))

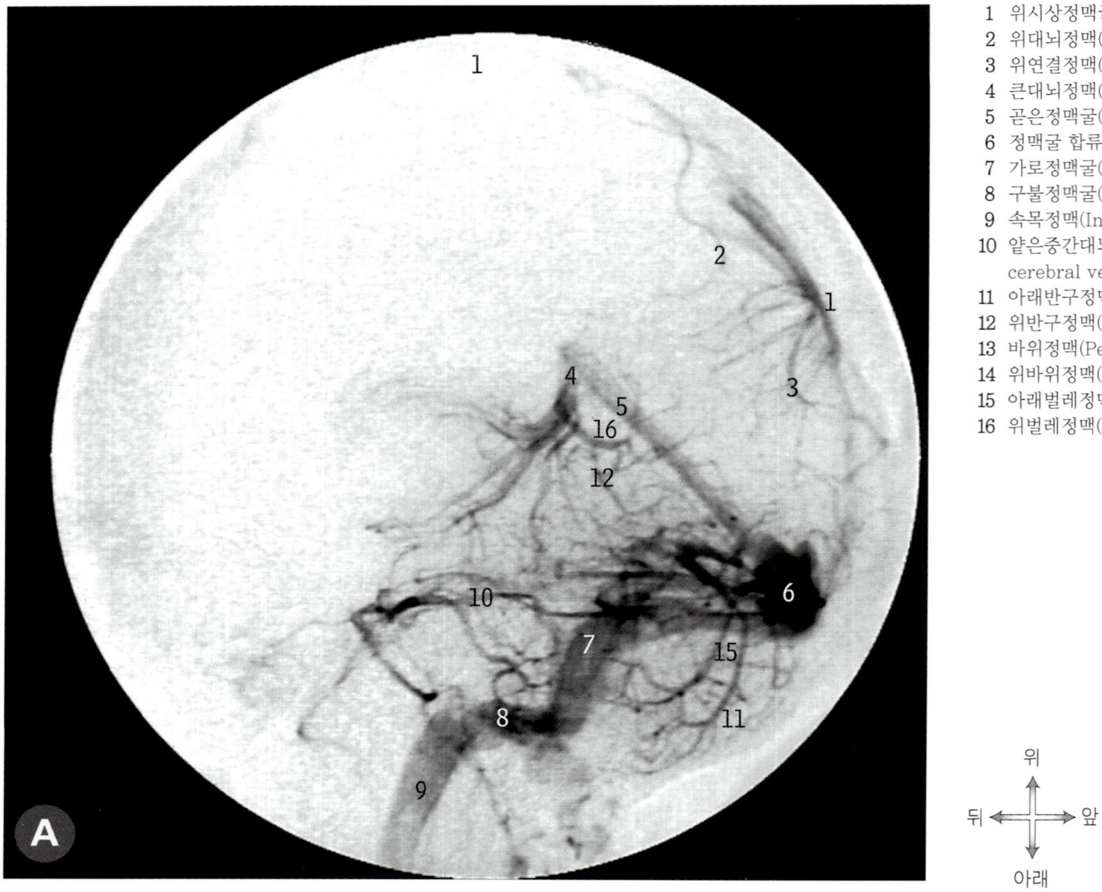

1 위시상정맥굴(Superior sagittal sinus)
2 위대뇌정맥(Superior cerebral veins)
3 위연결정맥(Superior anastomotic vein)
4 큰대뇌정맥(Great cerebral vein)
5 곧은정맥굴(Straight sinus)
6 정맥굴 합류(Confluence of sinuses)
7 가로정맥굴(Transverse sinus)
8 구불정맥굴(Sigmoid sinus)
9 속목정맥(Internal jugular vein)
10 얕은중간대뇌정맥(Superficial middle cerebral vein)
11 아래반구정맥(Inferior hemispheric vein)
12 위반구정맥(Superior hemispheric vein)
13 바위정맥(Petrosal vein)
14 위바위정맥(Superior petrosal sinus)
15 아래벌레정맥(Inferior vermian vein)
16 위벌레정맥(Superior vermian vein)

A 가쪽촬영(lateral view)

A에서 위시상정맥굴(superior sagittal sinus, 1)을 따라 거꾸로 추적해가면 정맥굴이 합류되는 지점의 굴(confluence of sinuses, 6)을 지나 가쪽에 자리 잡은 가로정맥굴(transverse sinus, 7, 보통 오른쪽)로 이어짐을 볼 수 있다. 나머지 한쪽 가로정맥굴은 아래시상정맥굴과 큰대뇌정맥(great cerebral vein, 4)을 배출하는 곧은정맥굴(straight sinus, 5)로 이어진다. 가로정맥굴은 구불정맥굴(sigmoid sinus, 8)로 이어져 내려오고, 구불정맥굴은 목정맥구멍을 통과해 목으로 들어가는 속목정맥(internal jugular vein, 9)으로 연결된다. 바위정맥(petrosal vein, 13)과 위바위정맥굴(superior petrosal sinus, 14)도 보인다.

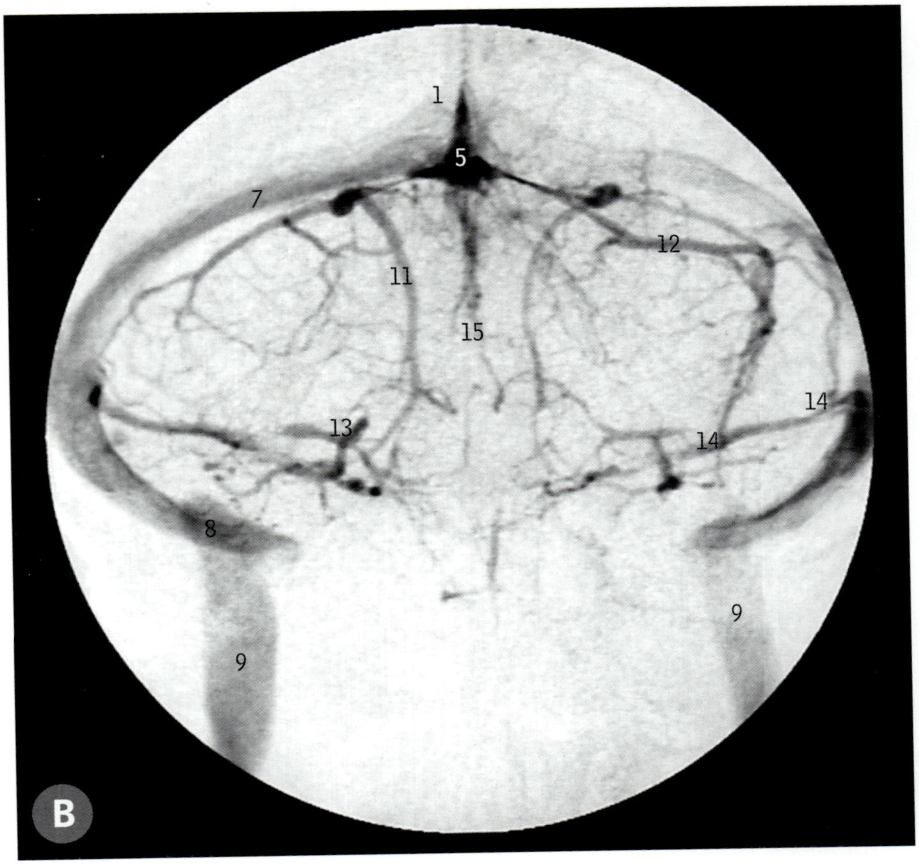

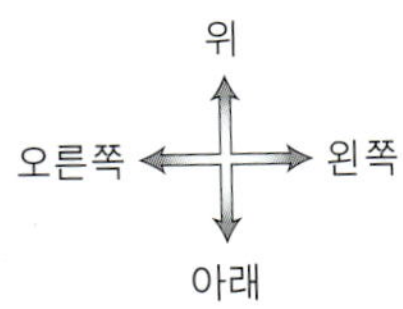

B 앞뒤촬영(anteroposterior view)

B에서 위시상정맥굴(superior sagittal sinus, 1)이 가쪽의 오른가로정맥굴(transverse sinus, 7)과 연결된 모습이 보인다. 크지만 조금 흐린, 합류되는 정맥굴(confluence of sinuses, 6)이 있고, 그 위로 아래시상정맥굴이 위치한다. 그 외에도 위반구정맥(superior hemispheric vein, 12), 아래반구정맥(inferior hemispheric vein, 11) 및 아래벌레정맥(inferior vermian vein, 15)처럼 정맥계통에 기여하는 정맥도 A와 B에 표시되었다.

부록 I (Appendix I)

치과마취(Dental anaesthesia)

치과임상에서 치아와 잇몸의 마취는 침윤(infiltration)이나 국소전달마취(regional nerve block)를 통해 이루어진다. 침윤마취는 마취제를 마취하려는 부위에 주입하면 마취제가 조직에 확산되면서 그 주위에 있는 신경섬유를 마취시킴으로써 마취되는 방법이다. 국소전달마취는 수술하려는 부분에서 조금 먼 위치에 있지만 수술하려는 부위로 통하는 신경에 마취를 하는 방법이다.

위턱(상악골, maxilla)의 이틀부분(치조부분, alveolar part), 특히 볼쪽(buccal) 면은 다공성이어서, 치근의 끝부분(신경이 치수 안으로 들어가는 부분인 치아뿌리관의 끝)으로 침투할 수 있는 마취제는 효과적으로 치아와 그 주위를 감싸는 잇몸을 마취할 수 있다. 볼쪽면으로의 침윤마취는 대부분의 위턱 치아에 효과적이고, 통증없이 치아삭제를 할 수 있지만, 통증없이 발치하기 위해서는 입천장(안)쪽의 마취도 필요하다.

아래턱(하악골, mandible)의 경우, 침윤마취는 절치마취의 경우에만 효과적이다. 절치를 제외한 나머지 아랫니는 밀도가 높은 뼈에 자리 잡고 있기 때문에 마취제가 자유롭게 확산되지 못한다. 이 경우 치아의 아래이틀신경(하치조신경, inferior alveolar nerve)을 차단해야 한다. 이 경우에도 발치를 할 때에는 주위 연조직을 마취하기 위해서는 혀신경(설신경, lingual nerve)과 볼신경(협신경, buccal nerve) 모두 마취해야 한다.

위에서 설명한 두 방법에 대한 해부학적 배경지식과, 위에서 말한 신경이외에 신경차단되어야 하는 신경에 대해 앞으로 더 다룰 것이다.

어떠한 국소마취 주사이든지 마취제를 주입하기 전에 주사기로 피가 흡입되는지 빨아들여서 확인해 보는 것은 매우 중요하다. 피가 주사기에 흡입된다는 것은 주사바늘이 실수로 혈관을 건드렸다는 뜻이다. 마취제가 직접적으로 혈관 내에 주입되는 경우에는 국소마취가 제대로 이루어지지 않을 뿐더러 어떠한 약품을 사용했는가에 따라 심장 혈관까지도 영향을 미칠 수 있다.

아래이틀신경(하치조신경)과 혀신경(설신경) 차단 (Inferior alvelolar and lingual nerve nerve block)

타원구멍(난원공, foramen ovale) 바로 아래에서 아래턱신경(하악신경, mandibular nerve)에서 갈라져 나온 아래이틀신경(하치조신경, inferior alveolar nerve)과 혀신경(설신경, lingual nerve)은 가쪽날개근(외측익돌근, lateral pterygoid muscle)과 안쪽날개근(내측익돌근, medial pterygoid muscle) 사이를 따라 내려온다(124쪽, A, B). 아래이틀신경은 안쪽날개근과 턱뼈혀돌기(하악소설, lingula of mandible)에 부착되어 구멍의 입구을 살짝 덮는 나비아래턱인대(익돌하악봉선, sphenomandibular ligament)의 바로 가쪽에 위치하는 턱뼈구멍(하악공, mandibular foramen)(동맥과 함께)으로 들어간다. 아래턱뼈신경은 그 부분의 모든 치아의 치수와 주

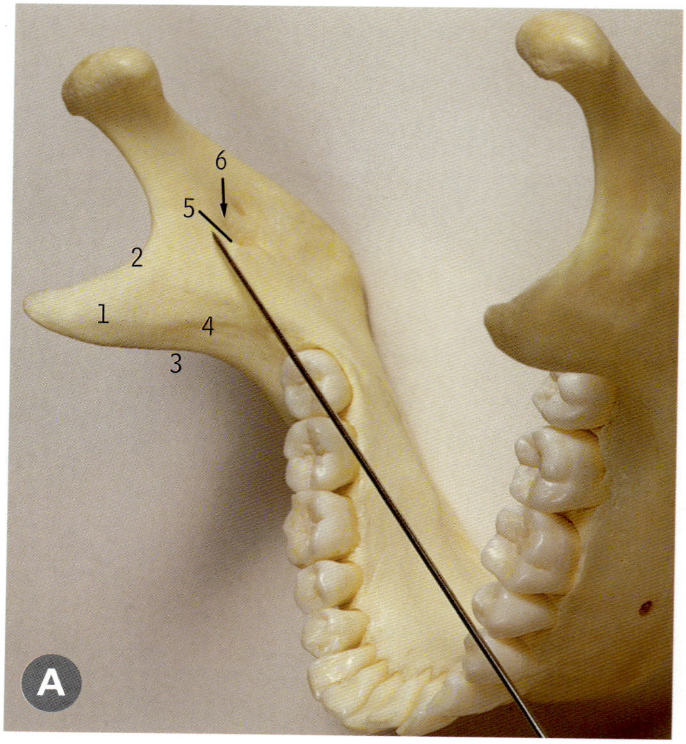

Ⓐ 아래턱뼈(하악골, mandible), 주사바늘을 왼쪽 작은어금니 부위에서 비스듬히 오른쪽 턱뼈구멍(하악공, mandibular foramen)으로 가상의 선을 그리며 접근시킨다.

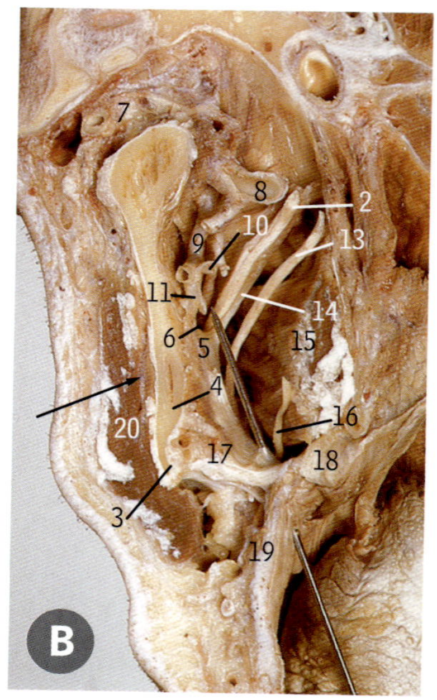

Ⓑ 위에서 본 오른쪽 아래관자오목의 가로 단면, 주사바늘의 길을 보여준다.

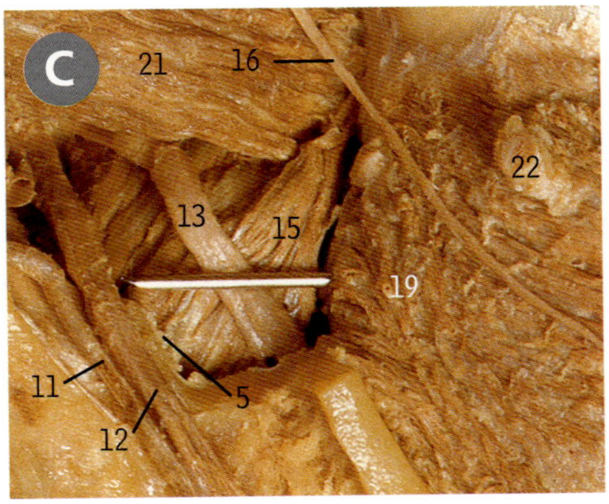

C 아래턱뼈(mandible)의 일부분으로 지방을 제거한 오른아래관자우묵(right infratemporal fossa)이다. 아래이틀신경(inferior alveolar nerve) 가까이에 바늘 끝이 있다.

1 근육돌기(Coronoid process)
2 턱뼈패임(Mandibular notch[sigmoid notch])
3 바깥빗능선(Coronoid notch[external oblique ridge])
4 속빗선(Internal oblique ridge)
5 혀돌기(Lingula)
6 턱뼈구멍(Mandibular foramen)
7 귀밑샘(Parotid gland)
8 붓돌기(Styloid process)
9 위턱동맥(Maxillary artery)
10 아래이틀정맥(Inferior alveolar vein)
11 아래이틀동맥(Inferior alveolar artery)
12 아래이틀신경(Inferior alveolar nerve)
13 혀신경(Lingual nerve)
14 나비아래턱인대(Sphenomandibular ligament)
15 안쪽날개근(Medial pterygoid)
16 볼신경(Buccal nerve)
17 관자근 닿는곳(Temporalis insertion)
18 날개아래턱솔기(Pterygomandibular raphe)
19 볼근(Buccinator)
20 깨물근(Masseter)
21 가쪽날개근(Lateral pterygoid)
22 귀밑샘관(Parotid duct)

위의 일부 치주인대에 신경을 제공하고 턱끝가지(이신경, mental branch)를 통해 아래입술과 턱의 피부까지 신경을 제공한다. 혀신경은 두 날개근 사이의 1cm 정도 앞, 아래이틀신경의 안쪽에서 발생한다. 안쪽날개근의 아래쪽으로 내려와 혀신경은 셋째큰어금니의 뒤와 아래에 있는 아래턱의 뼈막과 맞닿아 있는 인두아래수축근의 아래모서리를 지나 입으로 들어간다. 이는 혀 앞쪽, 입의 바닥, 잇몸을 포함한 턱의 혀쪽의 감각신경으로, 치주인대에도 신경을 공급한다.

혀신경 차단을 포함하는 아래이틀신경 차단은 항상 마취제를 입의 가쪽에서 턱뼈가지(ramus of mandible)의 가쪽과 안쪽날개근의 안쪽 사이에 존재하는 날개아래턱공간(익돌하악강, pterygomandibular space)의 지방을 통해서 삽입하면 된다.

턱뼈가지의 앞쪽 경계인 바깥빗선(외사선, external oblique line)과 날개아래턱솔기(익돌하악봉선, pterygomandibular raphe) 위에 존재하는 점막 능선은 입을 벌렸을 때 확인할 수 있다. 오른쪽을 마취하는 경우 시술자가 첫 번째 바깥빗선(다소 뾰족한 경계)과 약간 뒤쪽으로, 안쪽의 속빗선(내사선, internal oblique line)(보통 다소 둥근 가장자리)을 만지기 위해 왼손의 집게손가락을 큰어금니의 교합면에 대고 뒤로 옮겨 가면서 수행할 수 있다. 입을 계속 크게 벌린 상태에서 날개아래턱솔기(날개돌기안쪽판의 날개갈고리와 턱목뿔골근선 사이에 부착)가 늘어나서 위에 있는 점막에 능선을 만드는 것을 보고 만질 수 있다. 반대편 작은어금니 위에 주사기 몸통을 놓고 셋째큰어금니의 교합면과 솔기 위 능선의 바로 가쪽 1cm 위의 점막에 바늘을 삽입한다(예, 능선의 안쪽과 속빗선의 가쪽 사이). 바늘은 볼근을 뚫고 들어가고 혀신경 가쪽 0.5cm 정도 깊게 마취제를 소량 주입한다. 1cm 더 깊게 바늘이 들어가면 바늘의 끝은 마취제의 중요한 주입이 이루어지는 혀돌기 바로 위에 놓인다.

A에서는 오른턱뼈구멍(하악공, mandibular foramen, 6)으로의 접근 경로(선)가 왼쪽 작은어금니 부위에서 시작된다는 것을 보여주기 위해 긴 바늘이 사용되었다. 이 선은 바늘을 속빗선(내사선, internal oblique line, 4)과 아래턱구멍 사이 가지의 경사와 거의 평행하게 한다. 이 구멍은 속빗선의 1cm 뒤에 있다. 바늘의 끝은 턱뼈구멍 바로 위에 존재한다.

B는 턱뼈구멍 1cm 위에 존재한다. 바늘의 끝이 아래이틀신경(하치조신경, inferior alveolar nerve, 12)이 들어가는 턱뼈구멍(mandibular foramen, 6) 위에 있다는 것을 보여주기 위해 날개아래턱공간(익돌하악강, pterygomandibular space)의 지방이 제거되었다.

화살표는 C에서 해부된 모습의 방향을 나타낸다. 바늘이 볼근(buccinator, 19)을 뚫은 후 날개아래턱공간을 가로지르는 모습이다.

> 만약 바늘의 끝이 너무 가쪽으로 치우치면 마취액이 관자근(측두근, temporalis muscle, B17)으로 주입되거나 바늘이 아래턱의 속빗선(내사선, internal oblique ridge of mandible, B4)과 맞닿을지도 모른다.
>
> 만약 바늘이 너무 안쪽으로 치우치면 바늘이 안쪽날개근(내측익돌근, medial pterygoid muscle, B15)으로 들어가서 나비아래턱인대(익돌하악봉선, sphenomandibular ligament, B14)의 가쪽 대신 안쪽에 있게 된다. 바늘의 끝이 제대로 인대의 가쪽에 있으면 인대와 혀돌기가 일종의 깔때기로 작용하여 마취제를 구멍으로 보낸다.
>
> 만약 바늘이 너무 깊게 뒤까지 들어가면 바늘이 귀밑샘(이하선, parotid gland, B7)까지 침투해서 얼굴신경의 전체나 일부가 마비될 수 있다. 가끔 제대로 된 아래눈확틈새(하안와열, inferior orbital fissure) 사이로 마취제가 침투되어 바깥눈근육의 신경공급에 영향을 끼쳐 일시적인 시각장애를 일으킬 수 있다.

볼신경 차단(Long buccal nerve block)

볼신경은 삼차신경(trigeminal n.)의 아래턱신경(하악신경, mandibular n.)에서 나온 가지로 관자아래우묵(측두하와, infratemporal fossa)에서 높이 솟아올라 가쪽날개근의 위갈래(상두, superior head)와 아래갈래(하두, inferior head) 사이를 지나 앞으로 나가 근육돌기패임(coronoid notch) 안쪽으로 연결된다. 이 신경은 아래셋째큰어금니와 비슷한 교합면 높이에서 위로 올라가는 턱뼈가지(하악지, ramus)의 앞쪽 모서리를 가로질러 어금니 뒤 점막볼고랑(buccal sulcus)을 지나 볼근을 뚫고 갈라져서 둘째작은어금니까지의 볼쪽 잇몸과 안뜰점막(vestibular mucosa)의 신경을 공급한다. 다른 섬유는 볼의 피부에 신경을 공급하기 위해 앞으로 계속 뻗어간다.

큰어금니 부위의 발치나 수술 시 아래이틀신경, 혀신경과 함께 볼신경은 반드시 차단되어야 한다. 다른 방법으로 수술 부위의 바로 옆에 국소적으로 볼쪽을 침윤하는 방법이 사용될 수 있다.

어금니 뒷부분 점막의 볼주름 바로 위 점막을 뚫는다. Self-aspiring 주사기를 사용하여 바늘이 점막 아래 턱뼈가지를 향해 뒤쪽 방향으로 수평이 되도록 한다. 턱뼈가지 부근에서 신경이 셋째큰어금니 원심볼쪽 바깥빗융선(external oblique ridge)을 지나므로 여기에 마취액의 0.5ml를 점막밑층(submucosa)에 삽입한다.

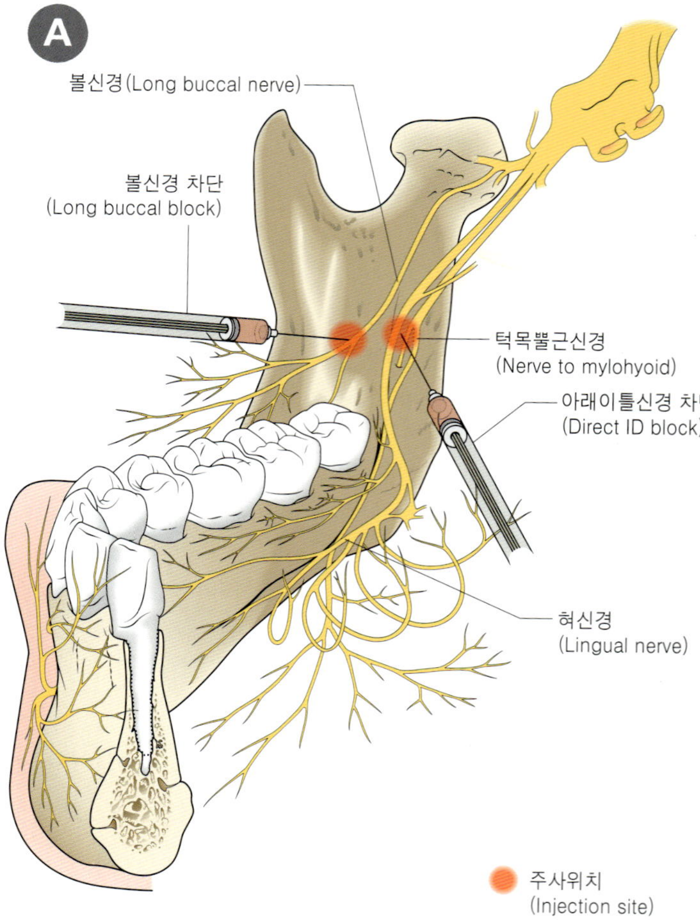

Ⓐ 볼신경과 아래이틀신경 차단을 위한 바늘의 위치

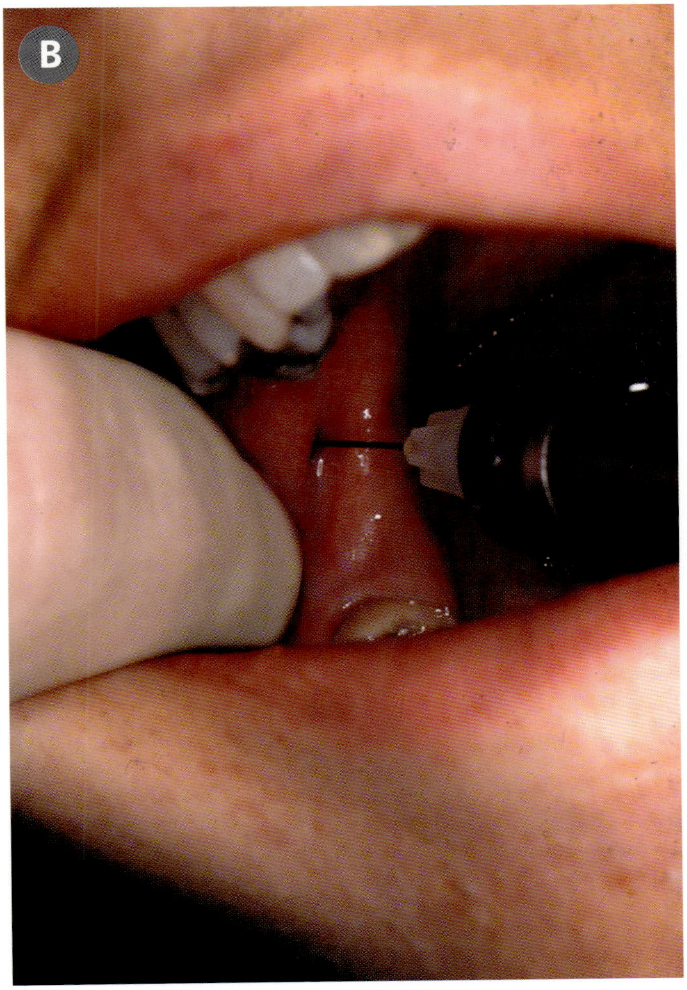

Ⓑ 아래이틀신경 차단에서 바늘과 손가락의 위치

위턱의 침윤마취(Infiltration anaesthesia of the upper teeth)

턱의 볼쪽에서 침윤마취를 하기 위해서 바늘은 해당 치아 입안뜰(구강전정, vestibule) 점막의 볼주름(buccal fold, 점막이 턱에서 볼로 뒤집어지는) 속으로 바늘이 삽입된다. 바늘의 끝은 치아뿌리끝이 있을 것이라고 예상되는 높이의 점막밑층에 윗방향으로 위치시키고 마취제를 주입한다.

위턱 치아의 입천장쪽에서의 침윤을 위해서는 바늘을 해당 치아의 잇몸 경계와 입천장의 중앙선의 가운데에 삽입한다. 이 부위에는 점막밑층이 있어서 마취제가 쉽게 수용된다.

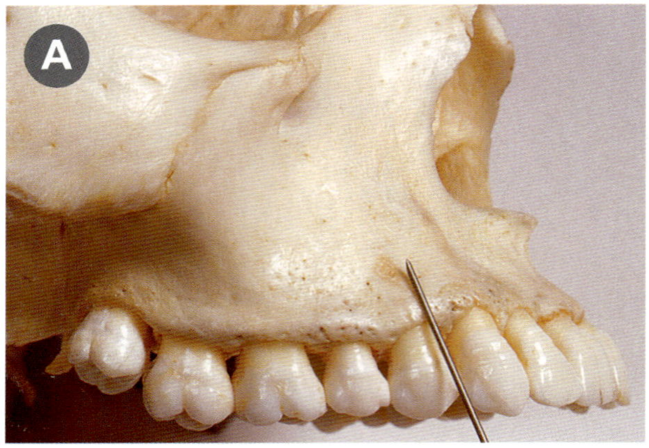

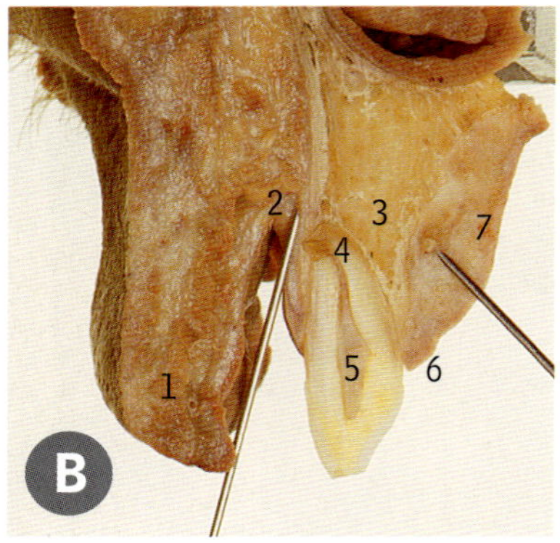

1 입술(Lip)
2 점막볼주름(Buccal fold of mucous membrane)
3 위턱뼈이틀돌기(Alveolar process of maxilla)
4 치아뿌리끝(Apex of tooth)
5 치수공간(Pulp cavity)
6 잇몸모서리(Gingival margin)
7 단단입천장점막뼈막(Mucoperiosteum of hard palate)

A **오른 위턱과 첫째작은어금니의 마취를 위한 바늘의 위치**

B **첫째작은어금니를 통한 위턱과 볼의 관상면**

C **주사위치와 마취부위(가쪽)**

D **주사위치와 마취부위(앞쪽)**

E **볼고랑에서 바늘의 위치**

A에서 바늘은 첫째작은어금니의 뿌리끝 높이까지 올라가 있다(이 치아의 마취를 위해 마취액이 침전되는 위치). 별표(*)는 광대돌기뿌리의 아래쪽을 나타낸다(아래의 글상자 참조).

B의 관상면에서 바늘의 끝이 치아의 뿌리끝 위치의 뼈막 반대에 놓여서 볼쪽의 점막(mucous membrane, 2)을 뚫는 것을 보여준다. 여기에 존재하는 점막밑층을 주목하라. 바늘은 입천장에서부터 잇몸모서리(gingival margin, 6)와 입천장의 중앙선의 가운데에 삽입된다.

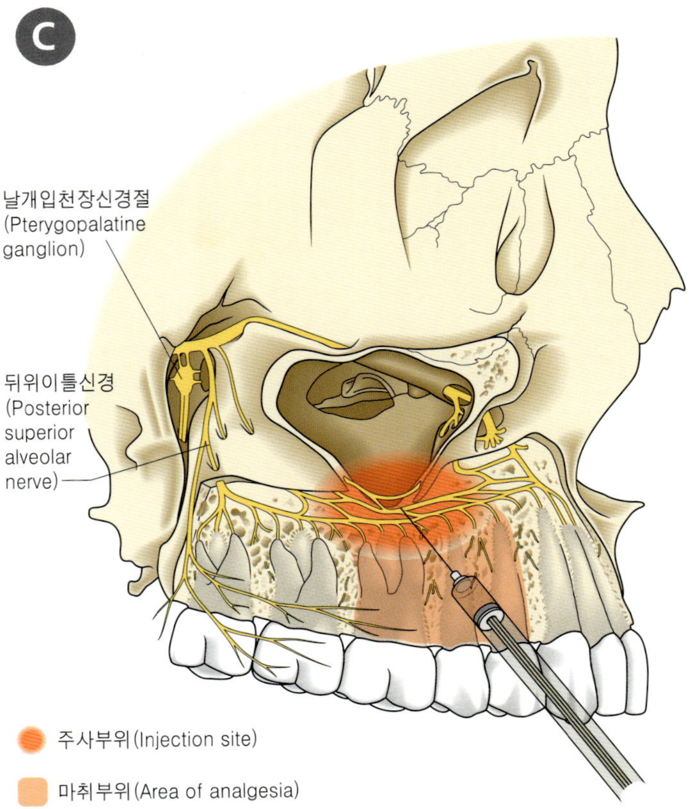

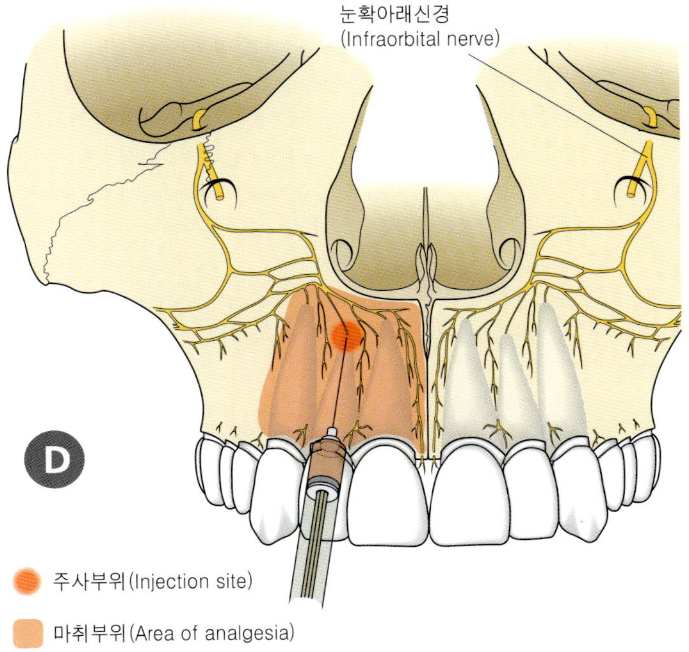

바늘이 뼈막을 뚫거나 바늘이 뼈를 긁어 내리면 그 당시에 통증을 주고 마취가 풀린 후에도 통증이 남을 수 있다.

위턱광대돌기(관골돌기, zygomatic process)의 뼈는 치아를 싸고 있는 이틀돌기(치조돌기, alveolar process)의 뼈보다 밀도가 높다. 만약 광대돌기(A에서 별표[*]로 나타냄)의 위치가 정상보다 낮으면 첫째큰어금니와 둘째큰어금니 뿌리 부위에 마취제가 효과적으로 침투하지 못할 수 있다. 이 경우 앞과 뒤 부분에 추가적인 마취주사가 필요하다.

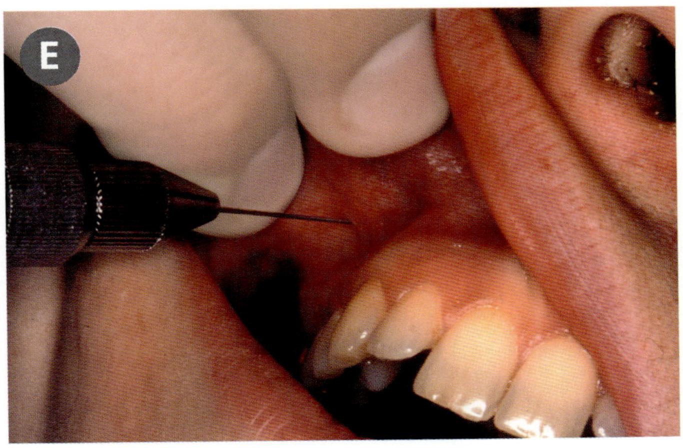

뒤위이틀신경 차단(후상치조신경 차단, Posterior superior alveolar nerve block)

이 신경은 위턱신경의 날개입천장오목(익구개와, pterygopalatine fossa)에서 나와서 위턱의 관자아래(뒤)면과 닿아서 내려온다(124쪽, A와 B 참조). 신경이 반쯤 내려와서 위턱굴(상악동, maxillary sinus)의 점막 아래에 놓이고 보통 3개의 큰어금니(첫째큰어금니의 가까운쪽 볼쪽뿌리[mesiobuccal root of the first molar]를 제외하고)에 공급하는 위치아신경얼기(상치신경총, superior dental plexus)를 형성하기 위해 위턱뼈를 뚫는다. 해당되는 위턱혈관의 가지가 이 신경을 따른다.

뒤위이틀신경(후상치조신경, posterior superior alveolar nerve) 차단은 자주 사용된다. 왜냐하면 큰어금니의 침윤마취의 용이성 때문이다. 그러나 만약 필요하다면 입안뜰(vestibule of the mouth)을 통해 바늘을 위턱의 뒤면을 따라서 위쪽으로 집어넣어서 수행할 수 있다.

바늘이 위둘째큰어금니와 같은 위치에 놓인 볼주름(buccal fold)을 통해 위뒤방향으로 세로와 교합면에 45° 로 삽입한다. 바늘을 2cm 정도 집어넣어 위턱 뼈막(10)과 최대한 가까이 가도록 한다. 이 위치에서 바늘의 끝은 신경이 뼈로 들어가는 부위에 있어야 한다.

F 뒤아래에서 본 오른쪽 아래관자부분과 위턱

G 오른쪽 아래관자우묵의 해부 - 볼근(buccinator, 17)을 뚫고 위턱 뒤면에 놓인 바늘

H 바늘의 위치와 마취 부위(가쪽)

I 뒤쪽 볼고랑에서 바늘의 위치

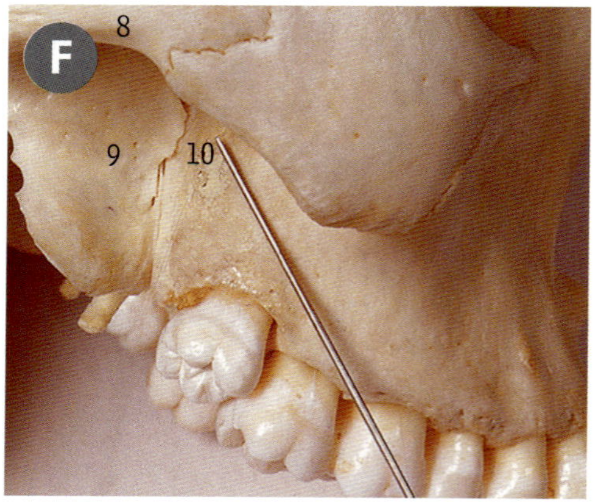

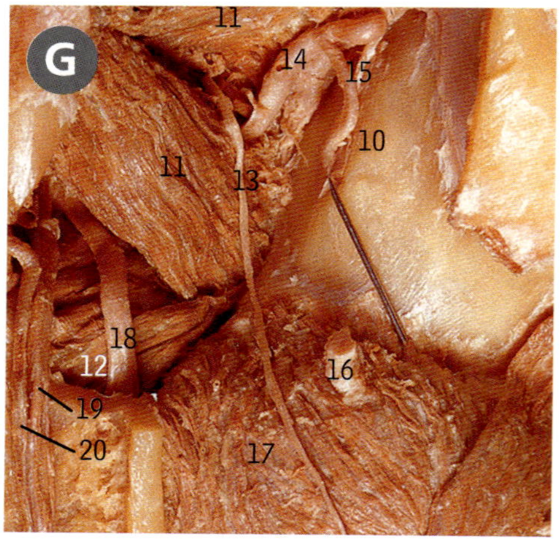

8 광대활(Zygomatic arch)
9 가쪽날개판(Lateral pterygoid plate)
10 위턱 뒤면(Posterior surface of maxilla)
11 가쪽날개근(Lateral pterygoid)
12 안쪽날개근(Medial pterygoid)
13 볼신경(Buccal nerve)
14 위턱동맥(Maxillary artery)
15 뒤위이틀신경과 혈관(Posterior superior alveolar nerve and vessels)
16 귀밑샘관(Parotid duct)
17 볼근(Buccinator)
18 혀신경(Lingual nerve)
19 아래이틀신경(Inferior alveolar nerve)
20 아래이틀동맥(Inferior alveolar artery)

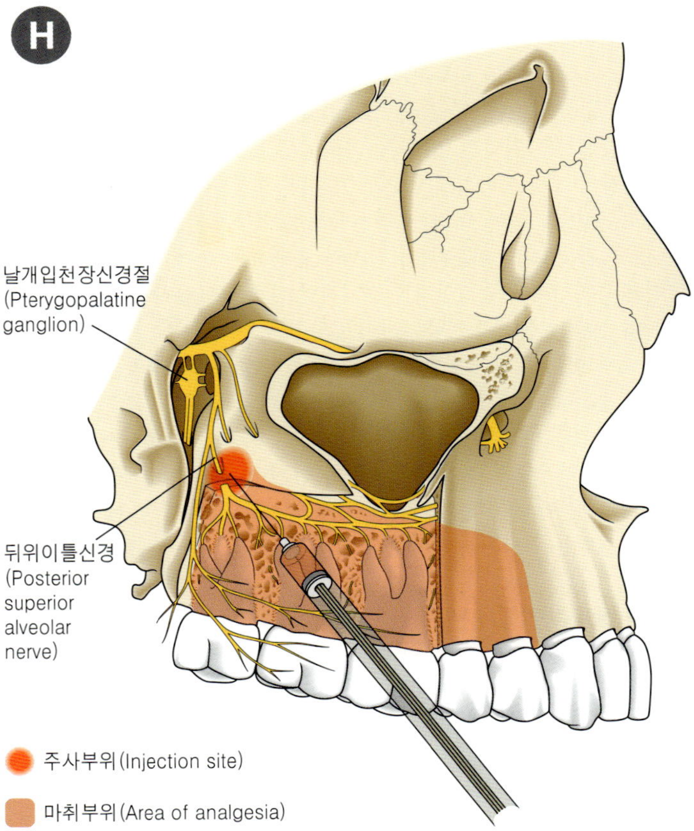

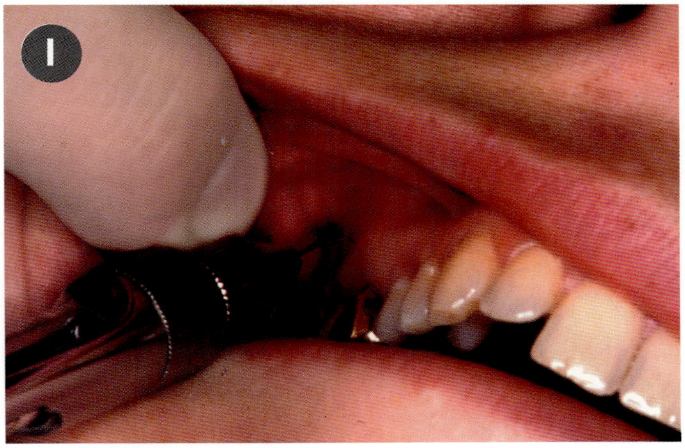

만약 바늘이 위턱뼈쪽으로 가까이 붙어 삽입되지 않으면 가쪽날개근(외측익돌근, lateral pterygoid muscle)이나 날개정맥얼기(익돌근정맥총, pterygoid venous plexus)를 건드릴 수 있다.

날개정맥얼기의 혈관이 바늘에 의해 손상되면 매우 아픈 피멍(haematoma[bruise])이 생겨서, 날개근의 반사작용 연축(spasm)때문에 턱운동도 제한될 것이다.

코입천장신경 차단(비구개신경 차단, Nasopalatine nerve block)

코입천장신경(비구개신경, nasopalatine nerve)은 아래로 내려가다 코중격의 점막층 밑을 따라 앞으로 뻗어나가고, 앞니구멍(절치공, incisive foramen)과 앞니오목(절치와, incisive fossa)을 지나 입천장으로 들어온다(149쪽, C). 이 신경은 앞니와 송곳니 주위의 단단입천장(경구개, hard palate), 입천장이틀 및 그에 해당하는 치아를 지배한다.

이 신경을 차단할 때에는 앞니오목(incisive fossa, A1)을 타고 나오는 지점에서 차단한다. 잇몸모서리보다 위에 위치하는 중앙선의 바로 가쪽에서 약간 윗부분에 주입한다. 신경이 위치하는 쪽의 모든 앞니가(간혹 송곳니까지도) 마취된다. 위턱에 바로 인접하는 뼈까지 다루어야 하는 경우에는 바늘을 첫째앞니(중절치)와 평행하게 1cm 정도 거리에 위치하는 앞니관(절치관, incisive canal, B) 안으로 찌른다. 하지만 이 마취의 경우 마취효과가 나타나기까지 매우 고통스럽다.

A 아래에서 본 위턱, 바늘 끝이 앞니오목 바로 옆에 위치한다.

B 아래에서 본 위턱, 바늘이 앞니관 안으로 삽입되었다.

A에서 바늘은 치아마취를 위한 자리에 위치하고 있는 모습이고, B의 바늘은 좀 더 넓은 범위의 마취를 위한 위치인 앞니관(incisive canal, 1) 안으로 삽입되었다.

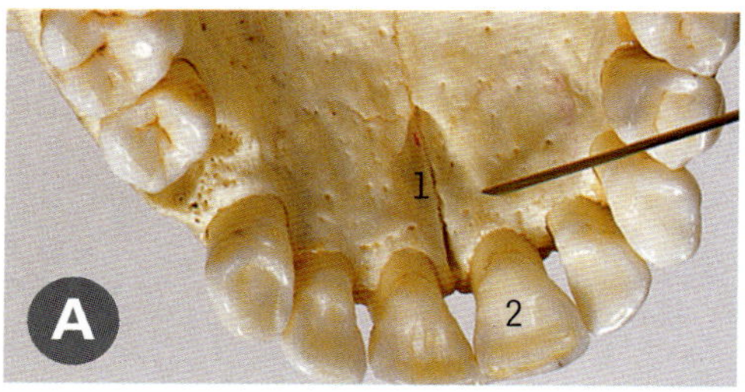

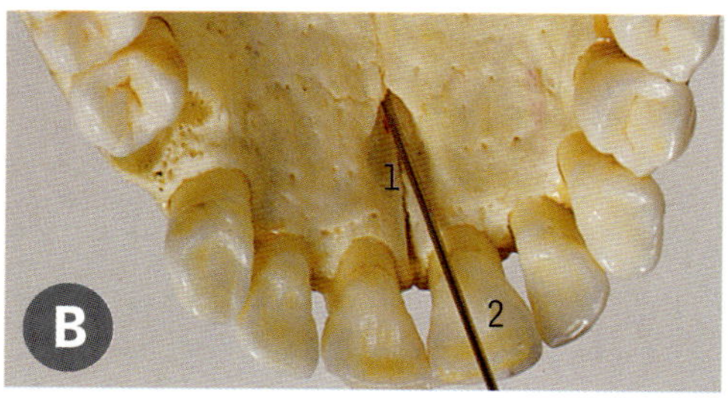

앞니오목(절치와, incisive fossa)을 덮고 있는 조직은 매우 민감하기 때문에 주사바늘이 삽입되었을 때에 매우 아프다. 그렇기 때문에 통증을 덜면서 점막뼈막(mucoperiosteum) 안으로 바늘을 삽입하기 위해서는 중앙선보다 약간 옆으로 바늘을 찌른다(A).

이 부분은 점막이 아래에 깔려있는 뼈막과 단단히 부착되어 있어서 점막밑층이 존재하지 않는다(점막뼈막). 그렇기 때문에 적은양의 마취제만이 수용될 수 있고, 사실상 적은 마취제만으로도 마취효과는 충분하다. 만약 짧은 시간 내에 너무 많은 양이 주입되었을 경우에는 점막이 뼈막과 찢어져 분리될 수 있고, 이러한 일이 생겼을 때에는 치료 후에도 고통이 남는다.

큰입천장신경 차단(대구개신경 차단, Greater palatine nerve block)

큰입천장신경(대구개신경, greater palatine nerve, 143쪽, D29)은 둘째큰어금니의 잇몸모서리로부터 1cm 정도 위에 위치하는 큰입천장구멍(대구개공, greater palatine foramen)을 통해 나온다. 큰입천장신경은 위턱의 입천장돌기와 이틀돌기가 만나는 부분에 있는 입천장의 고랑을 따라서 앞으로 흐른다. 보통 이 신경은 송곳니 위치까지 앞으로 뻗어 나와 코입천장신경(비구개신경, nasopalatine nerve)과 얼기를 이룬다(이 신경과 동행하는 동맥은 앞니오목과 구멍을 통과하여 코중격까지 연결되지만 신경은 그렇지 않다).

이 신경은 신경이 지나는 구멍(C5) 바로 전 지점에서 차단될 수 있다. 주사바늘은 위가쪽 방향으로 삽입한다(잇몸모서리와 입천장의 중앙선 중간 즈음에 있는 둘째큰어금니 높이와 같게). 그리고 예상되는 구멍 위치의 바로 앞을 향해서 삽입한다. 이 차단을 통해서 앞쪽으로 첫째작은어금니까지 마취가 가능하다. 송곳니는 코입천장신경과 큰입천장신경이 교차하는 지점 근처에 있기 때문에 이 마취로 인해 송곳니가 받는 영향은 사람마다 차이가 있다.

C 왼쪽 아래에서 본 단단입천장(경구개, hard palate), 주사바늘 끝이 오른쪽 큰입천장구멍(대구개공, greater palatine foramen) 앞에 있다.

D 큰입천장신경(대구개신경, greater palatine nerve)을 보여주기 위해 입천장 점막뼈막을 자른 모습.

C는 주사바늘이 우리가 원하는 큰입천장구멍(대구개공, greater palatine foramen, 5)의 바로 앞에 위치한 그림이고, D는 주사바늘이 큰입천장신경(대구개신경, greater palatine nerve, 7) 바로 옆에 놓인 모습이다.

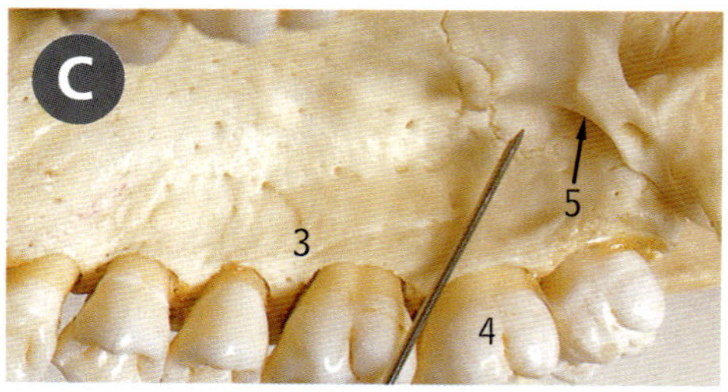

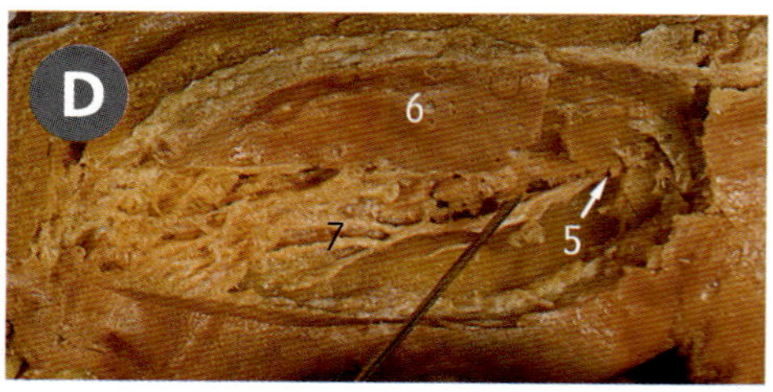

너무 뒤쪽으로 마취제가 주입되었을 경우에는 편도부분과 물렁입천장(연구개, soft palate)에 신경을 제공하는 작은입천장신경(소구개신경, lesser palatine nerve)까지 영향을 받게 된다. 이는 매우 불쾌한 감각을 일으킨다.

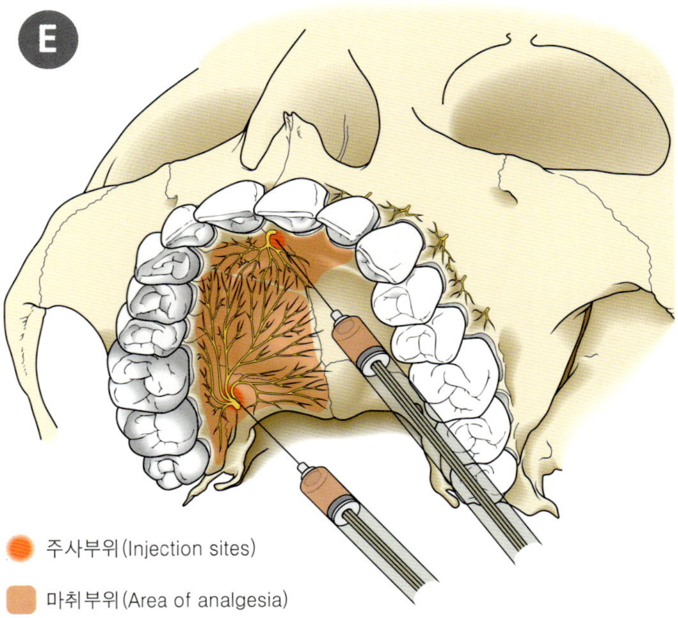

E 주사위치와 마취된 부위를 나타낸 모습

F 앞니신경(절치신경, incisive nerve)차단을 위한 바늘의 위치

G 큰입천장신경(대구개신경, greater palatine nerve)차단을 위한 바늘의 위치

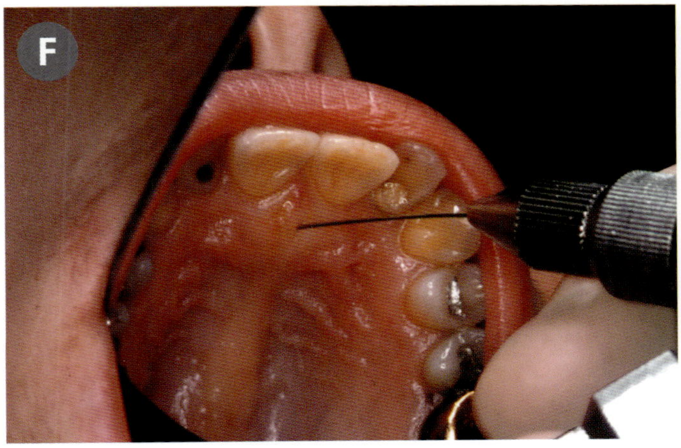

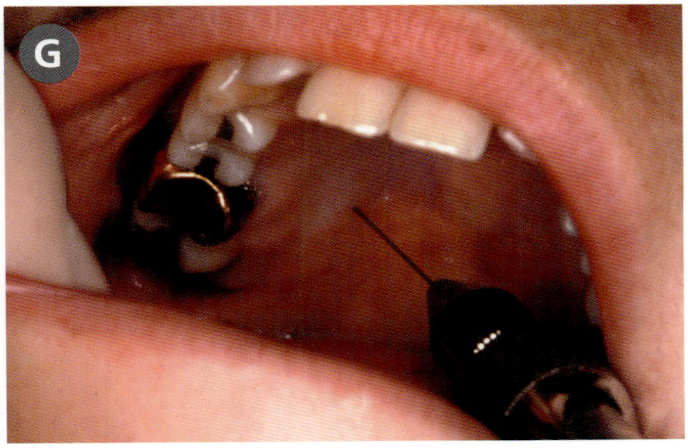

1 앞니관으로 이어지는 앞니오목(Incisive fossa leading to incisive canal)
2 첫째앞니(중절치, Central incisor tooth)
3 위턱이틀돌기(Alveolar process of maxilla)
4 둘째큰어금니(Second molar tooth)
5 큰입천장구멍(Greater palatine foramen)
6 점막뼈막(Mucoperiosteum)
7 큰입천장신경(Greater palatine nerve)

턱끝신경과 앞니신경 차단(이신경과 절치신경 차단, Mental and incisive nerve block)

턱끝신경(이신경, mental nerve)은 아래입술, 턱의 피부, 그리고 바로 인접하는 점막과 잇몸에 신경을 제공한다. 앞니신경(절치신경, incisive nerve)은 앞니, 송곳니, 첫째작은어금니 및 잇몸까지 신경을 제공한다. 턱끝과 앞니신경 차단의 목표는 마취제를 턱끝구멍(이공, mental foramen)에 주입함으로써 구멍으로 나오는 턱끝신경과, 아래턱 앞으로 연결되는 앞니신경을 마취하는 것이다. 턱끝구멍은 위뒤를 향해 열려있기 때문에 구멍에 바늘이 들어가기 위해서는 위뒤에서 바늘이 접근해야 한다.

입을 벌리고 입꼬리를 더 넓게 벌린 상태에서 바늘을 둘째작은어금니 아래 지점의 아래턱과 볼 사이의 고랑에 위치하는 점막 속으로 삽입한다. 점막에 마취제를 적은 양만 주입하고 바늘을 더 깊이 구멍을 향해 삽입한다.

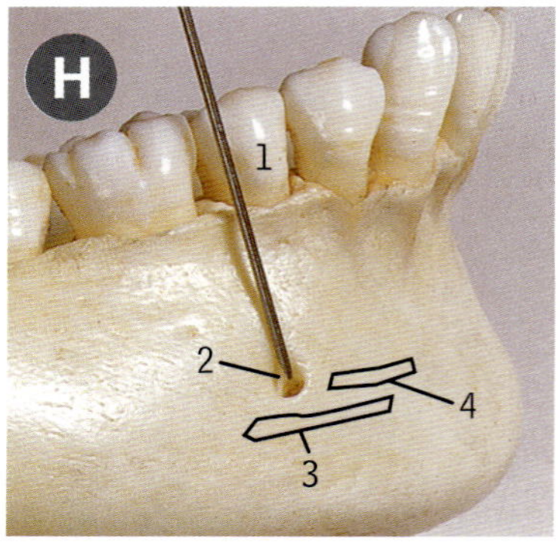

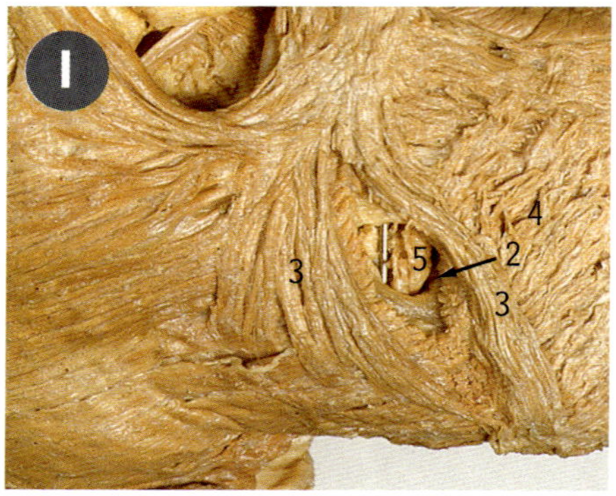

H **오른 턱끝구멍(이공, mental foramen)**

I **해부**

J **마취를 위한 주사위치를 나타낸 그림**

K **턱끝신경(이신경, mental nerve) 차단을 위한 주사바늘의 위치**

H에서 주사바늘은 턱끝구멍(이공, mental foramen, 2)에 도달하기 위해서 둘째작은어금니 선상에 위에서부터 수직으로 삽입되었다. I에서는 주사바늘이 턱끝구멍(mental foramen, 2에 놓인 것을 보여주기 위해 입꼬리내림근(구각하체근, depressor anguli oris, 4)의 섬유를 떼어냈다. 이 턱끝구멍으로 턱끝신경과 혈관(이신경과 혈관, mental nerve and vessels, 5)이 나와서 위를 향해 뻗어나간다.

1 둘째작은어금니(Second premolar tooth)
2 턱끝구멍(Mental foramen)
3 입꼬리내림근(Depressor anguli oris)
4 아래입술내림근(Depressor labii inferioris)
5 턱끝신경과 혈관(Mental nerve and vessels)

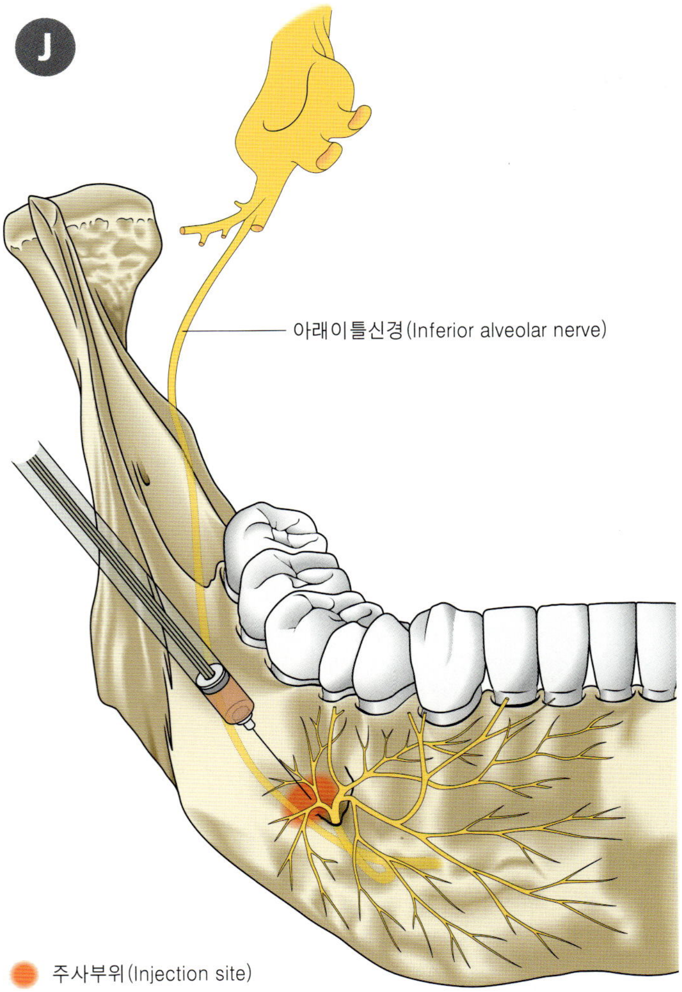

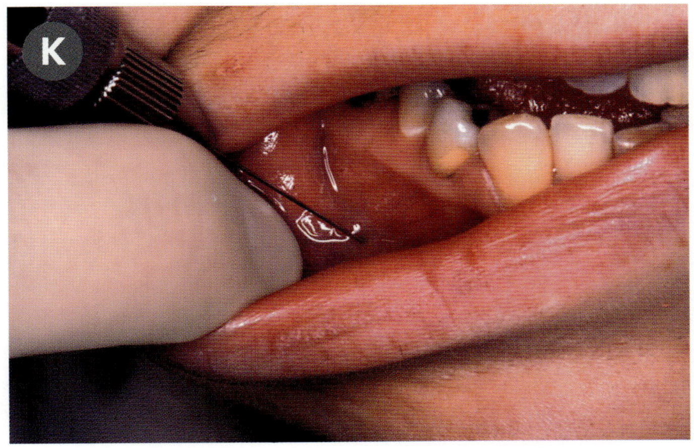

아래입술내림근(하순하체근, depressor labii inferioris, H4)은 턱끝구멍(이공, mental foramen, H2)의 앞에 부착되어있고, 입꼬리내림근(구각하체근, depressor anguli oris, H3)은 바로 그 밑에 부착되어있다. 그렇기 때문에 턱끝구멍에 제대로 마취제가 주입되지 않으면 이 근육들에 영향을 미칠 수 있다.

마취제 주입으로 인해 아래입술이 마비되기 때문에 마취가 풀리기 전까지는 입술을 깨물 위험이 있음을 환자에게 마취 전에 알려주어야 한다.

부록 II(Appendix II) *참조목록(Reference lists)*

이 목록은 근육, 신경과 동맥가지, 정맥의 흐름 및 림프절을 '한눈에' 참조할 수 있도록 이 책에 첨가하였다. 신경과 혈관은 그것이 시작되는 근원 신경과 혈관을 기준으로 그룹지어 정리하였다. 근원신경에서 가지를 쳐서 나가는 신경은 들여쓰기로 표현하였다. 예를 들어 위후두동맥은 갑상동맥에서 유래한 가지이고, 이를 더 거슬러 올라가보면 바깥목동맥에서 기원하는 것을 볼 수 있다.

화살표로 표시된 것은 가지쳐 나온 신경과 혈관을 가리키는 것이 아니라 그 특정 신경과 혈관이 연장되면서 다른 이름으로 불리는 경우를 표현한 것이다.

이 목록에 포함되었다고 해서 모두 이 책에서 설명된 것은 아니다. 세세한 혈관과 신경은 이 책에 나타나 있지 않지만 머리 및 목 해부학 분야에서 인정하는 공식적인 이름을 보여주기 위해 책에 포함하였다.

머리뼈의 구멍과 그 구멍을 지나는 내용물들에 대한 목록도 포함되었다. 그러나 19쪽에 정리된 간단한 표만으로도 충분하다고 생각하는 학생도 있을 것이다.

근육(Muscles)

머리 근육(Muscles of the head)

머리피부 근육(Muscles of the scalp)
- 머리덮개근(Epicranius)
  - 뒤통수이마근(Occipitofrontalis)
    - 뒤통수힘살(Occipital belly)
    - 이마힘살(Frontal belly)
  - 관자마루근(Temporoparietalis)

귓바퀴 근육(Muscles of the auricle)
- 바깥근육(Extrinsic)
  - 앞귓바퀴근(Auricularis anterior)
  - 위귓바퀴근(Auricularis superior)
  - 뒤귓바퀴근(Auricularis posterior)
- 속근육(Intrinsic)
  - 큰, 작은 귀둘레(Helicis major and minor)
  - 귀구슬근(Tragicus)
  - 맞구슬근(Antitragicus)
  - 귓바퀴가로근(Transversus auriculae)
  - 귓바퀴빗근(Obliquus auriculae)

코 근육(Muscles of the nose)
- 눈살근(Procerus)
- 코근(Nasalis)
  - 가로부분(콧구멍 좁힘)(Transverse part[compressor naris])
  - 방울부분(콧구멍 넓힘)(Alar part[dilator naris])
- 코중격내림근(Depressor septi)

눈꺼풀 근육(Muscles of the eyelids)
- 눈둘레근(Orbicularis oculi)
  - 눈확부분(Orbital part)
    - 눈썹내림근(Depressor supercilii)
  - 눈꺼풀부분(Palpebral part)
  - 눈물주머니부분(Lacrimal part)
- 눈썹주름근(Corrugator supercilii)
- 위눈꺼풀올림근(눈확 근육 참조)(Levator palpebrae superioris[see Muscles of the orbit])

저작 근육(Muscles of mastication)
- 관자근(Temporalis)
- 깨물근(Masseter)
- 가쪽날개근(Lateral pterygoid)
- 안쪽날개근(Medial pterygoid)

입 근육(Muscles of the mouth)
- 위입술올림근(Levator labii superioris)
- 위입술콧방울올림근(Levator labii superioris alaeque nasi)
- 큰광대근(Zygomaticus major)
- 작은광대근(Zygomaticus minor)
- 입꼬리올림근(Levator anguli oris)
- 볼근(Buccinator)
- 입둘레근(Orbicularis oris)
- 입꼬리당김근(Risorius)
- 턱끝근(Mentalis)
- 아래입술내림근(Depressor labii inferioris)
- 입꼬리내림근(Depressor anguli oris)
- 턱끝가로근(Transversus menti)

목 근육(Muscles of the neck)

표면과 옆근육(Superficial and lateral muscles)
- 넓은목근(Platysma)
- 등세모근(팔부분 참조)(Trapezius[see Upper limb])
- 목빗근(Sternocleidomastoid)

앞척추근육(Anterior vertebral muscles)
- 긴목근(Longus colli)
- 긴머리근(Longus capitis)
- 앞머리곧은근(Rectus capitis anterior)
- 가쪽머리곧은근(Rectus capitis lateralis)

가쪽척추근육(Lateral vertebral muscles)
- 앞목갈비근(Scalenus anterior)
- 중간목갈비근(Scalenus medius)
- 뒤목갈비근(Scalenus posterior)

목뿔위근육(Suprahyoid muscles)
- 두힘살근(Digastric)
- 붓목뿔근(Stylohyoid)
- 턱목뿔근(Mylohyoid)
- 턱끝목뿔근(Geniohyoid)

목뿔아래근육(Infrahyoid muscles)
- 복장목뿔근(Sternohyoid)
- 복장방패근(Sternothyroid)
- 방패목뿔근(Thyrohyoid)
- 어깨목뿔근(Omohyoid)

머리와 목 근육(Muscle groups in head and neck)

인두 근육(Muscles of the pharynx)
- 위수축근(Superior constrictor)
- 중간수축근(Middle constrictor)
- 아래수축근(Inferior constrictor)
- 붓인두근(Stylopharyngeus)
- 입천장인두근(Palatopharyngeus)
- 귀인두인두근(Salpingopharyngeus)

입천장 근육(Muscles of the palate)
- 입천장혀근(Palatoglossus)
- 입천장인두근(Palatopharyngeus)
- 입천장긴장근(Tensor veli palatini)
- 입천장올림근(Levator veli palatini)
- 목젖근(Musculus uvulae)

후두 근육(Muscles of the larynx)
- 반지방패근(Cricothyroid)
- 뒤반지모뿔근(Posterior crico-arytenoid)
- 가쪽반지모뿔근(Lateral crico-arytenoid)
- 가로모뿔근(Transverse arytenoid)
- 빗모뿔근(Oblique arytenoid)
- 모뿔후두덮개근(Aryepiglottic)
- 방패모뿔과 성대근(Thyro-arytenoid and vocalis)
- 방패덮개근(Thyro-epiglottic)
- (위방패모뿔근[Superior thyro-arytenoid])

혀 근육(Muscles of the tongue)
- 바깥근육(Extrinsic)
  - **턱끝혀근(Genioglossus)**
  - **목뿔혀근과 작은뿔혀근(Hyoglossus and Chondroglossus)**
  - **붓혀근(Styloglossus)**
  - **입천장혀근(Palatoglossus)**
- 속근육(Intrinsic)
  - **위세로다발근(Superior longitudinal)**
  - **아래세로다발근(Inferior longitudinal)**
  - **가로근(Transverse)**
  - **수직근(Vertical)**

눈확 근육(Muscles of the orbit)
- 위눈꺼풀올림근(Levator palpebrae superioris)
- 눈확근(Orbitalis)

안구 근육(Muscles of the eyeball)
- 위곧은근(Superior rectus)
- 아래곧은근(Inferior rectus)
- 안쪽곧은근(Medial rectus)
- 가쪽곧은근(Lateral rectus)
- 위빗근(Superior oblique)
- 아래빗근(Inferior oblique)

몸통 근육(Muscles of the trunk)

뒤통수밑근육(Suboccipital muscles)
- 큰뒤머리곧은근(Rectus capitis posterior major)
- 작은뒤머리곧은근(Rectus capitis posterior minor)
- 아래머리빗근(Obliquus capitis inferior)
- 위머리빗근(Obliquus capitis superior)

등 깊은근육(Deep muscles of the back)
- 머리널판근(Splenius capitis)
- 목널판근(Splenius cervicis)
- 척추세움근(Erector spinae)
  - **목엉덩갈비근(Iliocostalis cervicis)**
  - **등엉덩갈비근(Iliocostalis thoracis)**
  - **허리엉덩갈비근(Iliocostalis lumborum)**
  - **머리가장긴근(Longissimus capitis)**
  - **목가장긴근(Longissimus cervicis)**
  - **등가장긴근(Longissimus thoracis)**
  - **머리가시근(Spinalis capitis)**
  - **목가시근(Spinalis cervics)**
  - **등가시근(Spinalis thoracis)**
- 가로돌기가시근육(Transversospinalis)
  - **머리반가시근(Semispinalis capitis)**
  - **목반가시근(Semispinalis cervicis)**
  - **등반가시근(Semispinalis thoracis)**
  - **뭇갈래근(Multifidus)**
  - **돌림근(Rotatores)**
- 가시사이근(Interspinal)
- 가로사이근(Intertransverse)

팔 근육(Muscles of the upper limb)

팔과 척주를 연결하는 부분(Connecting limb and vertebral column)
- 등세모근(Trapezius)
- 넓은등근(Latissimus dorsi)
- 어깨올림근(Levator scapulae)
- 큰마름근(Rhomboid major)
- 작은마름근(Rhomboid minor)

팔과 가슴벽을 연결하는 부분(Connecting limb and thoracic wall)
- 큰가슴근(Pectoralis major)
- 작은가슴근(Pectoralis minor)
- 빗장밑근(Subclavius)
- 앞톱니근(Serratus anterior)

어깨뼈근육(Scapular muscles)
- 어깨세모근(Deltoid)
- 어깨밑근(Subscapularis)
- 가시위근(Supraspinatus)
- 가시아래근(Infraspinatus)
- 큰원근(Teres minor)
- 작은원근(Teres major)

신경(Nerves)

뇌신경과 가지(Cranial nerves and branches)

Ⅰ. 후각(Olfactory)(후각점막에서 옴)

Ⅱ. 시각(Optic)(망막에서 옴)

Ⅲ. 눈돌림(Oculomotor)
위가지(위곧은근, 위눈꺼풀올림근으로 감)(Superior branch[to superior rectus and levator palpebra superioris])
아래가지(안쪽곧은근, 아래곧은근, 아래빗근으로 감)(Inferior branch[to medial rectus, inferior rectus and inferior oblique])
섬모체신경절로의 눈돌림뿌리(Oculomotor root to ciliary ganglion)

Ⅳ. 도르래(Trochlear)(위빗근으로 감)

Ⅴ. 삼차(Trigeminal)
감각뿌리(Sensory root)
삼차신경절(Trigeminal ganglion)
운동신경뿌리(Motor root)(아래턱신경과 합침)
눈(Ophthalmic)
천막(Tentorial)
눈물(Lacrimal)
광대와 교통하는 가지(Communicating branch with zygomatic)
앞(Frontal)
위눈확(Supra-orbital)
위도르래(Supratrochlear)
코섬모체(Nasociliary) → 앞벌집(anterior ethmoidal) → 바깥코(external nasal)
섬모체신경절과 교통하는 가지(Communicating branch with ciliary ganglion)
긴섬모체(Long ciliary)
뒤벌집(Posterior ethmoidal)
앞벌집(Anterior ethmoidal)
가쪽과 안쪽속코(Lateral and medial internal nasal)
바깥코(External nasal)
아래도르래(Infratrochlear)
눈꺼풀(Palpebral)
위턱(Maxillary) → 아래눈확(infra-orbital)
뇌막(Meningeal)
날개입천장신경절로의 신경절가지(Ganglionic branches to pterygopalatine ganglion)
눈확(Orbital)
코(가쪽과 안쪽 뒤위코와 코입천장)(Nasal[lateral and medial posterior superior nasal and nasopalatine])
인두(Pharyngeal)
큰입천장(Greater palatine)
뒤아래코(Posterior inferior nasal)
작은입천장(Lesser palatine)
광대(Zygomatic)
광대관자(Zygomaticotemporal)
광대얼굴(Zygomaticofacial)
아래눈확(Infra-orbital)
위이틀(Superior alveolar)
뒤중앙과 앞위이틀(Posterior middle and anterior superior alveolar)
위치아신경얼기(Superior dental plexus)
위치아(Superior dental)
위잇몸(Superior gingival)
아래눈꺼풀(Inferior palpebral)
바깥코(External nasal)
속코(Internal nasal)
위입술(Superior labial)
아래턱(Mandibular)
뇌막(Meningeal)
깨물근(Masseteric)
깊은관자(Deep temporal)
가쪽날개신경(Nerve to lateral pterygoid)
안쪽날개신경(Nerve to medial pterygoid)
귀신경절을 통한 입천장긴장과 고막긴장신경(Nerve to tensor veli palatini and tensor tympani via otic ganglion)
볼(Buccal)
귓바퀴관자(Auriculotemporal)
바깥귀길신경(Nerve to external acoustic meatus)
고막(Tympanic membrane)
얼굴신경과 교통하는 가지(Communicating branches with facial nerve)
앞귓바퀴(Anterior auricular)
얕은관자(Superficial temporal)
혀(Lingual)
목구멍(Faucial)
혀밑신경과 교통하는 가지(Communicating branches with hypoglossal nerve)
고실끈신경과 교통하는 가지(Communicating branches with chorda tympani)
혀밑(Sublingual)
혀(Lingual)
턱밑신경절로 통하는 신경절가지(Ganglionic branches to submandibular ganglion)
아래이틀(Inferior alveolar)
목뿔(Mylohyoid)
아래치아신경얼기(Inferior dental plexus)
아래치아(Inferior dental)
아래잇몸(Inferior gingival)
턱끝(Mental)
턱끝(Mental)
아래입술(Inferior labial)

VI. 갓돌림(Abducent)(가쪽곧은근으로 감)

VII. 얼굴(Facial)
큰바위(Greater petrosal)
등자로신경(Nerve to stapedius)
고실끈(Chorda tympani)
고실신경얼기와 교통하는 가지(Communicating branches with tympanic plexus)
미주신경과 교통하는 가지(Communicating branches with vagus nerve)
뒤귓바퀴(Posterior auricular)
뒤통수(Occipital)(뒤통수이마근뒤통수힘살로 감)
귓바퀴(Auricular)(귓바퀴근으로 감)
두힘살근쪽으로(To digastric)(뒤힘살)
붓목뿔근쪽으로(To stylohyoid)
혀인두신경과 교통하는 가지(Communicating branch with glossopharyngeal nerve)
귀밑신경얼기(Parotid plexus)
관자(Temporal)
광대(Zygomatic)
볼(Buccal)
아래턱모서리(Marginal mandibular)
목(Cervical)
} **뒤통수이마근이마힘살, 얼굴표정근 및 넓은목근으로 감**

VIII. 속귀(Vestibulocochlear)
- 달팽이(Cochlear)(달팽이나선에서 옴)
- 안뜰(Vestibular)(타원주머니, 둥근주머니 및 반고리관 팽대에서 옴)

IX. 혀인두(Glossopharyngeal)
- 고실(Tympanic)
  - 자궁(Tubal)
  - 목동맥고실(Caroticotympanic)
  - 작은바위(Lesser petrosal)
- 목동맥팽대(Carotid sinus)
- 인두(Pharyngeal)
- 근육(Muscular)(붓인두근으로 함)
- 편도(Tonsillar)
- 혀(Lingual)

X. 미주(Vagus)
- 뇌막(Meningeal)
- 귓바퀴(Auricular)
- 인두(Pharyngeal)(인두근육과 붓인두근, 입천장기장근을 제외한 물렁입천장근육으로 감)
- 위목심장(Superior cervical cardiac)
- 목동맥토리(Carotid body)
- 위후두(Superior laryngeal)
  - 안쪽후두(Internal laryngeal)
  - 바깥후두(External laryngeal)(반지방패근으로 감)
- 아래목심장(Inferior cervical cardiac)
- 되돌이후두(Recurrent laryngeal)
  - 기관(Tracheal)
  - 식도(Oesophageal)
  - 아래후두(Inferior laryngeal)(반지방패근을 제외한 후두근육으로 감)
- 가슴심장(Thoracic cardiac)
- 기관지(Bronchial)
- 식도신경얼기(Oesophageal plexus)
- 앞미주몸통(Anterior vagal trunk)
  - 위(Gastric)
  - 간(Hepatic)
- 뒤미주몸통(Posterior vagal trunk)
  - 복강(Coeliac)
  - 위(Gastric)

XI. 더부(Accessory)
- 덧몸통(Trunk of accessory)
  - 안쪽가지(Internal ramus)(뇌뿌리에서 나온 뇌부분으로, 입천장긴장근을 제외한 입천장근육으로 가고, 미주신경과 합쳐져 후두로 감)
  - 바깥가지(External ramus)(뇌뿌리에서 나온 척수부분으로, 목빗근과 등세모근으로 감)

XII. 혀밑(Hypoglossal)
- 혀(Lingual)(입천장혀근을 제외한 혀의 근육으로 감)
- 근육(Muscular)(뇌신경에서 유래되어 목신경고리 위뿌리와 합쳐져 턱끝목뿔근, 방패목뿔근, 복장방패근, 복장목뿔근 및 어깨목뿔근위힘살로 감. 264쪽, 목신경얼기 참조)

머리와 목의 신경들

전체 근육	근육의 신경	예외	예외의 신경
인두근 (Pharynx)	인두신경얼기* (Pharyngeal plexus*)	붓인두근 (Stylopharyngeus)	혀인두신경 (Glossopharyngeal nerve)
입천장근 (Palate)	인두신경얼기 (Pharyngeal plexus)	입천장긴장근 (Tensor veli palatini)	안쪽날개신경 (Nerve to medial pterygoid)
후두근 (Larynx)	되돌이후두신경 (Recurrent laryngeal nerve)	반지방패근 (Cricothyroid)	바깥후두신경 (External laryngeal nerve)
혀근 (Tongue)	혀밑신경 (Hypoglossal nerve)	입천장혀근 (Palatoglossus)	인두신경얼기 (Pharyngeal plexus)
얼굴표정근(볼근 포함) (Facial expression [including buccinator])	얼굴신경 (Facial nerve)		
저작근 (Mastication)	아래턱신경 (Mandibular nerve)		

* 아래인두수축근의 반지인두부분은 가끔 미주신경의 되돌이후두신경의 지배를 받기도 한다(The cricopharyngeus part of the inferior constrictor may sometimes be supplied by the recurrent or external laryngeal branches of the vagus nerve).

신경(Nerve)

목신경얼기와 가지(Cervical plexus and branches)
작은뒤통수신경(Lesser occipital) C2
큰귓바퀴신경(Great auricular) C2, 3
가로목신경(Transverse cervical) C2, 3
빗장위신경(Supraclavicular) C3, 4
가로막(가로막까지 가는)신경(Phrenic[to diaphragm]) C3, 4, 5
교통함(미주신경과 혀밑신경 및 위목교감신경절)(Communicating[with vagus and hypoglossal nerves and superior cervical sympathetic ganglion])
근육신경(가쪽머리곧은근, 앞머리곧은근, 긴머리근 및 긴목근으로 목신경고리아래뿌리로부터 복장목뿔근, 복장방패근과 어깨목뿔근 아래힘살)(Muscular[to rectus capitis lateralis, rectus capitis anterior, longus capitis and longus colli, and by lower root of ansa cervicalis to sternohyoid, sternothyroid and inferior belly of omohyoid]) C1, 2, 3

팔신경얼기와 가지(Brachial plexus and branches)

빗장뼈위가지(Supraclavicular branches)
뿌리로부터(From the roots)
- 목갈비근과 긴목근신경(To scalenes and longus colli) C5, 6, 7, 8
- 가로막신경에 합류(To join phrenic nerve) C5
- 등어깨신경(마루로까지)(Dorsal scapular[to rhomboids]) C5
- 긴가슴신경(앞톱니근)(Long thoracic[to serratus anterior]) C5, 6, 7

위몸통(줄기)로부터(From the upper trunk)
- 빗장밑신경(Nerve to subclavius) C5, 6
- 어깨위신경(가시위와 가시아래근)(Suprascapular[to supraspinatus and infraspinatus]) C5, 6

빗장뼈아래가지(Infraclavicular branches)
가쪽다발로부터(From the lateral cord)
- 가쪽가슴신경(큰가슴근과 작은가슴근)(Lateral pectoral[to pectoralis major and minor]) C5, 6, 7
- 근육피부(Musculocutaneous) C5, 6, 7
- 정중선의 가쪽뿌리(Lateral root of the median) C(5), 6, 7

중앙다발로부터(From the medial cord)
- 안쪽가슴신경(큰가슴근과 작은가슴근)(Medial pectoral[to pectoralis major and minor]) C8, T1
- 정중신경안쪽뿌리(Medial root of the median) C8, T1
- 안쪽팔피부신경(Medial cutaneous of arm) C8, T1
- 안쪽아래팔피부신경(Medial cutaneous of forearm) C8, T1
- 자신경(Ulnar) C(7), 8, T1

뒤쪽 다발로부터(From the posterior cord)
- 어깨밑신경 위부분(어깨밑근으로)(Upper subscapular[to subscapularis]) C5, 6
- 가슴등신경(넓은등근으로)(Thoracodorsal[to latissimus dorsi]) C6, 7, 8
- 어깨밑신경 아래부분(어깨밑근과 큰원근으로)(Lower subscapular[to subscapularis and teres major]) C5, 6
- 겨드랑신경(Axillary) C5, 6
- 노신경(Radial) C5, 6, 7, 8, T1

림프계(Lymphatic system)

가슴림프관과 오른림프관(Thoracic duct and right lymphatic duct)

가슴림프관(Thoracic duct)
- 왼목림프관줄기(Left jugular trunk)
- 왼빗장밑림프관줄기(Left subclavian trunk)
- 왼기관지세로칸림프관줄기(Left bronchomediastinal trunk)

오른림프관(Right lymphatic duct)
- 오른목림프관줄기(Right jugular trunk)
- 오른빗장밑림프관줄기(Right subclavian trunk)
- 오른기관지세로칸림프관줄기(Right bronchomediastinal trunk)

가슴림프관 팽대(Cisterna chyli)
- 왼허리림프관줄기(Left lumbar trunk)
- 오른허리림프관줄기(Right lumbar trunk)
- 내장줄기(Intestinal trunks)

머리와 목의 림프절(Lymph nodes of the head and neck)

깊은목(Deep cervical)
- 위(목정맥두힘살근림프절 포함)(Superior[including jugulodigastric])
- 아래(목정맥어깨목뿔근림프절 포함)(Inferior[including jugulo-omohyoid])

머리 얕은층 배출구(Draining superficial tissues in the head)
- 뒤통수(Occipital)
- 귓바퀴뒤(꼭지)(Retro-auricular[mastoid])
- 귀밑(Parotid)
- 볼(얼굴)(Buccal[facial])

목 얕은층 배출구(Draining superficial tissues in the neck)
- 아래턱밑(Submandibular)
- 턱끝밑(Submental)
- 앞목(Anterior cervical)
- 얕은목(Superficial cervical)

목 깊은층 배출구(Draining deep tissues in the neck)
- 인두뒤(Retropharyngeal)
- 기관주위(Paratracheal)
- 혀(Lingual)
- 목뿔아래(Infrahyoid)
- 후두앞(Prelaryngeal)
- 기관앞(Pretracheal)

동맥(Arteries)

대동맥과 가지(Aorta and branches)

오름대동맥(Ascending aorta) → 대동맥활(arch of aorta) → 가슴대동맥(thoracic aorta) → 배대동맥(abdominal aorta)

오름대동맥(Ascending aorta)

- 오른관상동맥(Right coronary)
  - 모서리동맥(Marginal)
  - 뒤심실사이가지동맥(Posterior interventricular)
- 왼관상동맥(Left coronary)
  - 휘돌이동맥(Circumflex)
  - 앞심실사이가지동맥(Anterior interventricular)

대동맥활(Arch of aorta)

- 팔머리동맥(Brachiocephalic trunk)
  - 오른온목동맥(Right common carotid)
    - 오른속목동맥(Right internal carotid)
  - 오른바깥목동맥(Right external carotid)
  - 오른빗장밑 (Right subclavian) → 겨드랑(axillary) → 팔(brachial)
  - 맨아래갑상동맥(가끔)(Thyroidea ima)
- 왼온목동맥(Left common carotid)
  - 왼속목동맥(Left internal carotid)
  - 왼바깥목동맥(Left external carotid)
- 왼빗장밑(Left subclavian) → 겨드랑(axillary) → 팔(brachial)

빗장밑동맥과 가지(Subclavian artery and branches)

빗장밑(Subclavian) → 겨드랑(axillary) → 팔(brachial)

- 척추동맥(Vertebral)
  - 척추앞부분(Prevertebral part)
  - 가로돌기(목)부분(Transversarial[cervical] part)
    - 척수(뿌리)동맥(Spinal[radicular])
    - 근육동맥(Muscular)
- 고리뼈부분(Atlantic part)
- 머리속부분(Intracranial part)
  - 앞과 뒤뇌막동맥(Anterior and posterior meningeal)
  - 척추앞동맥(Anterior spinal)
  - 뒤아래소뇌동맥(Posterior inferior cerebellar)
    - 넷째뇌실맥락막동맥(Choroidal of fourth ventricle)
    - 소뇌편도동맥(To cerebellar tonsil)
    - 안쪽과 가쪽속질동맥(Medial and lateral medullary)
    - 척추뒤동맥(Posterior spinal)
- 머리뼈바닥(척추부분 포함)(Basilar[from union of both vertebrals])
  - 앞아래소뇌동맥(Anterior inferior cerebellar)
  - 미로동맥(Labyrinthine)
  - 다리뇌동맥(Pontine)
  - 중간뇌동맥(Mesencephalic)
  - 위소뇌동맥(Superior cerebellar)
  - 뒤대뇌동맥(Posterior cerebral)
    - 교통이전부분(Precommunicating part)
      - 뒤안쪽중심동맥(Posteromedial central)
    - 교통이후부분(Postcommunicating part)
      - 뒤가쪽중심동맥(Posterolateral central)
      - 시상동맥(Thalamic)
      - 안쪽과 가쪽뒤맥락막동맥(Medial and lateral posterior choroidal)
      - 다리동맥(Peduncular)
    - 종말(겉질)부분(Terminal[cortical] part)
      - 가쪽뒤통수동맥(Lateral occipital)
        - *앞, 중간 및 뒤관자동맥(Anterior, middle and posterior temporal)*
      - 안쪽뒤통수동맥(Medial occipital)
        - *등뇌들보가지동맥(Dorsal corpus callosal)*
        - *마루동맥(Parietal)*
        - *새발톱동맥(Calcarine)*
        - *뒤통수관자동맥(Occipitotemporal)*
- 갑상목동맥(Thyrocervical trunk)
  - 갑상아래동맥(Inferior thyroid)
    - 아래후두동맥(Inferior laryngeal)
    - 샘동맥(Glandular)
    - 인두동맥(Pharyngeal)
    - 식도동맥(Oesophageal)
    - 기관동맥(Tracheal)
    - 오름목동맥(Ascending cervical)
      - 척수동맥(Spinal)
    - 얕은(가로)목동맥(Superficial[transverse] cervical)
    - 어깨위동맥(Suprascapular)
      - 봉우리동맥(Acromial)
  - 속가슴동맥(Internal thoracic)
  - 목갈비동맥(Costocervical trunk)
    - 깊은목동맥(Deep cervical)
    - 얕은갈비사이동맥(Superior intercostal)
      - 첫째뒤갈비사이동맥(First posterior intercostal)
      - 둘째뒤갈비사이동맥(Second posterior intercostal)
        - *등동맥(Dorsal)*
        - *척수동맥(Spinal)*
  - 등어깨동맥(Dorsal scapular)

목동맥과 가지(Carotid arteries and branches)

속목동맥(Internal carotid)

- 목부분(Cervical part)
  - **목동맥팽대(Carotid sinus)**
- 바위부분(Petrous part)
  - **목동맥고실동맥(Caroticotympanic)**
  - **날개관동맥(Pterygoid canal)**
- 해면부분(Cavernous part)
  - **바닥과 모서리천막동맥(Basal and marginal tentorial)**
  - **뇌막동맥(Meningeal)**
  - **삼차신경과 도르래동맥(To trigeminal and trochlear)**
  - **해면굴동맥(Cavernous sinus)**
  - **아래뇌하수체동맥(Inferior hypophysial)**
- 대뇌부분(Cerebral part)
  - **위뇌하수체동맥(Superior hypophysial)**
  - **눈동맥(Ophthalmic)**
    - 망막중심동맥(Central of retina)
    - 눈물동맥(Lacrimal)
    - 중간뇌막연결가지동맥(Anastomotic branch with middle meningeal)
    - 가쪽눈꺼풀동맥(Lateral palpebral)
  - **짧고 긴 뒤속눈썹동맥(Short and long posterior ciliary)**
  - **근육동맥(Muscular)**
    - 앞속눈썹동맥(Anterior ciliary)
  - **앞과 뒤결막동맥(Anterior and posterior conjunctival)**
  - **공막위동맥(Episcleral)**
  - **눈확위동맥(Supra-orbital)**
  - **뒤벌집동맥(Posterior ethmoidal)**
  - **앞벌집동맥(Anterior ethmoidal)**
    - 앞뇌막동맥(Anterior meningeal)
  - **중간눈꺼풀동맥(Medial palpebral)**
  - **도르래위동맥(Supratrochlear)**
  - **콧등동맥(Dorsal nasal)**
- 앞대뇌(Anterior cerebral)
  - **교통이전부분(Precommunicating part)**
    - 앞안쪽중심(시상줄무늬체)동맥(Anteromedial central[thalamostriate])
    - 짧은중심동맥(Short central)
    - 긴중심(되돌이)동맥(Long central[recurrent])
    - 앞교통동맥(Anterior communicating)
  - **교통이후부분(뇌들보주위)(Postcommunicating part[pericallosal])**
    - 안쪽뇌바닥이마부(눈확이마)동맥(Medial frontobasal[orbitofrontal])
    - 뇌들보주변동맥(Callosomarginal)
      - 앞안쪽이마옆가지(Anteromedial frontal)
      - 중간안쪽이마가지(Intermediomedial frontal)
      - 뒤안쪽이마옆가지(Posteromedial frontal)
      - 대상동맥(Cingular)
    - 중심주위(Paracentral)
    - 쐐기앞동맥(Precuneal)
    - 마루뒤통수엽동맥(Parieto-occipital)
- 중간대뇌(Middle cerebral)
  - **나비부분(Sphenoidal part)**
    - 앞가쪽중심(앞가쪽시상줄무늬)동맥(Anterolateral central[thalamostriate])
      - 안쪽과 가쪽(줄무늬)동맥(Medial and lateral[striate])
  - **뇌섬부분(Insular part)**
    - 뇌섬동맥(Insular)
    - 가쪽이마바닥(이마바닥)동맥(Lateral frontobasal[orbitofrontal])
    - 앞, 중간 및 뒤관자동맥(Anterior, intermediate and posterior temporal)
  - **종말(겉질)부분(Terminal[cortical] part)**
    - 중심고랑동맥(To central sulcus)
    - 전중심고랑동맥(To precentral sulcus)
    - 후중심고랑동맥(To postcentral sulcus)
    - 앞과 뒤마루동맥(Anterior and posterior parietal)
    - 모이랑동맥(To angular gyrus)
- 앞맥락동맥(Anterior choroidal)
  - **가쪽심실맥락동맥(Choroidal of lateral ventricle)**
  - **셋째심실맥락동맥(Choroidal of third ventricle)**
  - **앞관통질동맥(To anterior perforated substance)**
  - **시각로동맥(To optic tract)**
  - **가쪽무릎체동맥(To lateral geniculate body)**
  - **속섬유막동맥(To internal capsule)**
  - **창백핵동맥(To globus pallidus)**
  - **꼬리핵꼬리동맥(To tail of caudate nucleus)**
  - **회색융기동맥(To tuber cinereum)**
  - **시상하부핵동맥(To hypothalamic nuclei)**
  - **흑색질동맥(To substantia nigra)**
  - **적색핵동맥(To red nucleus)**
  - **편도체동맥(To amygdaloid body)**
- 뒤교통(뒤대뇌와 합류)(Posterior communicating[joining posterior cerebral])
  - **시각교차동맥(Chiasmatic)**
  - **눈돌림신경동맥(To oculomotor nerve)**
  - **시상다발동맥(Thalamic)**
  - **시상하부다발동맥(Hypothalamic)**
  - **꼬리핵꼬리동맥(To tail of caudate nucleus)**

바깥목동맥(External carotid)
- 위갑상동맥(Superior thyroid)
  - 목뿔뼈아래동맥(Infrahyoid)
  - 목빗근동맥(Sternocleidomastoid)
  - 위후두동맥(Superior laryngeal)
    - 반지갑상가지(Cricothyroid)
- 오름인두동맥(Ascending pharyngeal)
  - 뒤뇌막동맥(Posterior meningeal)
  - 인두동맥(Pharyngeal)
  - 아래고실동맥(Inferior tympanic)
- 혀동맥(Lingual)
  - 목뿔위동맥(Suprahyoid)
  - 혀밑동맥(Sublingual)
  - 혀등동맥(Dorsal lingual)
  - 깊은혀동맥(Deep lingual)
- 얼굴동맥(Facial)
  - 오름입천장동맥(Ascending palatine)
  - 편도동맥(Tonsillar)
  - 턱끝밑동맥(Submental)
  - 샘동맥(Glandular)
  - 아래입술동맥(Inferior labial)
  - 위입술동맥(Superior labial)
  - 눈구석동맥(Angular)
- 뒤통수동맥(Occipital)
  - 꼭지동맥(Mastoid)
  - 귓바퀴동맥(Auricular)
  - 목빗근동맥(Sternocleidomastoid)
  - 뇌막동맥(Meningeal)
  - 뒤통수동맥(Occipital)
  - 내림동맥(Descending)
- 뒤귓바퀴동맥(Posterior auricular)
  - 붓꼭지동맥(Stylomastoid)
  - 뒤고실동맥(Posterior tympanic)
    - 꼭지동맥(Mastoid)
    - 등자동맥(Stapedial)
  - 귓바퀴동맥(Auricular)
  - 뒤통수동맥(Occipital)
- 얕은관자동맥(Superficial temporal)
  - 귀밑샘동맥(Parotid)
  - 얼굴가로동맥(Transverse facial)
  - 앞귓바퀴동맥(Anterior auricular)
  - 광대눈확동맥(Zygomatico-orbital)
  - 중간관자동맥(Middle temporal)
  - 이마동맥(Frontal)
  - 마루동맥(Parietal)
- 위턱동맥(Maxillary)
  - 깊은귓바퀴동맥(Deep auricular)
  - 앞고실동맥(Anterior tympanic)
  - 아래이틀동맥(Inferior alveolar)
    - 치아동맥(Dental)
    - 턱목뿔근동맥(Mylohyoid)
    - 턱끝동맥(Mental)
  - 중간뇌막동맥(Middle meningeal)
    - 덧뇌막동맥(Accessory meningeal)
    - 바위동맥(Petrosal)
    - 위고실동맥(Superior tympanic)
    - 이마동맥(Frontal)
    - 마루동맥(Parietal)
    - 눈확동맥(Orbital)
    - 눈물연결가지(Anastomotic branch with lacrimal)
  - 깨물근동맥(Masseteric)
  - 깊은관자동맥(Deep temporal)
  - 날개근동맥(Pterygoid)
  - 볼동맥(Buccal)
  - 뒤이틀동맥(Posterior superior alveolar)
    - 치아동맥(Dental)
  - 눈확아래동맥(Infra-orbital)
    - 앞위이틀동맥(Anterior superior alveolar)
      - 치아동맥(Dental)
  - 날개관동맥(Pterygoid canal)
  - 내림입천장동맥(Descending palatine)
    - 큰입천장동맥(Greater palatine)
    - 작은입천장동맥(Lesser palatine)
  - 나비입천장동맥(Sphenopalatine)
    - 뒤, 가쪽 및 코중격동맥(Posterior, lateral and septal nasal)

정맥(Veins)

주정맥의 지류(Tributaries of major veins)

위대정맥(Superior vena cava)
- 왼팔머리정맥(Left brachiocephalic)
  - 왼속목정맥(Left internal jugular)
  - 왼빗장밑정맥(Left subclavian)
  - 왼척추정맥(Left vertebral)
  - 왼맨위(첫째 뒤) 갈비사이정맥(Left supreme[first posterior] intercostal)
  - 왼위(2-4) 갈비사이정맥(Left superior intercostal[2-4])
  - 갑상아래정맥(Inferior thyroid)
  - 가슴샘정맥(Thymic)
  - 심장막정맥(Pericardial)
- 오른팔머리정맥(Right brachiocephalic)
  - 오른속목정맥(Right internal jugular)
  - 오른빗장밑정맥(Right subclavian)
  - 오른척추정맥(Right vertebral)
  - 오른맨위(첫째 뒤) 갈비사이정맥(Right supreme[first posterior] intercostal)
- 홀정맥(Azygos)

속목정맥(Internal jugular)
- 아래바위정맥굴정맥(Inferior petrosal sinus)
- 인두정맥(Pharyngeal)
- 혀정맥(Lingual)
- 얼굴정맥(Facial)
- 위갑상정맥(Superior thyroid)
- 중간갑상정맥(Middle thyroid)

바깥목정맥(External jugular)
- 뒤귓바퀴정맥(Posterior auricular)
- 아래턱뒤정맥뒤가지(Posterior branch of retromandibular)
- 뒤통수정맥(Occipital)
- 뒤바깥목정맥(Posterior external jugular)
- 어깨위정맥(Suprascapular)
- 가로목정맥(Transverse of neck)
- 앞목정맥(Anterior jugular)

아래턱뒤정맥(Retromandibular)
- 얕은관자정맥(Superficial temporal)
- 위턱정맥(Maxillary)
- 가로얼굴정맥(Transverse facial)
- 날개정맥얼기(Pterygoid plexus)
  - 중간뇌막정맥(Middle meningeal)
  - 큰입천장정맥(Greater palatine)
  - 나비입천장정맥(Sphenopalatine)
  - 볼정맥(Buccal)
  - 치아정맥(Dental)
  - 깊은얼굴정맥(Deep facial)
  - 아래눈정맥(Inferior ophthalmic)
- 얼굴정맥에 합류하는 앞가지(Anterior branch to join facial)
- 바깥목정맥과 합류하는 뒤가지(Posterior branch to external jugular)

얼굴정맥(Facial)
- 도르래위정맥(Supratrochlear)
- 눈확위정맥(Supra-orbital)
- 위눈정맥(Superior ophthalmic)
- 눈꺼풀정맥(Palpebral)
- 바깥코정맥(External nasal)
- 입술정맥(Labial)
- 깊은얼굴정맥(Deep facial)
- 턱끝밑정맥(Submental)
- 턱밑정맥(Submandibular)
- 편도정맥(Tonsillar)
- 바깥입천장(편도방정맥)(External palatine(paratonsillar))

경질막정맥굴(Dural venous sinuses)

뒤위부위(Posterosuperior group)
- 위시상정맥굴(Superior sagittal)
- 아래시상정맥굴(Inferior sagittal)
- 곧은정맥굴(Straight)
- 가로정맥굴(Transverse)
- 구불정맥굴(Sigmoid)
- 바위비늘정맥굴(Petrosquamous)
- 뒤통수정맥굴(Occipital)

앞아래부위(Antero-inferior group)
- 해면정맥굴(Cavernous)
- 해면사이정맥굴(Intercavernous)
- 아래바위정맥굴(Inferior petrosal)
- 위바위정맥굴(Superior petrosal)
- 나비마루정맥굴(Sphenoparietal)
- 바닥정맥굴(Basilar)
- 중간뇌막정맥(Middle meningeal veins)

이끌정맥(Emissary veins)

가장 일반적으로 찾을 수 있는 곳(The most common are found in the)
- 마루뼈구멍(Parietal foramen)
- 꼭지구멍(Mastoid foramen)
- 파열구멍(Foramen lacerum)
- 타원구멍(Foramen ovale)
- 정맥구멍(Venous(emissary sphenoidal) foramen)
- 목동맥관(Carotid canal)
- 혀밑신경관(Hypoglossal canal)
- 관절융기관(Condylar canal)

대뇌정맥(Cerebral veins)

얕은대뇌정맥(Superficial cerebral veins)
- 위대뇌정맥(Superior cerebral)
- 얕은중간대뇌정맥(Superficial middle cerebral)
  - 위연결정맥(Superior anastomotic)
  - 아래연결정맥(Inferior anastomotic)
- 아래대뇌정맥(Inferior cerebral)

깊은대뇌정맥(Deep cerebral veins)
- 큰대뇌정맥(Great cerebral)
  - 속대뇌정맥(Internal cerebral)
    - 시상줄무늬체정맥(Thalamostriate)
    - 맥락정맥(Choroidal)
  - 바닥정맥(Basal)
    - 앞대뇌정맥(Anterior cerebral)
    - 깊은중간대뇌정맥(Deep middle cerebral)
    - 줄무늬정맥(Striate)

머리뼈 구멍(Skull foramina)

머리뼈 안(Inside the skull)

중간머리뼈우묵(Middle cranial fossa)

시각신경관(Optic canal): 나비뼈의 작은날개의 두 뿌리와 몸통 사이 존재(in the sphenoid between the body and the two roots of the lesser wing)
시각신경(Optic nerve)
눈동맥(Ophthalmic artery)

위눈확틈새(Superior orbital fissure): 나비뼈의 작은날개와 큰날개 사이, 가쪽 끝은 이마뼈의 조각으로 둘러 싸임(in the sphenoid between the body and the greater and lesser wings, with a fragment of the frontal bone at the lateral extremity)
동안신경, 도르래신경, 갓돌림신경(Oculomotor, trochlear and abducent nerves)
눈물샘신경, 이마신경, 코섬모체신경(Lacrimal, frontal and nasociliary nerves)
속목신경얼기(교감)미세섬유(Filaments from the internal carotid(sympathetic) plexus)
중간뇌막동맥눈확가지(Orbital branch of the middle meningeal artery)
눈물샘동맥되돌이가지(Recurrent branch of the lacrimal artery)
위눈정맥(Superior ophthalmic vein)

원형구멍(Foramen rotundum): 나비뼈의 큰날개에 존재(in the greater wing of the sphenoid)
위턱신경(Maxillary nerve)

타원구멍(Foramen ovale): 나비뼈의 큰날개에 존재(in the greater wing of the sphenoid)
아래턱신경(Mandibular nerve)
작은바위신경(보통)(Lesser petrosal nerve(usually))
덧뇌막동맥(Accessory meningeal artery)
이끌정맥(해면정맥굴에서 날개근정맥얼기까지)(Emissary veins(from cavernous sinus to pterygoid plexus))

뇌막동맥구멍(Foramen spinosum): 나비뼈의 큰날개에 존재(in the greater wing of the sphenoid)
중간뇌막혈관(Middle meningeal vessels)
아래턱신경뇌막가지(Meningeal branch of the mandibular nerve)

정맥구멍(Venous(emissary sphenoidal) foramen): 40% 정도의 경우, 나비뼈의 큰날개의 타원구멍 안쪽으로 존재(in 40% of skulls, in the greater wing of the sphenoid medial to the foramen ovale)
이끌정맥(해면정맥굴에서 날개근정맥얼기까지)(Emissary vein(from the cavernous sinus to the pterygoid plexus))

바위구멍(Petrosal(innominate) foramen): 때때로, 나비뼈큰날개의 뇌막동맥구멍 안쪽으로 존재(occasional, in the greater wing of the sphenoid, medial to the foramen spinosum)
작은바위신경(타원구멍을 통해 지나지 않는 경우에만)(Lesser petrosal nerve(if not through foramen ovale))

파열구멍(Foramen lacerum): 나비뼈, 관자뼈의 바위부분과 뒤통수뼈의 바닥부분 사이 존재(between the sphenoid, apex of the petrous temporal and the basilar part of the occipital)
속목동맥(뒤로 들어와서 위로 올라감)(Internal carotid artery(entering from behind and emerging above))
큰바위신경(위와 뒤에서 들어와서 날개관의 신경으로 나감)(Greater petrosal nerve(entering from above and behind, and leaving anteriorly as nerve of pterygoid canal))
날개관신경(앞쪽 벽을 통해 나감)(Nerve of pterygoid canal(leaving through anterior wall))
오름인두동맥뇌막가지(A meningeal branch of the ascending pharyngeal artery)
이끌정맥(해면정맥굴에서 날개근정맥얼기까지)(Emissary veins(from the cavernous sinus to the pterygoid plexus))

큰바위신경관틈(Hiatus for the greater petrosal nerve): 관자뼈 바위부분 고실천장, 활꼴융기 앞에 존재(in the tegmen tympani of the petrous temporal, in front of the arcuate eminence
큰바위신경(Greater petrosal nerve)
중간뇌막동맥바위가지(Petrosal branch of the middle meningeal artery)

작은바위신경관틈(Hiatus for the lesser petrosal nerve): 관자뼈 바위부분 고실천장, 큰바위신경관틈 3mm 정도 앞에 존재(in the tegmen tympani of the petrous temporal, about 3mm in front of the hiatus for the greater petrosal nerve)
작은바위신경(Lesser petrosal nerve)

앞머리뼈우묵(Anterior cranial fossa)

벌집뼈체판구멍(Foramina in the cribriform plate of the ethmoid)
후각신경미세섬유(Olfactory nerve filaments)
앞벌집신경과 혈관(Anterior ethmoidal nerve and vessels)
막구멍(Foramen caecum): 이마뼈능선과 볏돌기 앞의 벌집뼈에 존재(between the frontal crest of the frontal bone and the ethmoid in front of the crista galli)
이끌정맥(코와 위시상굴 사이)(Emissary vein(between nose and superior sagittal sinus))

뒤머리뼈우묵(Posterior cranial fossa)

속귀길(Internal acoustic meatus): 관자뼈 바위부분 뒤쪽 표면에 존재(in the posterior surface of the petrous temporal)
얼굴신경(Facial nerve)
속귀신경(Vestibulocochlear nerve)
미로동맥(Labyrinthine artery)

안뜰수도관(Aqueduct of the vestibule): 속귀길 1cm 정도 뒤 관자뼈 바위부분 뒤쪽 표면에 존재(in the petrous temporal about 1cm behind the internal acoustic meatus)
속림프관과 주머니(Endolymphatic duct and sac)
뒤통수동맥뇌막가지의 한가지(A branch from the meningeal branch of the occipital artery)
정맥(미로와 안뜰에서 구불정맥굴로)(A vein(from the labyrinth and vestibule to the sigmoid sinus))

목정맥구멍(Jugular foramen): 관자뼈 바위부분 목정맥우묵과 뒤통수뼈 사이에 존재(between the jugular fossa of the petrous temporal and the occipital bone)
혀인두신경, 미주신경, 더부신경(Glossopharyngeal, vagus and accessory nerves)
미주신경뇌막가지(Meningeal branches of the vagus nerve)
아래바위굴(Inferior petrosal sinus)
속목정맥(Internal jugular vein)
뒤통수동맥뇌막가지(A meningeal branch of the occipital artery)

혀밑신경관(Hypoglossal canal): 돌기 앞쪽 부분의 위쪽 뒤통수뼈에 존재(in the occipital bone above the anterior part of the condyle)
혀밑신경과 혀밑신경(되돌이)뇌막가지(Hypoglossal nerve and its(recurrent) meningeal branch)
오름인두동맥뇌막가지(A meningeal branch of the ascending pharyngeal artery)
이끌정맥(뇌바닥정맥얼기에서 속목동맥까지)(Emissary vein(from the basilar plexus to the internal jugular vein))

관절융기관(Condylar canal): 때때로, 뒤통수뼈의 옆부분 구불고랑의 아래부분에서 돌기 뒤의 뒤통수뼈 바깥면의 관절우묵까지(occasional, from the lower part of the sigmoid groove in the lateral part of the occipital bone to the condylar fossa on the external surface of the occipital bone behind the condyle)
이끌정맥(구불정맥굴에서 뒤통수정맥까지)(Emissary vein(from the sigmoid sinus to occipital veins))
뒤통수동맥뇌막가지(A meningeal branch of the occipital artery)

꼭지구멍(Mastoid foramen): 구불고랑 아래부분의 뒤쪽 경계 근처 관자뼈의 바위부분에 존재, 꼭지돌기 뒤로 나오기 위해 뒤쪽으로 지나감(in the petrous temporal near the posterior margin of the lower part of the sigmoid groove, passing backwards to open behind the mastoid process)
이끌정맥(구불정맥굴에서 뒤통수정맥까지)(Emissary vein(from the sigmoid sinus to occipital veins))
뒤통수동맥뇌막가지(A meningeal branch of the occipital artery)

큰구멍(Foramen magnum): 뒤통수뼈에 존재(in the occipital bone)
중쇠뼈치아돌기치근인대(Apical ligament of the odontoid process of the axis)
덮개막(Tectorial membrane)
숨뇌와 수막(치아인대의 첫번째 손가락돌기 포함)(Medulla oblongata and meninges(including first digitations of denticulate ligament))
더부신경 척수부분(Spinal parts of the accessory nerves)
위목신경뇌막가지(Meningeal branches of upper cervical nerves)
척추동맥(vertebral arteries)
앞척수동맥(Anterior spinal artery)
뒤척수동맥(Posterior spinal arteries)

머리뼈 구멍(Skull foramina)

머리뼈 바닥(바깥쪽)(In the base of the skull externally)

파열구멍(Foramen lacerum)
타원구멍(Foramen ovale)
뇌막동맥구멍(Foramen spinosum)
목정맥구멍(Jugular foramen)
혀밑신경관(Hypoglossal canal)
관절융기관(Condylar canal)
꼭지구멍(Mastoid foramen)
큰구멍(Foramen magnum)
} 머리뼈 안 참조

아래눈확틈새(Inferior orbital fissure): 눈확 참조

가쪽앞니구멍(Lateral incisive foramen): 단단입천장 앞부분 가운데의 앞니우묵으로 열림(opens into the incisive fossa, in the midline at the front of the hard palate)
코입천장신경(Nasopalatine nerve)
큰입천장혈관(Greater palatine vessels)

큰입천장구멍(Greater palatine foramen): 위턱뼈와 입천장위턱틈새 뒤 단단입천장의 가쪽 경계의 입천장뼈 사이에 존재(between the maxilla and the palatine bone at the lateral border of the hard palate behind the palatomaxillary fissure)
큰입천장신경과 혈관(Greater palatine nerve and vessels)

작은입천장구멍(Lesser palatine foramina): 2-3개, 아래입천장뼈의 날개패임돌기의 안쪽과 아래쪽에 존재(two or three, in the inferior and medial aspects of the pyramidal process of the palatine bone)
작은입천장신경과 혈관(Lesser palatine nerves and vessels)

입천장칼집관(Palatovaginal canal): 안쪽날개판뿌리의 칼집돌기의 아래면과 입천장뼈 나비돌기의 위면 사이 존재(between lower surface of the vaginal process of the root of the medial pterygoid plate and the upper surface of the sphenoidal process of the palatine bone)
날개입천장신경절인두가지(Pharyngeal branch of the pterygopalatine ganglion)
위턱동맥인두가지(Pharyngeal branch of the maxillary artery)

보습칼집관(Vomerovaginal canal): 때때로, 입천장칼집관 안쪽으로, 안쪽날개판뿌리의 칼집돌기 위쪽 면과 보습뼈날개의 아래면 사이(occasional, medial to the palatovaginal canal, between the upper surface of the vaginal process of the root of the medial pterygoid plate and the lower surface of the ala of the vomer)
나비입천장동맥인두가지(Pharyngeal branch of the sphenopalatine artery)

바위비늘틈새(Petrosquamous fissure): 관자뼈 비늘부분과 고실천장 사이(between the squamous temporal and the tegmen tympani)
바위비늘정맥(Petrosquamous vein)

바위고실틈새(Petrotympanic fissure): 관자뼈 고실부분과 고실천장 사이(between the tympanic part of the temporal bone and the tegmen tympani)
고실끈신경(Chorda tympani)
망치뼈앞인대(Anterior ligament of the malleus)
위턱동맥앞고실가지(Anterior tympanic branch of the maxillary artery)

달팽이소관(Cochlear canaliculus): 관자뼈 바위부분, 목정맥우묵의 안쪽 부분의 앞 패임의 꼭지점에 존재(in the petrous temporal, at the apex of a notch in front of the medial part of the jugular fossa)
바깥림프관(Perilymphatic duct)
이끌정맥(달팽이에서 속목정맥이나 아래바위정맥굴)(Emissary vein[from the cochlea to the internal jugular vein or inferior petrosal sinus])

목동맥관(Carotid canal): 관자뼈 바위부분의 아래면에 존재(in the inferior surface of the petrous temporal)
속목동맥(Internal carotid artery)
속목신경(교감)얼기(Internal carotid[sympathetic] plexus)
속목정맥얼기(해면정맥굴에서 속목정맥으로)(Internal carotid venous plexus[from the cavernous sinus to the internal jugular vein])

고실신경관(Tympanic canaliculus): 관자뼈 바위부분의 아래면, 목동맥관과 목정맥오목 사이 뼈의 능선에 존재(in the inferior surface of the petrous temporal, on the ridge of bone between the carotid canal and the jugular fossa)
혀인두신경고실가지(Tympanic branch of the glossopharyngeal nerve)
오름인두동맥아래고실가지(Inferior tympanic branch of the ascending pharyngeal artery)

꼭지신경관(Mastoid canaliculus): 관자뼈 바위부분의 아래면, 목정맥우묵의 가쪽 벽에 존재(in the inferior surface of the petrous temporal, on the lateral wall of the jugular fossa)
미주신경귓바퀴가지(Auricular branch of the vagus nerve)

붓꼭지구멍(Stylomastoid foramen): 관자뼈의 붓돌기와 꼭지돌기 사이에 존재(between the styloid and mastoid processes of the temporal bone)
얼굴신경(Facial nerve)
뒤귓바퀴동맥붓꼭지가지(Stylomastoid branch of the posterior auricular artery)

눈확(In the orbit)

위눈확틈새(Superior orbital fissure)
시각신경관(Optic canal)
} 머리뼈 안 참조

전두패임 또는 구멍(Frontal notch or foramen): 중간선에서 한 손가락 너비만큼 이마뼈의 눈확위경계에 존재(in the supra-orbital margin of the frontal bone one fingerbreadth from the midline)
도르래위신경과 혈관(Supratrochlear nerve and vessels)

눈확위패임 또는 구멍(Supra-orbital notch or foramen): 중간선에서 두 손가락 너비만큼 이마뼈의 위쪽 눈확위경계에 존재(in the supra-orbital margin of the frontal bone two fingerbreadths from the midline)
눈확신경과 혈관(Supra-orbital nerve and vessels)

앞벌집구멍(Anterior ethmoidal foramen): 이마뼈의 눈확부분과 벌집뼈로 사이 눈확의 안쪽 벽에 존재(in the medial wall of the orbit between the orbital part of the frontal bone and the ethmoid labyrinth)
앞벌집신경과 혈관(Anterior ethmoidal nerve and vessels)

뒤벌집구멍(Posterior ethmoidal foramen): 때때로, 앞벌집구멍의 1-2cm 뒤에 존재(occasional, 1-2cm behind the anterior ethmoidal foramen)
뒤벌집신경과 혈관(Posterior ethmoidal nerve and vessels)

광대눈확구멍(Zygomatico-orbital foramen): 광대뼈의 눈확면에 존재(in the orbital surface of the zygomatic bone)
위턱신경광대가지(Zygomatic branch of the maxillary nerve)

코눈물뼈관(Nasolacrimal canal): 눈물뼈와 위턱뼈로 만들어진 눈확의 앞, 아래, 안쪽 구석에 존재(at the front, lower, medial corner of the orbit formed by the lacrimal bone and maxilla)
코눈물관(Nasolacrimal duct)

아래눈확틈새(Inferior orbital fissure): 눈확의 뒤쪽으로, 위턱뼈와 나비뼈의 큰날개 사이에 존재(towards the back of the orbit, between the maxilla and the greater wing of the sphenoid)
위턱신경(Maxillary nerve)
광대신경(Zygomatic nerve)
날개입천장신경얼기눈확가지(Orbital branches of the pterygopalatine ganglion)
아래눈확혈관(Infra-orbital vessels)
아래눈정맥(Inferior ophthalmic veins)

눈확아래관(Infra-orbital canal): 위턱뼈의 눈확면에 존재(in the orbital surface of the maxilla)
눈확아래신경과 혈관(Infra-orbital nerve and vessels)

기타(Miscellaneous)

눈확아래구멍(Infra-orbital foramen): 눈확아래관의 앞쪽 열림, 눈확아래모서리 아래의 위턱뼈에 존재(the anterior opening of the infra-orbital canal, in the maxilla below the infra-orbital margin)
눈확아래신경과 혈관(Infra-orbital nerve and vessels)

턱끝구멍(Mental foramen): 둘째작은어금니나 그보다 약간 앞의 아래쪽으로 턱뼈몸통의 바깥면에 존재(on the outer surface of the body of the mandible below the second premolar tooth or slightly more anteriorly)
턱끝신경과 혈관(Mental nerve and vessels)

턱뼈구멍(Mandibular foramen): 턱뼈가지의 안쪽 면에 존재, 혀돌기에 의해 앞과 안쪽으로 겹침(on the inner surface of the ramus of the mandible, overlapped anteriorly and medially by the lingula)
아래이틀신경과 혈관(Inferior alveolar nerve and vessels)

위턱뼈의 관자아래면(뒤쪽)구멍(Formina in the infratemporal[posterior] surface of the maxilla)
뒤위이틀신경과 혈관(Posterior superior alveolar nerves and vessels)

날개위턱틈새(Pterygomaxillary fissure): 가쪽 날개판과 위턱의 아래관자(뒤)면 사이에 존재, 아래눈확틈새의 뒤끝과 위로 연결되어 있음(between the lateral pterygoid plate and the infratemporal[posterior] surface of the maxilla, and continuous above with the posterior end of the inferior orbital fissure)
위턱동맥(날개입천장우묵으로 들어감)(Maxillary artery[entering pterygopalatine fossa])
위턱신경(아래눈확틈새로 들어감)(Maxillary nerve[entering inferior orbital fissure])
나비입천장정맥(Sphenopalatine veins)

나비입천장구멍(Sphenopalatine foramen): 입천장의 눈확과 나비돌기와 나비뼈몸통 사이(위쪽) 수직판의 위쪽 끝에 존재. 날개입천장우묵의 안쪽벽(날개위턱틈새를 통해 가쪽에서 봤을 때)과 코안의 가쪽벽(안쪽에서 봤을 때)에 존재(at the upper end of the perpendicular plate of the palatine between its orbital and sphenoidal processes and [above] the body of the sphenoid; in the medial wall of the pterygopalatine fossa[viewed laterally through the pterygomaxillary fissure] and lateral wall of the nasal cavity [viewed madially])
코입천장신경, 뒤위코신경(Nasopalatine and posterior superior nasal nerves)
나비입천장혈관(Sphenopalatine vessels)

입천장수직판구멍(Foramina in the perpendicular plate of the palatine)
뒤아래코신경(Posterior inferior nasal nerves)

날개관(Pterygoid canal): 안쪽날개판과 정렬한 나비뼈의 날개돌기 뿌리에 존재, 파열구멍 앞벽에서부터 날개입천장우묵의 뒤벽까지(관절이 탈구된 나비뼈에서만 확실하게 보임)(at the root of the pterygoid process of the sphenoid in line with the medial pterygoid plate, leading from the anterior wall of the foramen lacerum to the posterior wall of the pterygopalatine fossa [and only clearly seen in a disarticulated sphenoid])
날개관신경(Nerve of the pterygoid canal)
날개관동맥(Artery of the pterygoid canal)

근육귀인두뼈관(Musculotubular canal) : 관자뼈의 바위부분 꼭지점의 가쪽면, 바위부분과 비늘부분의 경계부분에 존재, 골중격으로 위와 아래반관으로 나뉨(at the lateral side of the apex of the petrous temporal, at the junction of the petrous and squamous parts, and divided by a bony septum into upper and lower semicanals)
고막긴장근(위쪽 반관)(Tensor tympani[upper semicanal])
귀인두관(아래쪽 반관)(Auditory tube[lower semicanal])

마루뼈구멍(Parietal foramen): 뒤 위쪽(뒤통수) 각 근처 마루뼈에 존재(in the parietal bone near the posterosuperior[occipital] angle)
이끌정맥(위시상굴에서 머리덮개로)(Emissary vein[from the superior sagittal sinus to the scalp])

찾아보기 [국문]

ㄱ

ㄴ

ㄹ

ㅁ

ㅇ

ㅋ

ㅌ

ㅍ

ㅎ

기타

찾아보기 [영문]

Page numbers refer to items in notes as well as illustrations.

A

B

C

D

E

F

J

L

M

N

O

P

T

U

V

W

Z

머리 및 목 해부학 아틀라스 제3판

McMinn's Color Atlas of Head and Neck Anatomy

발행일 2007년 4월 10일
저 자 Bari M. Logan et al.
역 자 대한구강해부학회
발행인 최 용 원
편 집 이 은 의
표 지 이 은 의
발행처 **대한나래출판사**
등 록 제6-0365호(1994. 12. 14)

주 소 서울특별시 동대문구 용두동 102-65
전 화 (02) 922-0840
팩 스 (02) 922-0841
이메일 dhpub@chol.com

ISBN 978-89-5741-084-4 정가 50,000원

www.dhpub.com